クリソタイル アスベスト

公益財団法人
大原記念労働科学研究所

世界保健機関出版 2014
題名 Chrysotile asbestos

クリソタイル　アスベスト
翻訳：職業性呼吸器疾患有志医師の会
斎藤竜太、柴田英治、田村昭彦、名取雄司、春田明郎、久永直見、
平野敏夫、藤井正實、舟越光彦、細川誉至夫、水嶋潔、毛利一平

目次

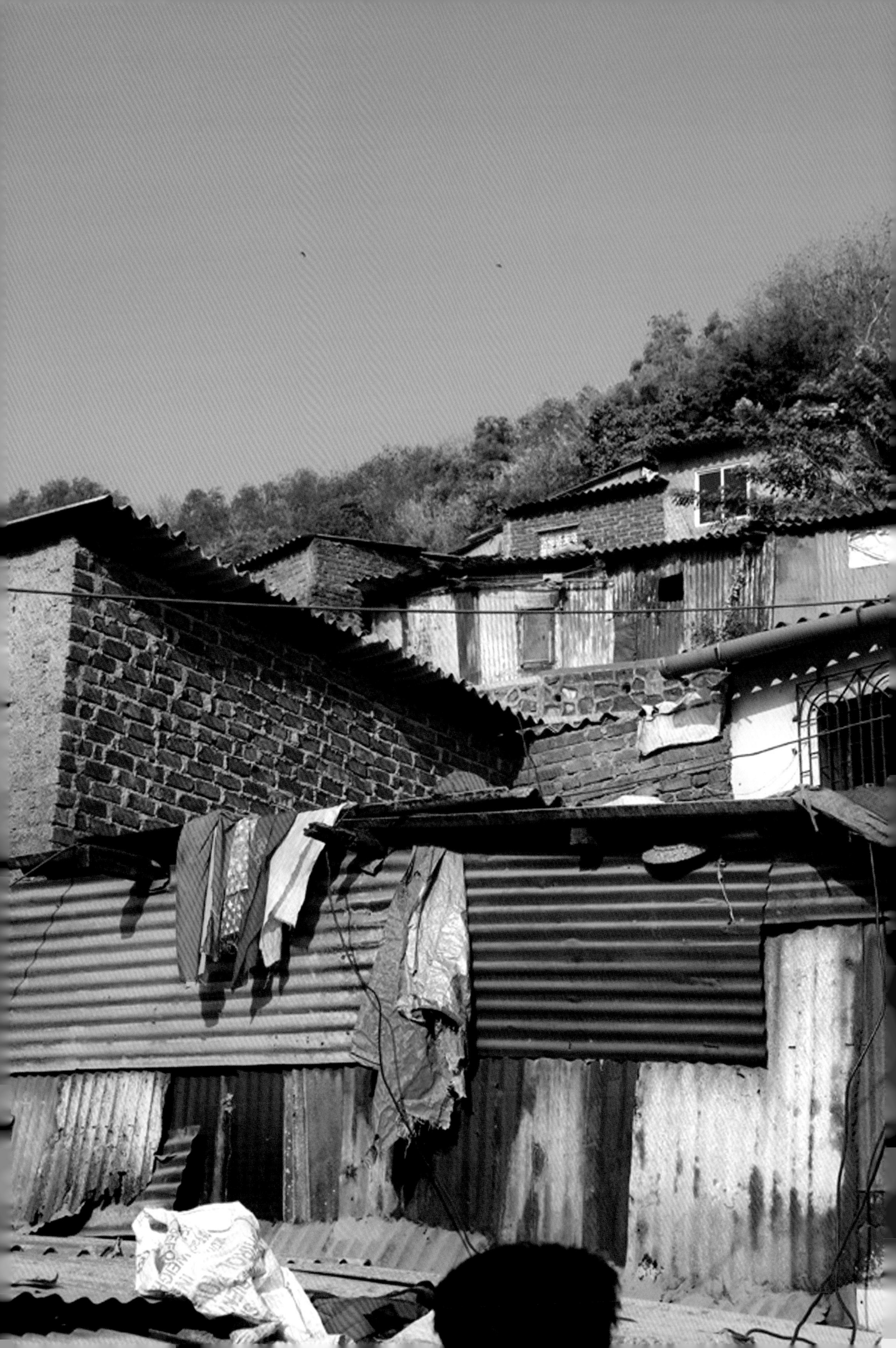

前書き

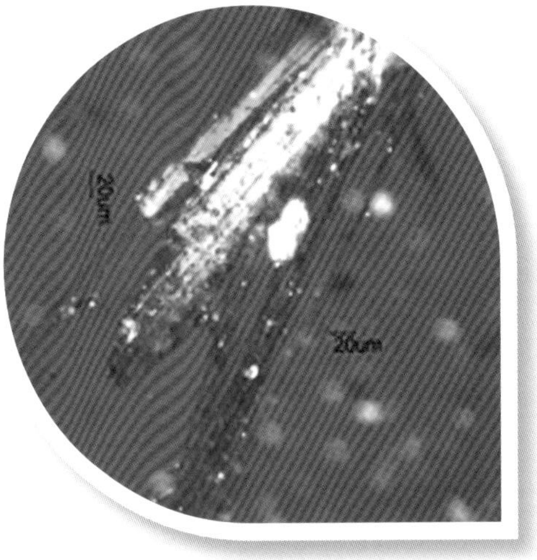

多くの国が、既に全ての種類のアスベストの使用を禁止し、ばく露を制限し、アスベスト関連疾患を管理、予防、そして最終的にはなくすための国レベルの行動を起こしている。
アスベスト関連疾患による死亡者数は、世界で年間少なくとも10万7,000人に上っている。しかしながら、一方でさまざまな理由から、まだ同様の措置を講じていない国々もある。本出版物は、この点を念頭に置いた上で、クリソタイル　アスベストへのばく露による健康リスクの管理に関する世界保健機関（WHO）の決定をWHOの加盟国に周知することを主要目的とするものである。

本書は3つのパートに分かれている。第1部は、アスベスト関連疾患の克服に関する意思決定者向けのWHOの短い情報文書（2014年3月更新）である。第2部は、意思決定者の理解の一助となるよう政策議論でよく取り上げられる質問に焦点を当てている。第3部は、クリソタイルの健康への影響に関する専門的なまとめを提供する。これは、WHOの国際がん研究機関（IARC）及び国際化学物質安全性計画（IPCS）により行われた最近の正式なWHOの評価を初めてまとめ、要約したものである。専門的なまとめでは、当該評価の後に発表された主要な研究結果の概説を行い、次いで代替製品に関するWHOアセスメントから得られた結論も記載されている。

アスベスト、特にクリソタイル　アスベストついて、またばく露が健康に及ぼす影響について決定や、アドバイスを行なう必要のある大臣、政府関係者等に本書を推薦する。

マリア・ネイラ（Dr）
Department of Public Health, Environment and Social Determinants of Health（公衆衛生・環境・社会的健康決定因子局）局長
世界保健機関（ジュネーブ）

アスベスト関連疾患の克服

World Health Organization

2014年3月更新

アスベストは職業がんを引き起こす最も重大な発がん物質の一つであり、職業がんによる死亡の約半数の原因である(1, 2)。2003年、第13回国際労働機関（ILO）／世界保健機関（WHO）合同労働衛生委員会は、アスベスト関連疾患の克服に特別な注意を払う必要性を提言した(3)。また、2005年の世界保健総会（WHA）決議 58.22は、がん予防とコントロールについて、回避可能なばく露、特に職場及び一般環境における化学物質へのばく露を要因とするがんに特別な注意を払うことを加盟国に強く要請した。さらに、2007年のWHA決議 60.26はアスベスト関連疾患克服の世界的なキャンペーンを呼びかけ、2013年のWHA決議 66.10は、がんを含む非感染性疾患の予防と管理について取り上げた。

アスベストは職業がんの最も重大な原因の一つ

「アスベスト」という用語は、天然に存在する繊維状の蛇紋石または角閃石鉱物を指す。これらの鉱物は、きわめて優れた抗張力、低い熱伝導性、化学的攻撃への比較的高い抵抗性により、過去から現在に至るまで商業的に有用であった。アスベストの主な種類には、蛇紋石系のクリソタイル、及び角閃石系のクロシドライト、アモサイト、アンソフィライト、トレモライト、アクチノライトがある(4)。

クリソタイルを含むアスベストへのばく露は、肺、喉頭、卵巣のがん、中皮腫（胸膜及び腹膜のがん）、アスベスト肺（肺線維症）を引き起こす(5-7)。

アスベストへのばく露とその公衆衛生への甚大な影響

アスベストへのばく露は、主に職場環境の汚染された空気から繊維を吸入することで発生する。同様に、発生源の近隣の空気や、砕けやすいアスベスト含有材を使用している家屋やビルの室内の空気から繊維を吸入する場合もある。ばく露水準が最も高いのは、アスベストが入った容器の再梱包、他の原材料との混合、アスベスト含有製品の研削工具による乾いた状態での切断等である。アスベスト含有製品の取り付けや使用、自動車のメンテナンスでもばく露は起こり得る。砕けやすいクリソタイルや角閃石系アスベストを含む建材は今も多くのビルに残っており、メンテナンス、改築、除去、解体等の作業中にクリソタイルと角閃石系アスベストへのばく露は発生し続けている(5)。建物の損壊を引き起こす自然災害の結果としてばく露が発生することもある。

現在、世界中で約1億2,500万人が職場でアスベストにさらされている(1)。世界規模の推定によると、毎年少なくとも10万7,000人が職業ばく露によるアスベスト関連肺がん、中皮腫、アスベスト肺で死亡している(1, 2, 8)。さらに、アスベストへの非職業ばく露に起因する死亡が400人近くある。1990年代初頭にアスベストの使用を禁止した国においてさえ、アスベスト関連疾患の負荷は依然として増え続けている。問題となる疾病の潜伏期間が長いため、今アスベストの使用を停止しても、その効果がアスベスト関連死の減少となって現れるのは数十年先となる。

人体にがんを発生させるアスベストの全種類

アスベスト（アクチノライト、アモサイト、アンソフィライト、クリソタイル、クロシドライト、トレモライト）は、国際がん研究機関によって人体への発がん性物質に分類されている(7)。クリソタイル、アモサイト、アンソフィライトへのばく露、及びクロシドライト混合物へのばく露は、肺がんのリスクを高める(7)。中皮腫は、クロシドライト、アモサイト、トレモライト、クリソタイルへの職業ばく露の後のほか、アスベスト工場や鉱山の近隣に住む一般住民、アスベスト作業者の同居者にも発見されている(7)。

アスベスト関連疾患の発生率は、繊維の種類、大きさ、ばく露量、アスベストの工業的加工に影響される(6)。クリソタイルを始めとするアスベストの発がんリスクの閾値は特定されていない(5, 7)。喫煙はアスベストばく露を原因とする肺がんのリスクを高める(5, 9)。

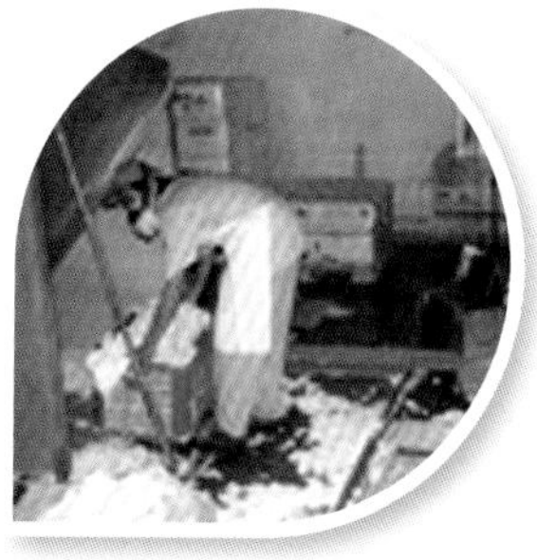

毎年少なくとも10万7,000人が職業ばく露が原因のアスベスト関連肺がん、中皮腫、アスベスト肺で死亡している

クリソタイルの使用はいまだ広範にわたる

アスベストは、自動車のクラッチ、ブレーキライニング、ガスケット、ブレーキパッドのほか、屋根板、給水配管、防火用毛布、断熱材など、数千もの製品に使用され、膨大な数の施工に用いられてきた。健康上の懸念の高まりを受けて、多くの国でアスベストの使用は減少してきた。クロシドライトとその繊維を含む製品、及びあらゆる形態のアスベストの吹付けは、「石綿の使用における安全に関するILO条約」（第162号）に基づき、1986年から禁止された。しかし、クリソタイルはいまだに広く使用されており、その約90％が石綿セメント建材に含まれている。その最大の利用者は発展途上国である。その他のクリソタイルの使用を占めるのは、摩擦材（７％）、繊維製品、その他の用途である(10)。

今日までに（2013年末）、欧州連合の全加盟国を含む50カ国以上がクリソタイルを含むあらゆる形態のアスベストの使用を禁止した。その他の国では、まだ厳しい規制までは導入していない。しかし、一部の国では近年においてもクリソタイルの製造や使用が続けられているばかりか、増加さえ見られる(11)。使用の増加は、アジア太平洋地域で最も顕著である。2000年から2012年までの世界におけるアスベスト生産量は年間約200万トンで、比較的安定している(12, 13)。

アスベスト関連疾患の予防に関する WHO 提言

クリソタイルを含むアスベストの発がん性の閾値は証明されていないこと、また極めて低いレベルのばく露を受けた人でも発がんリスクの上昇が見られること(5, 7)を踏まえると、アスベスト関連疾患を克服する最も有効な方法は、あらゆる種類のアスベストの使用を停止することである。建設業において継続してアスベストセメントを使用することは特に危惧される。なぜなら、労働人口が多く、ばく露の抑制が困難であり、施工済みの建材は劣化して、改築、メンテナンス、解体を行う作業者にリスクを課す可能性があるためである(5)。様々な建材において、健康へのリスクが少ない、又はまったくない繊維製品(14)や、その他の製品をアスベストの代わりに用いることは可能である。

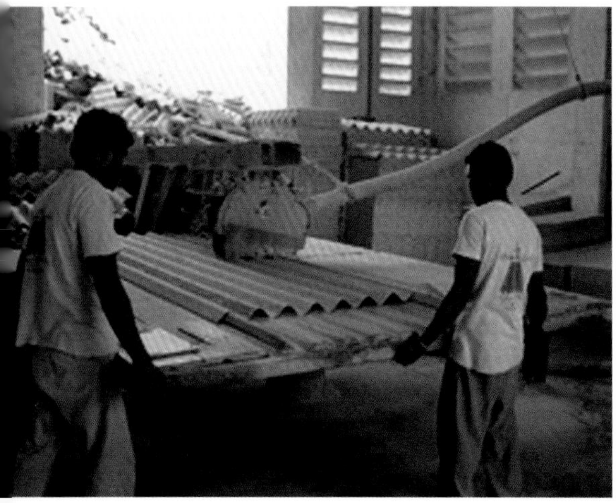

アスベスト含有材には封じ込めが必要であり、一般に、アスベスト繊維を攪乱する恐れがある作業の実施は推奨されない。そのような作業が必要な場合は、封じ込め、湿潤化処理、局所排気装置（フィルターを使用し定期的に清掃する）など、アスベストへのばく露を回避するための厳しい管理対策の下でのみ実施しなければならない。また、特殊な呼吸用保護具、安全ゴーグル、防護手袋や防護服等の個人用保護具の使用、及びそれらを除染するための特別な設備の用意も必要である(15)。

WHO はアスベスト関連疾患の克服に向け、各国とともに以下の戦略的方向で取り組んでいる。

- アスベスト関連疾患を克服する最も有効な方法はあらゆる種類のアスベストの使用を停止することであることを認める。
- アスベストを安全な代替品に置き換えるため、さらに経済的、技術的なしくみを開発して置き換えを促進するための解決策について情報を提供する。
- 施工済み及び除去（排除）中のアスベストへのばく露を防止するための措置を取る。
- アスベスト関連疾患の初期段階の診断、治療、リハビリテーションサービスを改善し、過去及び／又は現在にアスベストにばく露した人々の登録を確立する。

アスベスト関連疾患の克服に向けた、国としての包括的な取り組みとして、これらの措置の計画を作成し、実施することを WHO は強く推奨する。このような取り組みには、国の統計データの作成、意識向上のための活動、能力開発、制度的枠組み、アスベスト関連疾患克服に向けた国の行動計画の作成等の促進も含める必要がある。

WHO は、第95回国際労働総会で採択されたアスベストに関する決議(16)の実施について ILO と協力し、また、その他の政府間組織及び市民社会とともに、世界中のアスベスト関連疾患の克服に向けて活動を進める。

参考文献

1. Concha-Barrientos M, Nelson D, Driscoll T, Steenland N, Punnett L, Fingerhut M et al. Chapter 21. Selected occupational risk factors. In: Ezzati M, Lopez A, Rodgers A, Murray C, editors. Comparative quantification of health risks: global and regional burden of disease attributable to selected major risk factors. Geneva: World Health Organization; 2004: 1651.801 (http://www.who.int/healthinfo/global_burden_disease/cra/en/, accessed 11 March 2014).
2. Driscoll T, Nelson DI, Steenland K, Leigh J, Concha-Barrientos M, Fingerhut M et al. The global burden of disease due to occupational carcinogens. Am J Ind Med. 2005; 48(6): 419.31.
3. ILO, WHO. Summary report of the Thirteenth Session of the Joint ILO/WHO Committee on Occupational Health, 9.12 December 2003, Geneva. JCOH/2003/D.4. Geneva: International Labour Organization; 2003. (http://www.ilo.org/wcmsp5/groups/public/---ed_protect/---protrav/---safe work/documents/publication/wcms_110478.pdf, accessed 13 March 2014).
4. 6.2 Asbestos. In: Air quality guidelines for Europe, second edition. WHO Regional Publications, European Series, No. 91. Copenhagen: World Health Organization Regional Office for Europe; 2000 (http://www.euro.who.int/__data/assets/pdf_file/0005/74732/E71922.pdf, accessed 11 March 2014).
5. Environmental Health Criteria 203: Chrysotile asbestos. Geneva: World Health Organization, International Programme on Chemical Safety; 1998 (http://www.inchem.org/documents/ehc/ehc/ehc203.htm, accessed 11 March 2014).
6. Environmental Health Criteria 53: Asbestos and other natural mineral fibers. Geneva: World Health Organization, International Programme on Chemical Safety; 1986 (http://www.inchem.org/documents/ehc/ehc/ehc53.htm, accessed 13 March 2014).
7. International Agency for Research on Cancer. Asbestos (chrysotile, amosite, crocidolite, tremolite, actinolite, and anthophyllite). IARC Monogr Eval Carcinog Risks Hum. 2012; 100C: 219.309 (http://monographs.iarc.fr/ENG/Monographs/vol100C/index.php, accessed 11 March 2014).
8. Driscoll T, Nelson DI, Steenland K, Leigh J, Concha-Barrientos M, Fingerhut M et al. The global burden of non-malignant respiratory disease due to occupational airborne exposures. Am J Ind Med. 2005; 48(6): 432.45.
9. International Agency for Research on Cancer. Tobacco smoke and involuntary smoking. IARC Monogr Eval Carcinog Risks Hum. 2006; 83.
10. Perron L. Chrysotile. In: Canadian minerals yearbook, 2003. Ottawa: Natural Resources Canada; 2003: 18.1.18.11.
11. Virta RL. Worldwide asbestos supply and consumption trends from 1900 through 2003. Circular 1298. Reston (VA): United States Department of the Interior, United States Geological Survey; 2006 (http://pubs.usgs.gov/circ/2006/1298/c1298.pdf, accessed 11 March 2014).
12. Virta RL. Asbestos [Advance release]. In: 2012 minerals yearbook. Reston (VA): United States Department of the Interior, United States Geological Survey; 2013: 8.1.8.7 (http://minerals.usgs.gov/minerals/pubs/commodity/asbestos/myb1-2012-asbes.pdf, accessed 11 March 2014).
13. Virta RL. Asbestos statistics and information. In: Mineral commodity summaries 2013. Reston (VA): United States Department of the Interior, United States Geological Survey; 2013 (http://minerals.usgs.gov/minerals/pubs/commodity/asbestos/mcs-2013-asbes.pdf, accessed 11 March 2014).
14. Summary consensus report of WHO Workshop on Mechanisms of Fiber Carcinogenesis and Assessment of Chrysotile Asbestos Substitutes, 8.12 November 2005, Lyon. Geneva: World Health Organization; 2005 (http://www.who.int/ipcs/publications/new_issues/summary_report.pdf, accessed 11 March 2014).
15. International Chemical Safety Card 0014: Chrysotile. Geneva: World Health Organization, International Programme on Chemical Safety; 2010 (http://www.inchem.org/documents/icsc/icsc/eics0014.htm, accessed 13 March 2014).
16. Annex: Resolution concerning asbestos. In: Provisional Record 20 of the Ninety-fifth Session of the International Labour Conference, 31 May 16 June 2006, Geneva: Report of the Committee on Safety and Health. Geneva: International Labour Organization; 2006: 20/69 (http://www.ilo.org/public/english/standards/relm/ilc/ilc95/pdf/pr-20.pdf, accessed 13 March 2014).

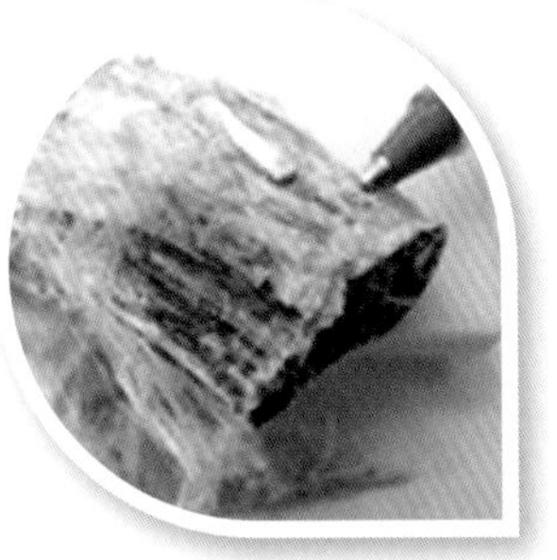
未加工のクリソタイル

よくある質問と回答

第２部では、クリソタイルの使用について政策立案者からよく聞かれる質問について取り上げる。

クリソタイルは実はアスベストの一種ではないというのは本当か。

いいえ。クリソタイルは、６種類のアスベストのうちの一つである。あとはクロシドライト、アモサイト、トレモライト、アクチノライト、アンソフィライトである。

WHO のアスベストに関する方針はどのようなものか？

WHO のアスベストに関する方針は明確である。アスベストは、肺がん、喉頭がん、卵巣がん、中皮腫（胸膜及び腹膜のがん）、アスベスト肺（肺線維症）を引き起こす。アスベスト関連疾患は予防が可能であり、また予防する必要がある。最も有効な予防方法は、あらゆる種類のアスベストの使用を停止してばく露を防止することである。アスベスト関連疾患の克服という WHO の世界的なキャンペーンは、その目標を達成できるように各国を支援することを目的としている。

WHO はなぜ、アスベストについてそれほど懸念しているのか。

アスベストについては、人体にがん及び慢性呼吸器疾患を引き起こすという明白な科学的証拠が存在する。WHO は、一次予防が医療サービスのコストを減らし、その結果、健康管理費用を増加しないでできる点を認識して、がん及び慢性呼吸器疾患を始めとする非感染性疾患の世界的な費用負担の低減に取り組んでいる。がんは、世界レベルでの死因の第２位である。2008年には760万人ががんで死亡すると同時に、1,270万件の新たな症例が見つかった。全てのがんの約19％は、職場などの環境に起因すると推定されている。

現在、世界で約１億2,500万人が職場でアスベストにさらされている。WHO の推計では、毎年少なくとも10万7,000人が職業ばく露を原因とするアスベスト関連肺がん、中皮腫、アスベスト肺で死亡している。職業がんに起因するすべての死亡者のうち、およそ半数は原因がアスベストであると推定される。

WHO はどのような権限の下に、クリソタイルとその他の種類のアスベストに関して、及びそれらの管理について述べているのか？

WHO は、国連システムの中にあって健康について指示を与え、調整する機関である。WHO は、グローバルな保健問題についてリーダーシップを発揮し、健康に関する研究課題を作成し、規範や基準を設定する責任を負っている。また、証拠に基づく政策選択肢を明確にし、各国に技術的支援を行い、健康動向を監視、評価する。

WHO の最高意思決定機関は世界保健総会（WHA）で、毎年開かれ、全194加盟国の代表が出席する。WHA の主たる役割は、WHO の政策を決定することである。

アスベストに関するWHOの政策は、3つのWHA決議から成る。それは、2005年のWHA 58.22、2007年のWHA 60.26、2013年のWHA 66.10である。WHA 58.22は発がん性物質への回避可能なばく露が原因のがんについて取り上げ、WHA 60.26はアスベスト関連疾患の克服への世界的な運動を呼びかけ、WHA 66.10はがんを含む非感染性疾患の予防と管理について取り上げている。

アスベストへのばく露はどのように起きるか？

アスベストが人体にがん及び慢性呼吸器疾患を引き起こすことについては明白な科学的証拠が存在する。

アスベストへのばく露は吸入によって起きる。また、程度は比較的少ないが、アスベストの採鉱及びフライス加工の最中や、アスベスト含有製品の製造及び使用における経口摂取によっても起きる。これには、ビルの建設、メンテナンス、解体中にアスベスト含有材の切り取り及び取り付け作業から生じるばく露が含まれる。アスベストは一般的に、他の素材（例：セメント、プラスチック、樹脂）と結合させた繊維の混合物として、または織られて布地として使用され、または使用されてきた。アスベストの用途の幅は広く、屋根材、床及び壁用のセメント板、セメント管（例：水道管用）のほか、防火毛布、産業用の防火カーテン、ガスケット、摩擦材（例：自動車のブレーキシュー、ブレーキパッド、クラッチ）などの断熱及び電気絶縁材として用いられている。今日、アスベスト繊維へのばく露は、建物のメンテナンスや解体作業中、建築廃棄物の廃棄中などのように、アスベスト製品が分解された環境下や、また自然災害の状況下において特に多く発生する。

他にも多くの発がん性物質が環境中に存在することがわかっているのに、なぜ発がん性物質としてのアスベストへの取り組みがそれほど重要なのか？

環境要因に起因する一部のがんは、複数の発がん性決定因子を持つと考えられている。しかし、その他はたばこやアスベストのような単一の特定可能な発がん性物質が原因であり、これらへのばく露は回避可能である（注意：このことはIARCによって人への発がん性ありとされるグループ1に分類されているその他の物質の多くに対しては当てはまらないし、それらの多くは石綿と同様の疾病負荷をもたらすこともない[1)]）。アスベストに関してできる限り速やかに各国が行動を起こすことが重要な理由の一つは、ばく露から中皮腫の発症までに非常に長い潜伏期間があることである。これは40年に及ぶことも珍しくない。そのため、何年も前にアスベストの使用を禁止した国においてさえ、アスベスト関連疾患の負荷は当面の間増え続けるであろう。

あらゆる種類のアスベストは人体にがんを引き起こすが（これには、いまだに生産が続き、使用されているアスベストの主要形態であるクリソタイルが含まれる）、発がんリスクに対する閾値は特定されていない。本書は、15年以上にわたり行われた信頼すべき一連の国際的評価におけるWHOとIARCの結論であり、最新の評価は2012年にIARCより公開されている。これらの結論には、アスベストの健康被害を評価するためにWHOが招集した専門の科学者たちの国際的合意が反映されている。

さらに、タバコ煙とアスベスト繊維両方へのばく露は肺がんのリスクを著しく高め、

1）IARCによるグループ1の発がん性物質の詳細については、
http://monographs.iarc.fr/ENG/Classification/ClassificationsGroupOrder.pdf. を参照。

その影響は少なくとも相加的であることが示されている。つまり、喫煙量が多いほど、リスクも高まる。

WHO と IARC によるアスベストの科学的評価は外的影響から完全に中立であると確信してよいか。

はい。あらゆる場合において、利益相反の可能性が特定及び対処されること、評価が極めて厳格に行われ、政府、国家機関、特定利益集団の見解と無関係であること、評価にあたっては世界の全地域からの意見が考慮され、広範かつ国際的な専門家同士の相互評価が実施されること、これらが確保されるように対策が取られている。

国内レベルでは、国によってどのような措置が取られてきたか。

多くの国はすでにアスベストの使用禁止を法制化しており、2013年末現在、50カ国以上の WHO 加盟国がそのような措置を完了して公衆衛生の保護と促進を図っている[2)]。決定は主として、産業ごとの利益を考慮しつつ、最終決定においては業界の過剰な支配を受けないように、政府間で協議された後に行われた。アスベストの使用に対する法的措置の検討にあたっては、従来の経済及び商取引についての考慮に加え、医療サービスの提供費用や慢性的な体調不良による労働生産性低下の費用など、さまざまな費用と効果についての検討が必要であった。

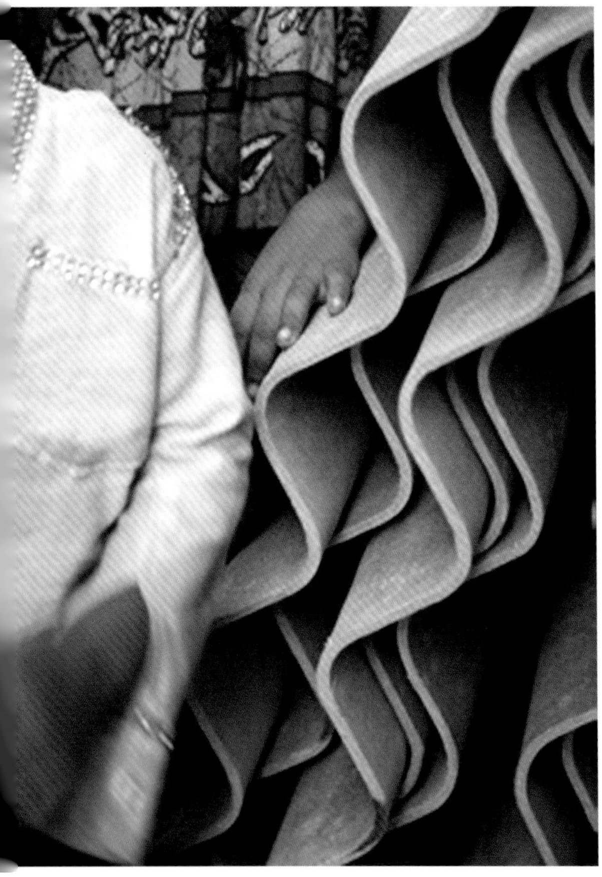

国際レベルでは、各国はどのような措置を取って来たか、または提案しているか。

1992年に発効し、181カ国が締約国となっている「有害廃棄物の国境を越える移動及びその処分の規制に関するバーゼル条約」は、有害廃棄物の悪影響から人の健康と環境を守ることを目的としている。アスベスト（粉じん及び繊維状のもの）は、この条約下で規制廃棄物に分類されている。条約締約国は、条約下で対象廃棄物の輸入を禁止した締約国にそれらの廃棄物を輸出することを禁止するか、許可しないことが求められる。

より最近では、「国際貿易の対象となる特定の有害な化学物質及び駆除剤についての事前のかつ情報に基づく同意の手続に関するロッテルダム条約」（2004年発効）の締約国154カ国の大半が、条約の附属書３にクリソタイルを追加したいという意思を示した。

2）これらには、アルジェリア、アルゼンチン、オーストラリア、バーレーン、ブルネイ・ダルサラーム、チリ、エジプト、欧州連合加盟国28カ国、ガボン、ホンジュラス、アイスランド、イスラエル、日本、ヨルダン、クウェート、モザンビーク、ノルウェー、オマーン、カタール、韓国、サウジアラビア、セルビア、セーシェル、南アフリカ共和国、スイス、トルコ、ウルグアイを含む。アスベストは、ブラジルのリオデジャネイロ州とリオグランデ・ド・スル州の２州でも禁止されている。

それは、クリソタイルが手続きの対象となり、当該物質の将来の輸入に対して締約国が同意または不同意の意思を示す前に、十分な情報を得た上で意思決定を行う必要性が生まれることを意味する。しかしながら現時点において、クリソタイルの追加は少数の国によって阻まれている。それらの国は、すべてではないがほとんどが、クリソタイルとクリソタイル含有製品の輸出入及び使用に依然として利益を見出している国である。

? クリソタイルはその他の種類のアスベストより害が少ないため、同じ抑制措置の対象とする必要はないというのは本当か。

科学的に明白な証拠が存在する。角閃石系のアスベストと比較して可能性が低いかどうかにかかわらず、クリソタイルが肺がん、喉頭がん、卵巣がん、中皮腫、アスベスト肺を引き起こすということは、WHOとIARCによる評価の確固たる結論である。物理化学的特性が異なるという主張、これまでの疫学的研究が角閃石系のアスベストで汚染されたクリソタイルを扱っていたのではないかという疑問、現代の高密度のセメント（製造時における）のクリソタイルの物理的封じ込め、どれによってもこの結論は変わらない。

WHOとIARCによる評価は、クリソタイルが肺がん、喉頭がん、卵巣がん、中皮腫、アスベスト肺を引き起こすという確固たる結論に至っている。

非常に危惧されるのは、使用が適切に規制されている場合でも、クリソタイルを含有する建材（例：屋根用タイル、水道管）が建物のメンテナンス、解体、建築廃棄物の処分の過程で損傷し、環境中にアスベスト繊維をまき散らすことである。自然災害の結果としても同じことが起こる。そのようなばく露が、新規の（管理された）施工からしばらくして発生する可能性がある。このリスクは、それらの製品の使用をやめれば完全に回避できる。安全に使用できる代用建材及び製品に関する情報は、国や地域の機関及び国際機関から得ることができる。

? クリソタイルの有毒性に関する継続中又は今後の研究によって、発がん性に関するWHOとIARCの現在の見解が変わる可能性はあるか。

まったくない。繰り返し行われた科学的証拠の評価に基づくWHOとIARCの確固たる見解は、クリソタイルが肺がん、喉頭がん、卵巣がん、中皮腫、及びアスベスト肺を引き起こすこと、また、クリソタイルも含めたあらゆる種類のアスベストの使用を停止してばく露を防止することがアスベスト関連疾患を克服する最も有効な方法として認識されるべきだということである。クリソタイルの潜在的発がん性は明確に特定されているが、女性を対象とした研究は少数である。またその他に、クリソタイルとの関連が疑われるものの、まだ研究が不十分ながんも存在する。そのため、調査を継続し、クリソタイルへのばく露がその他のがん、特に女性特有のがんにつながるリスクについて研究する必要がある。

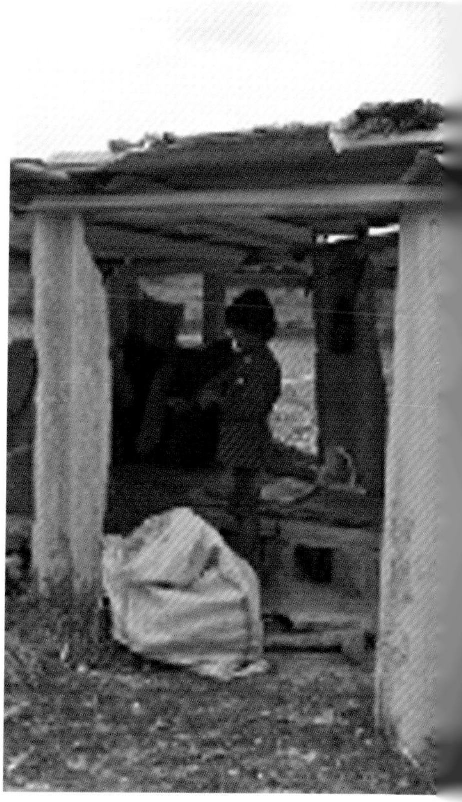

クリソタイルの代替となる現代の繊維製品はそれ自体も有毒である、または毒性がはっきりしないという主張を考慮した場合、特に建材の代替製品についてはどのような情報が入手可能か。

多くの国の中央政府、地域団体、及び国際機関がアスベスト使用の別の選択肢及び代替手段を特定しており、代用建材が人体の健康に与える影響の評価も公開されている。たとえば、WHO/IARC 合同ワークショップが2005年にスタートしたし、英国政府、欧州委員会、WHO ヨーロッパ地域事務局から情報が公開されている。クリソタイルの代用建材が人体の健康に与える危険性の評価は、繊維状の代替素材に関するものが中心である。それは、リスクが繊維の吸入に起因するためである。しかし、クリソタイルがその使用の一部においては非繊維性素材、例えば硬質ポリ塩化ビニル（uPVC）及びシートメタルによって置き換えられる可能性についても認識されるべきである。

中皮腫はアスベストばく露の特異的指標であるということを踏まえると、国内で中皮腫の症例が報告されていなければ、アスベストに起因する重大な疾病負荷がなく、措置を取る理由もないということになるか。

いいえ。中皮腫の症例の検出とその数の正確な測定には国家レベルの組織的な調査体制が求められ、このような体制は整っていないことが多く、また、アスベストへのばく露から中皮腫の発症までの潜伏期間は40年あるいはそれ以上であり、したがってそのような体制は長期的視野に立って行われる必要があることも忘れてはならない。アスベストが引き起こしやすいのは中皮腫よりも肺がんで（推定リスク比率肺がん６：中皮腫１）、肺がんになる可能性は喫煙者の場合に一層高まる。肺がんは中皮腫よりもずっと一般的で、その発生原因は多因子的である。先行するアスベストばく露履歴（これには非職業性環境も含まれる。下記参照。）は容易に見落とされる。現在、国レベルでアスベストに関連した証拠が見つかっていないからといって、証拠が存在しないとは言えない。広範なばく露が止まって何年も後になってさえ中皮腫が多数発生し続けている国があり、そのような他国が学んだ教訓を考慮する必要がある。

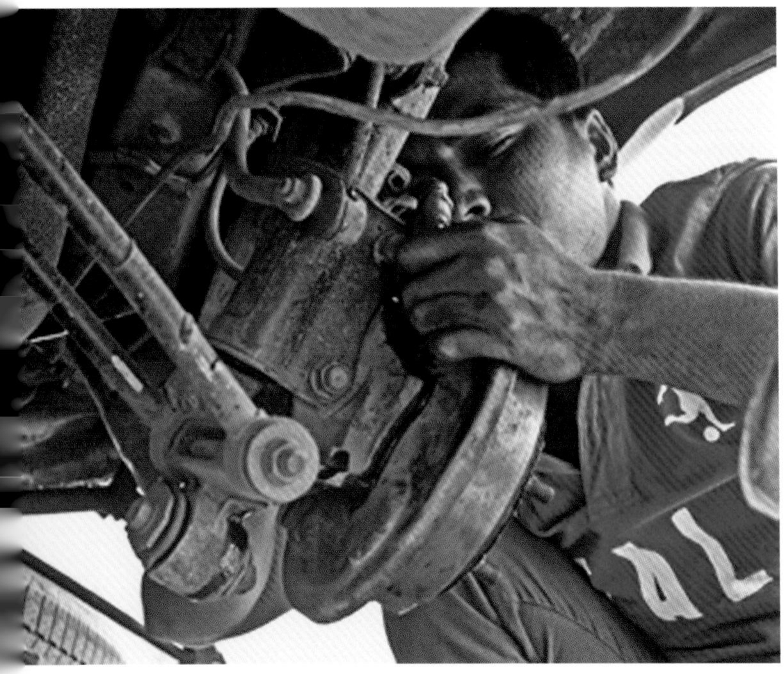

アスベストばく露は職業的な問題であり、人口全般にはリスクがないか、極めて少ないか。

いいえ。多数の中皮腫の症例に関する記述が、家庭内ばく露の結果としてアスベスト作業者の妻子（少なくとも376症例）、アスベスト産業内の事務職員、アスベスト鉱山の近隣住民（大気汚染の結果）に関してなされてきた。アスベスト肺もアスベスト作業者の妻子について報告されてきた。

また、中皮腫については、トルコ、ギリシャ、キプロス、コルシカ島、シチリア島、ニューカレドニア、中国の雲南省、カリフォルニアの地域の土壌中にある天然由来アスベストまたはアスベスト様の鉱物にばく露した人々の症例についての記述がある。天然由来アスベストにばく露される人々は、アスベストの生産及び使用時に実施されるような抑制措置によって防護できないが、アスベスト作業者の家族は防護することができる。

その他の種類の環境ばく露も発生している。オーストラリアと英国からの報告では、交通量の多い交差点周辺の空気中に車の摩擦材からの高濃度のアスベスト繊維の存在が特定された。また、住宅改修及び車の整備作業から、非職業ばく露が生じている。数が莫大で、多数のインフォーマルな作業員を含む細分化された労働者へのアスベストばく露の抑制措置の導入が難しいことによる建設作業員の職業ばく露に加え、アスベスト含有建築廃棄物が正しく保管及び廃棄されない場合、それらの廃棄物への非職業ばく露の可能性も存在する。これには、正規の手順に従わずに除去及び再利用されるアスベスト含有建築廃棄物にばく露する可能性が含まれる。

今日では、鉱山及びアスベスト製品の製造者内の職業ばく露に関する政策立案者の懸念は減る一方、建設産業内におけるアスベスト含有材の使用に関しては懸念が増大している。その懸念の対象は、建設作業中の職業ばく露、及び建材の劣化（例：壊れた波型のアスベスト製屋根タイル）や建築廃棄物の不適切な廃棄から生じる幅広い人々の思わぬばく露へと拡大している。最貧困の地域社会におけるアスベスト含有建材の使用は、ばく露源であるクリソタイル繊維を一般市民に極めて接近させることになるため、特に懸念される。

アスベスト含有建築廃棄物への非職業ばく露の可能性が存在する。

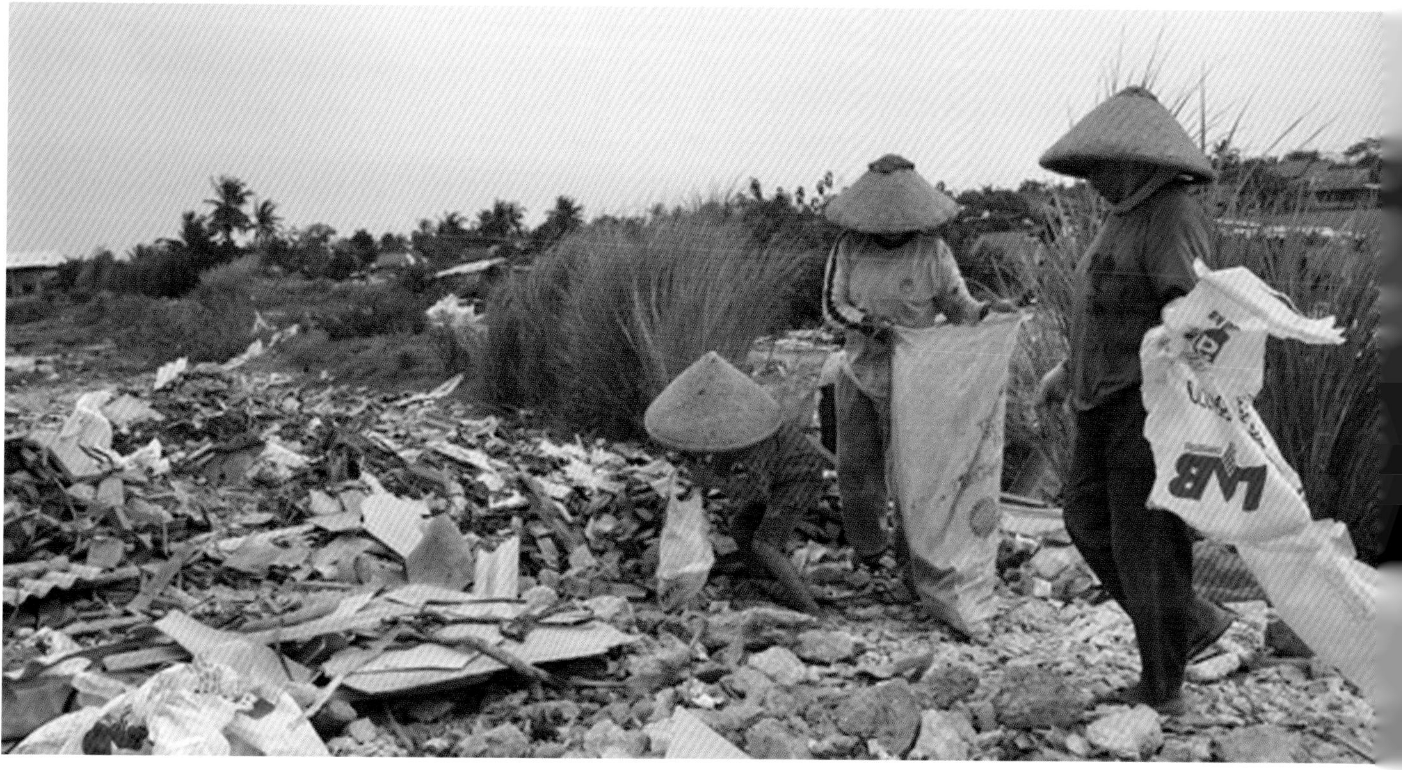

追加情報

アスベストに関するその他のWHO出版物

出版物名	内容	ウェブサイト
アスベスト関連疾患克服に向けた国内プログラム作成のための概要．国際労働機関及び世界保健機関（2007年）	本資料は、アスベスト関連疾患克服のための国内プログラム作成を手助けすることを目的とする。加えて、過去に使用したために現在も残存する様々な形態のアスベストへのばく露によるアスベスト関連疾患を防止するための各国による取り組みも取り上げている。英語、フランス語、ロシア語、スペイン語、アラブ語、中国語版で入手可能である。	http://www.who.int/occupational_health/publications/asbestosdoc/en/（2014年3月11日閲覧）
アスベスト－地震発生後の危険性及び安全な除去の実践．世界保健機関（2008年）	本技術情報は、地震やその他の自然災害発生後の損傷や倒壊した建物からのアスベスト含有廃棄物の除去や廃棄にあたり、アスベスト関連リスクをどのように抑制するか、その方法についてガイダンスを提供する。	http://www.who.int/hac/crises/chn/asbestos/en/（2014年3月11日閲覧）

代用建材に関する公開評価

出版物名	内容	ウェブサイト
「WHO臨時アドバイザーによるアスベスト使用建材の代用品に関する調査」アスベスト関連疾患克服のための国内プログラム：検討と評価．WHOヨーロッパ地域事務局（2012)、付録4	アスベストの代替建材利用の可能性と安全性に関する調査。WHOヨーロッパ地域におけるアスベスト抑制に関する会議のためにWHO臨時アドバイザーが参考資料として作成した。英語とロシア語版で入手可能である。	http://www.euro.who.int/en/health-topics/environment-and-health/occupational-health/publications/2012/national-programmes-for-elimination-of-asbestos-related-diseases-review-and-assessment（2014年3月11日閲覧）
「クリソタイル　アスベストと代用建材候補に関する見解」欧州委員会「毒性、生態毒性と環境に関する科学委員会(CSTEE)」(1998年)	セルロース繊維、ポリビニルアルコール繊維、パラアラミド繊維の3つの代替繊維が人の健康にもたらすリスクに関して欧州委員会の専門委員会が行った評価	http://ec.europa.eu/health/scientific_committees/environmental_risks/opinions/sctee/sct_out17_en.htm（2014年3月11日閲覧）
ハリソンほか著．クリソタイル　アスベスト及び代替品の危険性比較：欧州の見解。Environ Health Perspect.(1999年)；107：607-11	英国安全衛生委員会（英国、ロンドン）のために作成したアスベスト代替品の評価。その後、科学論文で公開された。	http://www.ncbi.nlm.nih.gov/pmc/articles/PMC1566482/（2014年3月11日閲覧）

WHOのクリソタイル評価の専門的要約

はじめに

クリソタイルの健康影響に関する本専門的要約は、世界保健機関（WHO）に属する国際がん研究機関（IARC）及び国際化学物質安全性計画（IPCS）が実施した最新の権威ある評価を要約したものである。この評価の後に公表された主要な研究についても概説する。本専門的要約の目的は、クリソタイルのばく露に起因するがん及び肺線維症などの健康への悪影響を防ぐ取り組みの重要性について政策立案者を支援することである。

WHOは過去20年以上にわたり、クリソタイルのばく露に起因する健康への影響について多くの評価を行ってきた(1, 2)。これらの評価は、クリソタイルを含むあらゆる種類のアスベストにはヒトに対する発がん性があり、中皮腫、肺がん、喉頭がん、卵巣がんを発症させると結論付けている。クリソタイルはさらに、肺機能の低下を招く良性の肺疾患（アスベスト肺）も引き起こす。職業環境に関する多数の研究はもちろんであるが、アスベストの家庭内ばく露及び環境ばく露と健康への悪影響を関連付ける科学的研究も多く確認されている。

クリソタイルのばく露が人体に及ぼす影響の評価(1)について最も多くの情報を得られるのが、カナダ・ケベック州のクリソタイル鉱山（最新のコホート）(3)、イタリア・バランジェロのクリソタイル鉱山（4,5)、米国のサウスカロライナ州(6)及びノースカロライナ州(7)の紡織工のコホート、中国のアスベスト工場労働者に関する２つのコホート(8, 9)を対象に実施された研究である。最近では、中国のクリソタイル坑夫(10-12)とクリソタイル紡織工(13-17)に関する研究及び２つのメタ分析(18, 19)により、データベースが一段と強固にされてきた。あらゆる形態のアスベストがアスベスト肺、中皮腫、肺がん、喉頭がん、卵巣がんを引き起こしている(1, 2)。本文では、比較的最近まで主要な調査分野であった肺がん、中皮腫及びアスベスト肺に焦点を当てていく。

あらゆる種類のアスベスト（クリソタイル、クロシドライト、アモサイト、トレモライト、アクチノライト、及びアンソフィライト）の人体における発がん性について十分な証拠がある。アスベストは中皮腫、肺がん、喉頭がん、卵巣がんを引き起こす(1)。

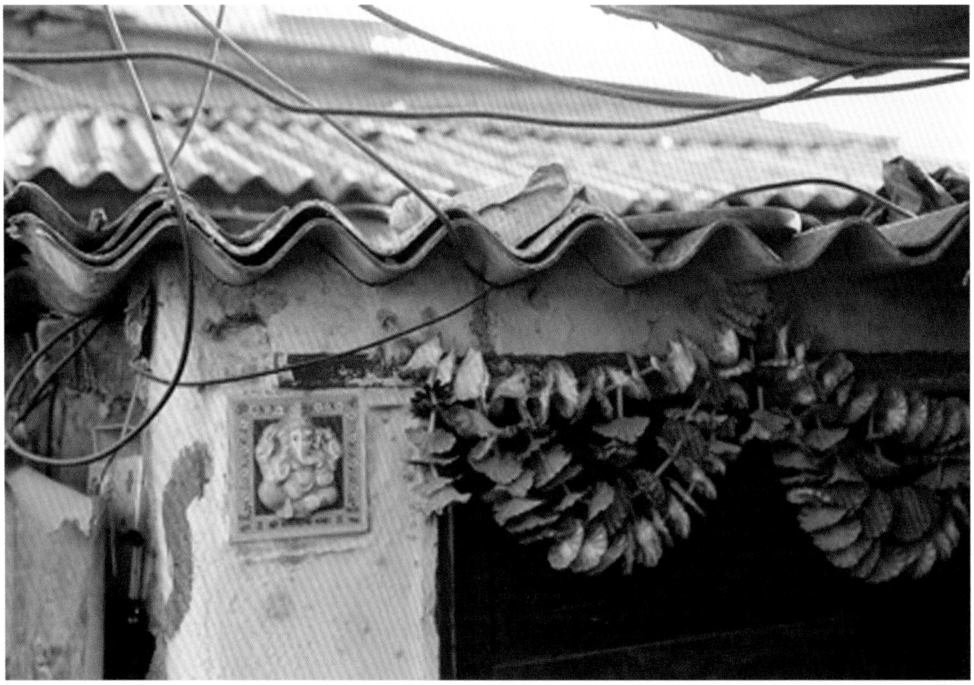

クリソタイルの採掘、製品製造、使用、ばく露

製造

クリソタイルはアスベスト種の中で最も多く採掘されており、生産のピーク時（1979年）には採掘されたアスベストの90％超を占めていた(20)。インドで採掘される少量の角閃石系アスベストを除き（2007-2011年は年間約20万トン）、クリソタイルは現在採掘されている唯一のアスベスト種である。2012年の世界生産量は推定200万トンで、主な生産国はロシア（100万トン）、中国（44万トン）、ブラジル（31万トン）、カザフスタン（24万トン）と続いている。2011年まで主要産出国の一つだったカナダは現在、生産を停止している。世界生産量は530万トンを記録した1979年のピークから大幅に減少しているものの、2000年代は一定の水準（200-220万トン）が維持された(21-23)。

使用

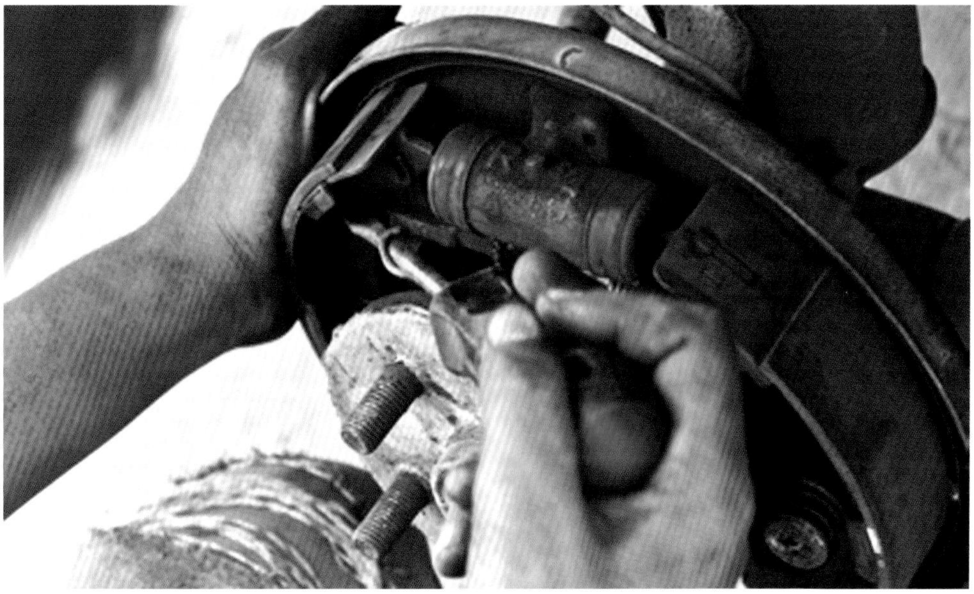

アスベストは他の素材（たとえば、ポルトランドセメント、プラスチック及び樹脂）と結合したあらい繊維状の混合物や織布として使用されている。アスベストの使用用途は屋根材、断熱材、電気絶縁材、セメント管及びセメント板、床材、ガスケット、摩擦材（たとえばブレーキパッド、ブレーキシュー）、塗料、コーキング材、プラスチック、繊維製品、紙、マスチック（訳注：建築防水・仕上げ剤）、糸、ジョイント材及びアスベストミルボードに至る(1)。

クリソタイルの使用状況を追跡している機関によれば、2007年までには世界32カ国で（クリソタイルを含む）全てのアスベストの使用が禁じられ、2014年には約50カ国に拡大している(24)。禁止の形態は国によって異なり（たとえば、限定的、高度に特化した工学利用は認める適用除外など）、いかなるときも各国の立場の決定プロセスは複雑である。とはいえアスベスト全種類（クリソタイルを含む）の広範かつ大規模な使用を全面的に禁止している国はアルジェリア、アルゼンチン、オーストラリア、

バーレーン、ブルネイ、チリ、エジプト、欧州連合（EU）加盟28カ国、ガボン、ホンジュラス、アイスランド、イスラエル、日本、ヨルダン、クウェート、モザンビーク、ノルウェー、オマーン、カタール、韓国、サウジアラビア、セルビア、セーシェル、南アフリカ、スイス、トルコ及びウルグアイである。ブラジルのリオデジャネイロ州とリオグランデ・ド・スル州の２州でもアスベストの使用が禁止されている(25)。

米国ではアスベストの使用は禁止されていないが、消費量は1970年の66万8,000トンから1980年には35万9,000トンに、1990年には32トン、2000年には1.1トン、そして2010年には１トンに減少している(22, 23)。英国のアスベスト（主にクリソタイル）消費量は1976年には14万3,000トンだったが、欧州連合でアスベストの使用が禁止されたことを受けて1995年には１万トンに減少し、現在はゼロと見込まれている。フランスは1976年に約17万6,000トンのアスベストを輸入していたが、アスベストの使用を禁じた1996年には輸入を停止した。ドイツでは、1965年から1975年まで年間約17万5,000トンのアスベストが使われていたが、1993年に使用が禁止された。日本のアスベスト消費量は、1988年には約32万トンであったが徐々に減少し、2005年には5,000トン以下（訳者注：2005年の輸入量は110トン）となり、2012年には使用が禁止された(26)。シンガポールでは、未加工アスベスト（クリソタイルのみ）の輸入量が1997年の243トンから2001年にはゼロとなった(27)。フィリピンの未加工アスベスト輸入量は1996年に約570トンであったが、2000年には450トンとなった(28)。ただ、ベラルーシやボリビア（多民族国）、中国、ガーナ、インド、インドネシア、パキスタン、フィリピン、スリランカ、ベトナムといった一部の国では、クリソタイルの消費量が2000年から2010年にかけて増加している。インドの消費量は2000年の14万5,000トンから2010年には46万2,000トンに(21, 23)、インドネシアでも2001年の４万5,045トンから2011年は12万1,548トンに増加した(29)。

非職業ばく露

アスベストの非職業ばく露、あるいは大まかに言うところの環境ばく露は、家庭内ばく露（たとえば仕事でアスベストにばく露した人物との同居）、アスベスト関連産業による大気汚染、アスベストを含有する摩擦材の使用、あるいは天然由来アスベスト鉱物が原因の可能性がある。

屋外大気中のアスベスト濃度に関する研究では、クリソタイルが主に検出される繊維である。郊外の屋外大気中からは低レベルのアスベストが測定された（標準的な濃度、10本/m^3）[3)]。標準的な濃度は、都市部では約10倍、産業ばく露源の近くでは約1,000倍も高くなっている。交通量が多い交差点でも、車両のブレーキ作動によると推測される高濃度のクリソタイル繊維が検出されている(30)。屋内空気（たとえば家庭、学校及びその他の建物内）のアスベスト濃度は30-6,000本/m^3である(1)。

職業ばく露

アスベスト（またはアスベストが混入したその他の鉱物）の採鉱や粉砕、アスベス

3）１本/m^3＝1×10^{-6}本/mL；１本/mL ＝ 1×10^6本/m^3.

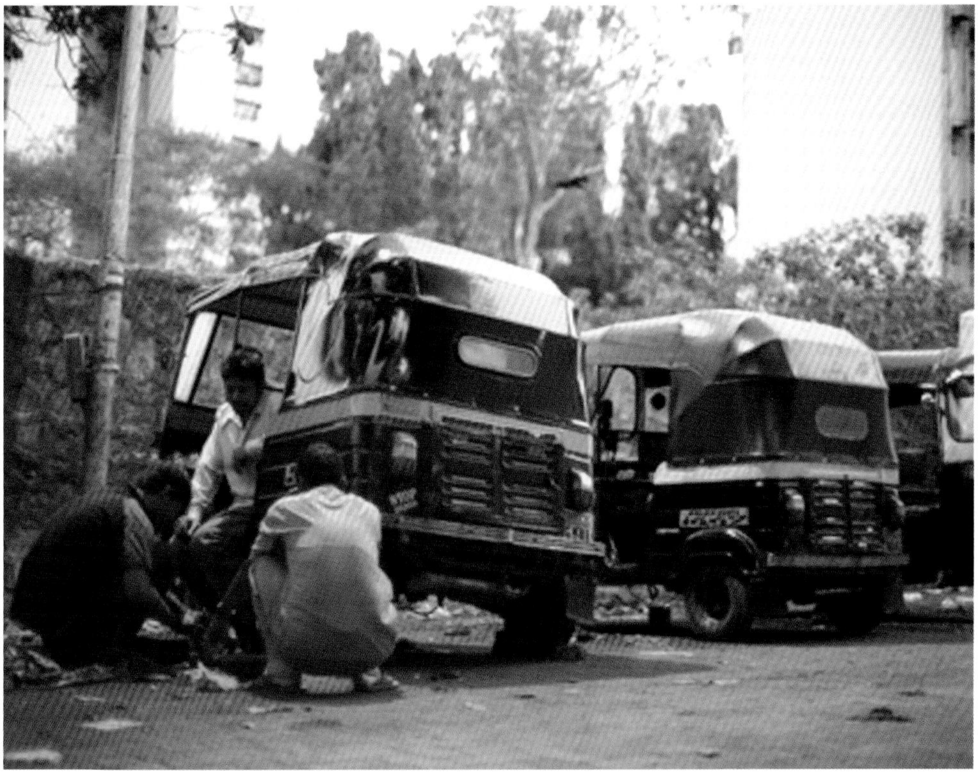

交通量が多い交差点でも、車両のブレーキ作動によると推測される高濃度のクリソタイル繊維が検出されている

ト含有製品の製造や使用に加え、建設、自動車産業及びアスベストの除去産業（アスベスト含有廃棄物の輸送及び廃棄を含む）では、吸入、そしてごく少ないが経口摂取によってもばく露が生じる(1)。欧州連合（EU）加盟国の大半がすでに全てのアスベストの使用を禁止していた1998年に公表された推計によると、EU内では依然として経済の下位部門（国連の定義による）で一定の労働人口がアスベスト（主としてクリソタイル）にばく露していた(31)。それらは、農業（1.2%）、鉱業（10.2%）、製造業（0.59%）、電気産業（1.7%）、建設業（5.2%）、商業（0.3%）、輸送業（0.7%）、金融業（0.016%）、及びサービス業（0.28%）であった(32, 33)。

2004年には、1億2,500万人が仕事でアスベスト（上述の通り、主としてクリソタイル）にばく露したと推定された(34)。

米国の国立労働安全衛生研究所（NIOSH）の2002年の推計によれば、4万4,000人の坑夫及びその他の鉱山労働者が、アスベスト及びアスベストが混入している可能性のあるその他の鉱物の採鉱中にばく露されている可能性がある。米国の労働安全衛生庁（OSHA）は2008年、建設及び一般産業に従事する130万人が職務上、アスベストへの重大なばく露に直面していると推定した(1)。欧州では、1990年から1993年に収集された既知の発がん物質およびその疑いのある物質への職業的ばく露に基づき、CAREX（Carcinogen Exposure）データベースが、欧州連合（EU）加盟国（当時は15カ国）の41業種に従事する計120万人の労働者がアスベストにばく露されたと推計している。これらの労働者のうち96%超は「建設」、「家事及び私的日常生活サービス」、「その他鉱業」、「農業」、「卸売り、小売り、飲食業及びホテル業」、「食品製造業」、「陸上輸送業」、「工業化学品製造業」、「漁業」、「電気、ガス、蒸気」、「水上輸送業」、「その他の化学製品製造業」、「輸送機器製造業」、「衛生サービス等」及び「電気機械を除く機械製造業」の15業種に従事していた(1)。未公開の報告によると、中国では31のアスベスト鉱山の作業者12万人がアスベストに直接触れ、120万人がクリソタイルアスベスト製品の製造に従事している(35)。別の未公開報告では、中国内の31のアスベスト工場で働く作業者12万人全員が、アスベストに直接又は間接的に接触した可能性があると指摘された(35)。インドでは、組織部門と非組織部門の労働者約10万人がアスベストに直接ばく露し、建設労働者3,000万人が日常的にアスベスト粉じんにばく露していると推定されている(36)。ブラジルでは労働者30万人がばく露していると推定される(25)。

2004年には、1億2,500万人が仕事でアスベストにばく露したと推定されている

ドイツでは、1950年から1990年にかけてアスベストへのばく露は徐々に減少した。1990年には、紡織、紙/シール（密封材）、セメント、ブレーキパッド、孔あけ/鋸引き作業における繊維計数の90パーセンタイル値は0.5本/mLから1本/mLだった(37)。フランスでは、アスベスト濃度の中央値は建築業（1986-1996年が0.85本/mL、1997-2004年が0.063本/mL）、化学工業（それぞれ0.34本/mL及び0.1本/mL）、サービスセクター（それぞれ0.07本/mL及び0.1本/mL）で最も高かった(38)。

1999年に中国のアスベスト紡織工場で大気中のアスベスト（ほぼクリソタイルのみ）繊維数を個人サンプラーで測定したところ、それぞれの作業部門における繊維数の中央値は、原材料（開封）が6.5本/mL、原材料（袋詰め）が12.6本/mL、紡織が4.5本/mL、ゴム板が2.8本/mL、及び石綿セメントが0.1本/mLであった。2002年には、アスベスト繊維数の中央値が原材料で4.5本/mL、紡織で8.6本/mL、ゴム板で1.5本/mLとなった(15)。

2006年に中国最大のクリソタイル鉱山で測定した大気中のアスベスト繊維数の幾何平均は、粉じん重量測定値からの推定値で29本/mLだった。閲覧可能なデータからは、1995年までは、粉じん濃度が1.5-9倍高かったことが示されている(11)。

韓国では建設業、摩擦材産業、アスベスト紡織産業におけるアスベスト繊維への職業ばく露の幾何平均が1984年はそれぞれ0.40、1.70、6.70本/mLだった。1996年にはそれぞれ 0.14、0.55及び1.87本/mLとなった(39)。パクら(40)は、1995年から2006年にかけて84の現場から収集したアスベストばく露に関する2,089のデータを分析した。アスベストへのばく露レベルは1996年の0.92本/mLから1999年には0.06本/mLに減少したが、これは1997年に制定されたアモサイト及びクロシドライトの使用を禁止する法律の施行が一因だろう。アスベストへのばく露レベルの平均値は、2001-2003年には0.05本/mLとなり、2004-2006年には0.03本/mLとさらに低下した。アスベストの一次製品を生産する主要な工場における平均濃度は0.31本/mL、アスベストの第二次産業（アスベスト含有材の取扱い者及び最終利用者）では0.05本/mLであった。アスベストへのばく露レベルの低下は、特に未加工アスベストを直接扱う第一次の産業で顕著であった。同産業では、ばく露レベルが0.78本/mL（1995-1997年）から0.02本/mL（2003-2006年）に低下した。

タイでは、屋根瓦、セメント管、ビニル製床タイル、アスファルト下地材・アクリル塗料の各工場、ブレーキ・クラッチ工場における1987年の呼吸域のアスベスト濃度

は、それぞれ＜1.11、0.12-2.13、＜0.18、＜0.06、0.01-58.46本/mLであった。ブレーキ・クラッチ工場は、他の施設と比較して小規模であった。これらの工場における大気中のアスベスト濃度は2000年も高いままだった（ブレーキ工場が0.24-43.31本/mL、クラッチ工場が0.62-2.41本/mL）(41)。

米国では1970年代以降、クリソタイルの職業ばく露限度が引き下げられている。1971年には12本/mLだったが1972年には5本/mL、1976年には2本/mL、1986年には0.2本/mL、そして1994年には0.1本/mLとなった(42)。ベネズエラ・ボリバル共和国(43)、欧州連合(44)、インド(36)、インドネシア(45)、マレーシア(46)、ノルウェー(47)、韓国(39)、シンガポール(27)及びカナダのアルバータ州とブリティッシュ・コロンビア州(48)では、全てのアスベスト種の職業ばく露の上限を0.1本/mLとしている。その他の国も全てのアスベスト繊維について職業ばく露限度を設けており、ニュージーランドは0.01本/mL(49)、日本は0.15本/mL(26)、南アフリカは0.2本/mL(50)、中国は0.8本/ml(11, 35)、ブラジル(48)とフィリピン(28)が2本/mlとしている。タイの労働法は、空気中のアスベストの上限値を5本/mLとしている(41, 45)。カナダでは、クリソタイルの職業ばく露限度は1本/mLに定められている(51)。

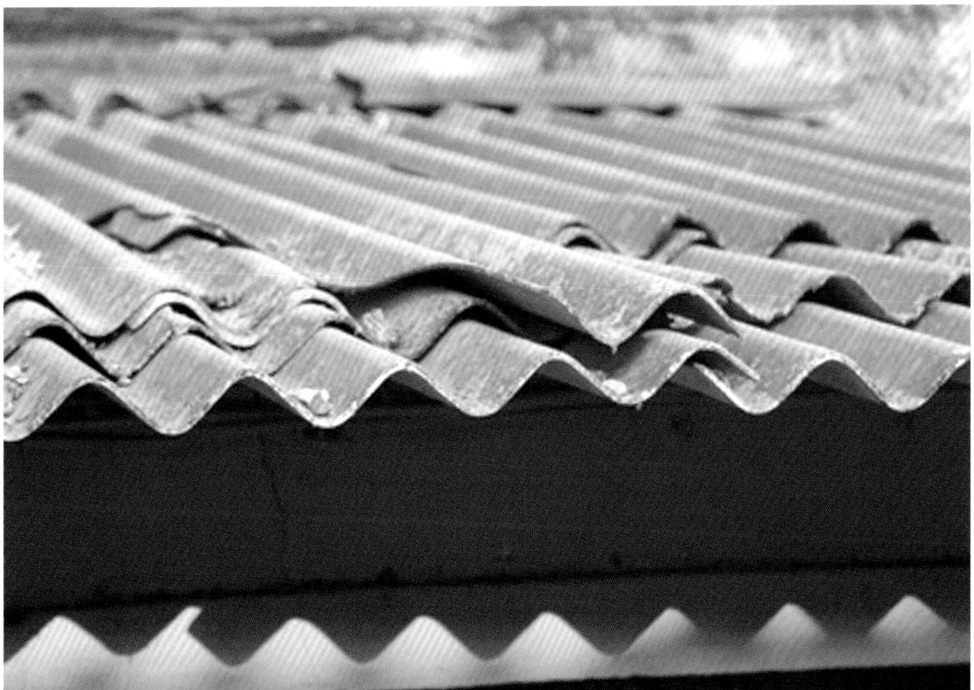

健康への影響

クリソタイルへのばく露に起因する主な健康上のエンドポイントに関する主要な研究を表1にまとめた（39ページ参照）。

肺がん

動物実験研究

ラットによる多くの実験では、クリソタイル繊維の吸入によるばく露後に気管支がんが認められた。その他の部位（中皮腫を除く、下記参照）では、腫瘍発生率に一貫した増加は見られなかった(1)。

ヒトにおける研究

職業性ばく露

カナダ・ケベック州(3)のクリソタイル鉱山における男性作業者に関する最終報告では、ばく露に関連して肺がんでの死亡率の上昇が認められ、ばく露の度合いが最も高濃度のグループの標準化死亡比（SMR）は2.97（95％信頼区間［CI］：2.18-3.95）に達した。ケベック州のアスベスト村とセットフォードマインズ地域の労働者の間に差はほとんどなかった。セットフォードマインズ地域では、クリソタイルが（わずかに）トレモライトで汚染されていた。

米コネチカット州のクリソタイル摩擦材工場の作業者を対象としたコホートでは、肺がんによる死亡率の上昇（SMR：1.49、95％CI：1.17-1.87）が認められた。過去20年間の追跡期間に、一部の製品ラインではアンソフィライトがいくらか使用されていた(52)。

イタリアの主にクリソタイルにばく露されたアスベスト紡織工の間では、肺がんリ

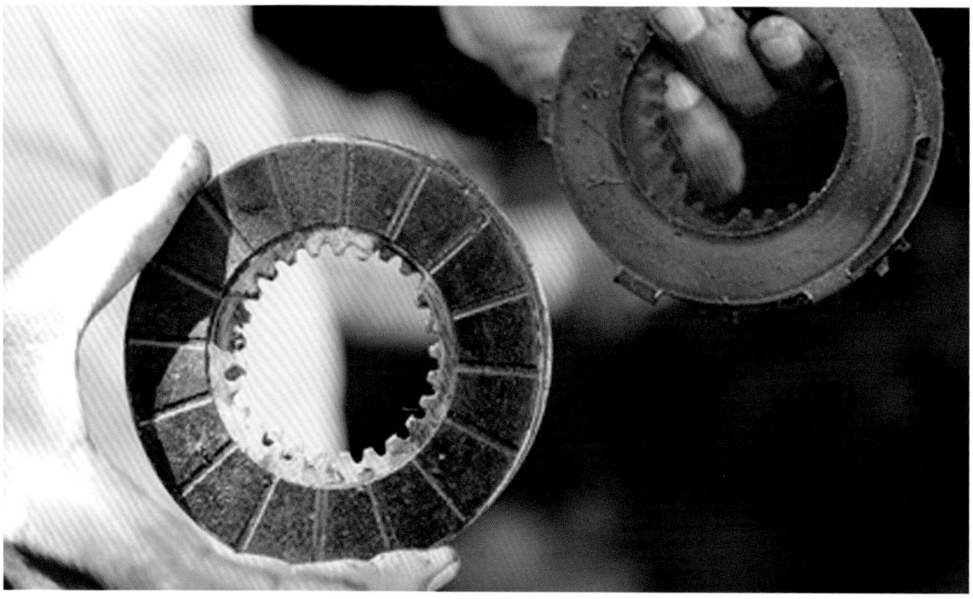

スクの大幅な上昇がみられた。こうした紡織工は業務上のアスベスト肺として補償を受けていた（SMR：6.82、95％ CI：3.12-12.95）。「主にクリソタイル」へのばく露がどの程度に相当するかについての定量的評価はなかった(53)。

イタリア北部バランジェロのクリソタイル鉱山で、1946年から1987年の間に少なくとも1年の就労経験がある作業者に関して、2003年までの追跡調査における肺がんSMRは1.27（95％ CI：0.93-1.70）であった(5)。採掘されたクリソタイルからは繊維状の角閃石は検出されなかったが、0.2-0.5％の繊維状ケイ酸塩鉱物であるbalangeroiteが確認された(54)。

中国の8つのクリソタイルアスベスト工場で少なくとも15年の就労経験がある作業者について1972年から1986年まで追跡調査を行ったところ、肺がんによる死亡率が上昇していた（相対リスク（RR）：5.3、95％ CI：2.5-7.1）。肺がんのリスクは、特に重喫煙者で高かった（クリソタイルにばく露した非喫煙者ではRR：3.8［95％ CI：2.1-6.3］、クリソタイルにばく露した軽度の喫煙者ではRR：11.3［95％ CI：4.3-30.2］、クリソタイルにばく露した中程度の喫煙者ではRR：13.7［95％ CI：6.9-24.6］、クリソタイルにばく露した重喫煙者ではRR：17.8［95％ CI：9.2-31.3］）(8)。

米サウスカロライナ州のアスベスト紡織工場における調査では、ばく露はほぼクリソタイルに限られていた（一時期は、使用されていた繊維総量の約0.03％がクロシドライト、梳いたり、つむいだり、または撚られたことはなく湿式で織られていた）。肺がんのSMRは1.95、95％ CI は1.68-2.24であった。線形相対リスクモデルを用いた肺がんに関するばく露－反応モデルでは、潜伏期間を10年として、最近10年間のばく露を除いた累積ばく露については、0.0198繊維・年/mL[4)]（標準誤差0.00496）の勾配係数が示された(6)。

米ノースカロライナ州の4つのアスベスト紡織工場のコホート研究では、1950年から1973年の間に少なくとも1日働いた作業者について、2003年までの死亡率を追跡調査した。そのうちの1つの工場では1963年から1976年まで少量のアモサイトが使用されていた。他の工場ではクリソタイルのみが使用されていた(7)。ノースカロライナ及びサウスカロライナ両州でその後に実施された透過型電子顕微鏡による繊維分析では、繊維の0.04％が角閃石であったことが確認された(55)。肺がん死亡率はばく露の状況に関連して上昇し、高ばく露カテゴリーではSMRが2.50（95％ CI：1.60-3.72）に達した。累積繊維ばく露に従って肺がんのリスクも上昇した（率比：生涯の総ばく露量100繊維・年/mL当たり1.102、95％ CI：1.044-1.164）(7)。

クリソタイル鉱山作業者、クリソタイル摩擦製品工場の作業者及びクリソタイルにさらされている紡織工場作業者に、肺がん死亡率の上昇が認められた

非職業ばく露

アスベストの非職業ばく露によって肺がんを発症した人々に関する研究は少なく、クリソタイルに焦点を当てた研究に至ってはほとんど行われていない。

イタリアのカザーレ・モンフェッラートで働く石綿セメント作業者の妻1,964人（アスベスト粉砕工場で働いていない）を対象としたコホートでは、肺がんによる死亡リスクがやや高かった（SMR：1.50、95％ CI：0.55-3.26）。使用されていたアスベスト

4）累積ばく露量は（繊維数/mL）×年数の単位で示される。以下、これらの単位は繊維・年/mLと示す。

は主にクリソタイルであったが、約10%のクロシドライトが含まれていた(56)。米ニュージャージー州のアモサイト工場作業者の配偶者も、肺がんのリスクが若干高いことが認められた（20年以上ばく露した作業者の男性配偶者のSMRは1.97、95% CIが1.12-3.44。20年以上ばく露した作業者の女性配偶者のSMRが1.70、95% CIが0.73-3.36であった）(57)。

メタ分析

1986年時点で入手可能であったばく露量－反応に関する情報を含む13の研究についての非公式のメタ分析で、WHOはアスベストにばく露した喫煙者及び非喫煙者の肺がんと中皮腫リスクを推定した(58)。これらの研究の大半は現在では更新され、新しい研究が入手可能となっており、クリソタイルにばく露した作業者の肺がんに関する研究の正式なメタ分析も実施された。こうした研究は、特に角閃石系アスベストとの比較におけるクリソタイルの発がん性の強さの調査を主な目的としている。メタ分析には繊維の大きさ（すなわち長さ及び直径）の違いによって発がん性の強さに違いが生じる可能性を解明する目的もある。

Lashら(59)らは、アスベストへのばく露と肺がん死亡率に関する定量的情報が示されている15のアスベストへのばく露に関するコホートについて公開された22の研究結果に基づいてメタ分析を実施した。これらの研究における、肺がんの勾配（訳注　単位ばく露（繊維・年/mLなど）に対する肺がん死亡率の変化）にはかなりの不均質性が認められた。このような不均質性はアスベスト繊維の精製の段階、ばく露量測定値、喫煙習慣及び標準化手順（訳注　ある集団の肺がん死亡率を定量的に評価するために基準となる集団に対して年齢構成、喫煙率などを調整して比較可能にするための手続きのこと）を反映していると考えられる業種（採鉱及び精錬、セメント及びセメント製品、製造及び紡織製品）によってほぼ説明がついた。繊維の種類（主にクリソタイル、クリソタイルとの混合物、他）の違いによって勾配のばらつきを説明することはできなかった。言い換えれば、繊維の種類の違いによって肺がんを引き起こす強さに違いはなかった。

HodgsonとDarnton(60)は、アスベストばく露レベルの情報に関する17のコホート研究に基づくメタ分析を行った。クリソタイルのばく露に関する異なるコホートから得られた発がん性の強さ勾配（potency slope）では著しいばらつきが認められた。米サウスカロライナ州のアスベスト紡織工場で推定されたリスク（繊維・年/mL当たり約6%）は、アモサイトへのばく露に関するコホートの平均値（繊維・年/mL当たり5%）とほぼ同じであった。カナダ・ケベック州の鉱山における研究では繊維・年/mL当たりわずか0.06%であった。また、石綿セメント及び摩擦製品工場での研究では中程度のリスクであった。HodgsonとDarnton(60)は、（クリソタイルと角閃石の）混合ばく露に関するコホートから導き出されたリスクが、角閃石のみのばく露によってもたらされるリスクの約10%程度であったことを主な理由に、サウスカロライナ州の研究を計算から除外することとし、クリソタイルが肺がんを引き起こす強さは、角閃石の強さの2-10%程度と結論付けた。純粋なクリソタイルのばく露による過剰肺がんの「最良推定値（best estimate）」は1繊維・年/mL当たり0.1%であった。ただし、IARCの作業部会(1)は、サウスカロライナ州のコホートは研究で使用されたばく露情報の観点からも信頼度が最も高い研究の1つであるため、除外を正当化する理由はないと指摘した。採鉱に関する研究とアスベスト繊維に関する研究におけるリスク推定の大きな差異（Lash ら(59)のメタ分析でも認められている）は、繊維の長さと幅の違いによって説明できるかもしれない。サウスカロライナ州のコホート(61)のサンプルから検出された長繊維の割合は、以前にカナダ・ケベック州の鉱山及び精錬工場(62)のサンプルから報告された数値よりも高かった。差異が生じた可能性として考えられる別の理由として、ばく露データ(18)の質の違いが挙げられる。Berman と Crump(63, 64)は、アスベストに関する15のコホート研究からのデータを含むメタ分析を発表した。ばく露とがんリスクとの直線関係（linear exposure-cancer risk）に基づく肺がんリスクの強さ係数は、繊維の種類（クリソタイル対角閃石）及び繊維の大きさ（長さ及び幅）に由来した。

以前の分析と同様に、これらの研究では大幅なばらつきが見られ、肺がんの発症には2桁の違いがあった。クリソタイルの勾配係数は、ケベック州の鉱山で0.00029（繊維・年 /mL）$^{-1}$、米サウスカロライナ州の紡織工で0.018（繊維・年 /mL）$^{-1}$であった。また、トレモライト（米モンタナ州リビーにおける蛭石の採掘及び粉砕工程）の勾配係数は0.0026（繊維・年 /mL）$^{-1}$で不確実性の上限が0.03（繊維・年 /m）$^{-1}$、及びアモサイト断熱材の勾配係数は0.024（繊維・年 /mL）$^{-1}$であった(64)。

繊維の大きさに関するさらなる分析では、長いクリソタイル繊維は長い角閃石繊維と等しい効力を有するとの仮説は、細い繊維（幅＜0.2 μm）については否定されたが、全ての幅または厚さの繊維（幅・厚さ＞0.2 μm）については否定されなかった。感度分析で米サウスカロライナ州のコホートが除外されると、メタ分析の対象である残りの研究における発がん性の強さは、クリソタイルよりも角閃石の方が著しく大きかった（$p = 0.005$）。ケベック州のコホートを除外すると、繊維の種類による発がん性の

クリソタイル及びおよび角閃石系アスベスト繊維の相対的な発がん性の強さ（relative potency）に関する確固たる結論を出すことは不可能である

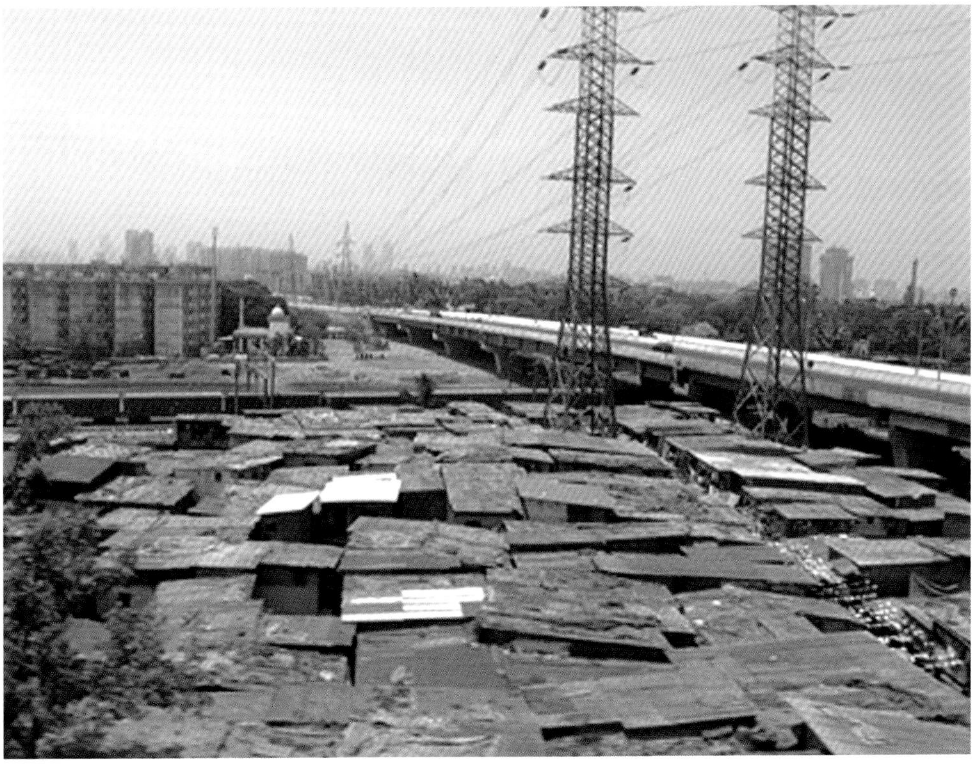

強さの有意な差を示す証拠はなかった（$p=0.51$）(63)。

IARCの作業部会(1)は、HodgsonとDarnton(60)及びBermanとCrump(63, 64)の両分析によって肺がんの研究結果におけるばらつきが明らかにされ、サウスカロライナ州又はケベック州の研究を含めるか否かによって結果が敏感に反応すると指摘した。ばらつきの原因は明らかではない。原因が究明されるまで、クリソタイル及び角閃石系アスベスト繊維の相対的な発がん性の強さに関する確固たる結論を導き出すことは不可能である。

肺がんに関するIARCの結論

IARCは、肺がんに関する限り、クリソタイルを含むあらゆる種類のアスベストにヒトに対する発がん性があることを示す十分な証拠があると結論付けた。これは、IARCが証拠の強さを述べるための最も強いカテゴリーである(1)。

鍵となる新しい研究

HodgsonとDarnton(65)は、米ノースカロライナ州のクリソタイル紡織工に関するデータの公表を受けて、異なるアスベスト種へのばく露による肺がん及び中皮腫のリスクに関するメタ分析を更新し、繊維・年/mL当たり0.1%という従来の「最良推定値」は、ノースカロライナ州のコホートから得られた推定値（RR：100繊維・年/mL当たり1.102）と実質的に同一であったと指摘した。

中国・青海（Quinghai）省における最大のクリソタイル鉱山に関するコホート研究では、1981年初頭に雇用された全ての男性労働者（n＝1,539）について2006年末まで追跡調査を行った。さまざまな死因による死亡率について、国全体の死亡率との比較が行われた。0.001%の感度を有する方法を用いた結果、原鉱から角閃石は検出されなかった。繊維ばく露（2006年に実施された塵埃重量測定法から推定）は2.9-63.8本/mLであった。また、肺がんのSMRは4.71（95% CI：3.57-6.21）であった。非

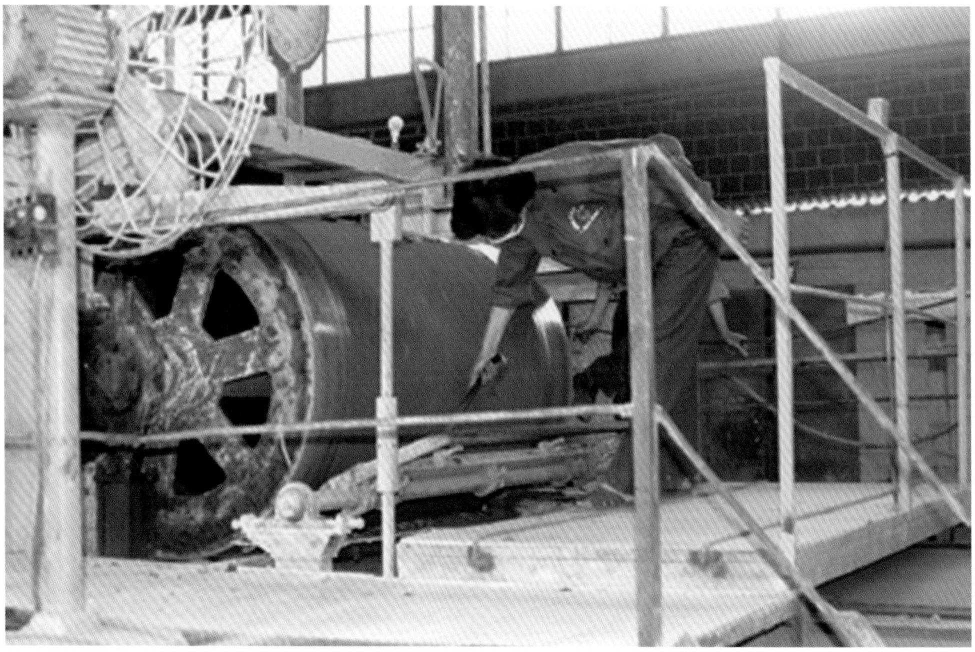

喫煙者でクリソタイルにばく露した作業者（坑夫及び粉砕工）のSMRは1.79（95% CI：0.49-6.51）、非喫煙者の対照値（後方サービス及び管理部門）は1.05（95% CI：0.19-5.96）であった。喫煙する坑夫/粉砕工のSMRは5.45（95% CI：4.11-7.22）、喫煙者の対照値は1.66（95% CI：0.71-3.88）であった(11)。推定される繊維ばく露量の増加に伴い、肺がん死亡率も上昇し、推定される累積ばく露量が<20、20-100、100-450、>450繊維・年/mLの場合のSMRはそれぞれ1.10（95% CI：0.47-2.28）、4.41（95% CI：2.52-7.71）、10.88（95% CI：6.70-17.68）、18.69（95% CI：12.10-28.87）であった(12)。1981年から1988年の間に少なくとも半年にわたって雇用され、2010年まで追跡調査された作業者1,932人の重なる研究）では、直接ばく露したと考えられるグループの肺がんSMRは2.50（95% CI：1.85-3.24）であった(10)。中国・重慶（Chongqing）市にある同国最大のクリソタイル工場の男性作業者584人を37年間にわたって追跡調査を行ったところ、肺がんのSMRは4.08（95% CI：3.12-5.33）であった(14, 15)。非喫煙者及び喫煙者の両者において、推定されるばく露量の増加とともにリスクも上昇した。総雇用期間が19年間の女性（n＝277）では、統計的に有意とはいえない過剰肺がんが認められた（SMR：1.23、95% CI：0.34-4.50）。工場で使用されていたクリソタイルは、中国国内の単一資源から供給され、トレモライトの含有量は0.001％未満であった(66)。10年のばく露経過の対数線形モデルからは、100繊維・年/mL当たりのRRは1.23（95% CI：1.10-1.38）と推定された(67)。

Lentersら(18)は2011年に、18の産業コホートのメタ分析及び1件の地域住民を対象とした症例対照研究のメタ分析で、ばく露評価の質とアスベストへのばく露から推定される肺がんを発生させる強さとの関連性を分析した。ばく露評価の特性による層別化からは、ばく露評価の裏付けが十分で、ばく露の差異がより幅広く、ばく露測定データによるより広範にわたるばく露履歴を備え、かつ職歴が完全な研究の方が、こうした要素が揃っていない研究に比べて曝露に伴う発がん性の強さの勾配値（potency slope values）が高いことが明らかとなった。メタ分析の対象をより精度が高いばく露データの研究に限定した場合は、クリソタイルと角閃石系アスベストの発がん性の

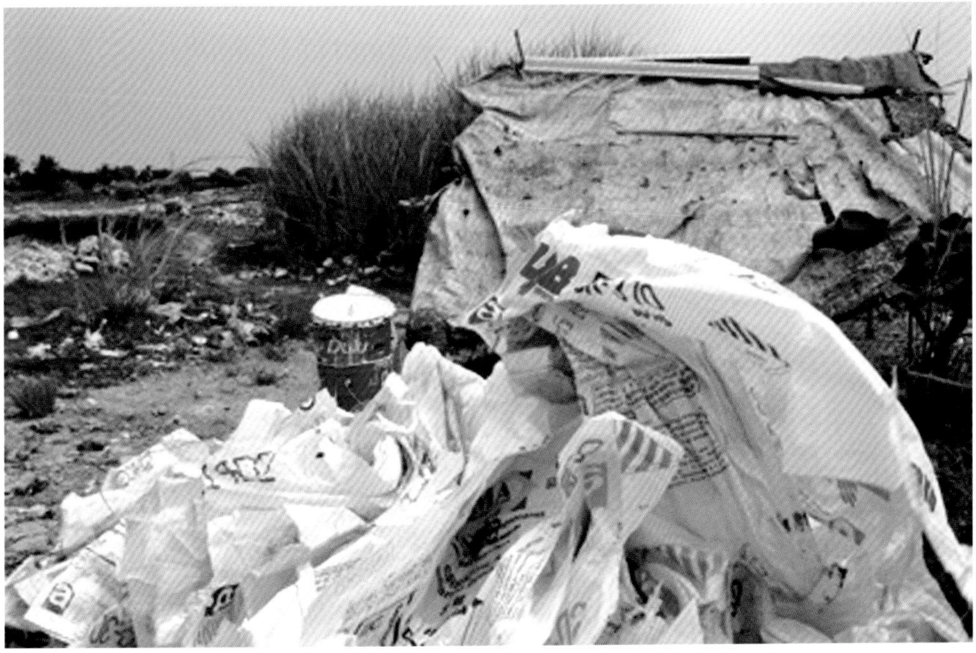

強さの差異がそれほど明白ではなかった(18)。

低レベルでの繊維ばく露による発がん性の強さをより正しく評価するために、van der Bij ら(19)は、一次ばく露によるばく露モデルに加えて、肺がんのスプライン関数（訳注　ばく露の区間を分割し、各区間毎に全ての点を通る式を作ることを企図する。区間のつなぎ目が滑らかになるための関数も考え、全体として自然な曲線を形成する。）及び異なるばく露レベルにおける2つ以上のリスク評価の研究のばく露データを適用した。スプライン関数には、高いばく露における反応が、低いばく露レベルでのばく露量と反応との関係を過剰に決定しないという利点がある。van der Bij ら(19)は、クリソタイル単独へのばく露の場合、肺がんを発症する相対リスクは生涯ばく露量が4繊維・年 /mL では1.006、40繊維・年 /mL では1.064であることを発見した（切片を補正した自然なスプライン関数)。繊維の種類による層別化後、40繊維・年 /mL 未満のばく露では、クリソタイルと角閃石の両繊維間の RR には、有意ではないが3倍から4倍の差異が認められた。したがって、クリソタイル及び角閃石の発がん性の強さの差は、従来の分析(60, 63)よりも大幅に小さかった。他のメタ分析と同様に、クリソタイルのリスク推定値は、米サウスカロライナ州とカナダ・ケベック州の研究では大きく異なっていた。熊谷ら(68)は、1943年から1991年までアモサイト・クリソタイル工場が操業していた日本の羽島市の気象モデルに基づいてアスベスト工場周辺における肺がん死亡率とアスベスト曝露との関係を評価した。

アスベスト又はシリカへの職業ばく露を受けた個人を除き、アスベストへの環境ばく露の推定値が最も高かった人々に肺がんリスクの上昇が認められた（SMR：3.5、95% CI：1.52-5.47)。

悪性中皮腫はアスベストに対する職業ばく露、家庭内ばく露及び環境ばく露と関連している

アスベストの環境ばく露を受けたトルコの15の村における10年間の肺がんの標準化罹患比（SIR）は、アスベストによるばく露を受けていない12の村と比較した場合、男性では1.82（95% CI：1.42-2.22)、女性では1.80（95% CI：1.43-2.00）であった。推定される生涯のアスベストばく露範囲は0.19-4.61繊維・年 /mL であった。繊維の種類はトレモライト、又はトレモライト・アクチノライト・クリソタイルの混合物、あるいはアンソフィライトとクリソタイルの混合物のいずれかであった。肺がんリスクは、非喫煙者（SIR：6.87、95% CI：3.58-13.20）及び喫煙者（SIR：12.50、95% CI：7.54-20.74）ともに上昇が認められた(69)。

中皮腫

動物実験研究

ラットの胸膜内、または腹腔内にクリソタイルを注入すると、注入サンプルに十分な量の5 μm を超える長さの繊維が含まれていた場合、中皮腫の誘発が一貫して確認された。ラットを用いた複数の研究では、吸入によるクリソタイルへのばく露後にも中皮腫の発生が認められた(1)。

ヒトにおける研究

職業ばく露

カナダ・ケベック州(3)のクリソタイルにばく露した坑夫と粉砕工（死亡した計6,161人のうちの中皮腫38人）、及び米サウスカロライナ州のアスベスト紡織工（死亡した1,961人のうち中皮腫３人）のコホート研究では、過剰中皮腫が報告されている。サウスカロライナ州の紡織工は主に、ケベック州から輸入されたクリソタイル・アスベストにばく露していた(6)。ただし、ケベック州で採掘されたクリソタイルはごく微量（１％未満）の角閃石系アスベスト（トレモライト）に汚染されていた事実が、研究結果の解釈を複雑にしている。McDonald ら(70)は、ケベック州の採鉱エリアではトレモライトの濃度が高いセットフォードマインズの作業者の中皮腫死亡率が、トレモライトの濃度が低いアスベスト（訳注：カナダケベック州地名）の鉱山の作業者より３倍も高いことを発見した。しかし、Begin ら(71)は、セットフォードマインズにおけるトレモライトの濃度はアスベスト（地名）の鉱山より7.5倍高いものの、両地域のアスベスト鉱山／精錬工場における作業者の中皮腫の割合はほぼ同等だと指摘した。これは、鉱石に含有されるトレモライトが、ケベック州のクリソタイル作業者の中皮腫リスクの決定因子だとする見解を支持するものではない。米コネチカット州の摩擦材工場でクリソタイルにばく露した作業者のうち、死亡した803人の中で中皮腫が死因とされたケースはなかった(52)。

イタリアでは、業務が原因でアスベスト肺を発症したとして補償を受けていたアスベスト紡織工のうち、悪性胸膜腫瘍が２例あった。これは、リスク（SMR：22.86、95％ CI：2.78-82.57）が大幅に大きいことを示している。腹膜腫瘍のリスクは、さらに顕著な増加が認められた。ばく露は「主にクリソタイル」とされたが、ばく露に関する定量データは示されなかった(53)。

南アフリカの６つの委託された病院で確認された中皮腫126例のうち、23例はケープ州でのクロシドライトの採掘、３例はアモサイトの採掘、別の３例はクロシドライト及びアモサイトの採掘に携わっていた。クリソタイル単独にばく露した者はいなかっ

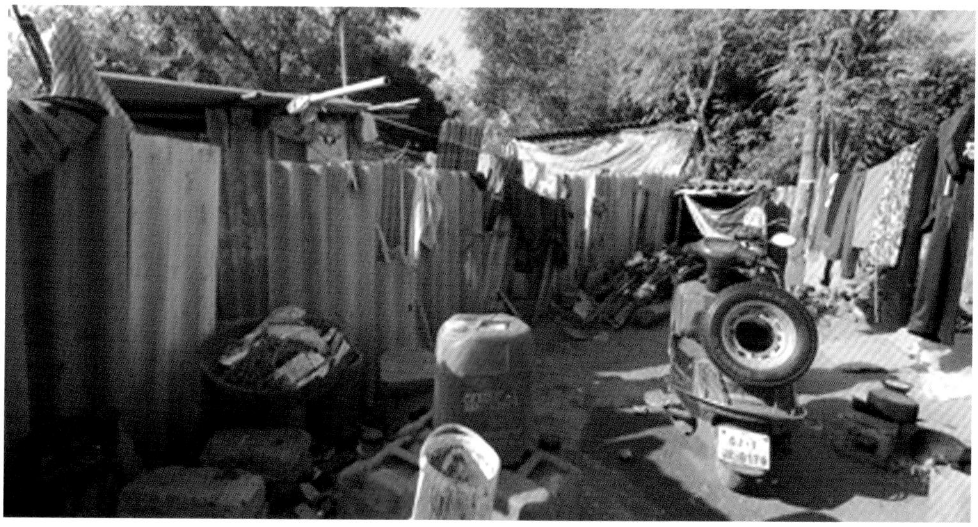

た(72)。クリソタイルの採鉱が始まったのはその後で、南アフリカの鉱山ではクリソタイルの生産量がクロシドライト及びアモサイトよりも低かったことに留意する必要がある。

ジンバブエではアスベスト坑夫の中皮腫発症例が報告されている(73)。ジンバブエ産のクリソタイルはケベック州のセットフォードマインズから採掘されたクリソタイルに比べ、トレモライトの含有量が３桁小さいことが報告されている(74)。
米ノースカロライナ州のアスベスト紡織工は、主にカナダのケベック州から輸入されたクリソタイルにばく露した。中皮腫（SMR：10.92、95％ CI：2.98-27.96）及び胸膜がん（SMR：12.43、95％ CI：3.39-31.83）の両方で大幅な過剰発症が確認された(7)。

イタリア・バランジェロのクリソタイル鉱山に関する1990年の研究では、中皮腫が２例確認された(54)。ただし、2003年までの追跡調査では、４例の胸膜中皮腫及び１例の腹膜中皮腫が確認され、SMR は胸膜中皮腫で4.67（95％ CI：1.27-11.96）、全ての中皮腫で3.16（95％ CI：1.02-7.36）であった(5)。

非職業ばく露

Wagner ら(75)がアスベストの職業上、家庭内及び環境ばく露と悪性中皮腫を関連付けた初の大規模な症例集積を発表して以降、約60の科学論文に少なくとも376例の中皮腫がアスベストの家庭内ばく露に起因すると発表された(76)。このうち３例は1980年から2006年の間にイタリア北部ピエモント州の中皮腫登録簿によって確認されたバランジェロのクリソタイル鉱山における事務職の従業員、別の３例は鉱山でトラック運転手として働いていた下請労働者、４例は鉱山近くの居住者、１例は鉱山作業者の妻、５例は選鉱くず取扱い作業者であった(4)。バランジェロで採掘されたクリソタイルからは繊維状の角閃石は検出されなかったが、0.2-0.5％の繊維状のケイ酸塩鉱物、バランジェロ石が検出された(54)。

イタリアのカザーレ・モンフェッラートの石綿セメント作業者の妻1780人（アスベスト精錬工場で働いていない）を対象としたコホートでは、1965年から2003年にかけて悪性胸膜腫瘍で死亡するリスクが上昇していた（SMR：18.00、95％ CI：11.14-27.52）。使用されていたアスベストは主にクリソタイルであったが、クロシドライトが約10％含まれていた(56, 77)。1999年から2001年に組織学的に検証された胸膜中皮腫の発生率も、大まかであるが潜伏期間及びばく露期間に伴って上昇し、潜伏期間が少なくとも40年以上かつばく露期間が20年以上のグループでは、SIR は50.59（95％ CI：13.78-129.53）に達した。

カザーレ・モンフェッラートの地域保健所における地域住民を対象とした症例対照研究では、1987年から1993年に中皮腫の診断を受けた116例及び330の対照例について、アスベストの非職業ばく露と悪性中皮腫との関連性の調査が実施された。アスベスト作業者の配偶者のオッズ比（OR）は4.5（95％ CI：1.8-11.1）で、アスベスト作業者の子どもの OR は7.4（95％ CI：1.9-28.1）であった。リスクは、住居とアスベスト工場間の距離に反比例し、工場から500m 以内に住んでいたことがある人の OR は27.7

(95% CI：3.1-247.7）に達した。1984年の報告によれば、大気中の平均アスベスト濃度は工場に近いところで0.011本 /mL、住宅地では0.001本 /mL であった。別の研究では、全てのアスベスト繊維における角閃石の割合は３％から50％と幅があった(78)。

1966年から1972年にカナダ及び米国で報告された致命的な中皮腫の女性患者162例のうち、３例はケベック州のクリソタイル鉱山の作業者の妻であった(79)。ケベック州のクリソタイル鉱山作業者の妻に関する症例対照研究では、 鉱山作業者との同居に起因する中皮腫の発症リスクは、同居期間が40年未満の場合で3.9（95% CI：0.4-35)、40年超の場合は7.5（95% CI：0.8-72）であった。いずれの場合も、クリソタイル鉱石がトレモライトに汚染されていたセットフォードマインズの鉱山作業者と生活を共にしていた(80)。

トルコ、ギリシャ、キプロス、コルシカ島、シチリア、ニューカレドニア、中国・雲南省、米カリフォルニア州などいくつかの国・地域では、土壌内のアスベスト又はエリオナイトが原因で中皮腫の発生率が高いエリアがある(1, 81)。

カリフォルニア州における中皮腫1,133例、及び890の対照例に関する症例対照研究では、中皮腫のリスクが、蛇紋石系アスベストを含む天然由来アスベストである超塩基性岩と住居との距離に逆相関していた。年齢及びアスベストへの職業ばく露の可能性(82)で調整した中皮腫リスクは、距離10km あたりで SMR が0.937（95％.CI：0.895-0.982）の割合で低下した。ニューカレドニアにおける中皮腫68例の症例対照研究では、島の異なる地域における中皮腫の罹患率は、採鉱活動又は家屋の壁などに用いられる伝統的な石灰の「po」（訳注：現地で漆喰として使われていたもの）ではなく、土壌の蛇紋岩の含有量と関係していた(83)。

メタ分析

Hodgson と Darnton(60)は、ばく露の定量的情報を用いたコホート研究のメタ分析から、クリソタイルにばく露したコホートにおける中皮腫の過剰リスクは１繊維・年/mL 当たり0.1％と推定した。

Berman と Crump(64)が行ったメタ分析は、最初のばく露からばく露が終わるまで

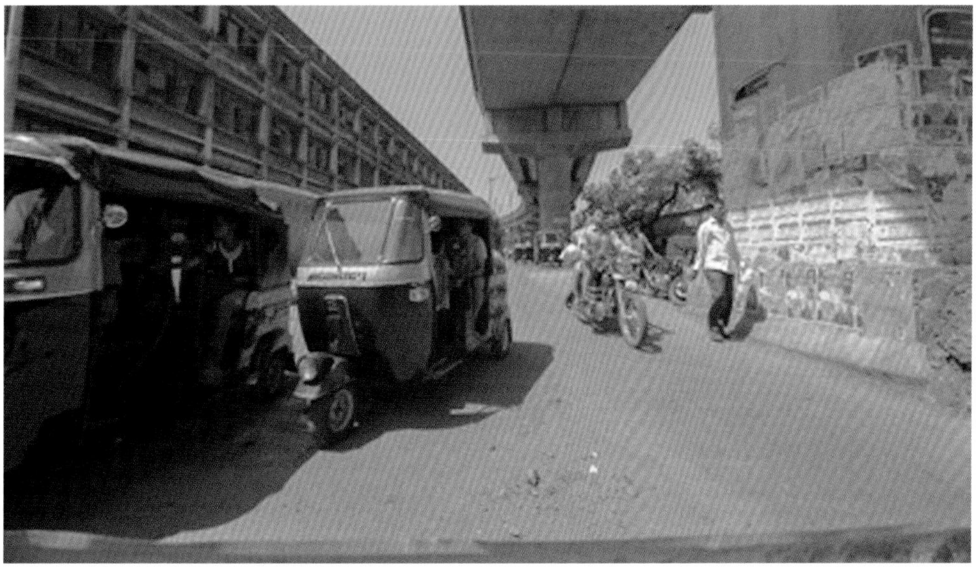

の時間（約10年経過）の２乗に比例して中皮腫による死亡率が上昇するとの仮定から推定された勾配の分析に基づいていた。発がん性の強さを示す勾配係数は、米サウスカロライナ州の工場では0.15×10^{-8} per year^2× fibers/mL、クリソタイルへのばく露を象徴するカナダのケベック州の鉱山では0.018×10^{-8} per year^2× fibers/mL と推定された。また、アスベスト種のうちアモサイトが使用されていた米ニュージャージー州パターソンの工場では3.9×10^{-8} per year^2× fibers/mL であった。繊維の大きさを考慮した追加の分析では、アスベスト種のうちクリソタイル及び角閃石が同等の影響力を有するとの仮説が強く否定され（$p \leq 0.001$）、クリソタイルアスベストの発がん性の強さはゼロだとの仮説は否定されなかった（$p \geq 0.29$）。

IARC の作業部会(1)は、Hodgson と Darnton(60)及び Berman と Crump(64)の分析から得られた相対的な発がん性の強さの推定値の精度については、これらの研究においてばく露が誤分類された可能性が極めて高いことを理由に、不確実性が高いと指摘した。

このメタ分析には、米ノースカロライナ州の紡織工(7)に関する研究は含まれなかった。Hodgson と Darnton(60)が用いた研究手法に基づいて、ノースカロライナ州の研究(7)の著者らは、少なくとも20年以上にわたって追跡調査を行った作業者の死亡率を繊維・年 /mL 当たり0.0098％と推定した。この推定値は、Hodgson と Darnton(60)がクリソタイルにばく露したコホートについて示した当初の推定値である繊維・年 / mL 当たり0.001％よりかなり高い。Bourdes ら(84)は、アスベストの家庭内及び近隣ばく露と中皮腫リスクに関する閲覧可能な研究に関するメタ分析を実施し、家庭内ばく露の要約相対リスク（訳注　メタ解析で検討した多数の研究結果を取りまとめて得られた相対リスクのこと）を8.1（95％ CI：5.3-12）、近隣ばく露の要約相対リスクを7.0（95％ CI：4.7-11）と推定した。

中皮腫に関する IARC の結論

IARC は中皮腫に関する限り、クリソタイルを含むあらゆる種類のアスベストにヒトに対する発がん性があることを示す十分な証拠があると結論付けた。これは、IARC が証拠の強さに関して用いる最も強い表現である(1)。

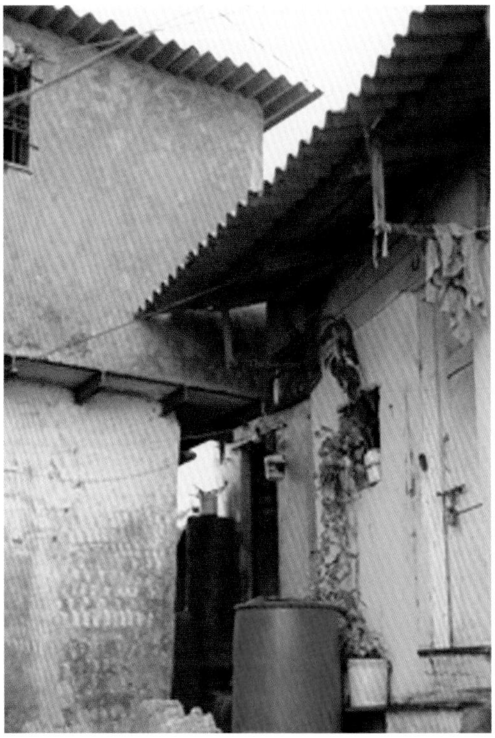

鍵となる新しい研究

Hodgson と Darnton(65)は、米ノースカロライナ州における研究(7)の公表後、異なるアスベスト繊維が中皮腫を引き起こす発がん性の強さに関するメタ分析を更新し、その発がん性の強さの推定値を繊維・年 /mL 当たり0.007％に上方修正した。

中国のアスベスト工場労働者(16)で

死亡した259人のうち、2人の死因は中皮腫であった。一方、同国のクリソタイル坑夫のコホート(11)では、死亡した428人のうち中皮腫が死因とされた報告はなかった。これらの研究で分析されたクリソタイルにおけるトレモライトの含有量は0.001％未満であった。短報によると、中皮腫の発生率は一般集団の1/1,000,000に対し、中国のアスベスト（ほぼクリソタイルのみ）生産地では85/1,000,000と記載されている(35)。確認された過剰なリスクについて、どの程度が環境ばく露に起因し、どの程度が職業ばく露に起因するかは不明である。

2010年から2012年の間にオーストラリア中皮腫登録制度（AMR）に基づいて特定され、診断された悪性中皮腫の患者229人について、アスベストへのばく露に関する研究が行われた。70人については、職業ばく露ではなかった。このうち、アスベスト含有材を使用した家屋の大幅な改築を行ったのは37人、改築中にアスベスト含有材が使用されている家屋に居住していたのは35人、フィブロ（石綿スレート）で建てられた家屋に居住していたのは19人、アスベストにばく露する仕事に従事していた者と同居していたのは19人、（本職としてではなく）ブレーキ/クラッチ作業を行った者が12人、ウィトヌーム（クロシドライト鉱山があるオーストラリア西部の都市）を訪れたことがあるのが10人、アスベスト鉱山又はアスベスト生産工場の近くに住んでいたのは8人であった（多数の患者が複数の項目に算定されたため、内訳の合計は70人と一致しない）(85)。

英国における症例対照研究では、622人の中皮腫患者との詳細な面接に加え、1,420人の対照集団についてアスベストへのばく露を調査した。30歳を迎えるまでにばく露した作業者と同居していた場合のORは2.0（95% CI：1.3-3.2）であった。繊維の種類に関する情報は示されていない(86)。

エジプトの北カイロのクリソタイルアスベスト工場付近では、悪性胸膜中皮腫の罹患率が高かった。高い罹患率は、工場の直近、かつ累積ばく露量が20繊維・年/mLと推定される人に限定されていた(87)。（この研究は、以下に記されているGoswamiら(88)のメタ分析には含まれていない。）

クリソタイルへの職業ばく露は良性の肺疾患も引き起こす

アスベストの環境ばく露を受けたトルコの15の村の住民及びばく露を受けていない12の村の住民を対象としたコホート研究では、がんで死亡した男性79人のうち中皮腫による死亡者数は14人で、女性の場合はがんで死亡した40人のうち中皮腫による死亡者数は17人であった。推定される生涯のアスベストばく露範囲は0.19-4.61繊維・年/mLであり、繊維の種類はトレモライト、またはトレモライト、アクチノライト、クリソタイルの混合物、あるいはアンソフィライト、とクリソタイルの混合物のいずれかであった(69)。（この研究は、以下に記されているGoswamiら(88)のメタ分析には含まれていない。）。

アスベストの家庭内ばく露による中皮腫に関する12のコホート及び症例対照研究のメタ分析で、Goswamiら(88)は要約相対リスクを5.02（95％CI：2.48-10.13）と推定した。6つの研究では繊維の種類が特定されていなかった。一つはクリソタイル、4つはクリソタイルとその他の繊維の混合物であった。

アスベスト肺

カナダ・ケベック州の坑夫及び粉砕工で、1972年から1992年に亡くなった8,009人のうち、108人がじん肺によって死亡した(3)。米サウスカロライナ州のコホートでは、じん肺及びその他の肺疾患のSMRは4.81（95％CI：3.84-5.94）で、アスベスト肺の場合は232.5（95％CI：162.8-321.9）であった。合計死亡者数1,961人のうち36人がアスベスト肺で、86人がじん肺で死亡した(6)。米ノースカロライナ州のクリソタイル紡織工のコホートでは、じん肺のSMRは3.48（95％CI：2.73-4.38）であった(7)。

中国のクリソタイル紡織のコホートでのアスベスト肺のSMRは100（95％CI：72.55-137.83）であった(14)。イタリア・バランジェロの鉱山のコホートでは、死亡した590人のうちアスベスト肺による死亡は21人であった(5)。

ただし、死亡証明書にじん肺が死因として明確に記録されていたことはないことに留意しなければならない。さらに、死亡率に関する研究は一般に、臨床的に有意な罹患率を検出するには不十分だ。同様に、罹患率に関する研究では、通常の評価方法による病因学的または診断上の特異性（すなわち胸部X線撮影、生理学的検査及び症状の質問票）に限度がある。多くの研究で、クリソタイルへのばく露により肺機能の低下、じん肺や胸膜の変化と一致するX線所見上の変化が認められている(2)。

10年以上にわたってばく露を受けたジンバブエの坑夫及び粉砕工(89)については、クリソタイルへの累積ばく露量の増加（＞8繊維・年/mL）に伴い、肺活量（$p=0.023$）及び呼気量（$p<0.001$）においてばく露量に関連する低下が認められた。

Huang(90)は、中国の紡織及び摩擦製品作業者の胸部X線の変化について報告している。クリソタイル製品工場で、操業が開始された1958年から1980年までの間に少なくとも3年間雇用され、1982年9月まで追跡調査が実施された作業者824人のコホートについて研究が行われた。全体で277人の作業者が追跡調査中にアスベスト肺と診断され、その間の罹患率は31％に相当した。繊維数に変換した重量データに基づくばく露反応分析では、累積ばく露量が22繊維・年/mLでグレード1のアスベスト肺の罹患率は1％と予測された。

アスベストにばく露し、20年以上の作業歴がある造船所作業員の妻11.3％及び子供7.6％もアスベスト肺と診断された。アスベストの種類は明記されていない(91)。アモ

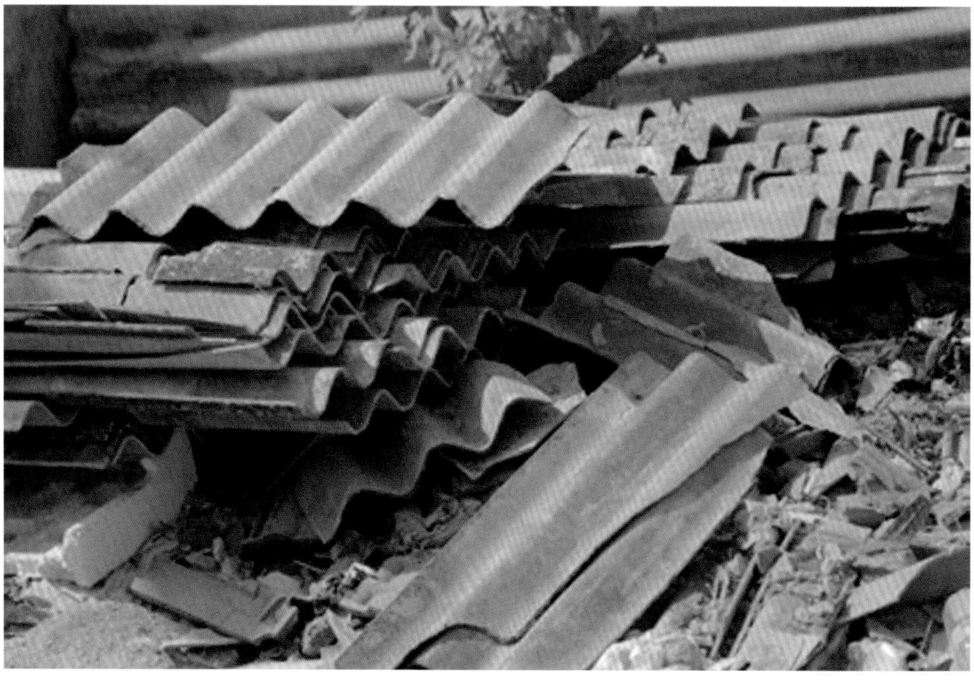

サイトアスベスト絶縁工事労働者との家庭内接触者の35%に、アスベスト肺を示す一つまたは複数の放射線医学的徴候が認められた(92)。胸膜石灰化については、クリソタイルアスベスト工場の作業者の血縁者では10.2倍（95% CI：2.8-26.3)、ロシア及びカナダ産のクリソタイルを使用する工場の近くに住む人では17.0倍（95% CI：7.7-32.2）であった(93)。

IPCS の結論

クリソタイルへの職業ばく露は、肺がん及び中皮腫に加えて、特にアスベスト肺と呼ばれる肺線維症など、肺機能の低下をもたらす非悪性の肺疾患も引き起こす(2)。

世界の疾病負荷

クリソタイルを原因とする世界の疾病負荷に重点を置いた閲覧可能な（入手可能な）研究はない。しかし、過去に使用されたアスベストの90%超、及び現在事実上使用されている全てのアスベストはクリソタイルである。従って、アスベストにばく露した母集団に基づく推定値はクリソタイルについて、そのまま有効なことが多い。

肺がん

Driscoll ら(33)の方法に基づき、肺がんの疾病負荷に関する推定は Pruss-Ustun ら(94)によって更新された。1994年に発表された20のコホート研究(95)における肺がんの複合相対リスク（combined relative risk）(SMR 2.0）及び異なる WHO 地域においてアスベストに実際にばく露したと推定される人口の割合を用いて、Pruss-Ustun ら(94)は、2004年にはアスベストが原因の肺がんで４万1,000人が死亡し、37万人年の障害調整生命年（disability-adjusted life years（DALYs）（訳注　疾病による早世によって失われた生存年数と疾病等によって障害を有していた生活年数を合計した指標。死亡だけでなく、死亡に至らないような疾病による健康損失を含むという特徴がある。）が失われたと推定した。

アスベストへのばく露による肺がんの世界疾病負荷を推定するために、McCormack ら(96)は、異なる種類のアスベスト繊維へのばく露に起因する過剰肺がんと過剰中皮腫による死亡者数の比率を研究した。入手可能なクリソタイルへのばく露に関する16のコホートでの比率は6.1（95% CI：3.6-10.5）であった。著者らは、アスベストに誘発された肺がんによる総死亡者数、または DALY の推定値を導き出すことはできなかった。クリソタイルへのばく露においては、中皮腫による死亡者がほとんどない観察結果を用いて、肺がんまたはその他のがんの「過剰なリスクはない」と推論することはできないと結論付けた。

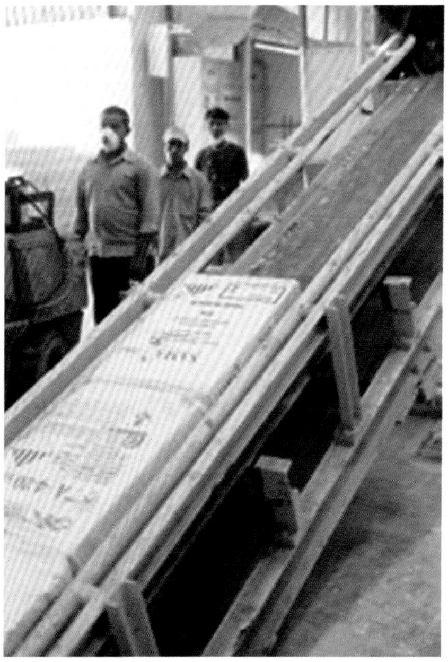

2004年には、アスベストが原因の肺がんで４万1,000人が死亡した

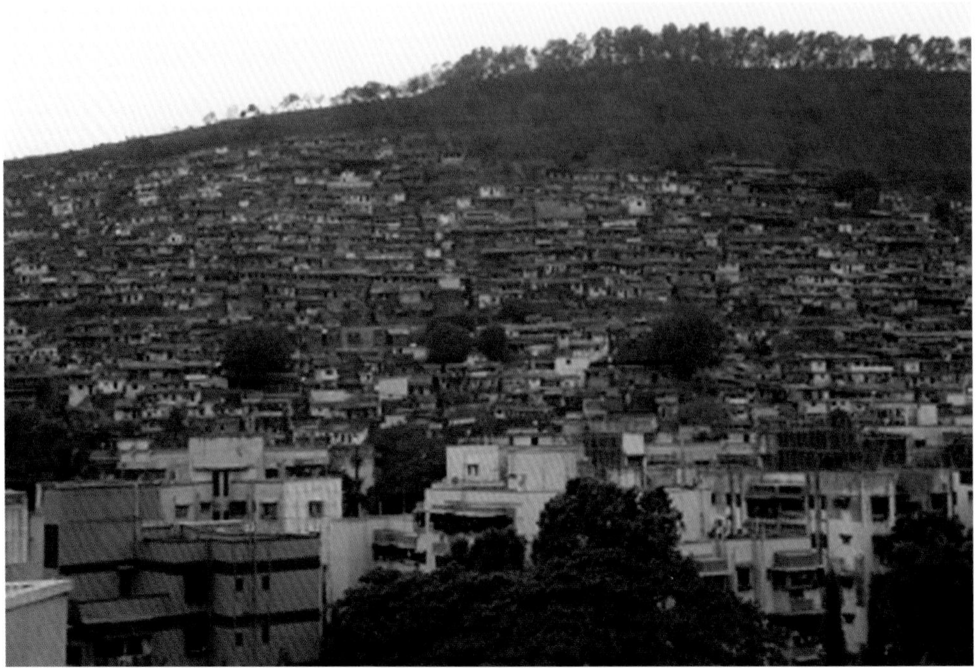

中皮腫

Driscollら(33)は、中皮腫がほぼすべての場合においてアスベストへのばく露に起因しているとの考えに基づき、中皮腫による死亡がもたらす世界的な負担及びDALYSを推定した。その際には、フィンランド労働衛生研究所のCAREXデータベースから明らかとなった欧州の異なる経済セクター（農業、鉱業、製造、電気、建設、商業、輸送、金融、サービス）でアスベストにばく露した作業者の割合とこれらのサブセクターの人口に加え、Hodgson & Darnton(60)の研究から導き出された異なるアスベスト種における平均的な中皮腫リスクを用いた。2004年に更新された世界負担に関する推定によると、悪性中皮腫による死亡者が5万9,000人、DALYsは77万3,000年であった(33, 97)。

アスベスト肺

Driscollら(98)は、アスベストがアスベスト肺の唯一の原因だとの考えに基づき、アスベスト肺による死亡がもたらす世界的な負荷及びDALYを推定した。その際には、フィンランド労働衛生研究所のCAREXデータベースから明らかとなった欧州の異なる経済セクター（農業、鉱業、製造、電気、建設、商業、輸送、金融およびサービス）でアスベストにばく露した作業者の割合及びこれらのサブセクターの人口を用いた。その上で、クリソタイルへの異なるばく露レベル(99)においてアスベスト肺を患うリスクを公表した。世界負荷に関する推定では、2000年にはアスベスト肺による死亡者が7000人、DALYは38万年とされた。

クリソタイルの代替繊維[5)]

「国際貿易の対象となる特定の有害な化学物質及び駆除剤についての事前のかつ情報に基づく同意の手続に関するロッテルダム条約（PIC条約）」のための政府間交渉委員会（INC）の要請に応えて、繊維性発がんのメカニズム及びクリソタイルアスベストの代替繊維の評価に関するWHOのワークショップ(100)がフランス・リヨンのIARCで開催された。WHOのワークショップで検討された代替物質には、INCによってWHOの優先評価物質に特定された12のクリソタイル代替物、資源に余裕がある場合に評価を実施するようINCから提供された第2リスト（a second list）の2つの物質、及びワークショップのためにWHOが行った公式の「データ要請」に応えてデータが提出された一つの物質が含まれた。

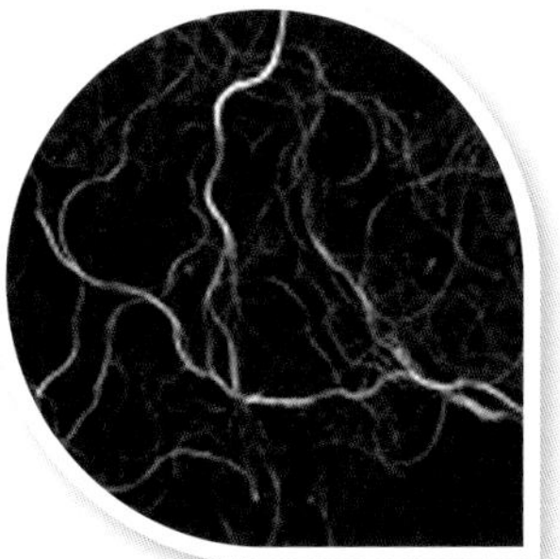

方法論的側面

ワークショップは、標的部位におけるばく露量の決定因子及び発がんの可能性を判断するための指標として、疫学データに加え、発がん性及び肺線維症を発症する可能性に関する動物生体内実験データ、メカニズムデータ、遺伝毒性データ及び生体内滞留データに基づいて、有害性評価のための枠組みを確立した。ワークショップは、代替物質が、ばく露の可能性が異なるさまざまな用途に単独又は他の物質と組み合わせて使用される可能性があると指摘して、リスク評価には着手せず、危険有害性に関する評価に限定した。

ワークショップでは、繊維に関する疫学的研究にはヒトに関する研究が含まれている点から、毒性学的研究に対して明らかな優位性があると結論付けた。また、疫学的研究については、ばく露の影響に関して、他の要因によって影響が緩和又は増大する実世界で研究が行われているという利点もある。こうした明白な利点にもかかわらず、疫学研究によるリスクの裏付けの有無によって、毒性学的研究から導き出された正反対の発見が常に覆るわけではない。陽性又は非陽性の疫学的所見の解釈は、研究デザインの長所及び短所に照らして、慎重に検討する必要性がある。

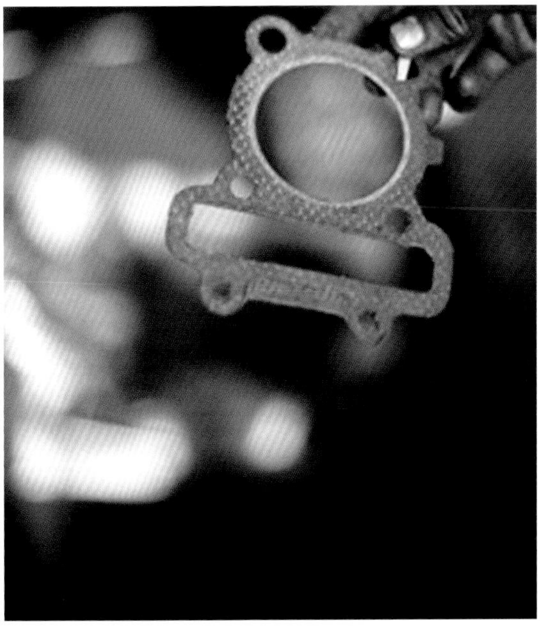

実験動物では発がん反応（肺がん、中皮腫）及び線維症が主要な作用だと考えられた。上皮細胞の増殖と炎症は、ヒトへの健康被害の指標と同等に重要なものとはみなされなかった。アスベストに関する研究から、吸入実験における繊維の吸入による肺腫瘍に対するラットの感受性が、人の感受性より明らかに低いことは明白である。このことは、作用がばく露濃度及び肺負荷量に関連している場

世界負担に関する推定では、2000年にはアスベスト肺による死者が7,000人、DALYの 対象者が38万人とされた

5）本セクションは主に文献100から引用した。

合にも当てはまる。それに比べて、腹腔内への注入による繊維の検査は粒状粉じんの交絡作用も回避しており、有効かつ感度の高い分析結果を示している。

繊維は原則として腫瘍が発生する全ての段階で作用する。ただし、これらの交互作用のうち、試験管内の遺伝毒性試験では主に腫瘍の第一段階に影響を及ぼす遺伝毒性作用を示した。繊維の生体内滞留性に関連する作用（たとえば、連続する「不完全な貪食反応（frustrated phagocytosis)」）及び活性酸素と活性窒素から生じる二次的な遺伝子毒性、ならびにマクロファジーと炎症細胞によるマイトジェンの遊離は、通常行われる遺伝子毒性試験では検出されない。従って、陰性という結果は一次的遺伝毒性の欠如を示すが、後の発がん段階への影響を排除するものではない。

代替物質の化学組成は、表面積、表面反応、可溶性など当該物質の構造及び物理化学的特性に影響を与える重要な因子である。主要元素及び微量元素を含む繊維の化学組成のみならず、それらの種分化を含めた汚染物質、または付随元素にも留意する必要がある。繊維に由来するフリーラジカルの発生は、DNA の損傷及び突然変異を引き起こす可能性がある。表面特性は、炎症反応の決定的な要因である。繊維の大きさ及び沈着に関して、吸入性繊維の発がん性の強さには繊維の長さによる連続的な変化が存在すると推定できる。繊維の生体内滞留性は組織負荷を増大させ、繊維が有毒であれば、その毒性を増加させる可能性がある。合成ガラス質繊維については、生体内の残留性により発がんの可能性が増加することが実験動物で示されている。ただし、このことは他の繊維については立証されていない。どの繊維についても、明らかな危険有害性を引き起こすには呼吸による吸入が可能でなければならない。

吸入可能性は主に繊維の直径と密度によって決まる。したがって、繊維の直径が一定であれば、密度が高くなれば吸入可能性は低くなる（大半の有機繊維の密度は無機繊維よりも低いことに留意しなければならない)。

有害性評価

ワークショップは、代替物質を危険有害性の度合いに応じて大まかに、高・中・低のグループに分類することを決定した。ただし、一部の代替物質については、危険有

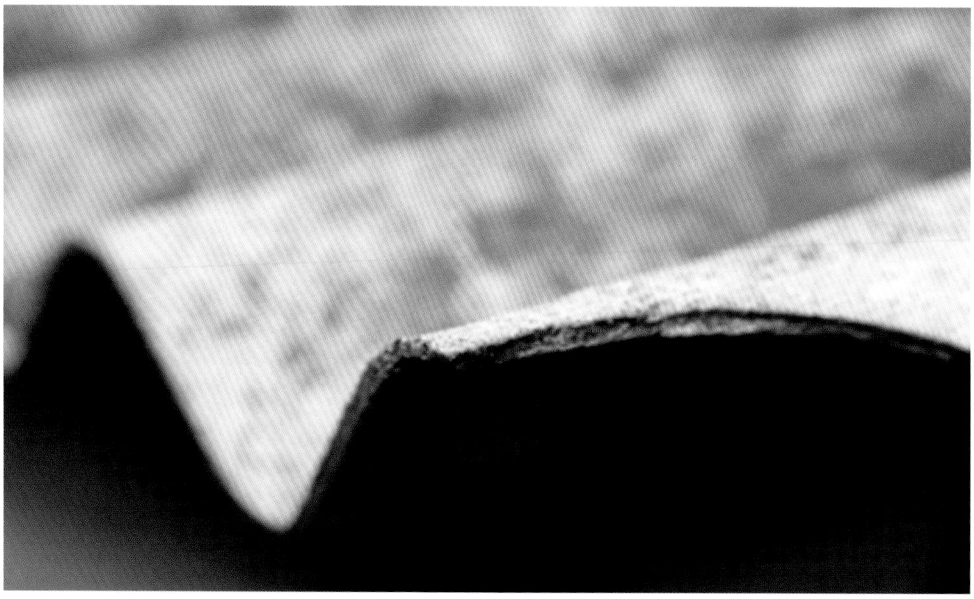

害性に関する結論を導き出すための情報が不十分であった。その場合、ワークショップでは、危険有害性を不確定（他のグループと比較できないカテゴリー）と分類した。危険有害性の度合いを示す高・中・低のグループは、互いの関連性から判断する必要があり、正式な基準又は定義とするものではない。各代替物質については、市販品では繊維の大きさがそれぞれ異なり、ワークショップがこの点を評定していないことに留意することが重要だ。以下に代替物質をアルファベット順に列記する。

パラアラミドは、発がん性があると考えられる繊維とほぼ同じ大きさの吸入性繊維を放出する。パラアラミド繊維は、動物の吸入実験において肺への影響を生じさせた。生体内残留性が指摘された。ワークショップはヒトの健康への危険有害性を**中程度**とした。

大半の天然鉱床には長さが5 μm 未満の**アタパルジャイト**繊維が含まれる。作業場における平均繊維長は0.4 μm 未満であった。吸入可能なアタパルジャイトへのばく露による危険有害性は、**長繊維の場合に高く**、**短繊維では低く**なる場合が多い。この評価は主に、長期的な動物吸入実験による所見に基づいている。同試験で、長繊維の場合には腫瘍が認められ、短繊維の実験では腫瘍が認められなかった。

炭素繊維の名目径は5 μm から15 μm で変動する。生産と加工の作業場におけるばく露は、主に呼吸による吸入が不可能な繊維によるばく露であった。ワークショップでは、これらの繊維の吸入ばく露による危険有害性は**低い**と判断した。

大半の**セルロース繊維**は非吸入性であり、危険有害性は**低い**。吸入性繊維については、入手可能なデータからは危険有害性が評価できないため、危険有害性は**不確定**と分類された。

黒鉛ウィスカーの大きさは、呼吸による吸入の可能性が高いことを示し、肺におけ

繊維が明らかな有害危険性を引き起こすには呼吸による吸入が可能でなければならない

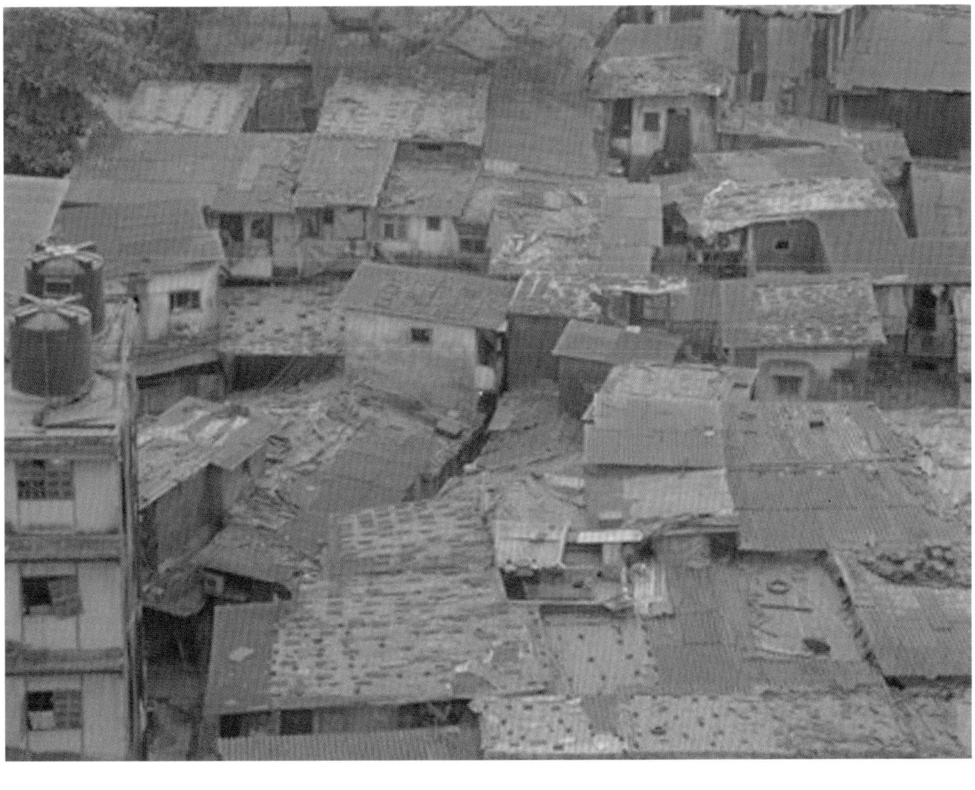

る吸入試験半減期が長い。ただし、それ以上の有益な情報がないため、吸入ばく露による危険有害性は**不確定**と判断された。

硫酸マグネシウムウィスカーは限定的な吸入及び気管内注入試験では腫瘍が誘発されず、限られた短期検査においても異常がなく、肺から極めて迅速に排出された。危険有害性の分類を**低い**又は**不確定**のいずれにすべきか検討が行われた。入手可能なデータを基に、許された時間内にはコンセンサスが得られなかった。

吸入可能なポリエチレン、**ポリ塩化ビニル**及び**ポリビニルアルコール繊維**については、危険有害性を分類するにはデータが不十分なため、ワークショップは危険有害性を**不確定**とした。

ポリプロピレン繊維の作業場では、吸入性繊維へのばく露が発生する。気管内注入試験後、吸入可能なポリプロピレン繊維は生体内滞留性が高かったものの、亜急性動物試験では線維症は報告されなかった。ただし、データが少なく、ヒトの健康に被害を及ぼす可能性は**不確定**とされた。

ワークショップは吸入可能な**ハチタン酸カリウム繊維**について、吸入ばく露を受けた場合はヒトに**高い**危険有害性をもたらす可能性が高いと判断した。作業場では、吸入性繊維へのばく露がある。2種の動物の腹腔内注入後、中皮腫の高い発生率、または一部に吸入量依存的な発生率が認められた（高い発生率は発がん性の強さが高いことを示す）。遺伝子毒性があり生体内滞留性が指摘された。

羊毛状の**合成ガラス質繊維**（グラスウール / 繊維ガラス、ミネラルウール、特殊ガラス質ケイ酸塩、耐火セラミック繊維を含む）は、吸入性繊維を含有する。これらの繊維については、生体内残留性、繊維の大きさ、物理化学的性質が危険有害性の主な決定因子となる。混合（ガラス繊維）ばく露又はその他の研究デザインの限界から、入手可能な疫学データは有益ではないと指摘された。吸入ばく露試験、腹腔内注射試験、及び生体内残留性試験に基づいて、発がんハザードはそれぞれ異なり、生体内滞留性の高い繊維では**高く**、非滞留性の繊維では**低い**と結論付けられた。

天然の**珪灰石**は吸入性繊維を含有している。職域では、主に短繊維によるばく露を受ける。慢性試験では、実験動物での珪灰石の腹腔内注入による腫瘍の誘発は認められなかった。ただし、珪灰石のサンプルは、異なる遺伝（子）毒性試験で陽性を示した。こうした明らかな相違を受け、危険有害性はやや**低い**と判断された。

腹腔内移植に関する限定的研究では、**ゾノトライト**による腫瘍の誘発は認められなかった。慢性試験における気管内注入後、肺の炎症性又は線維症性反応は確認されなかった。ゾノトライトの化学組成は、珪灰石の化学組成と類似しているが、より迅速に肺から排出される。ワークショップはヒトの健康への危険有害性は**低い**と判断した。

表１　クリソタイル　アスベストの健康への悪影響に関するコホート研究の重要所見

業種及び場所	クリソタイルへのばく露	その他の繊維へのばく露	あらゆる原因による死亡	肺がんによる死亡 SMR（標準化死亡率）(95% CI)	中皮腫による死亡 SMR (95% CI)	じん肺／アスベスト肺による死亡	参考文献
クリソタイル採鉱／精錬（カナダ、ケベック州）	平均600 繊維・年 /mL	＜１％ トレモライト	8,009	657 1.37（1.27–1.48）	38	108/ND	3, 60
摩擦材工場（米国、コネチカット州）	平均 46 繊維・年 /mL	最後の追跡調査20年間では、一部アンソフィライトを使用	803	73 1.49（1.17–1.87）	0	12/ 0	52, 60
アスベスト繊維紡織工場（イタリア）アスベスト肺で補償を受けた女性	ND	“主にクリソタイル”[a]	123	9 6.82（3.12–12.95）	ND	ND/21	53
アスベスト繊維紡織工場（米国、サウスカロライナ州）	99% ＜ 200 繊維・年 /mL, 平均 26-28 繊維・年 /mL	0.04% 角閃石	1,961	198 1.95（1.68–2.24）	3	85/36	6, 55
アスベスト繊維紡績工場（米国、ノースカロライナ州）	平均（範囲）17.1 （＜0.1-2 943.4）繊維・年 /mL	0.04% 角閃石	2,583	277 1.96（1.73–2.20）	4[b]	73/36	7, 55, 60
クリソタイル採鉱場（イタリア、バランジェーロ）	＜100－≥400 繊維・年 /mL	角閃石なし 0.2-0.5% バランジェーロ石	590	45 1.27（0.93–1.70）	4 4.67（1.27–11.96）	ND/21	5
クリソタイル採鉱場（中国、青海省）	2006年平均 2.9-63.8 繊維 /mL	≤ 0.001% 角閃石	428	56 4.71（3.57–6.21）	0[c]	ND	11
クリソタイル紡織工場８カ所（中国）	ND	ND[d]	496	65 5.3（2.5–7.1）	2	ND/29[e]	8
アスベスト製造工場（中国）	異なる県における中央値 １、８、23 繊維 /mL	≤ 0.001% 角閃石	259	53 4.08（3.12–5.33）	2	ND/39	15

ND：データなし
a　その他可能性のあるアスベスト繊維の種類についてはこれ以上のデータはない
b　入手可能な中皮腫データは、1953年から2003年までの追跡調査期間の内1999年から2003年までのみである。
c　著者らは、中皮腫に関する報告が実際より少ないと認識している。
d　発表された論文によると、アスベストの種類（asbestos species）に関する情報はないが、0.001％未満の角閃石を含む中国産クリソタイルの可能性が高い。
e　本論文の本文では、アスベスト肺が148例と記載されているが、この表では29例である。

参考文献

1. International Agency for Research on Cancer. Asbestos (chrysotile, amosite, crocidolite, tremolite, actinolite, and anthophyllite). IARC Monogr Eval Carcinog Risks Hum. 2012; 100C: 219.309 (http://monographs.iarc.fr/ENG/Monographs/vol100C/index.php, accessed 11 March 2014).
2. Environmental Health Criteria 203: Chrysotile asbestos. Geneva: World Health Organization, International Programme on Chemical Safety; 1998 (http://www.inchem.org/documents/ehc/ehc/ehc203.htm, accessed 11 March 2014).
3. Liddell FD, McDonald AD, McDonald JC. The 1891.1920 birth cohort of Quebec chrysotile miners and millers: development from 1904 and mortality to 1992. Ann Occup Hyg. 1997; 41(1): 13.36.
4. Mirabelli D, Calisti R, Barone-Adesi F, Fornero E, Merletti F, Magnani C. Excess of mesotheliomas after exposure to chrysotile in Balangero, Italy. Occup Environ Med. 2008; 65(12): 815.9.
5. Pira E, Pelucchi C, Piolatto PG, Negri E, Bilei T, La Vecchia C. Mortality from cancer and other causes in the Balangero cohort of chrysotile asbestos miners. Occup Environ Med. 2009; 66(12): 805.9.
6. Hein MJ, Stayner LT, Lehman E, Dement JM. Follow-up study of chrysotile textile workers: cohort mortality and exposure.response. Occup Environ Med. 2007; 64(9): 616.25.
7. Loomis D, Dement JM, Wolf SH, Richardson DB. Lung cancer mortality and fiber exposures among North Carolina asbestos textile workers. Occup Environ Med. 2009; 66(8): 535.42.
8. Zhu H, Wang Z. Study of occupational lung cancer in asbestos factories in China. Br J Ind Med. 1993; 50(11): 1039.42.
9. Zhong F, Yano E, Wang ZM, Wang MZ, Lan YJ. Cancer mortality and asbestosis among workers in an asbestos plant in Chongqing, China. Biomed Environ Sci. 2008; 21(3): 205.11.
10. Du L, Wang X, Wang M, Lan Y. Analysis of mortality in chrysotile asbestos miners in China. J Huazhong Univ Sci Technolog Med Sci. 2012; 32(1): 135.40.
11. Wang X, Lin S, Yano E, Qiu H, Yu IT, Tse L et al. Mortality in a Chinese chrysotile miner cohort. Int Arch Occup Environ Health. 2012; 85(4): 405.12.
12. Wang X, Yano E, Lin S, Yu ITS, Lan Y, Tse LA et al. Cancer mortality in Chinese chrysotile asbestos miners: exposure.response relationships. PLoS One. 2013; 8(8):e71899.
13. Wang X, Courtice MN, Lin S. Mortality in chrysotile asbestos workers in China. Curr Opin Pulm Med. 2013; 19(2): 169.73.
14. Wang X, Lin S, Yu I, Qiu H, Lan Y, Yano E. Cause-specific mortality in a Chinese chrysotile textile worker cohort. Cancer Sci. 2013; 104(2): 245.9.
15. Wang X, Yano E, Qiu H, Yu I, Courtice MN, Tse LA et al. A 37-year observation of mortality in Chinese chrysotile asbestos workers. Thorax. 2012; 67(2): 106.10.
16. Wang XR, Yu IT, Qiu H, Wang MZ, Lan YJ, Tse L et al. Cancer mortality among Chinese chrysotile asbestos textile workers. Lung Cancer. 2012; 75(2): 151.5.
17. Yano E, Wang X, Wang M, Qiu H, Wang Z. Lung cancer mortality from exposure to chrysotile asbestos and smoking: a case-control study within a cohort in China. Occup Environ Med. 2010; 67(12): 867.71.
18. Lenters V, Vermeulen R, Dogger S, Stayner L, Portengen L, Burdorf A et al. A meta-analysis of asbestos and lung cancer: is better quality exposure assessment associated with steeper slopes of the exposure.response relationships? Environ Health Perspect. 2011; 119(11): 1547.55.
19. van der Bij S, Koffijberg H, Lenters V, Portengen L, Moons KG, Heederik D et al. Lung cancer risk at low cumulative asbestos exposure: meta-regression of the exposure-response relationship. Cancer Causes Control 2013; 24(1): 1.12.
20. Black C, Lofty G, Sharp N, Hillier J, Singh D, Ubbi M et al. World mineral statistics 1975.1979. London: Institute of Geological Sciences; 1981 (http://www.bgs.ac.uk/mineralsuk/statistics/worldArchive.html, accessed 11 March 2014).
21. Virta RL. Asbestos [Advance release] . In: 2012 minerals yearbook. Reston (VA): United States Department of the Interior, United States Geological Survey; 2013: 8.1.8.7 (http://minerals.usgs.gov/minerals/pubs/commodity/asbestos/myb1-2012-asbes.pdf, accessed 11 March 2014).
22. Virta RL. Asbestos statistics and information. In: Mineral commodity summaries 2013. Reston (VA): United States Department of the Interior, United States Geological Survey; 2013 (http://minerals.usgs.gov/minerals/pubs/commodity/asbestos/mcs-2013-asbes.pdf, accessed 11 March 2014).

23. Virta RL. Worldwide asbestos supply and consumption trends from 1900 through 2003. Circular 1298. Reston (VA): United States Department of the Interior, United States Geological Survey; 2006 (http://pubs.usgs.gov/circ/2006/1298/c1298.pdf, accessed 11 March 2014).
24. Kazan-Allen L. Current asbestos bans and restrictions. International Ban Asbestos Secretariat; 2014 (http://www.ibasecretariat.org/lka_alpha_asb_ban_280704.php, accessed 16 March 2014).
25. De Castro H. Aspectos Sobre la Produccion del Amianto, Exposicion y Vigilancia de los Trabajadores Expuestos al Amianto en Brasil. Cienc Trab. 2008; 10(27): 11.7.
26. Furuya S, Takahashi K, Movahed M, Jiang Y. National asbestos profile of Japan. Based on the national asbestos profile by the ILO and the WHO. Japan Occupational Safety and Health Resource Center and University of Occupational and Environmental Health, Japan; 2013 (http://envepi.med.uoeh-u.ac.jp/NAPJ.pdf, accessed 11 March 2014).
27. Lee H, Chia K. Asbestos in Singapore: country report. J UOEH. 2002; 24 (Suppl 2): 36.41.
28. Villanueva M, Granadillos M, Cucuecco M, Estrella-Gust D. Asbestos in the Philippines: country report. J UOEH. 2002; 24 (Suppl 2): 70.5.
29. Rahayu D, Wantoro B, Hadi S. 4. Indonesia. In: Kang D, Kim J-U, Kim K-S, Takahashi K, editors. Report on the status of asbestos in Asian countries November 2012. Pusan: World Health Organization; 2012: 51.60.
30. Chrysotile asbestos: Priority Existing Chemical Report No. 9. Full public report. Canberra: National Industrial Chemicals Notification and Assessment Scheme; 1999 (http://www.nicnas.gov.au/__data/assets/pdf_file/0014/4370/PEC_9_Chrysotile-Asbestos_Full_Report_PDF.pdf, accessed 11 March 2014).
31. International Standard Industrial Classification of All Economic Activities, Revision 2. United Nations Statistics Division (http://unstats.un.org/unsd/cr/registry/regct.asp?Lg=1, accessed 25 March 2014).
32. Kauppinen T, Toikkanen J, Pedersen D, Young R, Kogevinas M, Ahrens W et al. Occupational exposure to carcinogens in the European Union in 1990.1993. CAREX International Information System on Occupational Exposure to Carcinogens. Helsinki: Finnish Institute of Occupational Health; 1998 (http://www.ttl.fi/en/chemical_safety/carex/Documents/1_description_and_summary_of_results.pdf, accessed 23 March 2014).
33. Driscoll T, Nelson DI, Steenland K, Leigh J, Concha-Barrientos M, Fingerhut M et al. The global burden of disease due to occupational carcinogens. Am J Ind Med. 2005; 48(6): 419.31.
34. Concha-Barrientos M, Nelson D, Driscoll T, Steenland N, Punnett L, Fingerhut M et al. Chapter 21. Selected occupational risk factors. In: Ezzati M, Lopez A, Rodgers A, Murray C, editors. Comparative quantification of health risks: global and regional burden of disease attributable to selected major risk factors. Geneva: World Health Organization; 2004: 1651.801 (http://www.who.int/healthinfo/global_burden_disease/cra/en/, accessed 11 March 2014).
35. Wang X. 2. China. In: Kang D, Kim J-U, Kim K-S, Takahashi K, editors. Report on the status of asbestos in Asian countries November 2012. Pusan: World Health Organization; 2012: 33.43.
36. Sane A. 3. India. In: Kang D, Kim J-U, Kim K-S, Takahashi K, editors. Report on the status of asbestos in Asian countries November 2012. Pusan: World Health Organization; 2012: 44.50.
37. BK-Report 1/2007 Faserjahre. Sankt Augustin: Hauptverband der gewerblichen Berufsgenossenschaften (HVBG); 2007 (http://www.yumpu.com/de/document/view/5278685/bk-report-1-2007-faserjahre-deutsche-gesetzliche-, accessed 11 March 2014).
38. Kaufer E, Vincent R. Occupational exposure to mineral fibers: analysis of results stored on COLCHIC database. Ann Occup Hyg. 2007; 51(2): 131.42.
39. Paek D, Choi J. Asbestos in Korea: country report. J UOEH. 2002; 24 (Suppl 2): 42.50.
40. Park D, Choi S, Ryu K, Park J, Paik N. Trends in occupational asbestos exposure and asbestos consumption over recent decades in Korea. Int J Occup Environ Health. 2008; 14 (1): 18.24.
41. Taptagaporn S, Siriruttanapruk S. Asbestos in Thailand: country report. J UOEH. 2002; 24 (Suppl 2): 81.5.
42. Martonik JF, Nash E, Grossman E. The history of OSHA's asbestos rulemakings and some distinctive approaches that they introduced for regulating occupational exposure to toxic substances. AIHAJ. 2001; 62(2): 208.17.
43. Mujica N, Arteta J. Asbesto en Venezuela. Cienc Trab. 2008; 10(27): 21.24.
44. European Commission. Directive 2009/148/EC of the European Parliament and of the Council of 30 November 2009 on the protection of workers from the risks related to exposure to asbestos at work. Off J Eur Union. 2009; L 330: 28.36.

45. Kang D, Kim J-U, Kim K-S, Takahashi K. Report on the status of asbestos in Asian countries November 2012. Pusan: World Health Organization; 2012.
46. Rampal K, Chye G. Asbestos in Malaysia: country report. J UOEH. 2002; 24 (Suppl 2): 76.80.
47. Forskrift om tiltaks- og grenseverdier. Trondheim: Direktoratet for arbeidstilsynet; 2014 (http://www.arbeidstilsynet.no/binfil/download2.php?tid=237714, accessed 24 March 2014).
48. Documentation of the TLVsR and BEIsR with other worldwide occupational exposure values [CD-ROM]. Cincinnati (OH): American Conference of Governmental Industrial Hygienists; 2007.
49. Asbestos. Risks of environmental and occupational exposure. The Hague: Gezondheidsraad (Health Council of the Netherlands); 2010 (http://www.gezondheidsraad.nl/sites/default/files/201010E.pdf, accessed 11 March 2014).
50. Asbestos Regulations, 2001. Department of Labour, Republic of South Africa; 2002 (http://www.labour.gov.za/DOL/legislation/regulations/occupational-health-and-safety/regulation-ohs-asbestos-regulations-2001/?searchterm=asbestos regulations, accessed 23 March 2014).
51. Canada Occupational Health and Safety Regulations. SOR/86.304. Ottawa: Minister of Justice; 2013 (http://laws-lois.justice.gc.ca/PDF/SOR-86-304.pdf, accessed 23 March 2014).
52. McDonald AD, Fry JS, Woolley AJ, McDonald JC. Dust exposure and mortality in an American chrysotile asbestos friction products plant. Br J Ind Med. 1984; 41(2): 151.7.
53. Germani D, Belli S, Bruno C, Grignoli M, Nesti M, Pirastu R et al. Cohort mortality study of women compensated for asbestosis in Italy. Am J Ind Med. 1999; 36(1): 129.34.
54. Piolatto G, Negri E, La Vecchia C, Pira E, Decarli A, Peto J. An update of cancer mortality among chrysotile asbestos miners in Balangero, northern Italy. Br J Ind Med. 1990; 47(12): 810.4.
55. Loomis D, Dement JM, Elliott L, Richardson D, Kuempel ED, Stayner L. Increased lung cancer mortality among chrysotile asbestos textile workers is more strongly associated with exposure to long thin fibers. Occup Environ Med. 2012; 69(8): 564.8.
56. Magnani C, Terracini B, Ivaldi C, Botta M, Budel P, Mancini A et al. A cohort study on mortality among wives of workers in the asbestos cement industry in Casale Monferrato, Italy. Br J Ind Med. 1993; 50(9): 779.84.
57. Anderson HA. Family contact exposure. In: Proceedings of the World Symposium on Asbestos. Montreal: Canadian Asbestos Information Centre; 1982: 349.62.
58. 6.2 Asbestos. In: Air quality guidelines for Europe, second edition. WHO Regional Publications, European Series, No. 91. Copenhagen: World Health Organization Regional Office for Europe; 2000 (http://www.euro.who.int/__data/assets/pdf_file/0005/74732/E71922.pdf, accessed 11 March 2014).
59. Lash TL, Crouch EA, Green LC. A meta-analysis of the relation between cumulative exposure to asbestos and relative risk of lung cancer. Occup Environ Med. 1997; 54(4): 254.63.
60. Hodgson JT, Darnton A. The quantitative risks of mesothelioma and lung cancer in relation to asbestos exposure. Ann Occup Hyg. 2000; 44(8): 565.601.
61. Dement JM, Kuempel ED, Zumwalde RD, Smith RJ, Stayner LT, Loomis D. Development of a fiber size.specific job.exposure matrix for airborne asbestos fibers. Occup Environ Med. 2008; 65(9): 605.12.
62. Gibbs G, Hwang C. Dimensions of airborne asbestos fibers. IARC Sci Publ. 1980; 30: 69.78.
63. Berman DW, Crump KS. A meta-analysis of asbestos-related cancer risk that addresses fiber size and mineral type. Crit Rev Toxicol. 2008; 38 (Suppl 1): 49.73.
64. Berman DW, Crump KS. Update of potency factors for asbestos-related lung cancer and mesothelioma. Crit Rev Toxicol. 2008; 38 (Suppl 1): 1.47.
65. Hodgson JT, Darnton A. Mesothelioma risk from chrysotile. Comment on "Lung cancer mortality and fibre exposures among North Carolina asbestos textile workers" [Occup Environ Med. 2009] . Occup Environ Med. 2010; 67(6): 432.
66. Yano E, Wang ZM, Wang XR, Wang MZ, Lan YJ. Cancer mortality among workers exposed to amphibole-free chrysotile asbestos. Am J Epidemiol. 2001; 154(6): 538.43.
67. Deng Q, Wang X, Wang M, Lan Y. Exposure.response relationship between chrysotile exposure and mortality from lung cancer and asbestosis. Occup Environ Med. 2012; 69(2): 81.6.
68. Kumagai S, Kurumatani N, Tsuda T, Yorifuji T, Suzuki E. Increased risk of lung cancer mortality among residents near an asbestos product manufacturing plant. Int J Occup Environ Health. 2010; 16(3): 268.78.
69. Metintas S, Metintas M, Ak G, Kalyoncu C. Environmental asbestos exposure in rural Turkey and risk of lung cancer. Int J Environ Health Res. 2012; 22(5): 468.79.
70. McDonald AD, Case BW, Churg A, Dufresne A, Gibbs GW, Sebastien P et al. Mesothelioma in Quebec chrysotile miners and millers: epidemiology and aetiology. Ann Occup Hyg. 1997; 41(6): 707.19.

71. Begin R, Gauthier JJ, Desmeules M, Ostiguy G. Work-related mesothelioma in Quebec, 1967.1990. Am J Ind Med. 1992; 22(4): 531.42.
72. Rees D, Myers JE, Goodman K, Fourie E, Blignaut C, Chapman R et al. Case.control study of mesothelioma in South Africa. Am J Ind Med. 1999; 35(3): 213.22.
73. Cullen MR, Baloyi RS. Chrysotile asbestos and health in Zimbabwe: I. Analysis of miners and millers compensated for asbestos-related diseases since independence (1980). Am J Ind Med. 1991; 19(2): 161.9.
74. Lippmann M. Deposition and retention of inhaled fibers: effects on incidence of lung cancer and mesothelioma. Occup Environ Med. 1994; 51: 793.8.
75. Wagner JC, Sleggs CA, Marchand P. Diffuse pleural mesothelioma and asbestos exposure in the North Western Cape Province. Br J Ind Med. 1960; 17: 260.71.
76. Donovan EP, Donovan BL, McKinley MA, Cowan DM, Paustenbach DJ. Evaluation of take home (para-occupational) exposure to asbestos and disease: a review of the literature. Crit Rev Toxicol. 2012;42(9): 703.31.
77. Ferrante D, Bertolotti M, Todesco A, Mirabelli D, Terracini B, Magnani C. Cancer mortality and incidence of mesothelioma in a cohort of wives of asbestos workers in Casale Monferrato, Italy. Environ Health Perspect. 2007; 115(10): 1401.5.
78. Magnani C, Dalmasso P, Biggeri A, Ivaldi C, Mirabelli D, Terracini B. Increased risk of malignant mesothelioma of the pleura after residential or domestic exposure to asbestos: a case.control study in Casale Monferrato, Italy. Environ Health Perspect. 2001; 109(9): 915.9.
79. McDonald AD, McDonald JC. Malignant mesothelioma in North America. Cancer. 1980; 46(7): 1650.6.
80. Case B, Camus M, Richardson L, Parent M, Desy M, Siemiatycki J. Preliminary findings for pleural mesothelioma among women in the Quebec chrysotile mining regions. Ann Occup Hyg. 2002; 46 (Suppl 1): 128.31.
81. Baris YI, Grandjean P. Prospective study of mesothelioma mortality in Turkish villages with exposure to fibrous zeolite. J Natl Cancer Inst. 2006; 98(6): 414.7.
82. Pan XL, Day HW, Wang W, Beckett LA, Schenker MB. Residential proximity to naturally occurring asbestos and mesothelioma risk in California. Am J Respir Crit Care Med. 2005; 172(8): 1019.25.
83. Baumann F, Rougier Y, Ambroswi JP, Robineau BP. Pleural mesothelioma in New Caledonia: an acute environmental concern. Cancer Detect Prev. 2007; 31(1): 70.6.
84. Bourdes V, Boffetta P, Pisani P. Environmental exposure to asbestos and risk of pleural mesothelioma: review and meta-analysis. Eur J Epidemiol. 2000; 16(5): 411.7.
85. Mesothelioma in Australia 2012. Alexandria (NSW): Cancer Institute NSW, Australian Mesothelioma Registry, funded by Safe Work Australia and Comcare; 2012 (http://www.mesothelioma-australia.com/publications-and-data/publications, accessed 11 March 2014).
86. Rake C, Gilham C, Hatch J, Darnton A, Hodgson J, Peto J. Occupational, domestic and environmental mesothelioma risks in the British population: a case.control study. Br J Cancer. 2009; 100(7): 1175.83.
87. Madkour MT, El Bokhary MS, Awad Allah HI, Awad AA, Mahmoud HF. Environmental exposure to asbestos and the exposure.response relationship with mesothelioma. East Mediterr Health J. 2009; 15(1): 25.38.
88. Goswami E, Craven V, Dahlstrom DL, Alexander D, Mowat F. Domestic asbestos exposure: a review of epidemiologic and exposure data. Int J Environ Res Public Health. 2013; 10(11): 5629.70.
89. Cullen MR, Lopez-Carrillo L, Alli B, Pace PE, Shalat SL, Baloyi RS. Chrysotile asbestos and health in Zimbabwe: II. Health status survey of active miners and millers. Am J Ind Med. 1991; 19(2): 171.82.
90. Huang J. A study on the dose.response relationship between asbestos exposure level and asbestosis among workers in a Chinese chrysotile product factory. Biomed Environ Sci. 1990; 3: 90.8.
91. Kilburn KH, Lilis R, Anderson HA, Boylen CT, Einstein HE, Johnson SJ et al. Asbestos disease in family contacts of shipyard workers. Am J Public Health. 1985; 75(6): 615.7.
92. Anderson HA, Lilis R, Daum SM, Selikoff IJ. Asbestosis among household contacts of asbestos factory workers. Ann N Y Acad Sci. 1979; 330: 387.99.
93. Navratil M, Trippe F. Prevalence of pleural calcification in persons exposed to asbestos dust, and in the general population in the same district. Environ Res. 1972; 5(2): 210.6.
94. Pruss-Ustun A, Vickers C, Haefliger P, Bertollini R. Knowns and unknowns on burden of disease due to chemicals: a systematic review. Environ Health. 2011; 10: 9. doi:.10.1186/1476.069X-10.9.
95. Steenland K, Loomis D, Shy C, Simonsen N. Review of occupational lung carcinogens. Am J Ind Med. 1996; 29(5): 474.90.
96. McCormack V, Peto J, Byrnes G, Straif K, Boffetta P. Estimating the asbestos-related lung

cancer burden from mesothelioma mortality. Br J Cancer 2012; 106(3): 575.84.
97. Global health risks: mortality and burden of disease attributable to selected major risks. Geneva: World Health Organization; 2009 (http://www.who.int/healthinfo/global_burden_disease/GlobalHealthRisks_report_full.pdf, accessed 11 March 2014).
98. Driscoll T, Nelson DI, Steenland K, Leigh J, Concha-Barrientos M, Fingerhut M et al. The global burden of non-malignant respiratory disease due to occupational airborne exposures. Am J Ind Med. 2005; 48(6): 432.45.
99. Stayner L, Smith R, Bailer J, Gilbert S, Steenland K, Dement J et al. Exposure.response analysis of risk of respiratory disease associated with occupational exposure to chrysotile asbestos. Occup Environ Med. 1997; 54(9): 646.52.
100. Summary consensus report of WHO Workshop on Mechanisms of Fibre Carcinogenesis and Assessment of Chrysotile Asbestos Substitutes, 8.12 November 2005, Lyon. Geneva: World Health Organization; 2005 (http://www.who.int/ipcs/publications/new_issues/summary_report.pdf, accessed 11 March 2014).

[訳者]

職業性呼吸器疾患有志医師の会
斎藤 竜太
柴田 英治
田村 昭彦
名取 雄司
春田 明郎
久永 直見
平野 敏夫
藤井 正實
舟越 光彦
細川 誉至夫
水嶋 潔
毛利 一平

クリソタイル アスベスト

2020年7月20日発行

訳 者	職業性呼吸器疾患有志医師の会
発行者	坂本 恒夫
発行所	公益財団法人 大原記念労働科学研究所 郵便番号151-0051 東京都渋谷区千駄ヶ谷1-1-12 桜美林大学内3F 電話 03-6447-1330（代） 03-6447-1435（出版） FAX 03-6447-1436 URL http://www.isl.or.jp
印刷所	亜細亜印刷株式会社

ISBN 978-4-89760-336-0 C3047

…ばず、「公式」が学べる

POINT 1

スマートフォンで公式教材を学習できる

人気のTOEIC公式教材が内容をそのままにアプリになりました。スマートフォンにダウンロードすることで、外出先でも時間や場所を選ばず、気軽に学習できます。

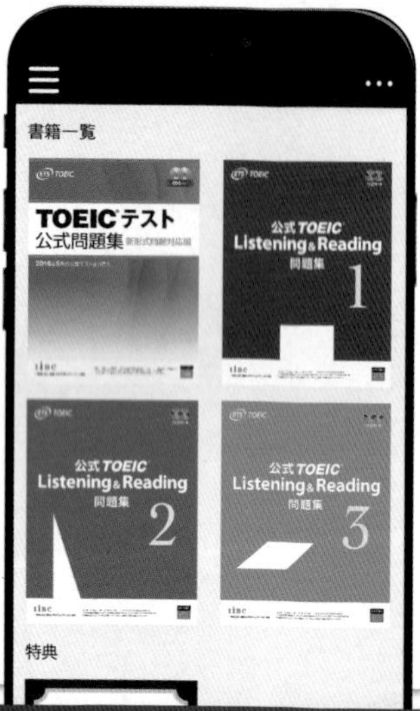

POINT 2

最新の公式教材を含むすべての音声を無料ダウンロード

このアプリでは、すべての公式教材の音声ダウンロードが可能です。音声を外出先やすきま時間に聞いて学習することができます。

音声ダウンロードについて
詳しくはこちら ▶▶▶

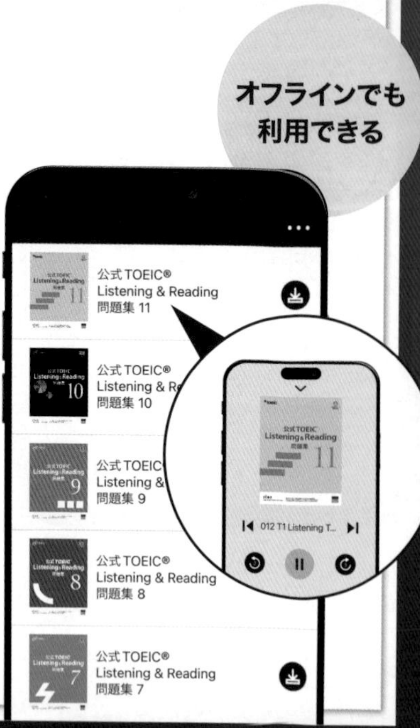

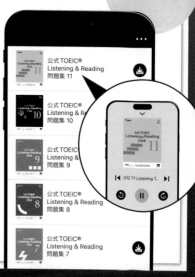

ETS® TOEIC®

公式TOEIC® Listening & Reading 500+ plus

IIBC
一般財団法人 国際ビジネスコミュニケーション協会

ETS TOEIC®
OFFICIAL TEST PREPARATION AND LEARNING

はじめに

『公式 TOEIC® Listening & Reading 500＋』へようこそ。

本書は、TOEIC® Listening & Reading Test（以下、TOEIC® L&R）を**初めて受験する方**や、**まずは 500 点前後に到達したい方**に向けた本です。TOEIC® L&R のテストの形式や受験情報を知り、500 点を超えるために確実に正解すべき問題（基本の問題）を中心に、正解の導き方や基本的な取り組み方を身に付けましょう。

ガイダンスと 3 部構成で着実に身に付く

p.11 ～ 17 のガイダンスを通してテストを知り、続く 3 つの Section に取り組むことで、500 点を超えるために必要なスキルを身に付けることができます。テストの各パートの典型的な問題について、Section 1 と Section 2 で解法ポイントを頭に入れ、Section 3 でその理解を実践力につなげましょう。

Section 1	**パート別 出題の傾向**	各パートの問題形式と出題傾向を解説。例題で詳しく説明。
Section 2	**基本の 70 問 演習**	過去のテスト結果のデータを基に、基本の 70 問を厳選。 その解法ポイントを丁寧に解説。
Section 3	**本番形式テスト 200 問**	実際と同じテスト形式の TOEIC® L&R1 回分（200 問）を掲載。 全ての問題について「解答と解説」で詳しく説明。 ※基本の問題と考えられるものにはのアイコンが付いています。

ターゲットとなる問題を絞って学ぶ

Section 1 と Section 2 では、ETS が制作した過去の実際のテストから、その正答率に基づいて、目標スコアに到達するために正解すべき問題を絞り込み、正解の導き方を段階的に解説しています。Section 3 と別冊付録を含め、全て ETS が制作した問題を使用していますので、実際のテストの英文を素材に基礎力を強化できます。各 Section の掲載問題数は以下です。

Section 1	**パート別 出題の傾向**	30 問（全て基本の問題）	
Section 2	**基本の 70 問 演習**	79 問（うち基本の問題 70 問）	
Section 3	**本番形式テスト 200 問**	200 問（うち基本の問題 96 問）	
別冊付録	**文法ドリル**	20 問（全て基本の問題）	**計 329 問**

別冊付録で弱点強化

別冊付録では、500 点を目指す際に強化したい文法（品詞や文の要素の見分け）とリスニング（似通った音の聞き分け）を集中的にトレーニングできる演習を用意しています。特に Part 1 と Part 2、Part 5 のスコアアップに直結するドリルですので、繰り返し学習しましょう。

本書が、TOEIC® L&R で 500 点以上の取得を目指す方にとっての受験準備、そして皆さまの英語学習のお役に立つことを願っております。

音声について

付属 CD-ROM

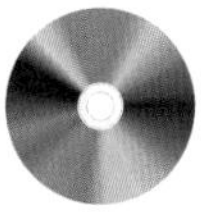

付属 CD-ROM には、本書での学習に使用する音声の mp3 ファイルが収録されています。音声ファイルは全部で 167 ファイルあります。各ファイルの収録内容は p.306〜307 の「mp3 音声ファイル一覧表」をご覧ください。音声ファイル番号は、本書ではアイコン 001 で示されています。

- CD-ROM に収録されている音声ファイルは、CD/DVD ドライブ付きのパソコンで再生することができます。一般的な CD プレーヤーでは再生できませんので、ご注意ください。
- CD-ROM をパソコンの CD/DVD ドライブに入れ、iTunes などの音声再生ソフトで取り込んでご利用ください。詳しい取り込み手順その他は、ご利用になる音声再生ソフトのヘルプページなどでご確認ください。
- CD-ROM に収録されている音声ファイルは、下記の専用サイトでダウンロードや再生をすることもできます。

音声ダウンロード

付属 CD-ROM に収録されている音声は、ダウンロードしてスマートフォン（iPhone 、Android）やパソコンで聞くこともできます。以下の手順に従って、mp3 音声ファイルをダウンロードしてください。

音声ダウンロードの手順

※ 株式会社 Globee が提供するサービス abceed への会員登録（無料）が必要です。

1. パソコンまたはスマートフォンで音声ダウンロード用サイトにアクセスします。
   右の QR コードまたはブラウザから下記にアクセスしてください。
   https://app.abceed.com/audio/iibc-officialprep

2. 表示されたページから、abceed の新規会員登録を行います。
   すでに会員の方は、ログイン情報を入力して上記 1. のサイトへアクセスします。

3. 上記 1. のサイトにアクセス後、本書の表紙画像をクリックします。
   クリックすると、教材詳細画面へ移動します。

4. スマートフォンの場合は、アプリ「abceed」の案内が出ますので、アプリからご利用ください。
   パソコンの場合は、教材詳細画面の「音声」からご利用ください。
   ※音声は何度でもダウンロードや再生ができます。

ダウンロードについてのお問い合わせは下記にご連絡ください。
E メール：support@globeejphelp.zendesk.com
（お問い合わせ窓口の営業日：祝日を除く、月〜金曜日）

Contents
目　次

公式 TOEIC®
Listening & Reading 500+

Section 2

基本の70問 演習

リスニングセクション

リーディングセクション

Section 3

本番形式テスト 200問

本書の使い方

本書では、ガイダンス（p.11 ～ 17）でテスト受験に関する基本情報を知り、Section 1 ～ 3 を通して TOEIC® L&R の問題形式と解き方を学びます。別冊付録では文法とリスニングの弱点補強をします。500 点を超えるために必要なスキルと、基本的な問題に確実に正解できる力を、以下の手順で身に付けましょう。

手順 1　テストを知る

ガイダンス

「TOEIC® L&R って何？」
「何問をどのくらいの時間で解くの？」
「受験するにはどうしたらいい？」
「結果はいつ分かる？」というような、
テストの基本情報を案内しています。

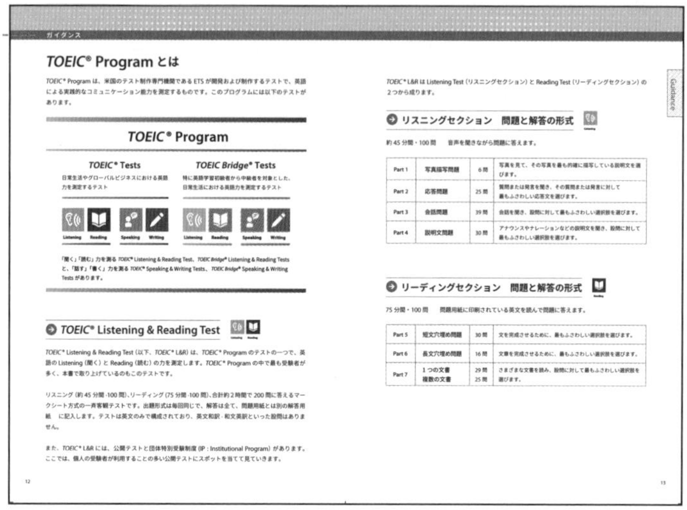
ガイダンス

TOEIC® Program とは

TOEIC® Program は、米国のテスト制作専門機関である ETS が開発および制作するテストで、英語による実践的なコミュニケーション能力を測定するものです。このプログラムには以下のテストがあります。

TOEIC® Program

TOEIC® Tests
日常生活やグローバルビジネスにおける英語力を測定するテスト

TOEIC Bridge® Tests
特に英語学習初級者から中級者を対象とした、日常生活における英語力を測定するテスト

Listening　Reading　Speaking　Writing
Listening　Reading　Speaking　Writing

「聞く」「読む」力を測る TOEIC® Listening & Reading Test、TOEIC Bridge® Listening & Reading Tests と、「話す」「書く」力を測る TOEIC® Speaking & Writing Tests、TOEIC Bridge® Speaking & Writing Tests があります。

TOEIC® Listening & Reading Test

TOEIC® Listening & Reading Test（以下、TOEIC® L&R）は、TOEIC® Program のテストの一つで、英語の Listening（聞く）と Reading（読む）の力を測定します。TOEIC® Program の中で最も受験者が多く、本書で取り上げているのもこのテストです。

リスニング（約 45 分間・100 問）、リーディング（75 分間・100 問）、合計約 2 時間で 200 問に答えるマークシート方式の一斉客観テストです。出題形式は毎回同じで、解答は全て、問題用紙とは別の解答用紙　に記入します。テストは英文のみで構成されており、英文和訳・和文英訳といった設問はありません。

また、TOEIC® L&R には、公開テストと団体特別受験制度（IP : Institutional Program）があります。ここでは、個人の受験者が利用することの多い公開テストにスポットを当てて見ていきます。

12

TOEIC® L&R は Listening Test（リスニングセクション）と Reading Test（リーディングセクション）の 2 つから成ります。

リスニングセクション　問題と解答の形式

約 45 分間・100 問　　音声を聞きながら問題に答えます。

Part 1	写真描写問題	6 問	写真を見て、その写真を最も的確に描写している説明文を選びます。
Part 2	応答問題	25 問	質問または発言を聞き、その質問または発言に対して最もふさわしい応答文を選びます。
Part 3	会話問題	39 問	会話を聞き、設問に対して最もふさわしい選択肢を選びます。
Part 4	説明文問題	30 問	アナウンスやナレーションなどの説明文を聞き、設問に対して最もふさわしい選択肢を選びます。

リーディングセクション　問題と解答の形式

75 分間・100 問　　問題用紙に印刷されている英文を読んで問題に答えます。

Part 5	短文穴埋め問題	30 問	文を完成させるために、最もふさわしい選択肢を選びます。
Part 6	長文穴埋め問題	16 問	文書を完成させるために、最もふさわしい選択肢を選びます。
Part 7	1 つの文書 複数の文書	29 問 25 問	さまざまな文書を読み、設問に対して最もふさわしい選択肢を選びます。

Guidance

13

手順 2 パートごとの特徴をつかむ

Section 1

「パート別 出題の傾向」

各パートの問題形式、解答手順を押さえた後、出題傾向、問題の基本的な解き方のほか、どのような心構えで取り組んだらよいのかなど、注意すべき点について解説しています。

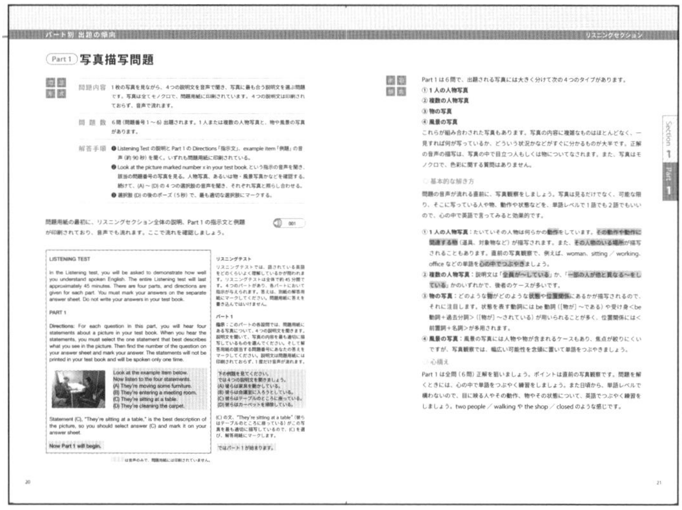

例題

例題を通して、問題への基本的な取り組み方を確認します。

基本の問題アイコン

500 点を超えるために正解したい基本の問題として が付いています。

音声アイコン

リスニングの問題で使用する、CD-ROM 内の音声ファイル番号です。

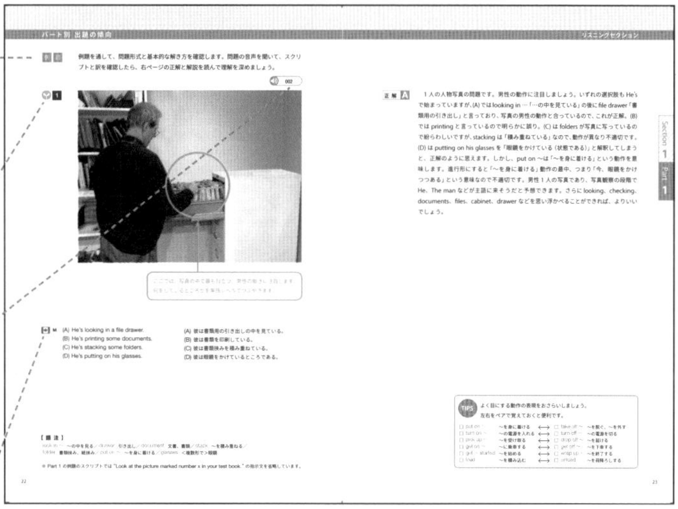

ナレーターの種別

M：男性

W：女性

：米国の発音

：英国の発音

：カナダの発音

：オーストラリアの発音

手順3 基本の70問でトレーニング

Section 2

「基本の70問 演習」

確実に正解し得点につなげたい基本的なレベルの問題を、70問厳選して掲載しています。全問正解できるよう、繰り返しトレーニングしましょう。

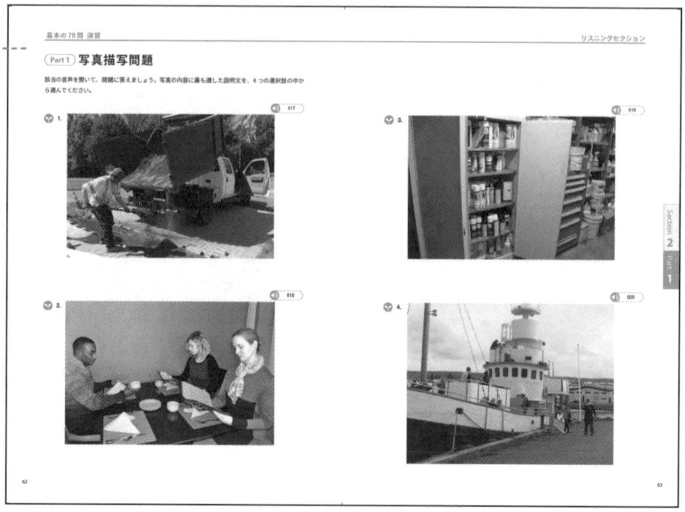

基本の問題アイコン

500点を超えるために正解したい基本の問題として🌱が付いています。
Part 7の一部の問題には、このアイコンが付いていないものもあります。

解答と解説

正解の導き方、誤答がなぜ間違いかについて、丁寧に解説しています。

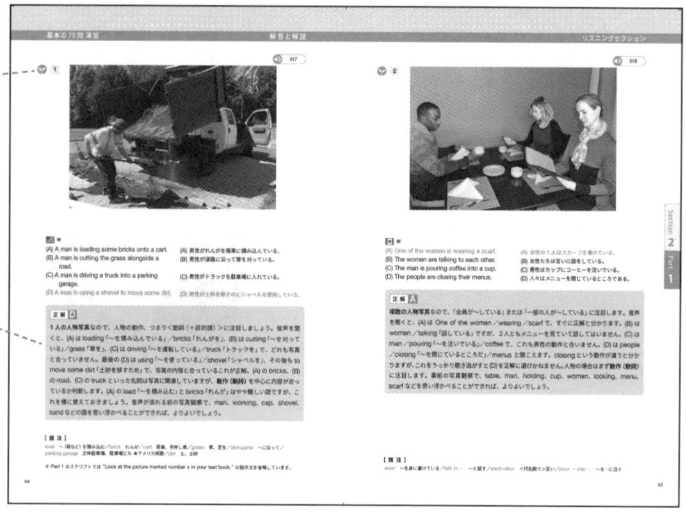

Review

各パートの正答率を伸ばすために効果的な学習法を紹介しています。

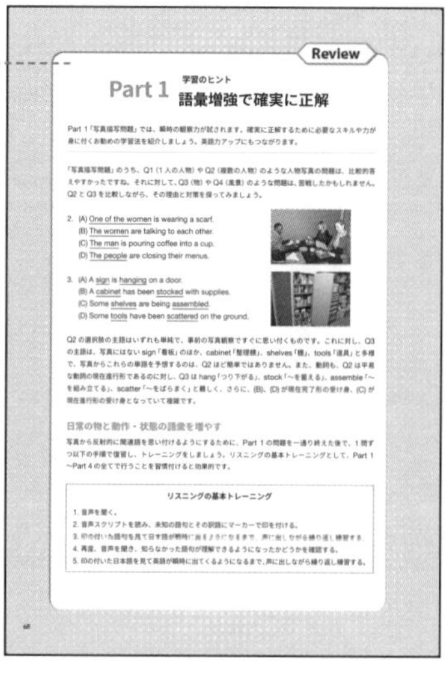

手順 4 本番に備える

Section 3
「本番形式テスト 200問」
TOEIC® L&R 1 回分（200 問、約 2 時間）に挑戦しましょう。最初は自分のペースで解いても構いませんが、最終的には、制限時間内に全ての問題を解き切れるような集中力と判断力を養いましょう。

巻末のマークシート（p.309、311）を利用して解答します。

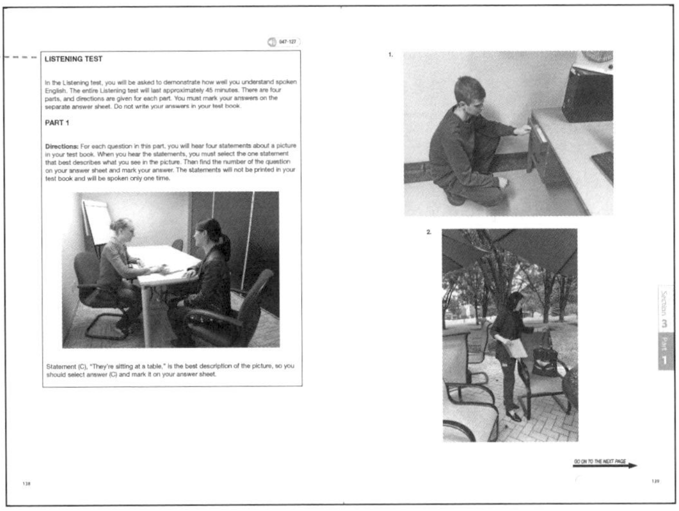

正解一覧
本番形式テストの全 200 問の正解一覧です。

参考スコア範囲の換算表
参考スコア範囲は、「本番形式テスト 200 問」の正答数に基づく本番テストでの予想スコアの範囲です。

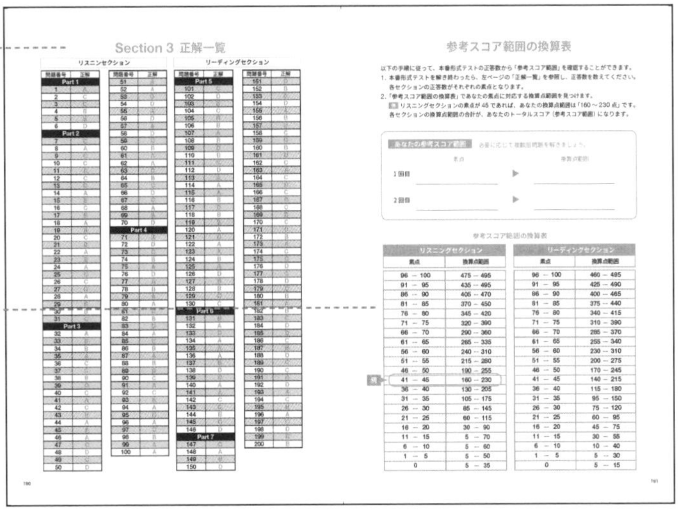

解答と解説
テストの解答と解説です。解説を読み、間違った問題や解答に自信がなかった問題を確認し、疑問点を解消しましょう。基本の問題と考えられるものには 🌱 のアイコンが付いています。

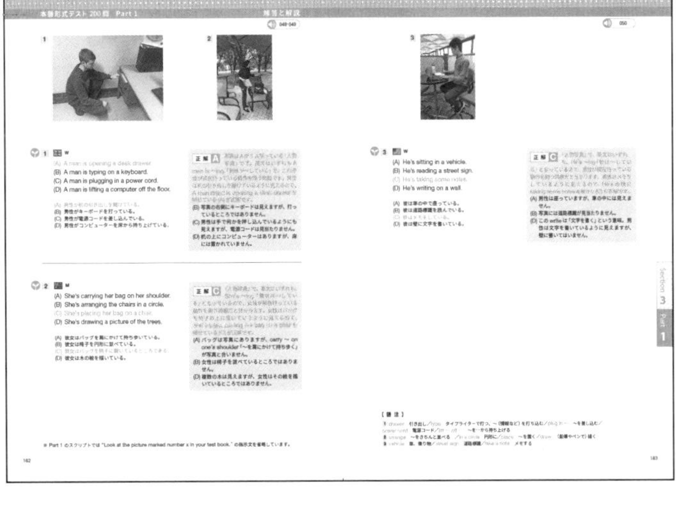

効果的な学習のために、一定期間を置いて何度かこのテストに挑戦しましょう。

手順 5 別冊付録で弱点補強

「文法ドリル」

リーディングセクションの要となるのは文法力と語彙力です。ここでは、初・中級者が強化したい、品詞と文の要素を見極める力を養うトレーニングをしましょう。特にPart 5に効果的です。

Set 1 品詞を見分ける

1. の例を参考に、(A)～(D)の語について、それぞれの品詞（名詞・動詞・形容詞・副詞など）を書きましょう。

1. (A) know　　　　動詞（現在形・原形）
 (B) known　　　　動詞（過去分詞）
 (C) knowledge　　名詞
 (D) knowledgeable　形容詞

2. (A) succeed
 (B) success
 (C) successful
 (D) successfully

3. (A) fully
 (B) fullness
 (C) fullest
 (D) full

4. (A) divisione
 (B) dividing
 (C) divide
 (D) divided

Set 1 文の要素を見分ける

1. の例を参考に、それぞれの文を主語 (S)、述語動詞 (V)、目的語 (O)、補語 (C) を特定し、区切り (/) を書き入れましょう。空所に惑わされず、まず S と V を特定することがポイントです。なお、1 つの文に全ての要素が含まれるとは限りません。S、O、C に相当語句が含まれる場合もあります。○のように、ここでは全体を S、O、C と考える。

1. Lasner Electronics' staff / have / extensive ------ of current hardware systems.
 S　　　　　　　　　　V　　O

2. Chunto Consultancy Service recommended a ------ way of balancing the annual budget.

3. In the event of a power failure, unplug computers until power is ------ restored.

4. Proceeds from the sale of Delcrest Corporation were equally ------ among the founder's three daughters.

【語注】
動 extensive 幅広い、広範囲に及ぶ／current 最新の
名 consultancy コンサルタント業／recommend ～を勧める、～を推薦する／annual 1 年間の／budget 予算
動 In the event of ～の際には／power failure 停電 ★ power は「電力」／unplug ～の電源を抜く／until ～するまで／restore ～を元の状態に戻す
名 proceeds ＜複数形で＞収益／equally 均等に／among ～の間で／founder 創立者

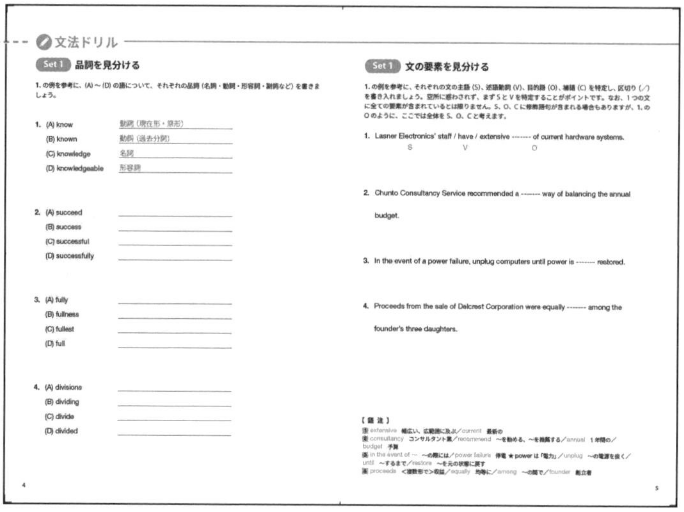

「音ドリル」

リスニングセクションでは、紛らわしい音の聞き違いのために正解できないことがあります。ここでは、初・中級者が混同しやすい音のペアを聞き分ける練習をしましょう。特に Part 1 と Part 2 に効果的です。

音声アイコン

音ドリルで使用する、CD-ROM 内の音声ファイル番号です。

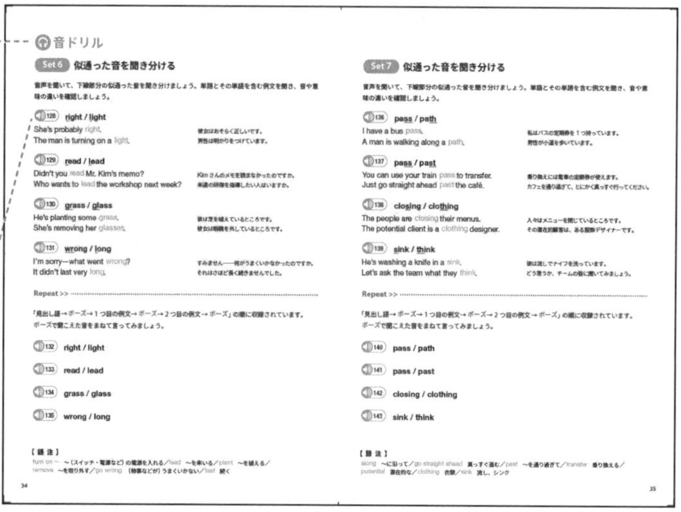

音ドリル
Set 6 似通った音を聞き分ける
128 right / light
She's probably right.
The man is turning on a light.
彼女はおそらく正しいです。
男性は照明をつけています。

129 read / lead
Didn't you read Mr. Kim's memo?
Who wants to lead the workshop next week?
Kim さんのメモを読まなかったのですか。
来週の研修を指揮したい人はいますか。

130 grass / glass
He's planting some grass.
She's removing her glasses.
彼は芝生を植えているところです。
彼女は眼鏡を外しているところです。

131 wrong / long
I'm sorry—what went wrong?
It didn't last very long.
すみません―何がうまくいかなかったのですか。
それほど長く続きませんでした。

Repeat >>
132 right / light
133 read / lead
134 grass / glass
135 wrong / long
34
Set 7 似通った音を聞き分ける
136 pass / path
I have a bus pass.
A man is walking along a path.
私はバスの定期券を 1 つ持っています。
男性が小道を歩いています。

137 pass / past
You can use your train pass to transfer.
Just go straight ahead past the café.
乗り換えにその電車の定期券が使えます。
カフェを通り過ぎて、とにかく真っすぐ行ってください。

138 closing / clothing
The people are closing their menus.
The potential client is a clothing designer.
139 sink / think
He's washing a knife in a sink.
Let's ask the team what they think.
彼は流しでナイフを洗っています。
どう思うか、チームの皆に聞いてみましょう。

Repeat >>
140 pass / path
141 pass / past
142 closing / clothing
143 sink / think
35

Guidance

ガイダンス

TOEIC® Programとは、どのようなものでしょうか。
ここでは、TOEIC® Listening & Reading Test を中心に、
テストの概要と受験に関する基本情報をご紹介します。

TOEIC® Program とは

TOEIC® Program は、米国のテスト制作専門機関である ETS が開発および制作するテストで、英語による実践的なコミュニケーション能力を測定するものです。このプログラムには以下のテストがあります。

TOEIC® Program

TOEIC® Tests

日常生活やグローバルビジネスにおける英語力を測定するテスト

Listening　Reading　Speaking　Writing

TOEIC Bridge® Tests

特に英語学習初級者から中級者を対象とした、日常生活における英語力を測定するテスト

Listening　Reading　Speaking　Writing

英語を「聞く」「読む」力を測るTOEIC® Listening & Reading Test、TOEIC Bridge® Listening & Reading Testsと、英語を「話す」「書く」力を測るTOEIC® Speaking & Writing Tests、TOEIC Bridge® Speaking & Writing Testsがあります。

TOEIC® Listening & Reading Test

Listening　Reading

TOEIC® Listening & Reading Test（以下、TOEIC® L&R）は、TOEIC® Program のテストの一つで、英語の Listening（聞く）と Reading（読む）の力を測定します。TOEIC® Program の中で最も受験者が多く、本書で取り上げているのもこのテストです。

リスニング（約45分間・100問）、リーディング（75分間・100問）、合計約2時間で200問に答えるマークシート方式の一斉客観テストです。出題形式は毎回同じで、解答は全て、問題用紙とは別の解答用紙に記入します。テストは英文のみで構成されており、英文和訳・和文英訳といった設問はありません。

また、TOEIC® L&Rには、公開テストと団体特別受験制度(IP : Institutional Program)の2つがあります。ここでは、個人の受験者が利用することの多い公開テストにスポットを当てて見ていきます。

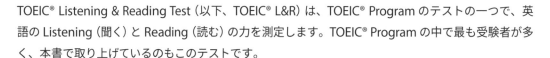

TOEIC® L&R は Listening Test（リスニングセクション）と Reading Test（リーディングセクション）の２つから成ります。

リスニングセクション　問題と解答の形式

Listening

約 45 分間・100 問　　音声を聞きながら問題に答えます。

Part 1	写真描写問題	6 問	写真を見て、その写真を最も的確に描写している説明文を選びます。
Part 2	応答問題	25 問	質問または発言を聞き、その質問または発言に対して最もふさわしい応答文を選びます。
Part 3	会話問題	39 問	会話を聞き、設問に対して最もふさわしい選択肢を選びます。
Part 4	説明文問題	30 問	アナウンスやナレーションなどのトークを聞き、設問に対して最もふさわしい選択肢を選びます。

リーディングセクション　問題と解答の形式

Reading

75 分間・100 問　　問題用紙に印刷されている英文を読んで問題に答えます。

Part 5	短文穴埋め問題	30 問	文を完成させるために、最もふさわしい選択肢を選びます。
Part 6	長文穴埋め問題	16 問	文章を完成させるために、最もふさわしい選択肢を選びます。
Part 7	１つの文書	29 問	さまざまな文書を読み、設問に対して最もふさわしい選択肢を選びます。
	複数の文書	25 問	

申し込みから受験までの流れ

会員登録

まずは、TOEIC® L&Rに申し込むことから始めましょう。TOEIC® L&R公開テストは、インターネットで申し込むことができます。申し込みには、会員登録（無料）が必要です。初めての方は下記サイトの「TOEIC® 公式サイト」をクリックし、「テスト申し込み」から会員登録しましょう。

TOEIC® 公式サイト　https://www.iibc-global.org/toeic/

↓

申し込みの際には、「受験地別テスト日程」のページを確認し、都合に合う日程を選びましょう（年間の実施回数は、受験地ごとに異なります）。テスト日程、申込方法、注意事項を確認の上、申込受付期間内に下記の要領で申し込みをします。

申し込み

会員登録後、上記の「テスト申し込み」から「TOEIC® 申込サイト」にログインし、「受験申込」から申し込みをします。受験要領を確認・同意した上で、「申込フォーム」に必要事項を入力します。

↓

申し込みの完了

申込内容を確認し、受験料の支払いをもって、申し込みが完了します。支払方法はクレジットカード決済かコンビニ決済を利用することができます。決済完了後にEメールで届く「申込受領通知」は、試験日まで大切に保管しましょう。問い合わせの際に必要になります。

↓

受験票の到着

試験日の約2週間前に受験票が発送されます。受験票が届いたら、試験会場の場所と経路を事前にチェックしておきましょう。

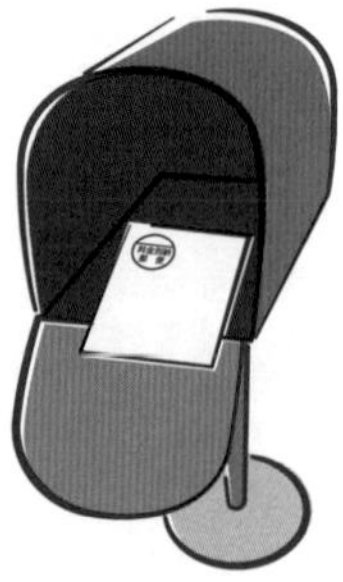

試験当日

試験会場に向かう前に、忘れ物がないかどうか確認しましょう(p.16「試験当日の持ち物」参照)。服装は、会場の室温に合わせて脱ぎ着しやすいものがお勧めです。試験当日は、受付時間終了までに確実に受付に到着できるよう、余裕を持って会場に向かいましょう(大学など、広い敷地内に会場の建物や部屋が分かれている場合もあるので、到着までの時間は多めに見積もっておきましょう)。
受付は**午前実施のテストは 9:55 まで、午後実施のテストは 14:35 まで**になります。

↓

試験会場に到着

試験会場に着いたら、必ず入り口で受付を済ませてから入室しましょう。受付では、証明写真を貼付した受験票と写真付き本人確認書類を提示します。

↓

試験教室に入室

受付を済ませた後は、指定された試験教室に入室します。席に着いたら、机の上の「受験のしおり」を参考にしながら、解答用紙 A 面に記入を始めます。受付時間終了後は休憩はなく、退室も認められませんので、お手洗いなどは済ませておきましょう。

↓

試験中

事前の音テストや試験の最中に気になることがあれば、手を挙げて試験官に知らせます。試験中の以下の行為は禁止されていますので、注意しましょう。

- リスニングセクション中に、リーディングセクションの問題を見る・解くこと
- 問題用紙に書き込むこと、解答用紙の所定欄以外に書き込むこと
- 撮影、録画、録音、複写

↓

試験終了後

試験日から 17 日後に、インターネット上でスコアを確認できます(日米の祝日の影響により遅れる場合もあります)。

↓

公式認定証の到着

試験日から 30 日以内に、テスト結果が記載された公式認定証(Official Score Certificate)が各受験者宛てに発送されます。4 つの指標が記載されていますので、それを参考に、今後の英語学習を進めていきましょう。

試験当日のタイムスケジュール

午前と午後の２回の実施です。受付終了の時間までに、確実に受付に到着するようにしましょう。

	午前実施	午後実施
受付	9:25 〜 9:55	14:05 〜 14:35
試験の説明・音テスト	9:55 〜 10:20	14:35 〜 15:00
試験開始 〜 試験終了	10:20 〜 12:20	15:00 〜 17:00
問題用紙・解答用紙の回収	12:20 〜 12:35	17:00 〜 17:15
解散	12:35（予定）	17:15（予定）

試験当日の持ち物

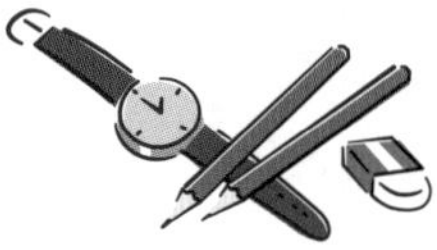

□ 受験票

□ 証明写真１枚　以下の規定を満たした証明写真を用意し、裏面に「氏名」と「受験番号」を記入の上、受験票の所定の欄に貼り付けておきます。カラー・モノクロのどちらでも構いませんが、公式認定証にはモノクロで印刷されます。

- サイズは縦４cm ×横３cm
- ６カ月以内に撮影
- 縁なし
- 本人のみが写っているもの
- 正面を向いた本人の顔がはっきり確認できるもの（顔に影がないもの）
- 上半身無帽で頭部全体が写っているもの
- 背景は何も写っておらず白または薄い色

□ 本人確認書類　写真付きで、日本で発行された有効期限内のものを持参しましょう。原本をコピー・撮影したものは認められません。本人確認書類と受験票に貼付された証明写真の両方がない場合は受験できず、受験料も返金されないので注意しましょう。

※本人確認書類の具体例については、TOEIC® 公式サイトの「テスト当日のご案内」をご確認ください。（https://www.iibc-global.org/toeic/test/lr/guide02.html）

□ 筆記用具　鉛筆（またはシャープペンシル）、消しゴム

□ 腕時計　腕時計以外のもの（携帯電話・置時計・ストップウォッチ・ウェアラブル端末など）を時計として使用することはできません。試験中、時刻のアナウンスはないので、腕時計は忘れないようにしましょう。

テスト結果

テスト結果は合格・不合格ではなく、5 点刻みのスコアで評価されます。

リスニング		リーディング		トータル
5～495点	+	5～495点	=	10～990点

公式認定証

Official Score Certificate（公式認定証）のサンプルです。以下の 4 つの指標で示されています。

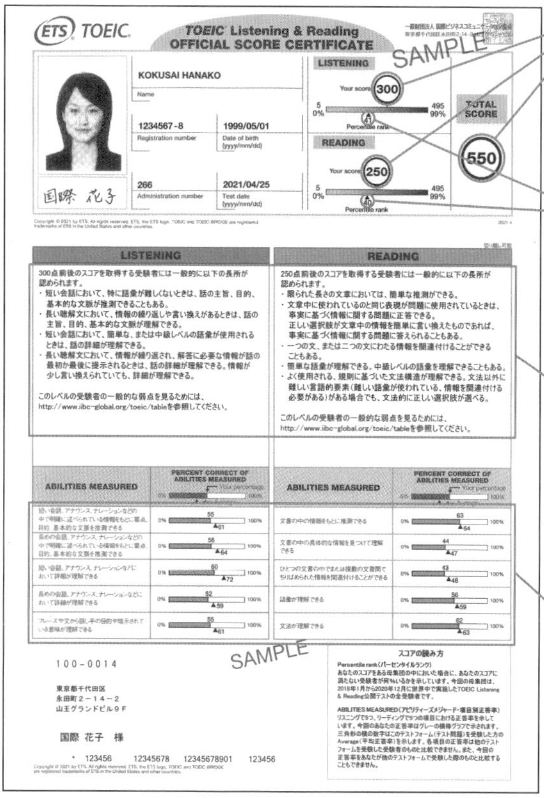
ETS TOEIC
TOEIC Listening & Reading OFFICIAL SCORE CERTIFICATE
SAMPLE
KOKUSAI HANAKO
Name
1234567-8 Registration number
1999/05/01 Date of birth (yyyy/mm/dd)
266 Administration number
2021/04/25 Test date (yyyy/mm/dd)
LISTENING Your score 300
READING Your score 250
TOTAL SCORE 550
Percentile rank

LISTENING
300点前後のスコアを取得する受験者には一般的に以下の長所が認められます。
・短い会話において、特に語彙が難しくないときは、話の主旨、目的、基本的な文脈が推測できることもある。
・長い聴解文において、情報の繰り返しや言い換えがあるときは、話の主旨、目的、基本的な文脈が理解できる。
・短い会話において、簡単な、または中級レベルの語彙が使用されるときは、話の詳細が理解できる。
・長い聴解文において、情報が繰り返され、解答に必要な情報が話の最初か最後に提示されるときは、話の詳細が理解できる。情報が少し言い換えられていても、詳細が理解できる。
このレベルの受験者の一般的な弱点を見るためには、http://www.iibc-global.org/toeic/tableを参照してください。

READING
250点前後のスコアを取得する受験者には一般的に以下の長所が認められます。
・限られた長さの文章においては、簡単な推測ができる。
・文章中に使われているのと同じ表現が問題に使用されているときは、事実に基づく情報に関する問題に正答できる。正しい選択肢が文章中の情報を簡単に言い換えたものであれば、事実に基づく情報に関する問題に答えられることもある。
・一つの文、または二つの文にわたる情報を関連付けることができることもある。
・簡単な語彙が理解できる。中級レベルの語彙を理解できることもある。
・よく使用される、規則に基づいた文法構造が理解できる。文法以外に難しい言語的要素（難しい語彙が使われている、情報を関連付ける必要がある）がある場合でも、文法的に正しい選択肢が選べる。
このレベルの受験者の一般的な弱点を見るためには、http://www.iibc-global.org/toeic/tableを参照してください。

ABILITIES MEASURED / PERCENT CORRECT OF ABILITIES MEASURED
SAMPLE
100-0014
東京都千代田区
永田町２－１４－２
山王グランドビル９Ｆ
国際 花子 様
スコアの読み方

スコア（Your Score）

あなたが今回取得したスコアです。リスニング、リーディングの各セクション、およびトータルスコアで示しています。

パーセンタイルランク（Percentile Rank）

あなたのスコアに満たない受験者が全体でどのくらいを占めているのかを、リスニング、リーディング別にパーセンテージで示しています。

レベル別評価（Score Descriptors）

リスニング、リーディングそれぞれのスコアレンジごとに、一般的に受験者に見られるコミュニケーション場面での長所に関する傾向を示しています。

項目別正答率（Abilities Measured）

リスニング、リーディングそれぞれの英語能力の項目ごとの正答率と、受験者全体の平均正答率を示しています。

Section 1

パート別 出題の傾向

英語を「聞く」力を測るリスニングセクション（約45分間、100問）
英語を「読む」力を測るリーディングセクション（75分間、100問）の
各パートについて、出題の傾向を詳しく見ていきましょう。

Part 1 写真描写問題

問題形式

問題内容 1枚の写真を見ながら、4つの説明文を音声で聞き、写真に最も合う説明文を選ぶ問題です。写真は全てモノクロで、問題用紙に印刷されています。4つの説明文は印刷されておらず、音声で流れます。

問 題 数 6問（問題番号1～6）出題されます。大きく分けて、1人または複数の人物写真、物の写真、風景の写真があります。

解答手順
❶ Listening test の説明と Part 1 の Directions「指示文」、example item「例題」の音声（約90秒）を聞く。「例題」の音声以外は問題用紙に印刷されている。
❷ Look at the picture marked number x in your test book. という指示の音声を聞き、該当の問題番号の写真を見る。人物写真か物・風景写真かなどを確認する。続けて、(A)～(D) の4つの選択肢の音声を聞き、それぞれ写真と照らし合わせる。
❸ 選択肢 (D) の後のポーズ（5秒）が終了するまでに、最も適切な選択肢にマークする。

問題用紙の最初に、リスニングセクション全体の説明、Part 1 の指示文と例題が印刷されており、音声でも流れます。ここで流れを確認しましょう。 001

LISTENING TEST

In the Listening test, you will be asked to demonstrate how well you understand spoken English. The entire Listening test will last approximately 45 minutes. There are four parts, and directions are given for each part. You must mark your answers on the separate answer sheet. Do not write your answers in your test book.

PART 1

Directions: For each question in this part, you will hear four statements about a picture in your test book. When you hear the statements, you must select the one statement that best describes what you see in the picture. Then find the number of the question on your answer sheet and mark your answer. The statements will not be printed in your test book and will be spoken only one time.

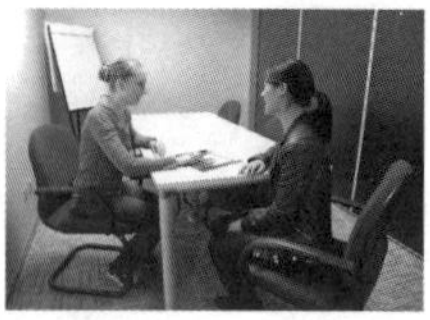

Look at the example item below.
Now listen to the four statements.
(A) They're moving some furniture.
(B) They're entering a meeting room.
(C) They're sitting at a table.
(D) They're cleaning the carpet.

Statement (C), "They're sitting at a table," is the best description of the picture, so you should select answer (C) and mark it on your answer sheet.

Now Part 1 will begin.

リスニングテスト

リスニングテストでは、話されている英語をどのくらいよく理解しているかが問われます。リスニングテストは全体で約45分間です。4つのパートがあり、各パートにおいて指示が与えられます。答えは、別紙の解答用紙にマークしてください。問題用紙に答えを書き込んではいけません。

パート1

指示：このパートの各設問では、問題用紙にある写真について、4つの説明文を聞きます。説明文を聞いて、写真の内容を最も適切に描写しているものを選んでください。そして解答用紙の該当する問題番号にあなたの答えをマークしてください。説明文は問題用紙には印刷されておらず、1度だけ音声が流れます。

下の例題を見てください。
では4つの説明文を聞きましょう。
(A) 彼らは家具を動かしている。
(B) 彼らは会議室に入ろうとしている。
(C) 彼らはテーブルのところに座っている。
(D) 彼らはカーペットを掃除している。

(C) の文、"They're sitting at a table"「彼らはテーブルのところに座っている」がこの写真を最も適切に描写しているので、(C) を選び、解答用紙にマークします。

ではパート1が始まります。

（網掛け）の箇所は音声のみで、問題用紙には印刷されていません。

出題傾向

Part 1 は 6 問で、出題される写真には大きく分けて次の 4 つのタイプがあります。

① 1 人の人物写真

② 複数の人物写真

③ 物の写真

④ 風景の写真

これらが組み合わされた写真もあります。写真の内容に複雑なものはほとんどなく、一見すれば何が写っているか、どういう状況かなどがすぐに分かるものが大半です。正解の音声の描写は、写真の中で目立つ人もしくは物についてなされます。また、写真はモノクロで、色彩に関する描写はありません。

◎ 基本的な解き方

問題の音声が流れる直前に、写真観察をしましょう。写真は見るだけでなく、可能な限り、そこに写っている人や物、動作や状態などを、単語レベルで 1 語でも 2 語でもいいので、心の中で英語で言ってみると効果的です。例えば左ページの例題の写真の場合なら、women ／ sitting ／ office などの単語を心の中でつぶやきましょう。

① 1 人の人物写真：たいていその人物は何らかの動作をしています。その動作や動作に関連する物（道具、対象物など）が描写されます。また、その人物のいる場所が描写されることもあります。

② 複数の人物写真：説明文は「全員が～している」か、「一部の人が～している」かのいずれかで、後者のケースが多いです。

③ 物の写真：どのような物がどのような状態や位置関係にあるかが描写されるので、それに注目しましょう。状態を表す動詞には be 動詞（[物が] ～である）や受け身 <be 動詞 + 過去分詞>（[物が] ～されている）が用いられることが多く、位置関係には<前置詞 + 名詞（句）>が多用されます。

④ 風景の写真：風景の写真には人物や物が含まれるケースもあり、焦点が絞りにくいです。写真観察では、幅広い可能性を念頭に置いて単語をつぶやきましょう。

◎ 心構え

Part 1 は 100 パーセント（6 問全問）正解を狙いましょう。ポイントは直前に写真観察をし、心の中で単語をつぶやくことです。また日頃から、単語レベルで構わないので、目に映る人やその動作、物やその状態について、英語でつぶやく練習をすると効果的です。two people ／ walking や、the shop ／ closed のような感じです。

例 題　例題を通して、問題形式と基本的な解き方を確認します。問題の音声を聞いて、スクリプトと訳を確認したら、右ページの正解と解説を読んで理解を深めましょう。

002

1

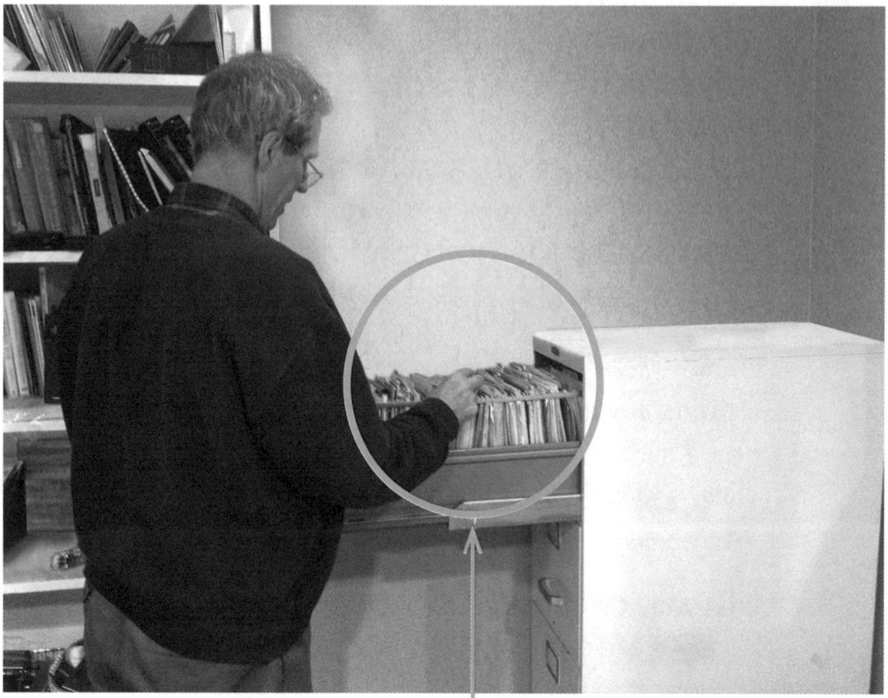

ここでは、写真の中で最も目立つ、男性の動きに注目します。何をしているところかを単語レベルでつぶやきます。

M
(A) He's looking in a file drawer.
(B) He's printing some documents.
(C) He's stacking some folders.
(D) He's putting on his glasses.

(A) 彼は書類用の引き出しの中を見ている。
(B) 彼は書類を印刷している。
(C) 彼は書類挟みを積み重ねている。
(D) 彼は眼鏡をかけているところである。

【語 注】
look in ～　～の中を見る／drawer　引き出し／document　文書、書類／stack　～を積み重ねる／folder　書類挟み、紙挟み／put on ～　～を身に着ける／glasses　<複数形で>眼鏡

※ Part 1 の例題のスクリプトでは "Look at the picture marked number x in your test book." の指示文を省略しています。

正解 A　1 人の人物写真の問題です。男性の動作に注目しましょう。いずれの説明文も He's で始まっていますが、(A) では looking in ...「…の中を見ている」の後に file drawer「書類用の引き出し」と言っており、写真の男性の動作と合っているので、これが正解。(B) では printing「印刷している」と言っているので明らかに誤り。(C) は folders「書類挟み」が写真に写っているので紛らわしいですが、stacking は「積み重ねている」なので、動作が異なり不適切です。(D) は putting on his glasses を「眼鏡をかけている（状態である）」と解釈してしまうと、正解のように思えます。しかし、put on ～は「～を身に着ける」という動作を意味します。進行形にすると「～を身に着ける動作の最中である」、つまり「今、眼鏡をかけつつある」という意味なので不適切です。男性 1 人の写真であり、写真観察の段階で He、The man などが主語に来そうだと予想できます。さらに looking、checking、documents、files、cabinet、drawer などを思い浮かべることができれば、よりいいでしょう。

TIPS よく使われる動作の表現をおさらいしましょう。
左右をペアで覚えておくと便利です。

□ put on ～	～を身に着ける	⟷	□ take off ～	～を脱ぐ、～を外す
□ turn on ～	～の電源を入れる	⟷	□ turn off ～	～の電源を切る
□ pick up ～	～を受け取る	⟷	□ drop off ～	～を届ける
□ get on ～	～に乗車する	⟷	□ get off ～	～を下車する
□ get ～ started	～を始める	⟷	□ wrap up ～	～を終了する
□ load	～（荷）を積み込む ～（乗り物）に積み込む	⟷	□ unload	～（荷）を降ろす ～（乗り物）から降ろす

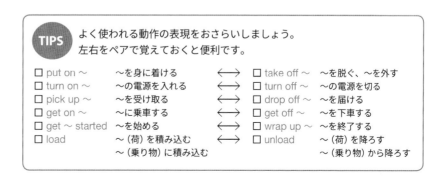

例 題　例題を通して、問題形式と基本的な解き方を確認します。問題の音声を聞いて、スクリプトと訳を確認したら、右ページの正解と解説を読んで理解を深めましょう。

003

2

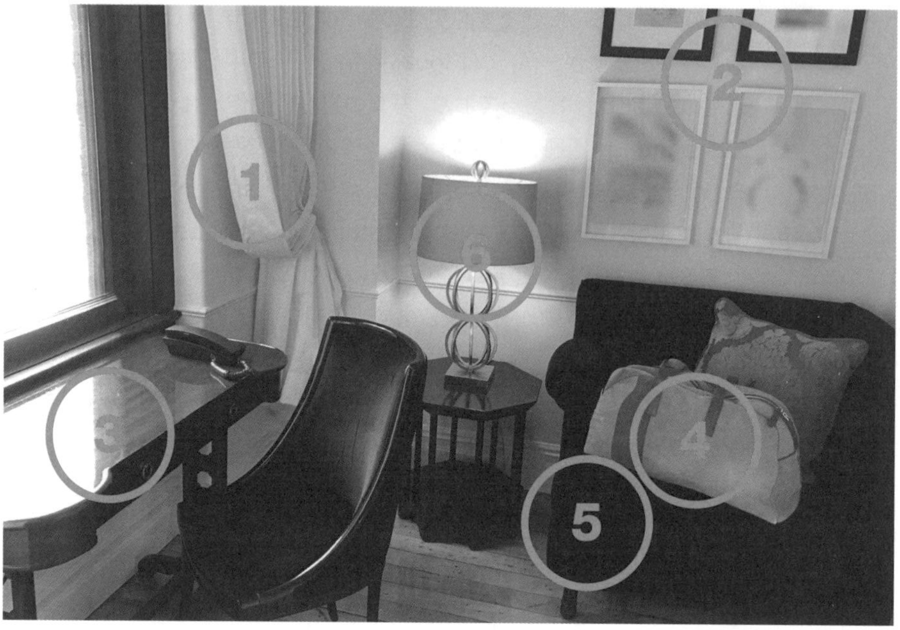

(A) カーテン①
(B) 写真②とデスク③
(C) 旅行かばん④と椅子⑤
(D) 照明⑥
と聞こえた順にその物の位置や状態を確認しましょう。

M
(A) The curtain has been closed.
(B) Some photos are displayed on a desk.
(C) A travel bag has been set on a chair.
(D) A light is hanging from the ceiling.

(A) カーテンは閉められている。
(B) 机の上に写真が数枚展示されている。
(C) 旅行かばんが椅子の上に置かれている。
(D) 照明が天井からぶら下がっている。

【語注】
display　～を展示する、～を陳列する／set　～を配置する、～を整える／light　明かり、照明／hang　ぶら下がる、掛かる／ceiling　天井

正解 C 物の写真の問題です。物の状態や位置に注目しましょう。(A) は、curtain「カーテン」は写っていますが、状態が has been closed「閉められている」なので不適切。(B) は、壁に額入りの photos「写真」のようなものが見え、are displayed「展示されている」は合っていますが、位置が on a desk「机の上に」なので、これも違います。(C) は、travel bag「旅行かばん」が has been set on a chair「椅子の上に置かれている」で正解です。(D) は、light「照明」は写っていますが、描写が is hanging from the ceiling「天井からぶら下がっている」なので、状態が異なります。(A)、(B)、(C) はいずれも受け身＜be 動詞＋過去分詞＞で状態が表現されています。(A) と (C) は has been *done* の形で、現在完了形の受け身。これは過去にある状態にされて、その状態が今も続いていることを指します。(D) の hang「ぶら下がる」は自動詞なので、受け身の形は取らずに～ing形になっています。

今回の説明文は例題 **1** よりやや長めの英文でしたが、6～7 語以上の長さの英文を聞くときは、1 文が終わった後で意味を理解しようとするのではなく、聞こえた順に意味を取っていく方法が効果的です。リスニングの場合は、立ち止まって考えていると、たちまち音に置いていかれてしまいます。3～4 語ごとのかたまりで「何が」「どうする」「何を」といったように、瞬間的に意味をつかんでいきましょう。また、たとえ分からない語や聞き取れなかった語があったとしても大丈夫です。飛び飛びでもいいので、キーワードと思われる強く発音される語を押さえていき、文全体の骨子をつかむように努めましょう。

なお、本書の解説中では、全パートを通じて、英文の引用と訳はこの「聞こえた順・読んだ順に意味を取っていく」に沿った書き方にしています。

TIPS 物の位置関係を示す表現をおさらいしましょう。
左右をペアで覚えておくと便利です。

□ in front of ～	～の前に	⟷	□ behind ～	～の後ろに
□ in a circle	円形に	⟷	□ in a line	真っすぐ一列に
□ toward ～	～に向かって	⟷	□ away from ～	～から離れて
□ around ～	～の周りに	⟷	□ next to ～	～の隣に
□ across ～	～を横切って	⟷	□ alongside ～	～と並行して
□ on top of ～	～の一番上に	⟷	□ at the bottom of ～	～の一番下に

Part 2 応答問題

問題形式

問題内容 1つの質問または発言と、それに対する3つの応答を聞いて、最も適切なものを選ぶ問題です。質問・発言と応答はいずれも印刷されておらず、音声を聞いて解答します。

問題数 25問(問題番号7〜31)出題されます。質問または発言と、それに対する応答は5〜10語から成る短い英文です。

解答手順
❶ Part 2のDirections「指示文」の音声を聞く。この指示文は問題用紙に印刷されている。
❷ 問題番号に続いて流れる質問または発言の音声と、(A)〜(C)の3つの選択肢の音声を聞く。
❸ 選択肢(C)の後のポーズ(5秒)が終了するまでに、最も適切な選択肢にマークする。

問題用紙には、Part 2の最初にこのパートの指示文が印刷されており、音声でも流れます。ここで流れを確認しましょう。

004

PART 2

Directions: You will hear a question or statement and three responses spoken in English. They will not be printed in your test book and will be spoken only one time. Select the best response to the question or statement and mark the letter (A), (B), or (C) on your answer sheet.

Now let us begin with question number 7.

パート2

指示：英語による1つの質問または発言と、3つの応答を聞きます。それらは問題用紙には印刷されておらず、1度だけ音声が流れます。質問または発言に対して最も適切な応答を選び、解答用紙の(A)、(B)、または(C)にマークしてください。

では問題7から始めましょう。

(網掛け)の箇所は音声のみで、問題用紙には印刷されていません。

出題傾向

Part 2 は 25 問で、質問または発言には大きく分けて次の 5 つのタイプがあります。

① **W/H 疑問文：**Who「誰が・誰を」、What「何が・何を」、How「どのようにして」、Where「どこが・どこに・どこで」、When「いつ」、Why「なぜ」、Which「どちらか・どちらを」を問うもの

② **Yes/No 疑問文：**Are you ～?「～ですか」や Do you ～?「～しますか」のように、Yes/No が答えとなり得るもの

③ **付加疑問文：**You are hungry, aren't you?「(あなたは) おなかが空いていますよね？」のような問い掛け。一般的に、上昇調なら確認、下降調なら念押しや同意を表す。

④ **選択疑問文：**～ A or B?「～ A それとも B ？」のように「どちらか」を問うもの

⑤ **平叙文（話し掛け）：**疑問文の形ではなく、普通の文で相手に話し掛けるもの

応答の仕方には大きく分けて 2 つのタイプがあります。

(a) 直接応答：質問に直接答える応答。例えば、会議の場所を聞かれたら場所を答える。

(b) 間接応答：質問に間接的に答える応答。例えば、会議の場所を聞かれたら「○○さんに聞いてください」と情報を得る方法を答えるなど。

学校で学ぶ英語では**間接応答**はあまり経験しませんが、現実の会話では直接応答に劣らず多くあります。Part 2 でも、選択肢に**間接応答**を含む問題は少なくありません。

◎ 基本的な解き方

① **W/H 疑問文：**このタイプの質問は最初の疑問詞を聞き逃さないことです。Where なのか When なのかなどを確実に聞き取り、応答に備えます。Where なら「場所」、When なら「時」の応答を選びます。ただし、間接応答がしばしばあるので要注意。

② **Yes/No 疑問文：**例えば、Do you ～? の質問に対して、Yes/No から始まるような直接応答を予測しがちですが、実際には間接応答が正解になることも少なくありません。即断は避け、内容をよく聞いて判断しましょう。

③ **付加疑問文：**基本的に Yes/No 疑問文と同じです。正解は間接的なものが多いです。

④ **選択疑問文：**～ A or B? 型の質問に対しては、まずは直接応答に狙いをつけましょう。その際、A や B が別の言葉に言い換えられていることもあるので注意。また、ここでも間接応答があります。

⑤ **平叙文（話し掛け）：**このタイプは質問ではないので、応答の予測はほぼ不可能。唯一の手立ては、発言から状況をイメージすることです。例えば、I'm going to the convenience store. の発言から、話し手は何かの目的で今コンビニへ行こうとしているところをイメージします。このイメージをヒントに自然な応答を選びます。

◎ 心構え

Part 2 では 80 パーセント（25 問中 20 問）の正解を目指しましょう。まず、直接応答の問題は落とさないこと。そこから少しずつ、間接応答にも対応できるようにしていきましょう。問題を解きながら多様な応答を経験し、発想の柔軟性を養ってください。

例 題　例題を通して、問題形式と基本的な解き方を確認します。問題の音声を聞いて、スクリプトと訳を確認したら、右ページの正解と解説を読んで理解を深めましょう。

3　005

M　What floor is the seminar on?
W　(A) The fifth.
(B) About marketing.
(C) At 9:30 tomorrow.

セミナーは何階ですか。
(A) 5 階です。
(B) マーケティングについてです。
(C) 明日の 9 時半にです。

4　006

M　Do you have a warranty on this laptop?
W　(A) A desktop computer.
(B) Yes, for one year.
(C) They're on the top shelf.

このノートパソコンの保証書はありますか。
(A) デスクトップ・コンピューターです。
(B) はい、1 年間のものがあります。
(C) それらは一番上の棚にあります。

5　007

W　Would you like to try a free bread sample?
W　(A) Thanks, it looks delicious.
(B) I'm sorry to hear that.
(C) I'll check on the delivery status.

パンの無料試供品をご試食になりませんか。
(A) ありがとう、おいしそうですね。
(B) それを聞いて残念です。
(C) 配達状況について確認します。

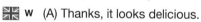

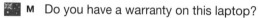

正解 A 質問は W/H 疑問文です。従って、最初の疑問詞を聞き逃さないことです。この質問は、What floor「何階」で始まっています。これさえ聞き取れれば正解は得られます。The fifth.「5 階です」と直接応答している (A) が正解です。階数は first、second、third のような序数を使い、<the+ 序数 +floor>で表現されます。「5 階で」なら On the fifth floor. となりますが、応答では On と floor を省略しています。What floor を What time と聞き違えると (C) At 9:30 tomorrow.「明日の 9 時半にです」を選んでしまいます。また、What floor の floor を聞き逃すと、What ... on「何について」／the seminar?「セミナーは」と解釈し、(B) About marketing.「マーケティングについてです」を選んでしまいます。質問の冒頭に細心の注意を払いましょう。

正解 B 質問は Yes/No 疑問文です。応答には、Yes あるいは No で答える直接応答が予測されますが、即断は禁物。質問文は直訳すると「あなたはこのノートパソコンの保証書を持っているか」ですが、つまり「このノートパソコンの保証書はあるか」と尋ねています。やや難しい語の warranty が使われていますが、知らなければ片仮名で「あなたは持っているか／ウォランティを」のように処理しましょう。(A) は、ノートパソコンのことを聞いているのに「デスクトップ・コンピューター」と答えており、応答としてかみ合わず不適切。(B) は Yes, for one year.「はい、1 年間のものが」と保証期間を述べているので正解です。(C) は、質問の「a warranty があるか」に対して複数形の they で答えているので不適切です。なお、この選択肢には質問にある laptop の音の一部 top が使われていますが、混同しないように注意しましょう。ちなみに、日本語では仕事などで個人が使うコンピューターのことを「パソコン」と言いますが、英語ではノート型パソコンは laptop (computer)、机上で使う大きいものは desktop (computer) と言います。

正解 A 質問文の Would you like to *do*? は、形式は Yes/No 疑問文ですが、「～しませんか」と相手を勧誘する表現です。Would you like to try「試してみませんか」／a free bread sample?「パンの無料試供品を」というのは、すなわち試食の勧誘です。こんなときには Yes あるいは No といった直接応答以外の応答が正解になる場合がよくあります。ここでは Yes を意味する Thanks に続けて、it looks「それは見える」／delicious「おいしそうに」という間接応答で勧誘に応じている (A) が正解です。(B) は I'm sorry「私は残念だ」／to hear that「それを聞いて」。これは相手に同情する表現で、質問とかみ合いません。(C) は I'll check「私は確認するつもりだ」／on the delivery status「配達状況について」。顧客からの問い合わせに対する配送会社などの応答と考えられ、不自然です。

【語注】

4 warranty （製品の品質の）保証、保証書／laptop ノートパソコン／desktop デスクトップ、卓上型パソコン／shelf 棚
5 Would you like to *do*? ～するのはいかがですか、～しませんか／free 無料の、無償の／sample 試供品、サンプル／check on ～ ～について確認する、～を調べる／delivery 配達、送付／status 状態、状況

例題　例題を通して、問題形式と基本的な解き方を確認します。問題の音声を聞いて、スクリプトと訳を確認したら、右ページの正解と解説を読んで理解を深めましょう。

6

008

W We can put a seafood dish on the menu, can't we?

魚介料理をメニューに入れることはできますよね？

W (A) They're in a stack over there.
(B) A restaurant with a view of the ocean.
(C) We can if you'd like.

(A) それらはあそこに積み重ねられています。
(B) 海を望めるレストランです。
(C) お望みならできますよ。

7

009

W Is the health-care lecture today or tomorrow?

医療の講義は今日ですか、それとも明日ですか。

W (A) On the corner of Fifth and State Streets.
(B) I'll finish it by the end of the day.
(C) It's today, in fifteen minutes.

(A) 五番通りとステート通りの角です。
(B) 私は今日中にそれを仕上げるつもりです。
(C) 今日で、15分後です。

8

010

M This e-mail from Mr. Robertson is rather unclear.

RobertsonさんからのこのEメールはかなり不明瞭です。

W (A) Yesterday afternoon.
(B) I didn't understand it either.
(C) At the post office downtown.

(A) 昨日の午後です。
(B) 私も理解できませんでした。
(C) 中心街の郵便局でです。

正解 C 質問は ..., can't we? という付加疑問文で、can't we が上昇調で発音されているので、確認の意味を含めた質問です。Yes/No 疑問文と同様に考え、Yes/No の直接応答もしくは間接応答を予想します。質問は、We can put「私たちは置くことができる」／a seafood dish「魚介料理を」／on the menu「メニューに」／, can't we?「できないか」で、可能かどうかを尋ねています。主語の We は発言者を含むレストランなどのスタッフを指していると考えられます。「メニューに置く」とは「メニューに入れる」ことです。(A) の in a stack「積み重なって」は、put「～を置く」と関係しそうですが、質問の put は「メニューに入れる」ことなので不適切。(B) の「海を望めるレストラン」も質問とかみ合いません。(C) は、Yes は省かれていますが、We can「できる」／if you'd like「もしあなたが望むなら」で、「できる」と答えているので正解。

正解 C 質問は～ A or B?「～ A それとも B ？」という選択疑問文です。Is the health-care lecture「医療の講義は」／today or tomorrow?「今日それとも明日」とあり、ここでの選択は文末の today or tomorrow です。直接応答なら today または tomorrow を使った、あるいは today、tomorrow を言い換えた応答が予想できます。もちろん間接応答の可能性もあります。(A) は場所を述べているので不適切。(B) は I'll finish it「私はそれを仕上げる」／by the end of the day「今日中に」とあり、day に惑わされそうになりますが、質問と合いません。(C) は最初に It's today と聞こえますので、すぐに正解だと判断できます。It's today「それは今日だ」／in fifteen minutes「15 分後に」とあり、選択肢の一方を答え、さらにより詳細な情報も加えています。

正解 B 疑問文の形ではなく平叙文で話し掛けており、応答の予測はほぼ不可能なので、発言から状況をイメージします。ここでは、This e-mail「この E メールは」／from Mr. Robertson「Robertson さんからの」／is rather unclear「かなり不明瞭だ」と、This「この」と言っていることから、メールを相手と一緒に見ている場面が想像できます。また、unclear「不明瞭な」と言っていることから、相手に助けを求めているのかもしれません。このイメージで選択肢を聞くことができれば理想的です。(A) の「昨日の午後」は意味が通らないので不適切。(B) の「私も理解できなかった」は、「不明瞭だ」という相手の発言内容に同意する自然な応答で、正解です。(C) の「中心街の郵便局で」は応答として成り立ちません。

【語注】

6 dish　料理、食品／*be* in a stack　積み重ねられている／over there　あそこに、向こうに／with a view of ～　～が見える、～を一望する／if you'd like　ご希望ならば、もしよろしければ ★ you'd = you would
7 health-care　医療の、ヘルスケアの／by the end of the day　今日の終わりまでに、今日中に／in　～（期間）の後に
8 rather　かなり、幾分／unclear　不明瞭な、理解しにくい／not … either　～もまた…ない ★否定文で同意・補足を表す／downtown　中心街の、ビジネス街の

Section 1 Part 2

Part 3 会話問題

問題形式

問題内容 2人または3人の間で交わされる会話を聞いて、その内容に関する3つの設問に答えます。各設問には4つの選択肢があり、その中から最も適切なものを選びます。問題用紙には、設問文と、各設問につき4つの選択肢が印刷されています。会話は音声のみで流れます。設問文は音声でも流れます。選択肢は印刷のみで音声はありません。

問題数 1つの会話に対して3つの設問があり、13会話、計39問（問題番号32～70）出題されます。後半では、図表を参照しながら解く設問を含む会話のセットが3つ出題されます。

解答手順
❶ Part 3 の Directions「指示文」の音声を聞く。この指示文は問題用紙に印刷されている。
❷ そのセットに属する問題番号を含む指示文 Questions xx through xx refer to the following conversation (with three speakers / and xxxxx). と、それに続いて流れる会話の音声を聞く。
❸ その後、3つの設問文の読み上げ音声を順番に聞き、それぞれについて (A) ～ (D) の4つの選択肢を読む。
❹ それぞれの設問文の後のポーズ（8秒、図表に関する設問は12秒）が終了するまでに、最も適切な選択肢にマークする。

問題用紙には、Part 3 の最初にこのパートの指示文が印刷されており、音声でも流れます。ここで流れを確認しましょう。 011

PART 3

Directions: You will hear some conversations between two or more people. You will be asked to answer three questions about what the speakers say in each conversation. Select the best response to each question and mark the letter (A), (B), (C), or (D) on your answer sheet. The conversations will not be printed in your test book and will be spoken only one time.

パート3

指示：2人あるいはそれ以上の人々の間の会話を聞きます。各会話の内容に関する3つの設問に答えるよう求められます。それぞれの設問について最も適切な答えを選び、解答用紙の (A)、(B)、(C)、または (D) にマークしてください。会話は問題用紙には印刷されておらず、1度だけ音声が流れます。

出題傾向

Part 3 は 13 会話、計 39 問で、以下のような傾向が見られます。

会話の特徴：会話は男女 2 人によるものが中心ですが、3 人（男 2 女 1 または男 1 女 2）の会話もあります。3 人の場合、同性が 2 人登場することになりますが、男女 2 人の会話に比べると、やや発言者を区別しにくいかもしれません。名前の呼び掛けが大きなヒントになるので、聞き逃さないようしましょう。また、アメリカ英語とイギリス英語といった発音の違いが聞き分けのヒントになる場合もあるでしょう。さらに、会話に関係する図表（graphic）が示され、それを参照して解答する設問を含む会話が 3 セット出題されます。

会話の長さ：30 ～ 40 秒の長さが中心です。2 人の会話では、2 ～ 3 往復程度のやりとりが多いです。3 人の会話でも、全体の長さは 2 人の場合と同程度と考えておいてよいでしょう。

会話の展開：会話は多くの場合、「問題・要求→提案→結論」の順に展開します。

設問：会話の後の設問には、主に 3 つのタイプが見られます。

・**概要**（話題、場所など）を問うもので、会話全体から判断できるもの
・**詳細**（問題、要求、提案、理由など）を問うもので、会話内の特定の情報から判断するもの
・**結論**（次の行動、新たな提案など）を問うもので、会話の最後の方から判断するもの

さらに、特定の設問形式で出題される以下の 2 つのタイプがあります。

・**発言の意図**を問うもの
・**図表に関する情報**を問うもの

◎ 基本的な解き方

1）会話の内容に集中

いったん会話の音声が流れ始めたら、会話の内容に集中します。会話を聞きながら解答しようとして設問文や選択肢に目をやると、その瞬間に話の内容がつかめなくなります。会話をしている 2 人（または 3 人）は、「どんな問題・要求があり→どんな提案をして→どんな結論を得たか」について、頭の中でスケッチをしながら聞きます。ただし、図表がある場合は図表を見ながら聞きましょう。

2）解答

各設問は読んで理解できたら、音声の読み上げを待たずに解答しても構いません。もし時間が余ったら、次の設問文と選択肢（と図表）に目を通しておきましょう。

3）次へ進む

次のセットが始まったら、たとえ未解答の設問があってもあきらめ、気持ちを切り換えて次の会話に集中しましょう。

◎ 心構え

Part 3 では、図表のない 2 人の会話の問題はなるべく正解することを目指し、このパート全体で約 60 パーセント（39 問中 23 問）の正答率を目指しましょう。会話を聞くときは、一つでも多くの語を聞き取り、会話の場面を頭の中でスケッチする練習をしてください。

例 題　例題を通して、問題形式と基本的な解き方を確認します。問題の音声を聞いて、スクリプトと訳を確認したら、右ページの正解と解説を読んで理解を深めましょう。

012

Questions 9 through 11 refer to the following conversation.

問題 9-11 は次の会話に関するものです。

M　Wow, look at all these people! Is this train always so crowded?

すごい、このたくさんの人たちを見て！ この電車はいつもこんなに混んでいるんですか。

W　Not usually. The football championship is this afternoon... Let's walk to the back of the train...should be a lot of empty seats there.

いつもではありません。サッカーの決勝戦が今日の午後にあるので…電車の後ろの方まで行きましょう…その辺なら空席がたくさんあるはずです。

M　Thanks for coming with me, by the way. I need to buy a new suit and shirt for a lecture I'm giving and I'm not very good at shopping for clothes... especially in the city.

ところで、一緒に来てくれてありがとう。私が担当する講義用に新しいスーツとシャツを買う必要があるのですが、洋服を買いに行くのがあまり得意ではなくて…特に都会では。

W　Don't worry, I know some great stores downtown.

ご心配なく。中心街のすてきな店を幾つか知っていますから。

【語 注】

crowded　混み合った／football　サッカー ★イギリス英語。アメリカ英語ではアメリカンフットボールを指す／championship　決勝戦、選手権試合／the back of ～　～の後ろの方／empty　空いている、ふさがっていない／*be* good at ～　～が得意である／worry　悩む、心配する／downtown　中心街の[に]、ビジネス街の[に]

10 extend　～(言葉など)を伝える、～(歓迎など)を示す／offer　～を与える、～を提供する／encouragement　励み、奨励／explanation　説明

11 purchase　～を購入する、～を買う

013

9 Where does the conversation most likely take place?
(A) At a shopping mall
(B) At a theater
(C) In a sports stadium
(D) On a train

会話はどこで行われていると考えられますか。
(A) ショッピングモールで
(B) 劇場で
(C) 競技場で
(D) 電車で

正解 D

この設問は会話の**概要**（場所）を問う設問です。冒頭で男性が、「この電車はいつもこんなに混んでいるのか」と言い、その直後に女性が、「いつもではない」と返すところを聞き取れれば解答できます。(D) が正解。設問文にある most likely *do* は Part 3 や Part 4 の設問文に頻出する表現で、直訳すれば「最も高い可能性で〜する」、つまり「〜すると最も思われる」の意味。会話中のヒントから最もあり得そうなものを選びましょう。(A) や (C) は、会話文から耳に残っている shopping や stores、football に掛けた選択肢ですが、いずれも 2 人が会話をしている場所ではありません。(B) は会話と関係がありません。

---

10 Why does the woman say, "The football championship is this afternoon"?
(A) To extend an invitation
(B) To offer encouragement
(C) To give an explanation
(D) To request a schedule change

女性はなぜ、"The football championship is this afternoon" と言っていますか。
(A) 招待するため
(B) 奨励するため
(C) 説明するため
(D) 予定の変更を求めるため

正解 C

ある**発言の意図**を問う設問なので、やや難しいです。前後の文脈から意図を読み取りましょう。上の Q9 で見た冒頭のやりとりの後、女性はこの発言をしています。つまり女性はこの発言で「この電車はいつもは混んでいないが今日は混んでいる」理由を説明していると受け取れます。従って、(C) の「説明するため」が正解。(A) の「招待するため」は会話と関連がなく、(B) の「奨励するため」も話の流れと合いません。(D) の「予定の変更を求めるため」は文脈的にあり得そうですが、会話ではそのような話にはなっていません。

---

11 What does the man say he needs to purchase?
(A) Tickets
(B) Clothes
(C) Food
(D) Furniture

男性は何を購入する必要があると言っていますか。
(A) チケット
(B) 衣服
(C) 食料
(D) 家具

正解 B

結論（男性の次の行動）を問う設問です。What「何を」／does the man say「男性は言っているか」／he needs to purchase?「彼が購入する必要があると」で、設問文では、会話に出てきた buy「〜を買う」の代わりに purchase「〜を購入する」と言っています。会話中のキーワードとして男性の 2 回目の発言にある new suit and shirt「新しいスーツとシャツ」が聞き取れていれば (B) Clothes「衣服」が正解だと分かります。女性の 1 回目の発言にある football championship と this afternoon が印象に残ると (A) Tickets を選びたくなりますが、チケットを買う話はどこにも出てきていません。同様に (C) Food も (D) Furniture も登場しません。Part 3、Part 4、Part 7 では、設問文や答えの選択肢に問題の英文中で出てきた語の同義語（buy → purchase）や言い換え表現（suit and shirt → clothes）がしばしば使われますので、注意しましょう。

Part 4 説明文問題

問題形式

問題内容 1人によるトークを聞いて、その内容に関する3つの設問に答えます。各設問には4つの選択肢があり、その中から最も適切なものを選びます。問題用紙には、設問文と、各設問につき4つの選択肢が印刷されています。トークは音声のみで流れます。設問文は音声でも流れます。選択肢は印刷のみで音声はありません。

問題数 1つのトークに対して3つの設問があり、10トーク、計30問（問題番号71～100）出題されます。後半では、図表を参照しながら解く設問を含むトークのセットが2つ出題されます。

解答手順
❶ Part 4 の Directions「指示文」の音声を聞く。この指示文は問題用紙に印刷されている。
❷ そのセットに属する問題番号を含む指示文 Questions xx through xx refer to the following xxxxx (and xxxxx). と、それに続いて流れるトークの音声を聞く。
❸ その後、3つの設問文の読み上げ音声を順番に聞き、それぞれについて (A) ～ (D) の4つの選択肢を読む。
❹ それぞれの設問文の後のポーズ（8秒、図表に関する設問は12秒）が終了するまでに、最も適切な選択肢にマークする。

問題用紙には、Part 4の最初にこのパートの指示文が印刷されており、音声でも流れます。ここで流れを確認しましょう。

014

PART 4

Directions: You will hear some talks given by a single speaker. You will be asked to answer three questions about what the speaker says in each talk. Select the best response to each question and mark the letter (A), (B), (C), or (D) on your answer sheet. The talks will not be printed in your test book and will be spoken only one time.

パート4

指示：1人の話し手によるトークを聞きます。各トークの内容に関する3つの設問に答えるよう求められます。それぞれの設問について最も適切な答えを選び、解答用紙の (A)、(B)、(C)、または (D) にマークしてください。トークは問題用紙には印刷されておらず、1度だけ音声が流れます。

出題傾向

Part 4は10トーク、計30問で、以下のような傾向が見られます。

トークの種類と内容：トークの種類は、冒頭の指示文で示されます。

例：Questions 80 through 82 refer to the following excerpt from a meeting.

「問題80-82は次の会議の一部に関するものです」

代表的なトークの種類には以下のようなものがあります。

① telephone message **「電話のメッセージ」：**留守電メッセージや電話の音声ガイドなど
② excerpt from a meeting **「会議の一部」：**自社製品に関する会議や社員研修など
③ announcement **「お知らせ」：**会社や組織の職員、サービス利用者に対する通達など
④ broadcast **「放送」：**ニュースや天気予報、ラジオ番組の導入部など
⑤ advertisement **「広告」：**割引や特典なども含む、新商品やサービスの宣伝など
⑥ speech **「スピーチ」：**イベントなどにおける代表者のあいさつなど
⑦ talk **「話」：**会合などに集まった参加者に対する説明やお願い、指示など

Part 3同様、図表を参照して解答する設問を含むトークが2セット出題されます。

トークの長さ：30～40秒の長さが中心です。

トークの展開：トークはおおむね、「あいさつ→本論→結論」の順に展開します。

設問：トークの後の設問には、主に3つのタイプが見られます。

・**概要**（話題、トークの対象者、場所など）を問うもので、トーク全体から判断できるもの
・**詳細**（問題、要求、提案、理由など）を問うもので、トーク内の特定の情報から判断するもの
・**結論**（次の行動、新たな提案など）を問うもので、トークの最後の方から判断するもの

さらに、特定の設問形式で出題される以下の2つのタイプがあります。

・**発言の意図**を問うもの
・**図表に関する情報**を問うもの

◎ 基本的な解き方

1）指示文から内容を予測

トークの音声の前に流れる指示文からどんな種類のトークなのかを聞き取り、内容を事前に予測しましょう。

2）解答

各設問は読んで理解できたら、音声の読み上げを待たずに解答しても構いません。もし時間が余ったら、次の設問文と選択肢（と図表）に目を通しておきましょう。

3）次へ進む

次のセットが始まったら、気持ちを切り換えて次のトークに集中しましょう。

◎ 心構え

Part 4はリスニングセクションで最も難易度が高いです。特に概要の設問には確実に答えるようにして、このパート全体で50パーセント（30問中15問）の正答率を目指しましょう。トークを聞きながら、トークの場面を頭の中でスケッチする練習をしてください。

例 題　例題を通して、問題形式と基本的な解き方を確認します。問題の音声を聞いて、スクリプトと訳を確認したら、右ページの正解と解説を読んで理解を深めましょう。

015

Questions 12 through 14 refer to the following talk.

M　Hello everyone and welcome to Markell County Playhouse. Thank you for volunteering to help make costumes for our next production *Changing Time*. Because this play has so many characters, we'll have to work hard to get ready for opening night on April 12. Each character has about three different outfits, so that's a lot of sewing for all of us. The dress rehearsal, in complete costume, is only five weeks away, so we'll need everything done by then.

問題 12-14 は次の話に関するものです。

皆さんこんにちは、Markell 郡立劇場へようこそ。次回作『変わりゆく時』の衣装作りの手伝いを申し出てくださり、ありがとうございます。この劇は登場人物がとても多いので、頑張って作業をして、4 月 12 日夜の初演に備えなければなりません。各登場人物に約 3 着ずつ異なる衣装があるので、私たち全員がたくさんの裁縫作業をすることになります。完成した衣装を着て行うドレスリハーサルまでわずか 5 週間ですので、それまでに全てを完成させる必要があります。

【語注】

county　郡／playhouse　劇場／thank you for *doing*　～してくれてありがとう／volunteer to *do*　進んで～する、～することを申し出る／help *do*　～するのを手伝う／production　作品／play　劇／character　登場人物／get ready for ～　～の準備をする／opening night　初演の夜／outfit　衣装／sewing　裁縫、針仕事／dress rehearsal　ドレスリハーサル ★本番の衣装を着て行う最終的な舞台稽古／in　～を着て／complete　完全な／away　あと～あって、～先で／done　<形容詞で>仕上がった、済んだ

12 intended　<形容詞で>意図された、対象となる／audience　聞き手／patron　後援者、顧客

13 mention　～に言及する／*be* set in ～　(映画や劇などの舞台が) ～に設定されている／waiting list　キャンセル待ちの名簿

14 take place　(行事などが) 行われる／in　～ (期間) の後に／photography　写真撮影

016

12 Who is the intended audience for the talk?
この話は誰に向けられていますか。

(A) Theater patrons
(B) Costume makers
(C) Ticket sellers
(D) Stage musicians

(A) 劇場の支援者
(B) 衣装の作り手
(C) チケットの販売員
(D) 舞台音楽の演奏者

正解 B

指示文の refer to the following talk やこの設問文の talk から、何かの会合の参加者に説明、お願い、あるいは指示などを伝えるものだと予想できます。設問は、Who「誰か」/is the intended audience「意図された聞き手」/for the talk?「この話の」。つまり**概要**（トークの対象者）を問う設問です。トークの 2～3 行目に Thank you for volunteering「申し出てくれて感謝する」/to help make costumes「衣装作りを手伝うことを」とあります。従って (B) が正解。トーク後半に出てくる outfits「衣装」、sewing「裁縫」、dress rehearsal「ドレスリハーサル」といった語句もヒントになります。help、costumes、play などから (A) も気になるところですが、ここで話題になっているのは「劇場への財政的支援」でなく「衣装作りの手伝い」なので不適切です。(C)、(D) については言及がありません。

---

13 What does the speaker mention about the play?
話し手は劇について何を述べていますか。

(A) It is very long.
(B) It is set in the past.
(C) There are many characters.
(D) There is a waiting list for tickets.

(A) 非常に長い。
(B) 過去に設定されている。
(C) たくさんの登場人物がいる。
(D) チケットのキャンセル待ちの名簿がある。

正解 C

設問は**詳細**（劇の内容）を問うもの。設問文は、What「何を」/does the speaker mention「話し手は言っているか」/about the play?「その劇について」です。トークの 5 行目に this play has so many characters「この劇は登場人物がとても多い」という発言があるので、それをそのまま述べた (C) が正解です。会話から many のイメージだけが漠然と残っていると (D) を選びそうですが、waiting list「キャンセル待ちの名簿」の話は出てきません。上演時間への言及もないので、(A) も不適切。(B) は「それ（劇）は過去に舞台設定されている」すなわち「時代劇である」ということですが、これも言及がありません。なお、Part 3 と Part 4 に出てくる架空の会社名や団体名には業種や活動内容が分かる語が含まれていることもあり、ヒントになります。この問題の Markell County Playhouse の County は「郡」、Playhouse は「劇場」、つまり「Markell 郡立劇場」です。

---

14 What will take place in five weeks?
5 週間後に何が行われますか。

(A) A photography session
(B) A dinner reception
(C) A fashion show
(D) A dress rehearsal

(A) 写真撮影会
(B) 夕食会
(C) ファッションショー
(D) ドレスリハーサル

正解 D

設問文は**結論**（次の行動）を問うものです。What「何が」/will take place「行われるか」/in five weeks?「5 週間後に」とあります。トークの中では、in five weeks ではなく five weeks away「5 週間先に」を使って、The dress rehearsal ... is only five weeks away. と言っています。従って (D) が正解。衣装作りの話がされていることから (C) の fashion show も気になるところですが、Playhouse「劇場」、this play「この劇」、characters「登場人物」などが聞き取れていれば、これを選ぶことは避けられるでしょう。(A) や (B) については言及がありません。

Part 5 短文穴埋め問題

問題形式

問題内容 短い英文中に空所が1カ所あります。空所には4つの選択肢があり、その中から空所を埋めるのに最もふさわしい語（句）を選びます。リーディングセクションなので、音声はありません。問題用紙にある英文と選択肢を読んで解答します。

問題数 30問（問題番号101～130）出題されます。問題英文は10～20語から成る短い文です。

解答手順
❶ Part 4の終わりにThis is the end of the Listening test. Turn to Part 5 in your test book. End of recording.「これでリスニングセクションは終了です。問題用紙のPart 5に取り掛かりましょう。録音音声終了」という指示文が流れたら、Reading testの説明とPart 5のDirections「指示文」のあるページを開き、それに目を通す。問題形式が分かっている場合は、すぐ問題に進む。
❷ 英文を読み、(A)～(D)の4つの選択肢で空所に最も適切なものにマークする。
※リスニングセクションとは異なり、リーディングセクションでは時間配分は自分で管理する必要がある。リーディングセクション全体で75分間なので、30問あるPart 5全体で約10分を目安に解答する。

問題用紙には、Part 5の最初にリーディングセクション全体の説明と、Part 5の指示文が印刷されています。一度目を通して、解答の手順を頭に入れておきましょう。

READING TEST

In the Reading test, you will read a variety of texts and answer several different types of reading comprehension questions. The entire Reading test will last 75 minutes. There are three parts, and directions are given for each part. You are encouraged to answer as many questions as possible within the time allowed.

You must mark your answers on the separate answer sheet. Do not write your answers in your test book.

PART 5

Directions: A word or phrase is missing in each of the sentences below. Four answer choices are given below each sentence. Select the best answer to complete the sentence. Then mark the letter (A), (B), (C), or (D) on your answer sheet.

リーディングテスト

リーディングテストでは、さまざまな文章を読んで、読解力を図る何種類かの問題に答えます。リーディングテストは全体で75分間です。3つのパートがあり、各パートにおいて指示が与えられます。制限時間内に、できるだけ多くの設問に答えてください。

答えは、別紙の解答用紙にマークしてください。問題用紙に答えを書き込んではいけません。

パート5

指示：以下の各文において語や句が抜けています。各文の下には選択肢が4つ与えられています。文を完成させるのに最も適切な答えを選びます。そして解答用紙の(A)、(B)、(C)、または(D)にマークしてください。

出題傾向

Part 5は30問で、基本的には文法力を問う問題ですが、文の中での語法を問う問題と考えて対処するとよいでしょう。主な問いの対象は出題数が多めのものから順に挙げると以下のようになっています。

① **語彙：**文全体から、意味的に適切な単語を選ぶもの

② **品詞：**文全体から、例えばattract（動詞）、attraction（名詞）、attractive（形容詞）、attractively（副詞）の中の、適切な品詞を選ぶもの

③ **前置詞：**空所の前後から、at、in、on、to、fromなどの適切な前置詞を選ぶもの

④ **動詞・助動詞：**文全体から、例えばgive、gave、be given、be giving、to give、will give、have given、would giveの中の、適切な活用、時制、態（能動態、受動態）のものを選ぶもの

⑤ **接続詞：**前後の節の関係から、例えばbecause、if、when、althoughの中の、適切な接続詞を選ぶもの

◎ 基本的な解き方

1）1問20秒

リーディングセクションの75分間で全ての問題に答えることを目指すと、Part 5に充てるのは10分が適切です。このパートは全部で30問あるので、1問あたり20秒で文を読んで解答する計算になります。

2）文全体を読む

時間を節約するために空所の前後だけを見て解答したくなりますが、そのやり方ではかえって選択肢を絞るのに時間がかかり、正答率も低くなります。手を抜かずに文全体に目を通すことが大切です。

3）文の要素をつかむ

まずは、文の「何が」（主語）と「どうする」（動詞）を確認しましょう。そして、「どうする」（動詞）の意味から後ろに続く語句を予測しながら読み取ります。例えば、動詞がtell「～に伝える」であれば、後ろには「誰に」「何を」が続くはずです。文の主要素である主語と動詞が出てきた後には、必要に応じて副詞［句・節］（どのように、どこで、いつ、どうして）などの＜＋α＞が続きます。この＜＋α＞は強調などのために文頭に置かれることもあります。こうした文の要素を確認しながら読むことで、空所に入る語句を絞り込むことができます。

◎ 心構え

Part 5は、意味的に適切かどうかでほとんどの問題は正解できます。従って、基本文法は押さえる必要がありますが、それ以上の細かい文法は深追いせずに、語彙力を強化することで対策しましょう。上で述べたように、Part 5全体の解答時間は10分が目安ですが、この時間内で解き切れなかったとしても、Part 6、Part 7のできるところまで解き進められるよう、焦らずに落ち着いて取り組みましょう。

例 題　例題を通して、問題形式と基本的な解き方を確認します。問題の英文と訳を確認したら、右ページの正解と解説を読んで理解を深めましょう。

15 The company's transition from paper paychecks to electronic paychecks was ------- smooth.

(A) impressive
(B) impression
(C) impressively
(D) impress

その企業の、紙の給与支払小切手から電子給与支払小切手への移行は、見事なまでに順調でした。

(A) 見事な
(B) 印象
(C) 見事に
(D) ～に印象づける

---

16 Kanelek Limited and Evensohn LLC have entered a strategic partnership to ------- their market share.

(A) increased
(B) increasing
(C) increases
(D) increase

Kanelek 社と Evensohn 社は、両社の市場シェアを拡大するために戦略的提携を結びました。

(A) 拡大した
(B) 拡大している
(C) 拡大する
(D) 拡大する

---

17 ------- the kitchen cabinets arrived late, the contractor installed them without putting the job behind schedule.

(A) Even though
(B) Instead of
(C) In addition to
(D) On top of

台所の戸棚は遅れて届きましたが、請負業者は作業を予定より遅らせることなく、それらを設置しました。

(A) ～であるけれども
(B) ～の代わりに
(C) ～に加えて
(D) ～の上に

正解 C まずは文の主要素（「何が」「どうする」）をつかみます。The company's ... と読み進めると、was が出てきます。この was が「どうする」（動詞）に当たるので、その手前までが「何が」（主語）に当たると分かります。動詞 was の意味は「～だった」なので、後ろには「どう（だった）」、あるいは「何（だった）」が来るはずです。空所の後には smooth「順調な」があります。選択肢は (A)「見事な」、(B)「印象」、(C)「見事に」、(D)「～に印象づける」。文全体を読めば「○○は、------- 順調だった」となり、「どのように」順調だったかを表すものとして (C) を選べます。この問題では文の主要素がつかめれば、主語を「○○は」と仮置きしたままでも正解を導くことができます。この文は、was の手前までが長い主語であることに気付くことが重要です。

正解 D 文の主要素はつかめましたか。Kanelek ... と読み進めると、have entered が出てきます。この have entered が「どうする」（動詞）に当たるので、その手前までが「何が」（主語）です。動詞 have entered の意味は「入った」なので、後ろには「何に」が来るはずで、それが a strategic partnership ですね。これで、文の主要素はそろったので、to ------- 以下は＜＋α＞（どのように、どこで、いつ、どうして、など）の要素だろうと見当がつけられます。to ------- という形と選択肢から、「～するために」という意味の to 不定詞＜to＋動詞の原形＞となることが分かります。選択肢の中で動詞の原形は (D) だけなので、これが正解。文頭から英語の語順のまま意味を取っていくと、「○○と○○は／入った／戦略的提携に／市場シェアを拡大するために」となります。

正解 A まずは文の主要素を見ましょう。------- the kitchen cabinets ... と読み進めると、動詞 arrived があります。その手前までが「何が」（主語）です。arrived「到着した」から後ろには「どこに」がありそうですが、見当たりません。代わりに late「遅れて」が来ています。その後にカンマがあり、the contractor があり、続いて installed という動詞が出てくるので、the contractor も主語だと分かります。ここで、カンマの前に＜主語＋動詞＞があり、カンマの後にも＜主語＋動詞＞があることに気が付きます。つまり、2つの文（＝節）があるということ。文と文をつなぐには接続詞が必要です。(A) は「～であるけれども」を表す接続詞で、意味も前後をつなぐ上で適切なので、これが正解。(B)、(C)、(D) は全て前置詞句で、文と文をつなぐことはできないため、ここでは文法的に不適切です。

【語注】

15 transition　移行、変化／paycheck　給料支払小切手、給与／smooth　順調な、支障のない
16 limited　（会社などが）有限責任の ★社名などの後に置く／
LLC　有限責任会社、合同会社 ★Limited Liability Company「有限責任会社」の略。日本の「合同会社」に似た形態／
enter a partnership　提携関係を結ぶ／strategic　戦略的な、戦略上の
17 contractor　請負人、受託業者／install　～を設置する／behind schedule　予定より遅れて

例題　例題を通して、問題形式と基本的な解き方を確認します。問題の英文と訳を確認したら、右ページの正解と解説を読んで理解を深めましょう。

18 Ms. Durkin asked for volunteers to help ------- with the employee fitness program.

(A) she
(B) her
(C) hers
(D) herself

Durkin さんは、従業員のフィットネスプログラムについて彼女を手伝ってくれる有志を求めました。

(A) 彼女が
(B) 彼女を
(C) 彼女のもの
(D) 彼女自身

---

19 All e-mail messages regarding legal issues should be ------- in a separate folder.

(A) stored
(B) escaped
(C) served
(D) determined

法的問題に関するＥメールメッセージは全て、別のフォルダーに保存しておいた方がいいです。

(A) 保存されて
(B) 免れて
(C) 提供されて
(D) 決定されて

正解 B 文の主要素である「何が」(主語)、「どうする」(動詞)はすぐに分かりますね。主語はMr. Durkin、動詞はasked。ask for ～ は「～を求める」という意味です。この後に「何を」に当たるvolunteersが来て、文の主要素は終わりです。次にto不定詞が来ています。これは「～するために」と目的を表す副詞的用法と、直前の名詞(volunteers)を「～するvolunteers」と修飾する形容詞的用法の2つが考えられます。文全体を読めば、後者の形容詞的用法だと判断できます。さて空所ですが、直前にhelpがあります。「～を助ける、～を手伝う」なので、後ろには「誰を」「何を」が来るはず。選択肢でこれに当てはまるのは(B)の「彼女を」と(D)の「彼女自身」の2つ。誰が助けるのかというhelpの意味上の主語を考えればvolunteersが助けるのですから、(B)の「彼女を」が正解です。

正解 A 文の主要素を見ていきましょう。All e-mail messages ... と読み進めると、should beが出てきます。つまり、shouldの手前までが「何が」(主語)です。「どうする」(動詞)の部分は空所も含みそうですね。動詞の部分が不明なので主語をはっきりさせましょう。「全てのEメールメッセージは／法的問題に関する」(下線部が前を修飾している)です。選択肢を見ると、いずれも動詞の過去形もしくは過去分詞。空所の前にbeがあることから<be+過去分詞>で、「～される」という受動態(受け身)になると判断できます。(A)なら「保存される」、(B)なら「免れる」、(C)なら「提供される」、(D)なら「決定される」となり、(A)が意味的に自然な流れの文を作るので、正解です。(C)はsaved「保存されて」と似ているので、うっかりすると選んでしまいそうです。つづりをよく確認しましょう。shouldは義務の意味を持つ助動詞ですが、ニュアンス的には「～した方がいい」という提案やアドバイスでよく使われます。

【語注】

18 ask for ～　～を求める／help ～ with …　…に関して～を手伝う／employee　従業員

19 regarding　～に関する／legal　法律の／issue　問題／separate　別個の

Part 6 長文穴埋め問題

問題形式

問題内容 1つの文書に空所が4カ所あります。各空所に4つの選択肢があり、その中からそれぞれの空所を埋めるのに最もふさわしい語・句または文を選びます。リーディングセクションなので、音声はありません。問題用紙にある英文と設問を読んで解答します。

問題数 1文書につき4つの設問（1セット）があり、全部で4文書、計16問（問題番号131～146）出題されます。4つの設問のうち、3つが語（句）を選ぶもの、1つが文を選ぶものです。文書は100語前後の英文で、手紙やメール、お知らせなどが登場します。

解答手順 ❶ Part 5を解き終えたら、Part 6のDirections「指示文」のあるページを開き、それに目を通す。問題形式が分かっている場合は、すぐ問題に進む。
❷ 英文を読み、(A)～(D)の4つの選択肢で空所に最も適切なものにマークする。
※ Part 6は全体で約10分を目安に解答する。

問題用紙には、Part 6の最初にこのパートの指示文が印刷されています。
一度目を通して、解答の手順を頭に入れておきましょう。

PART 6

Directions: Read the texts that follow. A word, phrase, or sentence is missing in parts of each text. Four answer choices for each question are given below the text. Select the best answer to complete the text. Then mark the letter (A), (B), (C), or (D) on your answer sheet.

パート6

指示：以下の文書を読んでください。各文書の中で語や句、または文が部分的に抜けています。文書の下には各設問の選択肢が4つ与えられています。文書を完成させるのに最も適切な答えを選びます。そして解答用紙の(A)、(B)、(C)、または(D)にマークしてください。

出題傾向

Part 6 は、100 語前後の 1 文書につき 4 つの設問（空所）があり、これが 1 セットになっています。全部で 4 セット出題され、全 16 問に 4 択で解答します。設問には以下の 2 つのタイプがあります。

① 語・句による穴埋め

1 文書中にある 4 つの空所のうち、3 つが語・句による穴埋めです。形式は Part 5 と同じですが、空所を含む 1 文を読むだけでは解答できないものが少なくありません。

② 文による穴埋め

1 文書中にある 4 つの空所のうち、1 つが文による穴埋めです。選択肢の文は、ほとんどが 10 語前後のもので、15 語を超えるような長い文はありません。

◎ 基本的な解き方

1）1 セット 2 分 30 秒

リーディングセクションの 75 分間で全ての問題に答えることを目指すと、Part 6 に充てるのは 10 分程度が適切です。全部で 4 セットあるので、1 セットあたり 2 分 30 秒、1 問（1 つの空所）あたり 40 秒弱で解答する計算（文書を読む時間を含む）になります。

2）文書の種類を確認

まずは、問題番号を含む指示文から文書の種類を確認します。これが文書理解の助けになります。

3）順に解答

文書の最初から読み始め、途中にある空所を順に解きながら読み進めます。解答に自信がないときには未解答のまま読み進め、文書全体を読み終えた後に再度解答を試みます。

① 語・句による穴埋め

Part 5 と同じように 1 文の中で解答できるものもまれにありますが、ほとんどは選択の判断が文脈に委ねられるタイプのものです。文法や語法だけで判断せず、前後の内容を把握した上で適否の判断をしましょう。

② 文による穴埋め

文による穴埋めでは、まず空所の直前の文を理解し、それと自然につながる文を選びます。直前の文だけで絞り切れないときは直後の文にもヒントを求めます。

◎ 心構え

Part 6 と Part 7 は、読む体力との勝負です。いかにスタミナを維持するかがポイントで、決め手は語彙力です。未知の語が少なければ少ないほど、体力を温存できます。問題を解きながら語彙力を強化しましょう。

例題　例題を通して、問題形式と基本的な解き方を確認します。問題の英文と訳を確認したら、p.49〜50の正解と解説を読んで理解を深めましょう。

Questions 20-23 refer to the following letter.

July 11

Dear Mr. Wong:

It was good to speak with you today about the opening in the accounts receivable department at Riedeberg Realty. -------. **20.** My prior experience has prepared me particularly well for this -------. **21.** Strong writing skills, assertiveness, and accuracy ------- **22.** in my last two jobs. I am also able to work effectively with coworkers, especially in a fast-paced environment.

I appreciate the time you took to ------- **23.** me. I look forward to hearing from you when you make your final hiring decision.

Sincerely,

Jon Troughman

問題20-23は次の手紙に関するものです。

7月11日

Wong様

本日Wong様と、Riedeberg不動産の売掛金課における求人についてお話しできてよかったです。*その職は私のスキルと関心にぴったり一致しているように思えます。以前の経験によって私は、この職にまさにふさわしい訓練を積むことができました。確かな文章力、積極性、正確さは、直近の2つの職で全て必須でした。私はまた、特にペースの速い環境において、同僚と協同して力を発揮することもできます。

面接のお時間を設けていただいたことに感謝いたします。最終的な採用決定をされる際にご連絡いただけるのを楽しみにしております。

敬具

Jon Troughman

*Q20の挿入文の訳

20

(A) The job seems like an ideal match for my skills and interests.
(B) The company had an outstanding reputation nationally.
(C) Note that I have applied for a number of other jobs as well.
(D) Please contact me to discuss additional scheduling options.

(A) その職は私のスキルと関心にぴったり一致しているように思えます。
(B) その会社は全国的に傑出した評価を得ていました。
(C) 私が幾つか他の職にも応募していることにご留意ください。
(D) 追加の候補日程について話し合うためにご連絡ください。

正解 A

指示文から文書は letter「手紙」だと分かります。最初の設問は選択肢を見ると**文による穴埋め**なので、直前の文をよく読み、これに自然につながる文を探します。直前の文（手紙の冒頭）の書き出しは、It was good to speak with you today「今日あなたとお話しできてよかった」／about the opening「求人について」となっています。この書き出しから、求人に応募した人が面接後に書いたお礼の手紙だと推測できます。選択肢を見ると、(A) は「その職は…」で始まり、募集中の職と自分の資質との一致を伝えています。この選択肢の主語を読んだだけでも自然なつながりが感じられます。また、空所以降でも自分のスキルがどのようなものかを説明しており、この文と流れが合うので、(A) が正解です。(B) は「その会社は…」、(C) は「ご留意ください…」、(D) は「ご連絡ください…」で、前後の流れからここに入れるのは不自然です。空所の前の文のキーワードは opening で、ここでは job opening「仕事の空き」すなわち「就職口」のことです。

21

(A) event
(B) incident
(C) position
(D) exception

(A) 出来事
(B) 事件
(C) 職
(D) 例外

正解 C

語・句による穴埋めです。Part 5 のように、この 1 文だけを読んで文法や語法で解答しようとすると、どの選択肢も当てはまりそうです。選択のヒントは文脈です。空所を含む文の前までに letter「手紙」、speak with you「あなたと話す」、opening「求人」があり、この文は My prior experience「私の以前の経験は」／… well for this ------- 「…この ------- によく」となっています。選択肢は、(A) が「出来事」、(B) が「事件」、(C) が「職」、(D) が「例外」。意味から (C) が正解だと分かりますね。この文はやや難しい表現ですが、My prior experience「私の以前の経験は」／has prepared me「私に準備をさせてきた」／particularly well「特によく」／for this position「この職に」、つまり、「以前の経験により、私はこの職にふさわしい訓練を積んだ」といった意味合いです。

【語注】

opening 就職口、空き／accounts receivable 売掛金／department 課、部／realty 不動産／prior 前の／prepare ~ well for … ～を…に対して十分に準備させる／particularly 特に、非常に／assertiveness 積極性、自信に満ちた態度／accuracy 正確さ／*be* able to *do* ～することができる／effectively 結果に結び付いて、効果的に／coworker 同僚／fast-paced ペースの速い／appreciate ～に感謝する／look forward to *doing* ～するのを楽しみに待つ／hear from ～ ～から連絡をもらう／make a decision 決定する／hiring 雇用、従業員の採用

22 (A) all requiring
(B) had all required
(C) all requirements
(D) were all required

(A) 全て必要としている
(B) 全て必要としていた
(C) 全ての要件
(D) 全て必要とされていた

正解 D

語・句による穴埋めです。選択肢を見ると Part 5 のように文法的に解決できそうです。文の主要素である「何が」(主語)、「どうする」(動詞) を確認しましょう。文頭の Strong から読み進めると、空所まで「どうする」(動詞) が出てきません。空所の後にもありません。つまり、空所が動詞で、空所の手前までが主語です。主語は Strong writing skills「確かな文章力」／assertiveness「積極性」／and accuracy「そして正確さは」。この主語の内容から動詞を選びます。(A) は動詞ではなく現在分詞なので不適切。(B) は「全て必要としていた」ですが、主語の内容から言って能動態は意味的に合いません。(C) は名詞で不適切。(D) were all required は「全て必要とされていた」で、動詞として文が成り立つのでこれが正解。空所の後の in my last two jobs「直近の 2 つの職では」とも自然につながります。

---

23 (A) train
(B) recommend
(C) entertain
(D) interview

(A) ～を教育する
(B) ～を推薦する
(C) ～を楽しませる
(D) ～を面接する

正解 D

語・句による穴埋めです。選択肢を見ると、上の Q22 のような変化形の 4 択ではありません。従って、この 1 文だけでは選択できません。ここまでの文脈から判断しましょう。この文書は、時系列で並べると、「求人」があり、「面接」があり、文書はその後に書いた「手紙」という位置付けです。これだけヒントがあれば簡単に解答できますね。空所を含む文は、I appreciate「私は感謝する」／the time you took「あなたが取ってくれた時間に」／to ------- me「私を ------- するために」となっています。文意から空所には (D) interview「～を面接する」が入ると考えられます。(D) が正解。文脈を考えずにこの 1 文だけで解答しようとすると、(A) の「～を教育する」、(B) の「～を推薦する」、(C) の「～を楽しませる」のいずれも正しいように思え、判断に窮します。文書全体から判断しましょう。

【語 注】
20 seem like ～　～のように思える／ideal　申し分のない、理想的な／match for ～　～に合うもの、一致するもの／skill　<しばしば複数形で>技能、スキル／interest　関心、関心事／outstanding　傑出した／reputation　評価、評判／note that ～　～であることに注意する／apply for ～　～に応募する／a number of ～　幾つかの～、多数の～／as well　～も、同様に／additional　追加の／scheduling　日程を組むこと／option　選択肢
22 require　～を必要とする／requirement　要件

Column

英語が使えるようになるには

～4技能を伸ばすトレーニング～

テストのスコアアップの基本は、何と言っても基礎的な英語力の底上げです。そして、スコア向上にとどまらず、どんな英文に出合っても正確に意味を把握し、必要に応じて適切な反応や発信ができるようになる、つまり、英語が使えるようになることが、全ての学習者の最終目標と言えるでしょう。基礎力習得には**リスニング**、**リーディング**の訓練が基盤となりますが、その土台となるのが**語彙**と**文法**です。さらにそれらを運用して、英語でのアウトプット（**スピーキング**、**ライティング**）も円滑に行えるようになること、すなわち、**4技能**をバランスよく磨いていく必要があります。ここでは、そのために効果的なトレーニングをご紹介しましょう。

英文素材をフル活用

語学学習では「2材料、4技能」などとよく言われます。2材料とは**語彙**と**文法**です。本書を使って、この2つの**材料**の基本を身に付けるとともに、**聞く・話す・読む・書く**という4つの**技能**を習得していきましょう。

語彙については、Section 2のReviewで紹介している「リスニングの基本トレーニング」(p.68) と「リーディングの基本トレーニング」(p.110) で対策できます。**文法**については、「基本文法」(p.110) の項目を習得すれば、日常レベルの英語には十分です。あとは、4技能を身に付けるトレーニングをすることが重要です。

本書の問題を一通り解き終えたら、その英文素材を使ってさらに**聞く・読む・話す・書く**力を磨いていくために、以下のトレーニングをしましょう。まずは苦手なパートや伸ばしたいパートの素材から取り組むなど、自分に合った方法で始めてください。

4技能を伸ばす5つのトレーニング

トレーニング1　Dictation ▶Part 3の英文素材
音声を繰り返し聞き、聞き取れた英文を書き取る → スクリプトでエラーをチェックする
【効果】英語の音声に慣れる、聞いて分かる語彙が増える、音の変化に慣れる、英語の速度に慣れる

トレーニング2　Shadowing ▶Part 3、Part 4の英文素材
音声を流し、聞こえた英文を追いかけるように発音する。音声を止めることはしない
【効果】英語の速度に慣れる、英語の語順に慣れる、訳さず英語で理解する習慣が付く、発音が上達する

トレーニング3　Oral Translation ▶Part 2、Part 3の英文素材
日本語の訳を見ながら、口頭で英訳する
【効果】スピーキング力が付く、ライティング力が付く

トレーニング4　Chunk Translation ▶Part 6、Part 7の英文素材
文頭から意味の固まり（チャンク）単位（p.111参照）で、読んだ分だけ理解し、内容を理解しながら読み進める
【効果】速読力が身に付く、英語の語順に慣れる、英語の構文に慣れる

トレーニング5　Read & Look up & Copy ▶Part 6、Part 7の英文素材
1文ごとに、読む（Read）→ 顔を上げて（Look up）→ その文を見ずに言う・書く（Copy）
【効果】スピーキング力が付く、ライティング力が付く

Part 7 1つの文書／複数の文書

問題形式

問題内容 1つの文書または複数（2つまたは3つ）の文書セットを読んで、その内容に関する設問に答えます。各設問には4つの選択肢があり、最も適切なものを選びます。リーディングセクションなので、音声はありません。問題用紙にある英文と設問を読んで解答します。

問題数 54問（問題番号147～200）出題されます。1文書の問題は計10セットで、1セットに2～4つの設問があります（計29問）。2文書の問題は計2セットで、1セットに5つの設問があります（計10問）。3文書の問題は計3セットで、1セットに5つの設問があります（計15問）。
文書は、チラシ、フォーム（記入用紙、申込書など）、請求書、ウェブページ、記事、Eメール、テキストメッセージ、お知らせなど、さまざまな内容・形式のものが登場します。

解答手順
❶ Part 6を解き終えたら、Part 7のDirections「指示文」のあるページを開き、指示文に目を通す。問題形式が分かっている場合は、すぐ問題に進む。
❷ まず文書に目を通した後、各設問文を読み、それぞれ(A)～(D)の4つの選択肢から最も適切なものにマークする。文書が複数ある場合は、全ての文書に目を通してから、設問に移る。
※残りの時間（Part 5とPart 6を各10分間で解答したなら、残り55分間）を使って、できる限り多くの設問を解くことを目指す。

問題用紙には、Part 7の最初にこのパートの指示文が印刷されています。
一度目を通して、解答の手順を頭に入れておきましょう。

PART 7

Directions: In this part you will read a selection of texts, such as magazine and newspaper articles, e-mails, and instant messages. Each text or set of texts is followed by several questions. Select the best answer for each question and mark the letter (A), (B), (C), or (D) on your answer sheet.

パート7

指示：このパートでは、雑誌や新聞の記事、Eメールやインスタントメッセージなどのさまざまな文書を読みます。1つの文書または複数の文書のセットにはそれぞれ、幾つかの設問が続いています。各設問について最も適切な答えを選び、解答用紙の(A)、(B)、(C)、または(D)にマークしてください。

出題傾向

Part 7は長文読解の問題で、全部で54問あります。リーディングセクションは全体で100問なので、Part 7だけで半分強を占めています。難易度が高く、1セット解くのに時間がかかるため、時間切れになってしまうことも多いでしょう。出題形式は以下の3タイプがあります。各セットに含まれる設問には、**概要**を問うもの、**詳細**を問うもの、**語の意味**を問うもの、メッセージでの**発言の意図**を問うもの、適切な**挿入文の位置**を問うものがあります。

① **1つの文書**（シングルパッセージ）
1文書に対して2～4問の設問。全部で10セット出題されます。

② **2つの文書**（ダブルパッセージ）
1セットになった2文書に対して5問の設問。全部で2セット出題されます。文書の一方がEメールであることが多いです。

③ **3つの文書**（トリプルパッセージ）
1セットになった3文書に対して5問の設問。全部で3セット出題されます。Eメールと他の文書の組み合わせであることが多いです。

◎ 基本的な解き方

Part 5を10分、Part 6を10分で終えたとすれば、残りの55分がPart 7の時間です。初級者にとって、時間内にPart 7の設問を全て解き切ることはかなり難しいものです。頑張って時間内に全問解答を目指すか、何セットか捨てても慎重に進めて正答率を上げるか、悩ましいところです。演習を重ね、確実に解ける問題を増やしていきましょう。

① **1つの文書**（シングルパッセージ）
まず設問文にざっと目を通しておくと、文書を読むときに、答えが書かれている箇所の見当がつけやすくなります。設問は基本的に、文書の流れに合わせた順番で出題されることが多いです。概要を問う設問については、文書全体からヒントを拾い、詳細を問う設問については関連情報のある箇所をよく見て正解を導きましょう。

② **2つの文書**（ダブルパッセージ）
まず2文書全体に目を通し、状況や話の流れをつかんでから解答しましょう。単独の文書だけで答えが得られる設問（According to ～の形で参照すべき文書が指定されているものもある）と、2文書を照らし合わせなければ解けない設問があります。

③ **3つの文書**（トリプルパッセージ）
まず3文書全体に目を通し、全容をつかんでから解答しましょう。基本的に②と同じ要領ですが、文書が3つあるので、答えのある場所を見つけるのは、ダブルパッセージより難しくなります。残り時間も意識しながら進めましょう。

◎ 心構え

Part 7は情報量が多いです。1文ずつ和訳しようとすると時間切れになるので、「何が」「どうする」の主要素に注目しながら他はざっと読み、設問と関連しそうな部分に来たら詳細にも気を付けて読みましょう。

例題　1つの文書

例題を通して、問題形式と基本的な解き方を確認します。問題の英文と訳を確認したら、右ページの正解と解説を読んで理解を深めましょう。

Questions 24-25 refer to the following text-message chain.

Joan Trivers [10:34 A.M.] Yuji, my train is delayed by one hour, and I might be late for my presentation. Would you be able to set up and start for me if I am not there before 2:00?

Yuji Okada [10:35 A.M.] Sure. When are you due in?

Joan Trivers [10:37 A.M.] I won't make it to Oakville station until 1:20. I'll try to get the first bus from there to the office.

Yuji Okada [10:39 A.M.] No need. I'll pick you up. We'll be at the office before 2.

Joan Trivers [10:41 A.M.] Great, thank you! But do set up the computer with the presentation.

問題 24-25 は次のテキストメッセージのやりとりに関するものです。

Joan Trivers（午前 10 時 34 分）　Yuji、電車が 1 時間遅れていて、自分の発表に遅れてしまうかもしれないんです。もし私が 2 時前にそこに着けなかったら、用意をして、私の代わりに始めてもらうことはできますか。

Yuji Okada（午前 10 時 35 分）　分かりました。いつ到着する予定ですか。

Joan Trivers（午前 10 時 37 分）　Oakville 駅に着けるのは 1 時 20 分にはなってしまうと思います。そこからオフィスに行く最初のバスに乗るようにします。

Yuji Okada（午前 10 時 39 分）　その必要はありません。僕があなたを車で迎えに行きますよ。2 時前にはオフィスに着くでしょう。

Joan Trivers（午前 10 時 41 分）　素晴らしい。ありがとうございます！ ただ、必ずプレゼン資料が入ったコンピューターを準備しておいてくださいね。

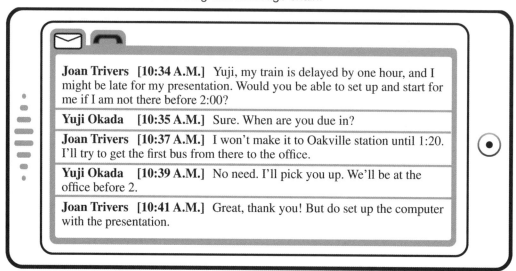

24 What is Ms. Trivers concerned about?
(A) Arriving at the office by a certain time
(B) Missing a colleague's presentation
(C) Catching a connecting train
(D) Finding a bus station

Trivers さんは何について心配していますか。
(A) 特定の時刻までにオフィスに到着すること
(B) 同僚の発表を見逃すこと
(C) 乗り継ぎの電車に間に合うこと
(D) バス乗り場を見つけること

正解 A

このセットには2つ設問があります。この設問は**詳細**（Trivers さんが心配なこと）を問うもので、1つ目の設問なので、文書の前半にヒントがありそうです。Trivers さんの最初の発言の1～2行目に、I might be late for my presentation「自分の発表に遅れるかもしれない」とあります。その後も Okada さんとプレゼンテーションに間に合う方法について話し合っているので、(A) が正解。同発言にある presentation から (B) を選んでしまうかもしれません。しかし、英文中では my presentation なので内容と合いません。「電車」や「バス」の話は出ていますが、(C) や (D) のような内容ではないので不適切。10時37分のメッセージに、I won't make it to ... とありますが、make it to ～で「～に間に合う、～に参加する、～に到達する」を意味します。会話でよく使われますので、覚えておきましょう。

---

25 At 10:39 A.M., what does Mr. Okada most likely mean when he writes, "No need"?
(A) They will not have to go to Oakville.
(B) They will not need a computer.
(C) Ms. Trivers does not need to take a bus.
(D) Ms. Trivers does not have to come to the office.

午前10時39分に "No need" と書くことで、Okada さんは何を意図していると思われますか。
(A) 彼らは Oakville に行かなくてもよい。
(B) 彼らにはコンピューターは必要ではない。
(C) Trivers さんはバスに乗る必要はない。
(D) Trivers さんはオフィスに来なくてもよい。

正解 C

設問を直訳すると、At 10:39 A.M.「午前10時39分に」／what does Mr. Okada most likely mean「何を Okada さんは意図していると思われるか」／when he writes, "No need"?「彼が『その必要はない』と書いているとき」とあり、**発言の意図**を尋ねるものです。ここで引用されている Okada さんの発言の前後を読んでみると、No need. の直前に Trivers さんが、I'll try to get the first bus ... と書いています。これに対する No need. なので、(C) が正解となります。他の (A)、(B)、(D) も現実にあり得そうなことですが、メッセージにはそのような内容は書かれていません。No need. の後に出てくる pick up ～ / pick ～ up は「車で～を迎えに行く」の意味。10:35 A.M. のメッセージにある When are you due in? の *be* due は「～する予定だ」で、ここでは When are you due in (the office)? で「いつ会社に着く予定？」という意味です。

【語注】
text-message chain　携帯電話での文字メッセージのやりとり／*be* delayed　遅れている、遅延している／
set up　支度する、手はずを整える／due　～することになって、～する予定で／in　到着して、来て／
not ～ until …　…になってやっと～する／make it to ～　～に間に合う、～に参加する、～に到達する／
no need (to *do*)　(～する) 必要はない／pick up ～　～を車で迎えに行く／
do set up　★do は続く動詞などを強調する助動詞で、この文は命令文になっている。主にイギリス英語。アメリカ英語では make sure to set up と言うことが多い
24 *be* concerned about ～　～について心配している／miss　～を逃す、～に出られない／
colleague　同僚／catch　～(乗り物) に間に合う、～に乗る／connecting　乗り継ぎの、接続の

例 題 **複数の文書**

例題を通して、問題形式と基本的な解き方を確認します。問題の英文と訳を確認したら、p.58～60 の正解と解説を読んで理解を深めましょう（Section 1 では 2 文書のみを扱います）。

Questions 26-30 refer to the following e-mail and text message.

Eメール

To:	Astrid Martin <amartin@elpost.com>
From:	Quail Airlines <reservations@quailairlines.com>
Subject:	Flight Confirmation
Date:	15 March

Dear Ms. Martin,

The flight information for the ticket you purchased today is below.

Traveler	**Flight Number**	**Seat**	**Confirmation Number**
Ms. Astrid Martin	QA566	18D	EV4363592
Date of Travel	**Departing**		**Arriving**
10 April	Brussels, Belgium, 10:35 A.M.		Toronto, Canada, 1:00 P.M.

Boarding Time: 9:35 A.M. to 10:05 A.M.

Baggage Reservation: 1 checked bag, 1 carry-on bag

On the day of travel, proceed to the Quail Airlines counter to receive your boarding pass and check in your baggage. As a Quail Travel Card member, you are allowed one checked bag and one carry-on bag free of cost. See the chart below for an explanation of baggage charges.

	1 bag	**2 bags**	**3 bags**	**4 bags**
Checked Bag	$0.00	$30.00	$60.00	$90.00
Carry-On	$0.00			

In the event of an airline delay of more than three (3) hours, you may use your Quail Travel Card to enter our Quail Preferred Clubroom. There you may relax, use our high-speed wireless Internet service, and enjoy complimentary food and refreshments at our snack bar.

テキストメッセージ

To: Astrid Martin
From: Quail Airlines Flight QA566
Date: 10 April, 6:00 A.M.

This text message alert is to inform you that your flight QA566 today to Toronto, Canada, has been delayed 4 hours due to poor weather conditions. Boarding will now begin at 1:35 P.M. We apologize for any inconvenience.

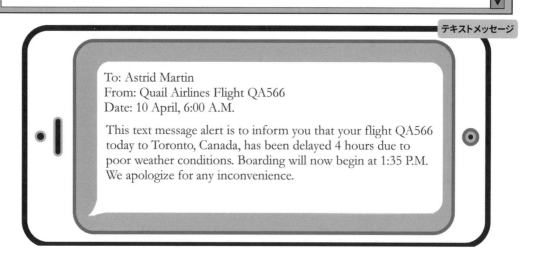

問題 26-30 は次の E メールとテキストメッセージに関するものです。

受信者：Astrid Martin <amartin@elpost.com>
送信者：Quail 航空 <reservations@quailairlines.com>
件名：便の確認
日付：3 月15日

Martin 様

本日ご購入されたチケットのフライト情報は以下の通りです。

搭乗者	**便名**	**座席**	**予約番号**
Astrid Martin 様	QA566 便	18D	EV4363592

搭乗日	**出発**	**到着**
4月10日	ブリュッセル（ベルギー）、午前 10 時 35 分	トロント（カナダ）、午後 1 時

搭乗時刻：午前 9 時 35 分～午前 10 時 5 分
予約手荷物：預入手荷物 1 個、機内持込手荷物 1 個

ご搭乗当日は、Quail 航空カウンターまでお越しいただき、搭乗券をお受け取りになり、手荷物をお預け入れください。Quail トラベルカードの会員様ですので、預入手荷物 1 個と機内持込手荷物 1 個は無料となります。手荷物料金の説明は下の表をご覧ください。

	1 個	**2 個**	**3 個**	**4 個**
預入手荷物	0 ドル	30 ドル	60 ドル	90 ドル
機内持込手荷物	0 ドル			

3 時間以上の運航遅延の際には、Quail トラベルカードのご使用で Quail 会員様優先ラウンジをご利用いただけます。そちらでおくつろぎいただき、高速無線インターネットサービスをご利用いただき、また、軽食コーナーで無料の食べ物と飲み物をお召し上がりいただくことができます。

受信者：Astrid Martin
送信者：Quail航空 QA566 便
日付：4 月 10日、午前 6 時

このテキストメッセージ通知は、本日ご搭乗予定のカナダ、トロント行き QA566 便が、悪天候により 4 時間の遅延となっていることをお知らせするためのものです。ご搭乗は現在、午後 1 時 35 分開始予定です。ご不便をおかけいたしますことをおわび申し上げます。

【語 注】

Eメール confirmation　確認（書）／purchase　～を購入する／below　以下に／departing　出発／boarding　搭乗／baggage　手荷物／check　（乗り物で）～（荷物）を預ける／carry-on (bag)　（機内）持込手荷物／on the day of ～　～の当日に／proceed to ～　～へ進む／boarding pass　搭乗券／check in ～　～を預ける／*be* allowed　許可される／free of cost　無料で／chart　図表／charge　料金／in the event of ～　～の場合／delay of ～　～（時間・期間）の遅延／preferred　優先の／complimentary　無料の／food and refreshments　食べ物と飲み物

テキストメッセージ alert　緊急の通知／inform ～ that …　～に…ということを知らせる／*be* delayed　遅延している／due to ～　～が原因で／apologize for ～　～について謝罪する／inconvenience　不便

26 What is true about Ms. Martin?

(A) She is from Canada.
(B) She is flying with a group.
(C) She is taking a business trip.
(D) She is a Quail Travel Card member.

Martin さんについて正しいものはどれですか。

(A) カナダ出身である。
(B) 団体で飛行機旅行することになっている。
(C) 出張することになっている。
(D) Quail トラベルカードの会員である。

正解 D

2 文書（ダブルパッセージ）の問題です。最初の設問なので、おそらく 1 つ目の文書（E メール）にヒントがありそうです。この E メールの目的は Subject「件名」にあるように、Flight Confirmation「便の確認」です。この設問は**詳細**（Martin さんについての正しい記述）を問うものです。選択肢の内容と E メールから分かることを照合しながら正解を導きましょう。E メール本文の 10 行目に、As a Quail Travel Card member, you are ...「Quail トラベルカード会員として、あなたは…」とあるので (D) が正解。(A) については、フライトが「ベルギー発カナダ行き」という情報が書いてあるだけで、彼女の出身地についての言及はありません。(B) については、飛行機で旅をすることは事実ですが、団体旅行の言及はありません。(C) についても、business trip「出張」とは書かれていません。

---

27 How much must Ms. Martin pay for her bags?

(A) $0.00
(B) $30.00
(C) $60.00
(D) $90.00

Martin さんは手荷物に対して幾ら支払わなければなりませんか。

(A) 0 ドル
(B) 30 ドル
(C) 60 ドル
(D) 90 ドル

正解 A

設問は**詳細**に関するもので、選択肢に具体的な金額が並び、手荷物の手数料が問われています。彼女の手荷物については E メール本文の 8 行目に、Baggage Reservation「予約手荷物」: 1 checked bag「預入手荷物 1 個」、1 carry-on bag「機内持込手荷物 1 個」と記載されています。その下に料金の chart「表」があり、どちらも 1 bag なので表からは料金が発生しないことが分かります。従って (A) が正解。このことは表の上にも、you are allowed「あなたは許可される」／one checked bag and one carry-on bag「預入手荷物 1 個と機内持込手荷物 1 個を」／free of cost「無料で」と書かれていることから確認できます。表を見て、手荷物を単純に個数だけで考えると (B) を選びかねません。早合点せずに情報を正確に追って答えましょう。

28 Why was the text message sent to Ms. Martin?
(A) To confirm her ticket purchase
(B) To notify her of a price increase
(C) To inform her of a time change
(D) To tell her what departure gate to use

このテキストメッセージはなぜ Martin さんに送られましたか。
(A) チケットの購入を確認するため
(B) 価格の値上がりを通知するため
(C) 時間の変更を知らせるため
(D) どの出発ゲートを使うべきか伝えるため

正解 C

設問文は Why was the text message sent「なぜテキストメッセージが送られたか」／to Ms. Martin?「Martin さんに」とあり、**概要**（テキストメッセージが送付された目的）を尋ねています。「テキストメッセージ」と言っているので、2つ目の文書を見ると、本文の1行目に、This text message alert「このテキストメッセージの通知は」／is to inform you「あなたに知らせるためのものだ」／that ...「(that 以下のことを)」と書かれています。that 節の中を読むと、your flight ...「あなたの…の便は」／has been delayed 4 hours「4時間遅延している」とあり、続く文から、Eメールにある当初の搭乗開始時刻の午前9時35分が午後1時35分に変更されていることが分かります。よって、正解は (C)。(A)、(B)、(D) については述べられていません。

---

29 What can Ms. Martin receive on April 10 ?
(A) A free travel bag
(B) A free snack
(C) A free seat upgrade
(D) A free flight reassignment

4月10日、Martin さんは何を受けられますか。
(A) 無料の旅行かばん
(B) 無料の軽食
(C) 無料の座席のランクアップ
(D) 無料の航空便再割り当て

正解 B

設問は**詳細**に関するもので、What「何を」／can Ms. Martin receive「Martin さんは受けることができるか」／on April 10?「4月10日に」で、特定の日に起きることを尋ねています。「4月10日」という日付は、1つ目の文書（Eメール）の「搭乗日」と2つ目の文書（テキストメッセージ）の「(送信) 日付」に記載されており、このメッセージが搭乗日当日に送られたことが分かります。また、Eメールの下から4行目に、In the event of an airline delay「飛行機の遅延があった場合には」／of more than three (3) hours「3時間以上の」／you may use your ... Card「あなたはカードを使える」／to enter ... Clubroom「会員ラウンジに入るために」とあります。さらに続けて、There「そこで」／you may ... enjoy「あなたは…楽しむことができる」／complimentary food and refreshments「無料の食べ物と飲み物を」とあります。テキストメッセージには「4時間の遅延」と記載されており、これが1つ目のEメールで案内されている「3時間以上の運航遅延」に当たるので、(B) が正解。(C) の「ランクアップ」や (D) の「航空便再割り当て」などはあり得そうですが、ここでは述べられていません。

【語 注】

26 *be doing*　～することになっている／business trip　出張
27 pay for ～　～の代金を支払う
28 confirm　～を確認する／notify ～ of …　～に…を通知する／price increase　価格の上昇／inform ～ of …　～に…を知らせる／what ～ to *do*　どの～を…するべきか
29 free　無料の／snack　軽食／upgrade　(座席、部屋などの) ランクアップ／reassignment　再度割り当てること、割当変更

30 In the text message, the word "poor" in paragraph 1, line 3, is closest in meaning to

(A) bad
(B) weak
(C) little
(D) thick

テキストメッセージ内の第 1 段落・3 行目にある "poor" に最も意味が近いのは

(A) 悪い
(B) 弱い
(C) 小さい
(D) 厚い

正解 A

最後の設問は、2 つ目の文書（テキストメッセージ）の中にある**語の意味**を問うものです。選択肢の中から最も近い意味の語を選びましょう。この poor は、your flight ...「あなたの…の便は」／has been delayed 4 hours「4 時間遅延している」の後に due to poor weather conditions と述べられているものです。due to ～は「～が原因で」、weather conditions は「天候状況、気象条件」です。(A) の bad は bad weather で「悪天候」を意味するので、これが正解。poor は「貧しい」ばかりでなく、「（質や状況が）良くない、（天気が）悪い」という意味でも使われます。poor health というと「病弱」という意味ですが、これを連想して (B) を選ぶミスが考えられますが、後ろに来るのが weather conditions なので「弱い天候」では意味が通りませんね。

Section 2

基本の70問演習

500点超えを目指すなら必ず正解したい基本の70問を厳選しました。
まずはこの70問を全てクリアできることを目指し学習を進めてください。
間違えた問題は解説をよく読み、復習しましょう。

Part 1 写真描写問題

該当の音声を聞いて、問題に答えましょう。写真の内容に最も合う説明文を、4 つの選択肢の中から選んでください。

017

1.

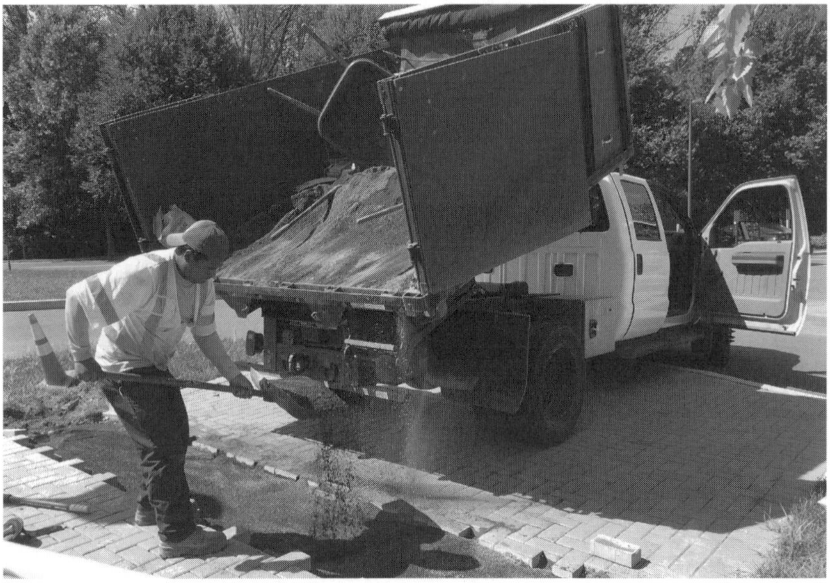

018

2.

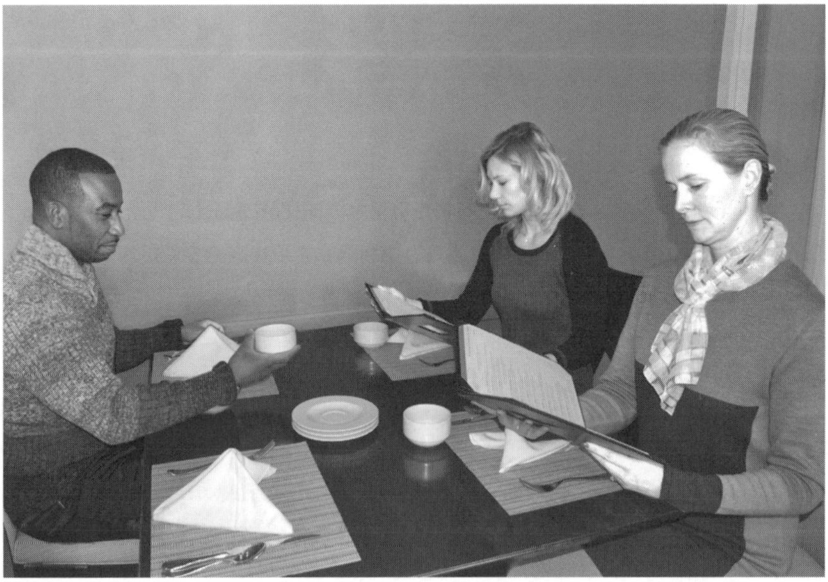

019

3.

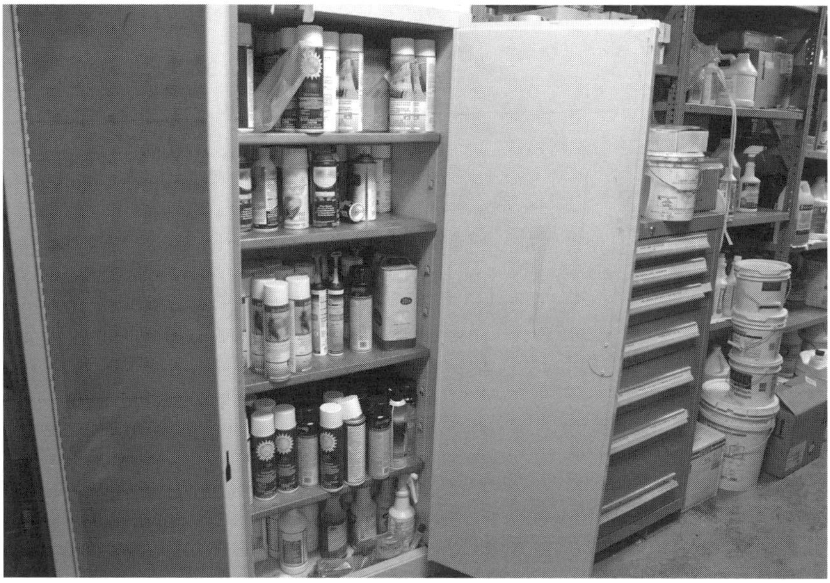

020

4.

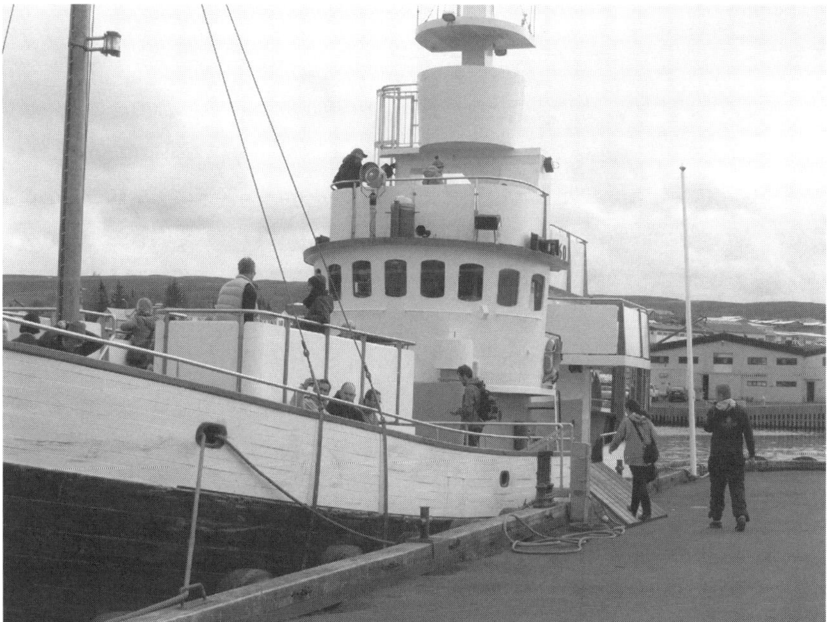

017

1

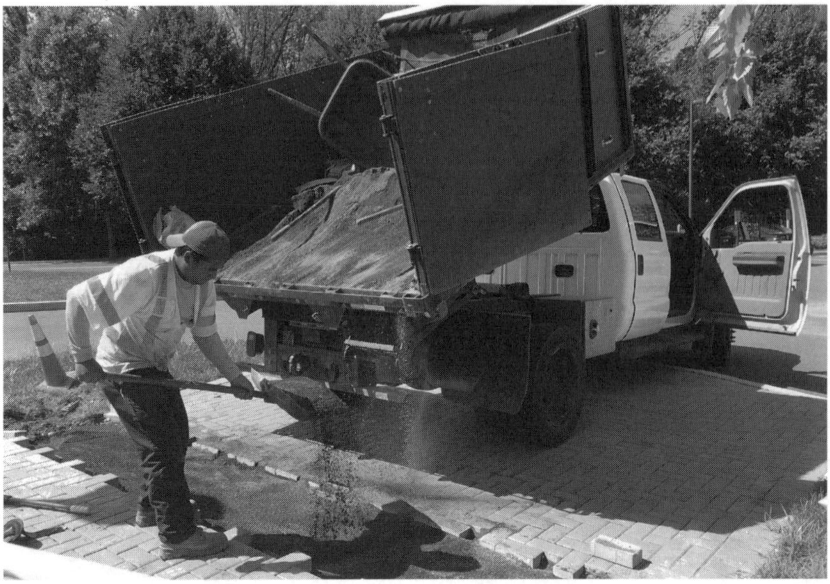

W

(A) A man is loading some bricks onto a cart.
(B) A man is cutting the grass alongside a road.
(C) A man is driving a truck into a parking garage.
(D) A man is using a shovel to move some dirt.

(A) 男性がれんがを荷車に積み込んでいる。
(B) 男性が道路に沿って草を刈っている。
(C) 男性がトラックを駐車場に入れている。
(D) 男性が土砂を移すのにシャベルを使用している。

正解 D

1人の人物写真なので、人物の動作、つまり<動詞（+目的語）>に注目しましょう。音声を聞くと、(A) は loading「～を積み込んでいる」／bricks「れんが」、(B) は cutting「～を刈っている」／grass「草」、(C) は driving「～を運転している」／truck「トラック」で、どれも写真と合っていません。最後の (D) は using「～を使っている」／shovel「シャベル」、その後も to move some dirt「土砂を移すため」で、写真の内容と合っているので、これが正解。(A) の bricks、(B) の road、(C) の truck といった名詞は写真に関連していますが、**動作（動詞）**を中心に写真と合っているか判断します。(A) の load「～を積み込む」と bricks「れんが」、(D) の dirt「土砂」はやや難しい語ですが、これを機に覚えておきましょう。音声が流れる前の写真観察で、man、working、cap、shovel、sand などの語を思い浮かべることができれば、よりよいでしょう。

【語注】

load　～（荷など）を積み込む／brick　れんが／cart　荷車、手押し車／grass　草、芝生／alongside　～に沿って／parking garage　立体駐車場、駐車場ビル ★アメリカ英語／dirt　土、土砂

※ Part 1 のスクリプトでは "Look at the picture marked number x in your test book." の指示文を省略しています。

018

2

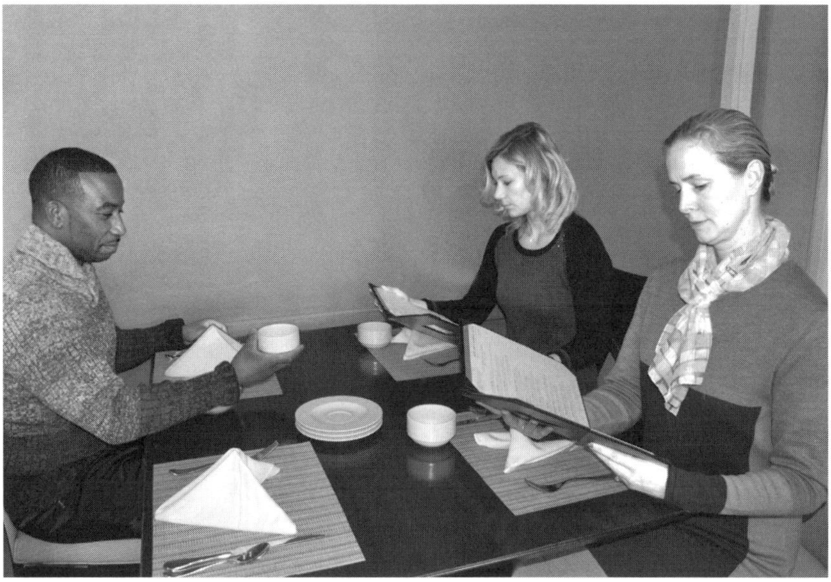

M

(A) One of the women is wearing a scarf.
(B) The women are talking to each other.
(C) The man is pouring coffee into a cup.
(D) The people are closing their menus.

(A) 女性の1人はスカーフを着けている。
(B) 女性たちは互いに話をしている。
(C) 男性はカップにコーヒーを注いでいる。
(D) 人々はメニューを閉じているところである。

正解 A

複数の人物写真なので、「全員が～している」または「一部の人が～している」という、**人（主語）**と**動作（動詞）**に注目します。音声を聞くと、(A) は One of the women「女性の1人」／wearing「～を着けている」／scarf「スカーフ」で、すぐに正解と分かります。(B) は women「女性たち」／talking「話している」ですが、2人ともメニューを見ていて話してはいません。(C) は man「男性」／pouring「～を注いでいる」／coffee「コーヒー」で、これも男性の動作と合いません。(D) は people「人々」／closing「～を閉じているところだ」／menus「メニュー」と聞こえます。closing という動作が違うと分かりますが、これをうっかり聞き逃がすと (D) を正解に選びかねません。人物写真の場合は、まず動作（動詞）に注目するようにしましょう。事前の写真観察で、table、man、holding、cup、women、looking、menu、scarf などを思い浮かべることができれば、よりよいでしょう。

【語注】
wear　～を身に着けている／talk to ～　～と話す／each other　<代名詞で>互い／pour ～ into …　～を…に注ぐ

019

3

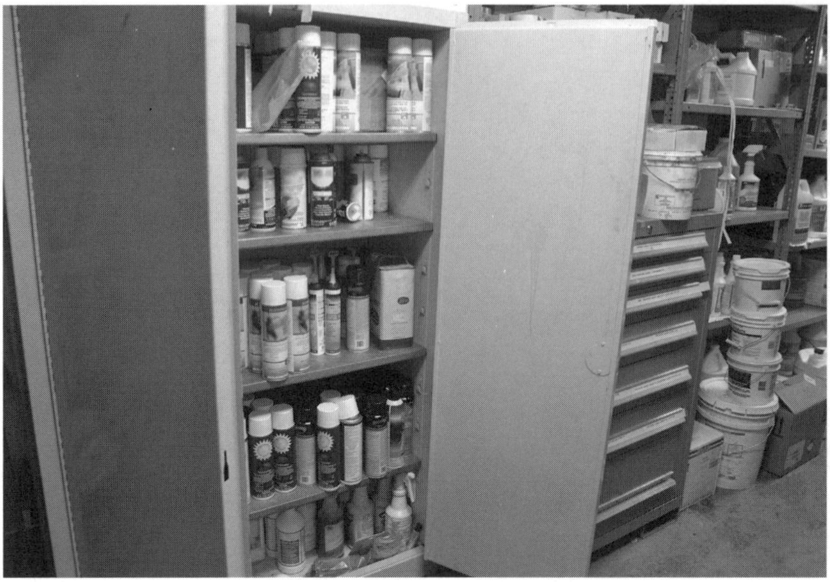

M

(A) A sign is hanging on a door.
(B) A cabinet has been stocked with supplies.
(C) Some shelves are being assembled.
(D) Some tools have been scattered on the ground.

(A) 看板が扉に掛かっている。
(B) 整理棚に備品が入っている。
(C) 棚が組み立てられているところである。
(D) 道具が地面に散らばっている。

正解 B

物の写真なので、**「何が」「どんな状態（位置関係）」**にあるのかに注目しましょう。音声を聞くと、(A) は sign「看板」／hanging「掛かっている」／on a door「扉に」で、看板は見当たらないので不適切。(B) は cabinet「整理棚」／stocked「蓄えられて」／with supplies「備品が」で正解。(C) では shelves と聞いて選びたくなりますが、その後が being assembled「組み立てられているところだ」で、状態が写真と合いません。(D) は tools「道具」／scattered「散らばって」／on the ground「地面に」で、道具はありますが地面に散らばってはいないので不適切。音声に supplies「備品」、assembled「組み立てられて」、scattered「散乱して」などやや難しい語がありますが、問題を解きながら語彙力も付けていきましょう。事前の写真観察で、items「品物」、placed「置かれて」、put「置かれて」、shelves「棚」などが思い浮かべば、よりよいでしょう。

【語注】

sign　看板、標識／hang　ぶら下がる、掛かる／cabinet　整理棚、保管庫／supplies　＜複数形で＞備品、用品／*be* stocked with ～　～が蓄えられている、～が入っている／shelf　棚 ★shelves は複数形／assemble　～を組み立てる／tool　道具／scatter　～をまき散らす、～をばらまく／ground　地面

020

4

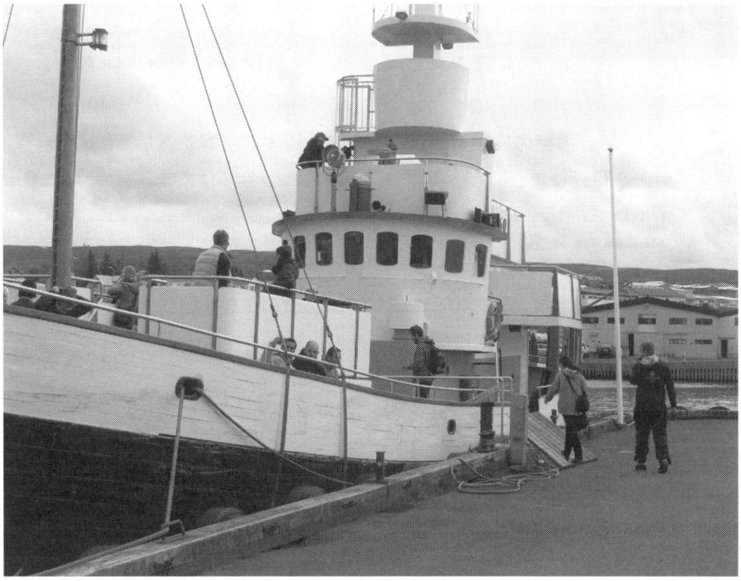

W

(A) A flag is being raised on a pole.
(B) A ship is approaching a pier.
(C) Some people are walking toward a boat.
(D) Some workers are sweeping a dock.

(A) 旗がポールに揚げられているところである。
(B) 船が桟橋に近づいているところである。
(C) 何人かが船の方へ歩いている。
(D) 何人かの作業員が波止場を掃除している。

正解 C

風景の写真なので、焦点がどこに当てられているかを予想しにくい問題です。音声を聞くと、(A) は flag「旗」/raised「揚げられて」/on a pole「ポールに」で、写真にポールはありますが、旗は見当たりません。is being raised は現在進行形の受け身で「揚げられているところである」という意味です。(B) は ship「船」/approaching「接近しつつある」/pier「桟橋」で選びたくなりますが、船はすでに接岸されています。(C) は people「人々」/walking「歩いている」/toward a boat「船の方に」。よく見ると、人が2人、船の方に歩いているので正解。(D) は workers「作業員」/sweeping「〜を掃除している」/dock「波止場」で、写真と合いません。(C) に出てくる walking の walk と (D) に出てくる worker の work は聞き分けにくいので要注意。事前の写真観察で、ship、boat、people、walking、pole、rope などが思い浮かぶと、よりよいでしょう。

【語注】
raise 〜(旗など)を掲げる/pole ポール、さお、柱/approach 〜に近づく/pier 桟橋、埠頭(ふとう)/toward 〜に向かって/sweep 〜を掃除する、〜を掃く/dock 波止場、船着場

Review

学習のヒント

Part 1 語彙増強で確実に正解

Part 1「写真描写問題」では、瞬時の観察力が試されます。確実に正解するために必要なスキルや力が身に付くお勧めの学習法を紹介しましょう。英語力アップにもつながります。

「写真描写問題」のうち、Q1（1人の人物）やQ2（複数の人物）のような人物写真の問題は、比較的答えやすかったですね。それに対して、Q3（物）やQ4（風景）のような問題は、苦戦したかもしれません。Q2とQ3を比較しながら、その理由と対策を探ってみましょう。

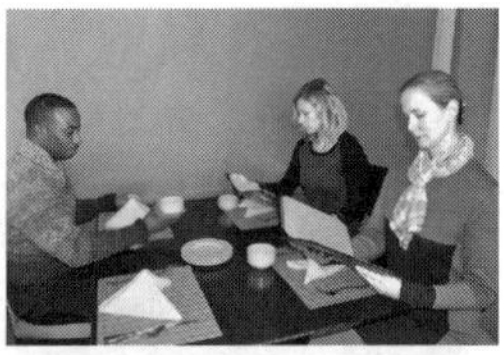

2. (A) One of the women is wearing a scarf.
   (B) The women are talking to each other.
   (C) The man is pouring coffee into a cup.
   (D) The people are closing their menus.

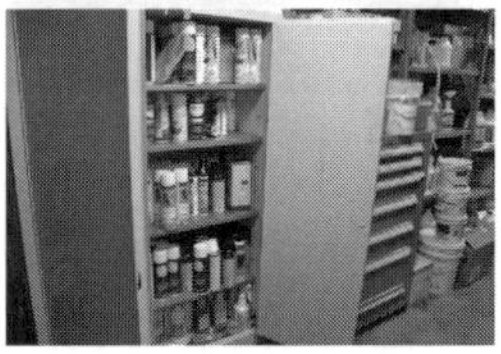

3. (A) A sign is hanging on a door.
   (B) A cabinet has been stocked with supplies.
   (C) Some shelves are being assembled.
   (D) Some tools have been scattered on the ground.

Q2の選択肢の主語はいずれも単純で、事前の写真観察ですぐに思い付くものです。これに対し、Q3の主語は、写真にはないsign「看板」のほか、cabinet「整理棚」、shelves「棚」、tools「道具」と多様で、写真からこれらの単語を予想するのは、Q2ほど簡単ではありません。また、動詞も、Q2は平易な動詞の現在進行形であるのに対し、Q3はhang「つり下がる」、stock「～を蓄える」、assemble「～を組み立てる」、scatter「～をばらまく」と難しく、さらに、(B)、(D)が現在完了形の受け身、(C)が現在進行形の受け身となっていて複雑です。

問題中の語句から日常的な物や動作・状態の語彙を増やす

写真から反射的に関連語を思い付けるようにするために、Part 1の問題を一通り終えた後で、1問ずつ以下の手順で復習し、トレーニングをしましょう。こうすることで、Part 1でよく登場する日常的な物や動作・状態の語彙を増やすことができます。なお、この練習はリスニングの基本トレーニングとして、Part 1～Part 4の全てで行うことを習慣付けると効果的です。

リスニングの基本トレーニング

1. 音声を聞く。
2. 音声スクリプトを読み、未知の語句とその訳語にマーカーで印を付ける。
3. 印の付いた語句を見て日本語が瞬時に出るようになるまで、声に出しながら繰り返し練習する。
4. 再度、音声を聞き、知らなかった語句が理解できるようになったかどうかを確認する。
5. 印の付いた日本語を見て英語が瞬時に出てくるようになるまで、声に出しながら繰り返し練習する。

Part 2 応答問題

該当の音声を聞いて、問題に答えましょう。質問や発言に対して最も適した応答を、3 つの選択肢の中から選んでください。

5. Mark your answer on your answer sheet. 021

6. Mark your answer on your answer sheet. 022

7. Mark your answer on your answer sheet. 023

8. Mark your answer on your answer sheet. 024

9. Mark your answer on your answer sheet. 025

10. Mark your answer on your answer sheet. 026

11. Mark your answer on your answer sheet. 027

12. Mark your answer on your answer sheet. 028

13. Mark your answer on your answer sheet. 029

14. Mark your answer on your answer sheet. 030

15. Mark your answer on your answer sheet. 031

16. Mark your answer on your answer sheet. 032

17. Mark your answer on your answer sheet. 033

18. Mark your answer on your answer sheet. 034

021-022

5

W　How did you hear about our zoo tour?

当園の動物園ツアーのことはどのようにお聞きになりましたか。

W　(A) That's what I heard, too.
(B) A variety of wild animals.
(C) A friend recommended it.

(A) 私もそう聞きました。
(B) さまざまな野生動物です。
(C) 友人が勧めてくれました。

正解 C

W/H疑問文のポイントは最初の疑問詞を聞き逃さないことです。ここでのW/H疑問文はHow「どのように」で始まっています。つまり、手段や方法、様態などを尋ねています。How「どのように」／did you hear「聞いたか」／about our zoo tour?「私たちの動物園ツアーについて」のように聞こえた順に意味を取ると、情報の入手先を尋ねる質問だと分かります。(A) には質問文のhearの過去形heardが含まれますが、「私もそう聞いた」ではHowに対する応答になりません。(B) は、質問文のzoo「動物園」から連想されるanimalsがありますが、a variety of「さまざまな」／wild animals「野生動物」ではHowの応答にはなりません。(C) は「友人がそれを勧めてくれた」で正解。How「どのように」に対する自然な応答です。

6

M　How long will the building addition take to complete?

増築が完了するのにどれくらいかかりますか。

W　(A) I'm reviewing the plans now.
(B) You can take that.
(C) In the back of the truck.

(A) 今、計画を見直しているところです。
(B) どうぞお持ちください。
(C) トラックの後部にです。

正解 A

W/H疑問文で、<疑問詞＋α>の形のHow longで始まっています。How longは物の長さ（どのくらい長い）を尋ねるときにも使われますが、圧倒的に多いのは時間の長さ（どのくらいの時間）を尋ねるときです。質問は、How long「どのくらいの時間」／will the building addition take「増築は要するか」／to complete?「完了するのに」と尋ねています。building additionが分からなければ、聞こえたまま片仮名で「ビルディング・アディション」としておきましょう。(A) はreviewing「見直している」／plans「計画を」／now「今」。「どのくらいの時間がかかるか」に対して直接的に時間を答えてはいませんが、作業の進行状況を伝えており、自然な応答です。これが正解。(B) は「どうぞお持ちください」で、質問文のtakeに掛けた選択肢ですが、全くかみ合わない応答です。(C) は「トラックの後部に」と場所を答えていて不適切。

【語注】

5 hear about ～　～について伝え聞く／a variety of ～　さまざまな～／wild　野生の／recommend　～を勧める
6 take　～（時間・労力など）を要する／building addition　増築／complete　～を完了する／review　～を見直す、～を精査する／take　～を持っていく／in the back of ～　～の後部に

023-024

7

W Have you found a good doctor yet?
M (A) Here, take my pencil.
(B) That's what I think, too.
(C) Yes, I saw her last week.

良い医者はもう見つかりましたか。
(A) どうぞ私の鉛筆をお持ちください。
(B) 私もそう思います。
(C) はい、先週その医者に診てもらいました。

正解 C

質問は **Yes/No 疑問文**で、Have you found「見つけたか」／a good doctor「良い医者を」／yet?「もう」と尋ねています。応答に Yes か No が予測されますが、間接応答もあり得るので即断は禁物。(A) は「私の鉛筆をどうぞ」で、質問とかみ合いません。この Here は「どうぞ」と物を差し出すときの表現です。(B) は聞いてすぐに理解しにくい表現ですね。関係代名詞の what「～するところのもの・こと」が使われています。直訳すれば、「それは私も思っているところのことだ」。つまり、「私もそう思う」と同意を表しており、応答としては不適切。(C) は Yes で始まっているので正解の脈あり。その後で、I saw her「私は彼女（その医者）に診てもらった」／last week「先週」と述べ、適切な応答になっているのでこれが正解。「医者に診てもらう」は see a doctor のように表現します。

8

M Are you using the copier?
W (A) Would you like some more?
(B) You go ahead.
(C) Mr. Tong's office.

コピー機を使っていますか。
(A) もう少しいかがですか。
(B) どうぞ先に使ってください。
(C) Tong さんのオフィスです。

正解 B

質問は **Yes/No 疑問文**で、Are you using「あなたは使っているか」／the copier?「そのコピー機を」と尋ねています。Yes や No の応答が期待されますが、間接応答の可能性もあります。実際、ここでは選択肢の中に Yes や No の応答はありません。(A) は瞬間的に意味がつかみにくいですが、Would you like ～? は「～はいかがですか」と食べ物や飲み物などを勧めるときの丁寧な表現です。～には名詞が入ります。Would you like の後に some more「もっと」と言っているので、お代わりを勧めていることになり、応答として不適切。(B) は You go ahead.「お先にどうぞ」と言っています。「そのコピー機を使っているか」と尋ねた相手に対して「お先に（どうぞお使いください）」と順番を譲るのはよくある自然な応答なので、この (B) が正解です。Go ahead. だけでも同じ意味になりますが、冒頭の You は強調のために付けているもので「あなたがお先にどうぞ」というニュアンスになります。(C) は「Tong さんのオフィスだ」で、応答として不自然です。

【語注】

7 yet ＜疑問文で＞もう／take ～を持っていく／see ～（医師）に診てもらう
8 copier コピー機／Would you like ～? ～はいかがですか。／some more もう少し／you ★ここでは命令文の主語／go ahead ＜命令文で＞お先に（どうぞ）

Section 2 Part 2

025-026

9

W Doesn't the dentist's office open at 7:00 A.M.?

M (A) I think it opened last year.
(B) Not on weekends.
(C) What a great offer!

その歯科医院は午前7時に開かないのですか。

(A) そこは昨年開院したと思います。
(B) 週末は開きません。
(C) なんて素晴らしいお申し出でしょう！

正解 B

質問は**Yes/No疑問文**ですが、**否定疑問文**「～ではないのか」なので、やや戸惑うかもしれません。普通の疑問文でも否定疑問文でも、尋ねている内容に変わりはありません。言い回しが異なるだけです。「開く」ならYes、「開かない」ならNoで返答します。open「開く」／at 7:00 A.M.?「午前7時に」だけでも聞き取れれば、解答できます。(A)はopened「開院した」／last year「昨年」で、openを別の意味に使っているので不適切。(B)は「週末はnot（午前7時には開かない）」と言っているので正解。おそらく土曜日か日曜日の診療時間に関する会話なのでしょう。この応答は同時に、平日は午前7時に開くことを暗に伝えています。(C)はこの質問に対してWhat ～!「なんと～なんだろう！」と感嘆文で応答しているので不自然です。

10

W Haven't you had your computer fixed yet?

M (A) She often uses a computer.
(B) A software update.
(C) I need a replacement.

まだコンピューターを修理してもらっていないのですか。

(A) 彼女はしばしばコンピューターを使います。
(B) ソフトウエアの更新です。
(C) 私には代わりの機械が必要です。

正解 C

やや複雑な**Yes/No疑問文**です。まず、<have ～+過去分詞>は「～を…してもらう」という意味で、「あなたはコンピューターを修理してもらう」はYou have your computer fixed.となります。これを現在完了で表現すると、You have had your computer fixed.「あなたはコンピューターを修理してもらったところだ」。これを疑問文にすると、Have you had your computer fixed (yet)? となり、これをさらに**否定疑問文**にして、Haven't you had your computer fixed (yet)?「あなたは（まだ）コンピューターを修理してもらっていないのか」と尋ねているのがこの文です。(A)も(B)もコンピューターやそれに関連する語が出てきますが、質問とかみ合いません。(C)は「私は代わりのものが必要だ」（つまり、修理ではなく交換もしくは買い替えが必要だ、という意味）という答えで、YesでもNoでもなく、要修理のコンピューターに関する結論を述べて間接的に応答しています。(C)が正解。

【語注】

9 dentist's office　歯科医院／open　開く、開業・開院する／on weekends　毎週末に／offer　申し出、値引き
10 have ～ *done*　～を…してもらう／fix　～を修理する／yet　<否定文で>まだ／update　更新／replacement　代わりのもの、代替品、取り換え

027-028

11

M Would you mind setting up the product displays?

W (A) A new tablet computer.
(B) The office next door is warm.
(C) Actually, I'm on my break.

商品展示を用意してもらえませんか。

(A) 新しいタブレット型コンピューターです。
(B) 隣のオフィスは暖かいです。
(C) 実は、私は休憩中なんです。

正解 C

質問文の冒頭、Would you mind *doing*? を聞いた瞬間に**依頼の文**だと理解できるようになりましょう。mindは「～を気にする、～を迷惑がる」の意味。直訳は「あなたは～することを気にするか」で、「(差し支えなければ) ～してもらえませんか」という丁寧な依頼の表現です。setting up the product displaysの意味が分からなくても、(C) の「実は、私は休憩中なんです」を依頼を遠回しに断る応答として選べるでしょう。(C) が正解。Actually「実は」は相手の発言に対し、やんわり否定する際の前置きにも使う副詞です。質問文は **Yes/No 疑問文の形**ですが、選択肢の応答はどれも Yes や No を言わずに間接応答をしています。(A) は依頼に対する応答になっていません。(B) は office next door「隣のオフィス」が質問の setting up とつながりそうで迷いますが、応答全体は「隣のオフィスは暖かい」で、的外れな内容です。

12

M Why don't you check the prices at a different paint store?

W (A) Is there one that you suggest?
(B) Check-in is at eleven o'clock.
(C) No, she's a photographer.

別の塗料店で値段を調べてはいかがですか。

(A) お薦めの店はありますか。
(B) チェックインは11時です。
(C) いいえ、彼女は写真家です。

正解 A

質問文は **W/H 疑問文の形**ですが、Why don't you *do*? は**提案・助言・勧誘**などを表す表現です。直訳は「なぜあなたは～しないのか」ですが、反語的に「～したらどうか」という意味になります。質問の最後の paint store が聞き取りにくいですが、その手前までの Why don't you check the prices「値段を調べてみたらどうか」/at a different ...?「別の…で」が聞き取れれば正解は得られます。(A) は質問に対して質問で返していますが、自然な応答で、これが正解。one は質問にあった a paint store「塗料店」のこと。(B) は質問文の check につられて選びそうですが、check-in は「チェックイン (宿泊や搭乗の手続き)」なので不適切。(C) の photographer は paint store → painter からの連想を誘うものですが、応答になっていません。

【語注】

11 Would you mind *doing*?　～してもらえませんか。★丁寧な依頼表現／set up ～　～を用意する、～を整える／product　製品、商品／next door　隣の／actually　実は／on *one*'s break　休憩中で

12 Why don't you *do*?　～したらどうですか。★提案表現／paint　塗料／suggest　～を勧める／check-in　チェックイン、宿泊手続、搭乗手続／photographer　写真家

029-030

13

W　You can't get us an earlier flight, can you?
もっと早い時刻の便を取ってもらうことはできませんかね？

M　(A) It's a wonderful city.
(B) I usually pack light.
(C) No, they're all fully booked.

(A) それは素晴らしい都市です。
(B) 私はいつも荷物が軽いです。
(C) できかねます。便は全て満席です。

正解 C

質問文がやや複雑です。一つには get us an earlier flight という get を使った表現です。<get ～ …>で「～に…を入手してあげる、～に…を取ってくる」を意味します。ここでは「私たちにもっと早い時刻の便を取る」という意味です。もう一つは、You can't ～, can you? という**付加疑問文**。一般的に、文末の can you の抑揚が下降調なら「～できないですよね」という念押ししたり同意を求めたりする表現、上昇調なら「～できないですかね？」と確認する質問になりますが、ここでは上昇調で発音されています。おそらく空港や旅行代理店での会話だと想像できます。(A) は「素晴らしい都市だ」で不適切。(B) は意味が取りにくいだけに判断が難しいですね。pack は「（出掛ける）荷造りをする」で、この文は「いつも荷物は軽くする」という意味ですが、応答になっていません。(C) は「できないか」と確認する質問に対して、No「できない」／fully booked「満席だ」と返す自然な応答で正解です。何度も音声を聞いて、get の文型と付加疑問文に耳を慣らしましょう。

14

W　Ms. Balani has the copies of the annual report, doesn't she?
Balani さんが年次報告書の写しを持っていますかね？

M　(A) A yearly salary increase.
(B) Let's look on her desk.
(C) It was a good offer.

(A) 年俸の増額です。
(B) 彼女の机の上を見てみましょう。
(C) それは良い申し出でした。

正解 B

質問は**付加疑問文**です。文末の doesn't she が上昇調なので、「Balani さんは～を持っています、かね？」と確認の質問をしています。has の後の「何」を持っているかが聞き取りにくいですが、report が聞き取れれば質問の意味はだいたい分かりますね。(A) は salary「給料」／increase「増加」とありますが、適切な応答にはなりそうにありません。annual の同義語 yearly に惑わされないように注意。(B) の「彼女の机の上を見てみよう」は、年次報告書の写しがありそうな場所を示す自然な応答です。(B) が正解。(C) は offer の意味が分からないと判断が難しいですね。offer は「申し出、提案、提供」という意味の名詞で、動詞「～を提供する」でもよく使われるので覚えておきましょう。応答としては「良い話（申し出）だった」という意味になるので不適切です。

【語注】

13 pack　荷造りする／light　軽く、簡単に／fully　完全に／book　予約する
14 annual report　年次報告書／yearly salary　年俸／offer　申し出、提案、提供

031 - 032

15

W Are there enough presentation packets, or should I get some more?
プレゼンテーションの資料一式は十分ありますか、それとももう少し取ってきましょうか。

W (A) We need five more.
(B) I think that's your jacket.
(C) Twenty percent off.

(A) あと5部必要です。
(B) あれはあなたの上着だと思います。
(C) 20% 引きです。

正解 A

質問は＜～ A or B? ＞という**選択疑問文**です。ここでは A と B が語ではなく、文になっています。A が Are there enough ... で、B が should I get ... です。「…は十分にあるか、それとも、…を入手した方がいいか」という質問です。enough「十分な」／packets「資料一式」、or「それとも」、get「入手する」／more「もっと」あたりが聞き取れれば、必要な資料数を尋ねていると分かるので解答できます。(A) は five more「さらに5つ」と足りない部数を伝えているので、これが正解。(B) は jacket を質問の packets の発音に掛けた選択肢で不適切。packet の意味が分かっていれば迷わずに済みます。(C) は「20」という数字が冒頭にあるので、質問を正しく聞き取れていないとなんとなく選んでしまいそうです。

16

M Would you like indoor or outdoor seating?
屋内それとも屋外の席がよろしいですか。

W (A) It's a very comfortable chair.
(B) Isn't it supposed to rain?
(C) The doors are opening.

(A) とても座り心地のよい椅子です。
(B) 雨が降るのではありませんか。
(C) ドアが開くところです。

正解 B

質問は**選択疑問文**で、Would you like A or B?「A それとも B がよいですか」と相手の希望を聞いています。A が indoor「屋内の」、B が outdoor「屋外の」。最後の seating は「座席」のこと。つまり「あなたは希望するか／屋内／それとも／屋外の席を」と尋ねています。おそらくレストランの入り口での会話でしょう。(A) は質問の seating に関係しそうな chair が出てきますが、質問は「屋内それとも屋外の席？」なので「心地のよい椅子」では応答になりません。(B) では rain とともに、*be* supposed to *do*「～すると思われる、～することになっている」という表現が使われており、「雨が降るのではないか」と質問に対して質問で応答しています。すぐに席の希望を言うのではなく、まず天候を確認しており、自然な流れでこれが正解。(C) は「ドアが開くところだ」で、意味が通りません。

【語注】

15 enough　十分な／packet　一そろいの資料／some more　もう少し／off　値段を割り引いて
16 indoor　屋内の／outdoor　屋外の／seating　座席、席／comfortable　心地よい、快適な／*be* supposed to *do*　～すると思われる、～することになっている

Section 2 Part 2

033-034

17

M The quality-control team is inspecting the factory soon.

W (A) Some spare parts.
(B) Thanks, it went well.
(C) Everything is ready.

品質管理チームが間もなく工場を視察することになっています。

(A) 予備の部品です。
(B) ありがとう、うまくいきました。
(C) 準備万端です。

正解 C

ここでは疑問文でなく、**平叙文**で話し掛けています。文頭の主語のquality-control「品質管理（の）」が分からなければ「〇〇チーム」で処理。後半の主要部分はinspecting「視察する」／factory「工場を」／soon「間もなく」。動詞の部分が現在進行形になっていますが、soonという未来を表す副詞があるので、「今～しているところ」（現在進行中）という意味ではなく「～することになっている」（近接未来）を表しています。視察の予定を伝える発言に対し、(A)の「予備の部品」では応答になりません。(B)の「ありがとう、うまくいった」は、時制を意識していないとつい選んでしまいそうですが、話し掛けてきた相手はこれからのことを言っているので、過去形での返答は不適切。「全て準備できている」と、視察に対し問題がないことを伝えている(C)が正解です。

18

W I'm surprised we haven't received the product design yet.

M (A) You can use my stapler.
(B) The name on the cover sheet.
(C) Didn't you get the memo?

私たちがまだ製品の設計図を受け取っていないのは驚きです。

(A) 私のホチキスを使っていいですよ。
(B) 送信票にある名前です。
(C) メモを受け取りませんでしたか。

正解 C

疑問文でなく、**平叙文**で話し掛けています。聞き取れた語から内容を推測しましょう。I'm surprised「私は驚いている」／we haven't received「私たちは受け取っていない」／yet「まだ」あたりが聞き取れたでしょうか。まだ何かが届いていないことに動揺しているのでしょう。後半に出てくるproduct designは「製品設計図、製品のデザイン」の意味。(A)は、「まだ受け取っていない」→ You can use my ...「私の…を使ってもいいですよ」のように一見つながりそうですが、stapler「ホチキス」ではproduct designの代わりにはなりません。(B)は「送信票にある名前だ」で、応答になっていません。(C)の「メモを受け取らなかったか」は、製品設計図について連絡があったことを暗に伝える自然な応答で、これが正解です。

【語注】

17 quality-control　品質管理の／inspect　～を視察する、～を検査する／*be doing*　～することになっている ★近未来の確実な予定を表す／spare　予備の／part　部品／go well　うまくいく／ready　準備ができて

18 product　製品／design　設計、設計図、デザイン／yet　<否定文で>まだ／stapler　ホチキス／cover sheet　送信票／memo　メモ ★memorandumの略語

Part 2 学習のヒント 間接応答や機能表現に慣れる

Part 2「応答問題」では、集中して聞き取る力と自然な応答を見分ける柔軟な理解力が試されます。素早く正解を聞き分けられるリスニング力を鍛えていきましょう。

「応答問題」では、さまざまな形式の応答を経験しましたね。Yes/No 疑問文は、Q7 のような**直接応答**が最も解答しやすいですが、残念ながら出題数がとても少ないです。実際に問題を解いてみて感じたと思いますが、単にYes/Noを省いているものまで含めると、**間接応答**の方が圧倒的に多いですね。しかし、実際の会話のやりとりを考えれば当然のことです。頭を柔らかくして、たくさん問題を解き、間接応答でも「正解かな？」とピンとくるようになるまで、慣れていくしかありません。

また、Q11 や Q12 のような**機能表現**を使った疑問文も厄介です。機能表現とは特定の意図（依頼する、提案・勧誘する、許可を求める、情報を求める、意見を尋ねる、など）を伝える表現です。

11. Would you mind setting up the product displays?
12. Why don't you check the prices at a different paint store?

Q11 の Would you mind *doing*? は直訳すれば、「あなたは〜することを気にしますか」ですが、意味するところは、「（差し支えなければ）〜してもらえませんか」という**丁寧な依頼**の表現です。これを聞いた瞬間に依頼をしていると理解できれば、適切な応答が選べます。Q12 の Why don't you *do*? も直訳すれば、「なぜあなたは〜しないのですか」ですが、これは反語的に「〜したらどうですか、〜しませんか」という**提案・助言・勧誘**の表現です。こうした機能表現はとてもよく出題されますので、少しずつ覚えていきましょう。

さまざまな応答に慣れる

Part 2 の問題そのものが、応答例の参考になります。一通り解き終えた後で、音声スクリプトの英文を素材に繰り返し練習し、応答のバリエーションを身に付けていくことをお勧めします。

1)「**リスニングの基本トレーニング**」（p. 68）を行う。
2) 音声スクリプトを見て、質問・発言の英文と正解の応答英文に赤で下線を引く。
3) 下線を引いた 2 つの英文を見て、瞬時に意味が思い浮かぶようになるまで声に出して繰り返し練習する。
4) 2 つの英文の対訳だけを見て、英文が出てくるようになるまで、声に出して何回も練習する。

Part 3 会話問題

該当の音声を聞いて、聞き取った会話に関する3つの設問に答えましょう。4つの選択肢の中から最も適切なものを選んでください。

035-036

19. Why does the woman say, "It's not on Thursday"?

(A) To indicate relief
(B) To request an extension
(C) To confirm availability
(D) To express surprise

20. What problem does the woman mention?

(A) She cannot access some data.
(B) She did not receive a travel reimbursement.
(C) A client is unavailable.
(D) Transportation is unreliable.

21. What does the man say he will do?

(A) Check a reservation
(B) Contact a coworker
(C) Print out a form
(D) Review a document

037-038

22. What product are the speakers discussing?

(A) Electronics
(B) Office furniture
(C) Calendars
(D) Clothing

23. What does Donna suggest?

(A) Hiring additional staff
(B) Revising a budget
(C) Posting some photos online
(D) Reducing prices

24. What does the man propose?

(A) Postponing a decision
(B) Conducting a survey
(C) Developing new products
(D) Opening another location

039-040

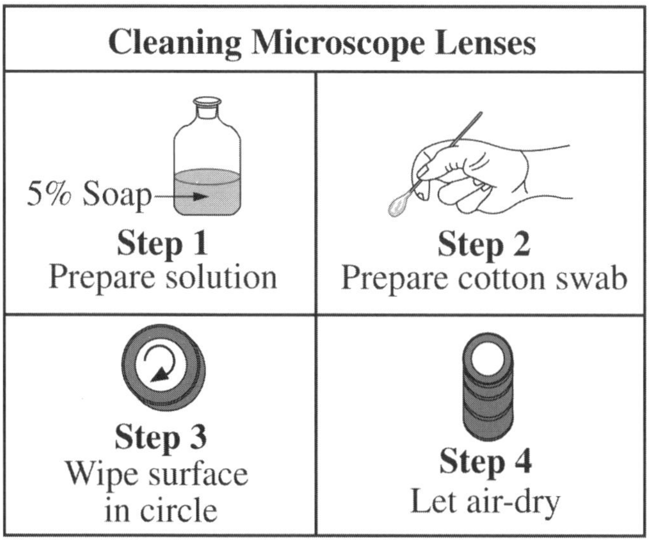
Cleaning Microscope Lenses
5% Soap
Step 1
Prepare solution
Step 2
Prepare cotton swab
Step 3
Wipe surface in circle
Step 4
Let air-dry

25. Why does the woman want to talk to the man?

(A) To ask for some advice
(B) To discuss a complaint
(C) To explain a schedule change
(D) To decline an invitation

26. Look at the graphic. Which step in the procedure does the woman mention?

(A) Step 1
(B) Step 2
(C) Step 3
(D) Step 4

27. What does the woman say she will do?

(A) Post some instructions
(B) Put away some equipment
(C) Write a report
(D) Forward an e-mail

035

Questions 19 through 21 refer to the following conversation.

問題 19-21 は次の会話に関するものです。

M Indira, do you have the sales figures from all our stores? Our meeting with Lian is in half an hour.

Indira、全店舗の売上高は手元にありますか。Lian との会議は 30 分後です。

W It's not on Thursday?

会議は木曜日ではないのですか。

M Lian sent a new meeting request late last night. She had to change our meeting because she's going out of town.

Lian が昨夜遅く新たな会議の要望を送ってきたんです。彼女は市外に出て不在になる予定なので、私たちとの会議を変更しなければなりませんでした。

W Oh no! I don't have our sales information ready yet. I've been having problems with my computer all morning, so technical support is looking at it now. I can't access the data.

それは困りました！ まだ売上高の情報が準備できていません。午前中ずっとコンピューターの調子が悪く、テクニカルサポートが今調べているところです。そのデータにアクセスすることができないのです。

M Hmm—well, I'll ask Lian if we can meet when she comes back.

ふーむ――では、戻ってきたときに会議ができるかどうか、Lian に聞いてみます。

【語注】

sales figures 売上高、売り上げの数字／in ～後に／request 要望／out of town 留守で、町を離れて／have ～ ready ～の準備ができている／have problems with ～ ～に問題がある／all morning 午前中ずっと／technical support テクニカルサポート、技術サポート／look at ～ ～を調べる／access ～にアクセスする、～を利用可能にする／ask if ～ ～かどうかを尋ねる

19 indicate ～を示す／relief 安堵／request ～を要請する／extension ＜可算名詞で＞（期間の）延長／confirm ～を確かめる／availability （入手の）可能性／express ～を表現する

20 reimbursement 払い戻し／client 顧客、得意先／unavailable 都合がつかない／transportation 交通機関／unreliable 当てにならない

21 reservation 予約／contact ～に連絡する／coworker 同僚／form （申込）用紙／review ～を見直す／document 書類、文書

036

19

Why does the woman say, "It's not on Thursday"?

(A) To indicate relief
(B) To request an extension
(C) To confirm availability
(D) To express surprise

女性はなぜ "It's not on Thursday" と言っていますか。

(A) 安堵を伝えるため
(B) 期間の延長を要請するため
(C) 可能かどうかを確かめるため
(D) 驚きを表現するため

正解 D

発言の意図を問う設問です。男性の最初の発言になじみのない固有名詞（Lian）がありますが、分からない語はそのまま飛ばして先へ進む習慣を付けましょう。設問は、女性が「それ（＝会議）は木曜日ではないの？」と言っている理由を問うものです。直前の男性の発言を見ると、Our meeting with Lian「Lianとの会議」／is in half an hour.「30分後だ」とあり、その会議は木曜だと思っていた彼女には surprise だったので、(D) が正解です。その女性の2回目の発言が Oh no! から始まり、彼女が動揺していることからも分かります。(A)、(B)、(C) はいずれも、話の流れから理由としては不適切です。

20

What problem does the woman mention?

(A) She cannot access some data.
(B) She did not receive a travel reimbursement.
(C) A client is unavailable.
(D) Transportation is unreliable.

女性はどのような問題を述べていますか。

(A) 彼女はデータにアクセスすることができない。
(B) 彼女は旅費の払い戻しを受けなかった。
(C) ある顧客が都合がつかない。
(D) 交通機関が当てにならない。

正解 A

詳細（どんな問題が起きたか）に関する設問です。mention は say と同様に「～を話に出す」を意味する動詞。女性が2回目の発言で、I can't access the data.「そのデータにアクセスすることができない」と言っているので、これとほぼ同一の表現が使われている (A) が正解。この文を聞き取れていればすぐに答えられる設問です。access は多義語なので、文脈に応じて意味を取りましょう。(B)、(C)、(D) にある、やや難しい語の reimbursement「払い戻し」、unavailable「都合がつかない」、transportation「交通機関」、unreliable「当てにならない」はテストでよく見掛ける語なので覚えておきましょう。

21

What does the man say he will do?

(A) Check a reservation
(B) Contact a coworker
(C) Print out a form
(D) Review a document

男性は何をすると言っていますか。

(A) 予約を確認する
(B) 同僚に連絡する
(C) 用紙を印刷する
(D) 書類を見直す

正解 B

結論（次の行動）を問う設問です。設問文の構造がやや複雑ですが、「男性は何と言っているか／彼が（これから）すると」という意味で、男性の次の行動を尋ねています。男性が会話の最後に、I'll ask Lian「Lianに聞いてみる」／if we can ...「私たちが…できるかどうかを」と言っています。従って、(B)「同僚（Lian）に連絡する」が正解。if は「もし～なら」（条件を表す副詞節）だけでなく、ここにあるように「～かどうかということ」という名詞節も作ります。ask、know、wonder、see、find out、*be* not sure などの後に来る if がそれです。(A) は、確認するのは Lian の都合（availability）であって予約（reservation）ではありません。(C)、(D) への言及はありません。

037

Questions 22 through 24 refer to the following conversation with three speakers.

問題22-24は3人の話し手による次の会話に関するものです。

M All right, let's start the meeting. How were our clothing sales for June?

では、会議を始めましょう。当社の6月の衣類の売上高はどうでしたか。

W Well, sales went up three percent from last month. But customers didn't respond as well as usual to our big semiannual sale.

ええと、売上高は先月から3％上がりました。しかし、顧客は、半期に一度の大セールにいつものようには良い反応をしませんでした。

M I was hoping for a five percent increase... Donna, why do you think the increase was so small?

私は5％の増加を期待していたのですが…。Donna、伸びがこれほどわずかだったのはなぜだと思いますか。

W I think clothing sales weren't as strong because the advertising budget was cut this year. I'd like to see that money put back into our budget.

今年は広告予算を減らされたので、衣料品の売り上げがそれほど良くなかったのだと思います。そのお金が私たちの予算に戻されるといいのですが。

M Hmm… Let's wait another month. If sales are still low, we may have to increase the advertising budget, but I prefer to wait on that decision.

ふーむ…。もう一月待ちましょう。売上高が低いままなら、私たちは広告予算を増やさなければならないかもしれませんが、その決定は待った方がよいと思います。

【語注】

clothing　衣類／sales　＜複数形で＞売上高／go up　上がる／respond to ～　～に反応する／as usual　いつも通り／semiannual　半期に一度の／sale　セール、特売／
not as strong　それほど良くない ★これまでの売上高と比較しているのが明らかなので、strong の後の as last year などが省略されている／advertising　＜集合的に＞広告（の）／budget　予算／cut　～を削る／
see ～ *done*　～が…されるのを見る／put ～ back　～を元の場所に戻す／prefer to *do*　～する方がよい、～する方を好む／wait on ～　～（結果・情報など）を待つ
22 electronics　電子機器／furniture　家具
23 hire　～を雇う／additional　追加の／revise　～を見直す、～を修正する／
post　～を（インターネットに）掲示する、～（情報・メッセージ）を投稿する／reduce　～を減らす
24 propose　～を提案する／postpone　～を延期する／conduct　～を行う／survey　（正式の詳細な）調査、アンケート／develop　～を開発する／open　～を開店する、～を開業する／location　場所、所在地

038

22

What product are the speakers discussing?

(A) Electronics
(B) Office furniture
(C) Calendars
(D) Clothing

話し手たちはどんな製品について話し合っていますか。

(A) 電子機器
(B) オフィス家具
(C) カレンダー
(D) 衣類

正解 D

3人（男1女2）の会話。この設問は**概要**（会話の話題）を問うもので、「どんな製品について話し合っているか」とあります。男性が最初の発言で、How were our clothing sales for June? と言っていることから、(D) が正解。clothing sales は2人目の女性の発言 I think clothing sales weren't ... にも出てきます。この2回を聞き逃すと、オフィスという場面の類推から (A) や (B) を選んでしまうかもしれません。(C) は会話中の June や month から連想される語に掛けた誤答です。会話から判断できることを元に正解を見極めましょう。

23

What does Donna suggest?

(A) Hiring additional staff
(B) Revising a budget
(C) Posting some photos online
(D) Reducing prices

Donna は何を提案していますか。

(A) 追加スタッフの雇用
(B) 予算の修正
(C) オンラインでの写真の投稿
(D) 値下げ

正解 B

詳細（Donna の提案内容）を問う設問です。男性が2回目の発言の後半で、Donna, why ...? と呼び掛けています。3人の会話では名前の呼び掛けを聞き逃さないようにし、その後の発言に注意しましょう。女性（Donna）は男性の質問に対し、広告予算の削減が原因だと答え、発言の後半で I'd like to see that money put back into our budget. と言っています。<see ～＋過去分詞>で「～が…されるのを見る」という意味。この文を直訳すれば「私は見たい／そのお金が／戻されるのを／私たちの予算に」で、減らされた分のお金を予算に戻してほしいということ。budget「予算」について言及しているのは (B) だけで、これが正解。(D) の「値下げ」は提案としてはあり得そうですが、言及されていません。

24

What does the man propose?

(A) Postponing a decision
(B) Conducting a survey
(C) Developing new products
(D) Opening another location

男性は何を提案していますか。

(A) 決定の延期
(B) 調査の実施
(C) 新商品の開発
(D) 別の店舗の開設

正解 A

3つ目の設問は、**結論**（男性の提案内容）を問うものです。男性の提案は最後の発言にあります。Let's wait「待とう」／another month「もう一月」や prefer to wait「待った方がよい」／decision「決定を」が聞き取れれば、(A) が正解と分かります。postpone の post は「後に (after)」、pone は「置く (put)」。つまり postpone は「後にポーンと置く」→「先送りする」と覚えるといいでしょう。単語を覚えるときは接頭辞や接尾辞、語源に注意してみてください。new products「新製品」や another location「別の店舗」については述べられていないので、(C)、(D) は不適切。(B) の「調査の実施」はあり得そうなことですが、予算の増額を決定するために survey「調査」をするとは述べられていません。

039

Questions 25 through 27 refer to the following conversation and instructions.

問題25-27は次の会話と取扱説明書に関するものです。

W　Carl, you cleaned all the equipment in the laboratory last night, right? I received a complaint from one of the lab technicians this morning that I wanted to talk to you about.

Carl、昨晩、実験室の器具を全部清掃しましたよね？今朝、実験室の技師の１人から苦情を受けました。そのことについてあなたと話したかったのです。

M　Really? What was the problem?

本当ですか。何が問題でしたか。

W　Well, he said that the microscope lenses were dirty. When you cleaned them, did you wipe them in a circular motion, like the manual indicates? If you don't, it could just spread the dirt around.

ええと、顕微鏡のレンズが汚れていると彼は言っていました。レンズの掃除をしたとき、説明書にあるように円を描くように拭きましたか。そうしないと、ただ汚れを広げてしまう可能性があります。

M　Oh, you know I think I might have done that the wrong way. Sorry about that.

あ、考えてみると、間違った方法でやってしまったかもしれません。申し訳ありません。

W　It's OK, other people have made that same mistake. I'd better copy that page in the manual and post it in the lab for all the staff.

いいんです、他の人たちもそれと同じ間違いをしたことがありますから。説明書のそのページをコピーして、全職員のために実験室に張っておいた方がよさそうですね。

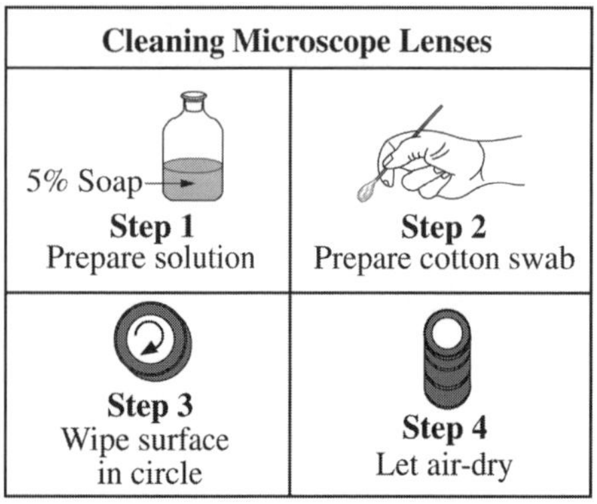
Cleaning Microscope Lenses
5% Soap
Step 1
Prepare solution
Step 2
Prepare cotton swab
Step 3
Wipe surface in circle
Step 4
Let air-dry

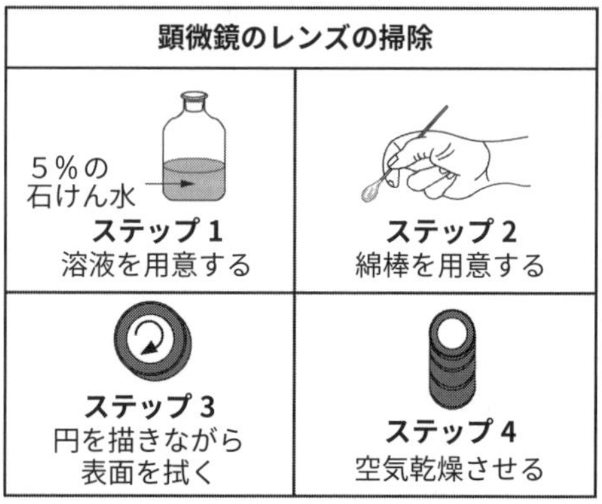
顕微鏡のレンズの掃除
５％の石けん水
ステップ１
溶液を用意する
ステップ２
綿棒を用意する
ステップ３
円を描きながら表面を拭く
ステップ４
空気乾燥させる

【語注】

instructions　<複数形で>取扱説明書、指示／equipment　器具／laboratory　実験室、研究所／complaint　苦情／lab　★laboratoryの略語／technician　技師／microscope　顕微鏡／wipe　～を拭く／circular　円状の、円形の／motion　動き／like　<接続詞で>～するように／manual　説明書／indicate　～を示す／If you don't　★ここではその後にdo soなどが省略されている／spread ～ around　～を広げる／dirt　汚れ／the wrong way　間違ったやり方で／I'd better *do*　私は～した方がよい ★I'd＝I had／post　～を張り出す

図表 soap　洗剤、石けん水／prepare　～を用意する／solution　溶液／cotton swab　綿棒／surface　表面／in circle　円を描いて／let *do*　～させる／air-dry　空気乾燥する、～を空気乾燥させる

25 ask for ～　～を求める／advice　アドバイス、助言 ★不可算名詞／decline　～を丁寧に断る、～を辞退する

26 graphic　図／procedure　手順

27 put away ～　～を片付ける／forward　～を転送する

040

25

Why does the woman want to talk to the man?

(A) To ask for some advice
(B) To discuss a complaint
(C) To explain a schedule change
(D) To decline an invitation

女性はなぜ男性と話をしたいのですか。

(A) アドバイスを求めるため
(B) 苦情について話し合うため
(C) 予定の変更について説明するため
(D) 招待を辞退するため

正解 B

図表付きの会話問題で、図表はレンズ掃除の手順に関するものです。会話は女性が男性に、you cleaned ..., right?「あなたは…清掃したよね」と話し掛け、次いでI received a complaint ...「私は苦情を受けた」／that I wanted to talk to you about「そのことについて私はあなたと話したかった」と始まっています。ちなみにこのthatの先行詞はcomplaintです。この設問は**概要**（女性が男性と話をしたい理由、すなわち会話の目的）を尋ねており、この冒頭の発言から、会話中のtalkをdiscuss「〜について話し合う」と言い換えた(B)が正解。(C)の「予定」や(D)の「招待」への言及はありません。(A)の「アドバイス」には少し迷いますが、会話全体から分かるように、女性は男性にアドバイスをする方の立場なので、女性がTo ask for some advice「アドバイスを求めるため」では不適切です。

26

Look at the graphic. Which step in the procedure does the woman mention?

(A) Step 1
(B) Step 2
(C) Step 3
(D) Step 4

図を見てください。女性は、手順の中のどのステップのことを述べていますか。

(A) ステップ1
(B) ステップ2
(C) ステップ3
(D) ステップ4

正解 C

図表に関する情報を問う設問で、女性が手順のどのステップについて話しているかを尋ねています。男性の1つ目の発言にあるWhat was the problem?「何が問題だったか」の質問に、女性がcomplaint「苦情」の内容をlenses were dirty「レンズが汚れていた」と説明した後に、did you wipe「拭いたか」／in a circular motion「円を描く動作で」／like the manual indicates「説明書が指示するように」と尋ねています。女性の発言にあるwipeとin a circular motionから、図表（説明書）のStep 3がそれだと分かります。従って、(C)が正解。(A)のStep 1と(D)のStep 4は女性の発言と関連の薄い手順です。(B)のStep 2にあるcotton swab「綿棒」はwipe「拭く」ときに用いるものなので選択候補ですが、prepare「用意する」という手順なので不適切です。

27

What does the woman say she will do?

(A) Post some instructions
(B) Put away some equipment
(C) Write a report
(D) Forward an e-mail

女性は何をすると言っていますか。

(A) 指示を張り出す
(B) 器具を片付ける
(C) 報告書を書く
(D) Eメールを転送する

正解 A

結論（女性の次の行動）を問う設問です。男性は2回目の発言でI might have done that「それをしてしまったかもしれない」／the wrong way「間違った方法で」と話し、謝っています。<might have 〜+過去分詞>は「ひょっとして〜したかもしれない」の意味で、thatは「顕微鏡の清掃」を指しています。これに対し女性は、I'd better「私はした方がよさそうだ」／copy ... and post it「…をコピーして張り出す」と言っています。従って、(A)が正解。(C)や(D)への言及はありません。女性の最初の発言にequipment「器具」があるため(B)は迷いますが、put away 〜は「〜を片付ける」の意味なので、内容と合いません。

Part 4 説明文問題

該当の音声を聞いて、聞き取ったトークに関する3つの設問に答えましょう。4つの選択肢の中から最も適切なものを選んでください。

041-042

28. What does the speaker thank the listeners for?

(A) Reorganizing some files
(B) Cleaning a work area
(C) Working on a Saturday
(D) Attending a training

29. In which division do the listeners most likely work?

(A) Shipping and Receiving
(B) Maintenance
(C) Sales and Marketing
(D) Accounting

30. What does the speaker say he will provide?

(A) A building name
(B) Group numbers
(C) Shift schedules
(D) A temporary password

043-044

31. What event is taking place?

(A) A product launch
(B) A going-away party
(C) An awards ceremony
(D) An anniversary celebration

32. Why does the speaker say, "sales of our new cosmetics line increased by ten percent"?

(A) To request additional staff
(B) To express disappointment
(C) To recognize an accomplishment
(D) To describe a new advertising strategy

33. According to the speaker, what is Alina going to do?

(A) Transfer to another location
(B) Buy a house
(C) Start a new business
(D) Write a book

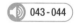

045-046

Customer: Evergreen Technology
Order: Business Cards

Quantity	Name
500	Jihoon Lee
1,000	Paola Dias
1,500	Barbara Reynolds
2,000	Mohammed Nasser

34. Which department does the speaker work in?
(A) Human Resources
(B) Sales
(C) IT
(D) Finance

35. Look at the graphic. Which quantity needs to be changed?
(A) 500
(B) 1,000
(C) 1,500
(D) 2,000

36. What does the speaker say he will do tomorrow?
(A) Provide a logo
(B) Pick up an order
(C) Pay an invoice
(D) Meet with a client

041

Questions 28 through 30 refer to the following announcement.

M First of all, we know you have a busy schedule outside of work, so thanks for coming in to the warehouse today to work on a Saturday. OK, so we're here because this extra shipment was delivered yesterday. There are hundreds of boxes, and we have to check what's inside them and put the information into our warehouse database. Now, I'm going to assign you all to groups. Once you have your group number, go ahead and join your group members. Group leaders will tell you which boxes you'll be working on.

問題28-30は次のお知らせに関するものです。

最初に、皆さんは仕事以外の予定が詰まっていると思いますので、今日倉庫に出勤して土曜日に働いてくださることに感謝いたします。さて、この追加の荷物が昨日届いたため、私たちはここに集まっています。非常に多くの箱がありますが、中に何が入っているかを調べて、その情報をわが社の倉庫用データベースに入れなければなりません。今から、皆さん全員をグループに割り振ります。ひとたびグループ番号を受け取ったら、どうぞご自分のグループのメンバーに加わってください。グループのリーダーが、どの箱を皆さんにご担当いただくかを伝えます。

【語注】

announcement お知らせ／first of all 第一に、最初に／outside of ～ ～のほかに／thanks for *doing* ～してくれてありがとう／come in to ～ ～に出勤する／warehouse 倉庫／OK さて ★何かを言い始める前の言葉／extra 追加の／shipment 荷物、積み荷／deliver ～を届ける／hundreds of ～ 何百もの～、非常に多数の～／put ～ into … ～を…に入れる／database データベース／assign ～ to … ～を…に割り振る／once ＜接続詞で＞いったん～したら／go ahead and *do* 進んで～する、遠慮なく～する

28 reorganize ～を整理し直す／work area 仕事場／attend ～に出席する／training 研修

29 division 部署、部門／shipping 出荷、発送／receiving 入荷／maintenance 保全、メンテナンス／sales 営業、販売／marketing マーケティング、販売促進活動／accounting 経理

30 provide ～を提供する／shift シフト、交替勤務／temporary 仮の、一時的な

042

28

What does the speaker thank the listeners for?

(A) Reorganizing some files
(B) Cleaning a work area
(C) Working on a Saturday
(D) Attending a training

話し手は聞き手に対して何を感謝していますか。

(A) ファイルを整理し直すこと
(B) 仕事場を掃除すること
(C) 土曜日に働くこと
(D) 研修会に出席すること

正解 C

指示文にあるトークの種類、announcement「お知らせ」を頭に入れてトークを聞きます。設問は**詳細**（話し手が感謝していること）を尋ねています。男性はトークの2～4行目で、thanks「ありがとう」／coming「来ること」／warehouse「倉庫」／to work「働くために」／Saturday「土曜日」と言っていることから、(C) の「土曜日に働くこと」が正解。on a Saturday は、「（この）土曜日という日に」の意味。on Saturdays なら「毎週土曜日に」を表します。選択肢の (A) や (B) の話は出てきません。(D) はあり得そうですが、トーク内で述べられていません。ちなみに、(D) の training は不可算名詞ですが、ここでは a training session の意味で使われています。

29

In which division do the listeners most likely work?

(A) Shipping and Receiving
(B) Maintenance
(C) Sales and Marketing
(D) Accounting

聞き手はどの部署で働いていると考えられますか。

(A) 出荷・入荷
(B) 保守
(C) 営業・マーケティング
(D) 経理

正解 A

詳細（聞き手の所属）を尋ねています。 設問文にある most likely は「～の可能性が最も高い」という意味合いです。トーク内のキーワードから考え得る最も確実性の高いものを選びます。聞き手の今日の勤務場所については、3 行目にある warehouse「倉庫」や 5 行目の shipment「荷物」がヒントになります。これらの語から類推すれば、(A) の「出荷・入荷」が正解。(C) は「営業・マーケティング」、(D) は「経理」なので、ここでの作業内容と合いません。(B) の maintenance「保守」は週末でも仕事をしていそうで選びたくなりますが、言及がありません。

30

What does the speaker say he will provide?

(A) A building name
(B) Group numbers
(C) Shift schedules
(D) A temporary password

話し手は何を提供すると言っていますか。

(A) 建物の名称
(B) グループ番号
(C) シフトの予定表
(D) 仮のパスワード

正解 B

結論（話し手の次の行動）を尋ねています。設問文にある provide は offer と並んでよく使われる動詞です。どちらも give と意味の似た語なので、give「～を与える」、provide「～を提供する」、offer「～をどうぞと提供する、～を差し出す」と 3 つまとめて覚えておきましょう。男性は 9 ～ 10 行目で、Now「今から」／assign「割り振る」／you all「皆さん全員を」／to groups「グループに」と言っています。もし assign が分からなかったら「アサインする」と片仮名のままにして聞き進めましょう。続けて男性は、Once you have a group number「ひとたび皆さんがグループ番号を受け取ったら」と言っていることから、(B) が正解。「建物の名称」や「パスワード」の話は出てこないので、(A)、(D) は不適切。(C) の「シフトの予定表」はいかにも関係がありそうですが、これもトークに出てきません。

Section 2 Part 4

043

Questions 31 through 33 refer to the following speech.

W Thanks everyone for coming to Alina's farewell party. I know I speak for the entire marketing department here at Kushing Cosmetics when I say we'll miss working with her. We all appreciate her positive attitude and ability to understand customer needs. She was only with us one year, and during that time sales of our new cosmetics line increased by ten percent! Fortunately, she's not leaving the company but just transferring to the Singapore branch office, so we'll be able to keep in touch. Best of luck, Alina.

問題 31-33 は次のスピーチに関するものです。

皆さん、Alina の送別会に来ていただきありがとう。彼女と働けなくなるのが残念です、という私の言葉は、当 Kushing 化粧品社マーケティング部全体の気持ちを代弁するものだと思います。私たちは皆、彼女の前向きな姿勢と顧客のニーズを理解する能力を高く評価しています。彼女は 1 年間私たちと一緒にいただけでしたが、その期間に新しい化粧品ラインの売り上げは 10% 増加しました！ 幸い、彼女は会社を辞めるのではなく、シンガポール支社に転勤するだけですので、連絡を取り合うことができます。ご活躍をお祈りします、Alina。

【語注】
thanks ～ for *doing*　～が…してくれてありがとう／farewell party　送別会／speak for ～　～の気持ちを代弁する／entire　全体の／department　部、部門／cosmetics　化粧品／miss *doing*　～できないのを寂しく思う／appreciate　～の素晴らしさを認める、～に感謝する／positive　前向きな／attitude　姿勢、態度／need　必要（性）／line　商品ライン、商品の種類・型／by ～　～だけ、～の差で ★後ろに数値を続けて変化の幅を表す／fortunately　幸い／leave　～を辞める／transfer to ～　～へ転勤する／branch office　支店、支部／keep in touch　連絡を取り合う／Best of luck.　幸運を祈ります。
31 take place　行われる、生じる／launch　発売開始／going-away　お別れの／award　賞／anniversary　記念日、記念祭／celebration　式典、祝賀会
32 staff　スタッフ、社員／disappointment　失望／recognize　～を認める、～を評価する／accomplishment　実績／describe　～を説明する／advertising　広告、宣伝／strategy　戦略
33 according to ～　～によると／location　場所、所在地／business　事業、企業

044

31

What event is taking place?

(A) A product launch
(B) A going-away party
(C) An awards ceremony
(D) An anniversary celebration

どんなイベントが行われていますか。

(A) 新製品の発売
(B) 送別会
(C) 授賞式
(D) 記念式典

正解 B

指示文にある speech から、講演やあいさつが始まると予測します。冒頭で話し手の女性が、Thanks「ありがとう」／coming「来ること」／farewell party「送別会」と述べています。設問は**概要**（何のイベントか）を尋ねています。選択肢を見ると、(A) はトーク内に言及がないので不適切です。launch「発売開始」はやや難しい語ですが、テストによく出てくるので覚えておきましょう。(B) は going-away が farewell の言い換えだとすぐに気付くことが重要で、これが正解。ceremony「式」と言っている (C) は迷うところですが、awards ceremony は「授賞式」なので不適切。(D) は、anniversary は個人なら「結婚記念日」など、企業などの組織なら「創立記念日」などを指すので、これも違います。

32

Why does the speaker say, "sales of our new cosmetics line increased by ten percent"?

(A) To request additional staff
(B) To express disappointment
(C) To recognize an accomplishment
(D) To describe a new advertising strategy

話し手はなぜ、"sales of our new cosmetics line increased by ten percent" と言っていますか。

(A) スタッフの増員を要請するため
(B) 失望を表明するため
(C) 業績を評価するため
(D) 新しい広告戦略を説明するため

正解 C

発言の意図を尋ねる設問です。この発言より前の、トークの5～6行目で We all appreciate「私たちは皆、高く評価している」／positive attitude and ability「前向きな姿勢と能力を」と、Alina への賛辞を述べています。これに続けて下線部で、在任中に「売り上げは10%増加した」とあるので、この発言の意図を accomplishment「業績、成果」と表した (C) が正解。recognize は「～を認める、～を評価する」の意味。(A)、(B) はいずれも述べられていません。(D) の「新しい広告戦略を説明するため」はトークの内容と合いません。

33

According to the speaker, what is Alina going to do?

(A) Transfer to another location
(B) Buy a house
(C) Start a new business
(D) Write a book

話し手によると、Alina は何をする予定ですか。

(A) 別の場所へ転勤する
(B) 家を買う
(C) 新たな事業を始める
(D) 本を書く

正解 A

結論（Alinaの次の行動）を尋ねています。女性がトークの10～12行目で、she's not leaving the company「彼女は会社を辞めない」／but just transferring「転勤するだけ」／to the Singapore branch office「シンガポール支社に」と言っています。従って、同じ transfer を使った (A) の「別の場所へ転勤する」が正解。transfer「転勤する」はテストでは頻出する語なので覚えておきましょう。(B) や (D) については述べられていません。(C) の「新たな事業を始める」は、not leaving「辞めない」とあるので、これも不適切。

045

Questions 34 through 36 refer to the following telephone message and order form.

M Hello, this message is for Howard. I'm calling from the sales department at Evergreen Technology. I was in your print shop just yesterday to order some business cards for my salespeople. Well, I see now that I made a mistake on the number of cards we need for Barbara Reynolds. I'll actually need to double the order of Barbara's cards. If that's not a problem, I'll stop by the shop tomorrow afternoon to pick up everyone's cards at the same time.

問題 34-36 は次の電話のメッセージと注文書に関するものです。

もしもし、このメッセージは Howard さん宛てです。Evergreen テクノロジー社の営業部からお電話しています。私はつい昨日、そちらの印刷店にお邪魔し、うちの営業スタッフの名刺を注文しました。ですが、Barbara Reynolds に必要な名刺の数を間違えていたことが今、分かりました。実は、Barbara の名刺の注文数を倍にしなければなりません。それが問題なければ、全員分の名刺をまとめて受け取るために、明日の午後お店に立ち寄ります。

Customer: Evergreen Technology
Order: Business Cards

Quantity	Name
500	Jihoon Lee
1,000	Paola Dias
1,500	Barbara Reynolds
2,000	Mohammed Nasser

顧客： Evergreen テクノロジー社
注文： 名刺

数量	名前
500	Jihoon Lee
1,000	Paola Dias
1,500	Barbara Reynolds
2,000	Mohammed Nasser

【語注】
order form　注文書／call　電話をかける／sales　営業、販売／department　部、部門／order　～を注文する／business card　名刺／salespeople　営業スタッフ、販売員／see　～が分かる、～を理解する／make a mistake on ～　～について間違える／actually　実は／double　～を2倍にする／order　注文（品）／stop by ～　～に立ち寄る／pick up ～　～を受け取る／at the same time　同時に
図表 quantity　数量
36 provide　～を支給する、～を提供する／logo　ロゴ、（商品名や社名の）意匠文字／pay　～を支払う／invoice　請求書、送り状 ★商品の納品書・明細書を兼ねた代金請求書の機能がある

046

34

Which department does the speaker work in?

(A) Human Resources
(B) Sales
(C) IT
(D) Finance

話し手はどの部門で働いていますか。

(A) 人事
(B) 営業
(C) IT
(D) 財務

正解 B

図表付きの問題で、図表には Order「注文」、Business Cards「名刺」とあります。指示文で telephone message「電話のメッセージ」、order form「注文書」と言っていることも押さえておきましょう。設問は**詳細**（聞き手の所属部署）を尋ねています。トークは Hello「もしもし」に続けて、I'm calling from ～「～から電話している」で始まっています。この from に続く sales department「営業部」が耳に残っていれば (B) の「営業」が正解と分かります。(A) の Human Resources「人事」と (D) の Finance「財務」という部署名も覚えておきましょう。3 行目に出てくる会社名の Evergreen Technology につられると (C) を選びそうですが、これは内容と合いません。

35

Look at the graphic. Which quantity needs to be changed?

(A) 500
(B) 1,000
(C) 1,500
(D) 2,000

図を見てください。どの数量が変更される必要がありますか。

(A) 500 枚
(B) 1,000 枚
(C) 1,500 枚
(D) 2,000 枚

正解 C

図表に関する情報を問う設問で、枚数の変更が必要なものを尋ねています。トークの 6 ～ 8 行目で男性は、I see now「私は今分かった」／that I made a mistake「私は間違えていたということが」／on the number of cards「名刺の数を」／we need for Barbara Reynolds「私たちが Barbara Reynolds のために必要とする」と述べています。図表で Barbara の名刺の quantity「数量」を見ると 1,500 とあります。従って (C) が正解。(A)、(B)、(D) に関係する数や人物名はトークに登場しません。

36

What does the speaker say he will do tomorrow?

(A) Provide a logo
(B) Pick up an order
(C) Pay an invoice
(D) Meet with a client

話し手は明日何をすると言っていますか。

(A) ロゴを支給する
(B) 注文品を受け取る
(C) 請求書の支払いをする
(D) 顧客と会合する

正解 B

結論（話し手の次の行動）が問われています。この設問文が分かりにくい場合は、does the speaker say を一度この文から除いて、What ... he will do tomorrow「彼は明日何をするか」としてみるとよいでしょう。トークの 10 ～ 11 行目で男性は、stop by「立ち寄る」／tomorrow afternoon「明日の午後」／to pick up「受け取るために」と言っているので、「注文品を受け取る」と表現した (B) が正解。order は動詞「～を注文する」と名詞「注文(品)」の両方があります。(A) の「ロゴを支給する」、(C) の「請求書の支払いをする」はいずれも言及がありません。(C) invoice は「請求書」という意味で頻出語です。(D) の client「顧客」は、ここでは話し手自身が「客」なので不適切。

Part 3 学習のヒント
場面と会話の流れをつかむ

Part 3「会話問題」は、数往復のやりとりで話が急展開するため、状況を的確に把握する力が鍵となります。練習を重ね、会話の流れをつかむ力を伸ばしましょう。

会話の展開（問題・要求→提案→結論）を予想しながら音声を聞いて内容を理解し、設問と選択肢を読み、解答する――とても目まぐるしく感じたかと思います。一気に情報量が増える Part 3 には、**場面をイメージ（映像化）**することで対処しましょう。例えば、Questions 19-21（p. 80-81、音声は 035）のセットで試してみます。

M　Indira, do you have the sales figures from all our stores? Our meeting with Lian is in half an hour.
W　It's not on Thursday?
M　Lian sent a new meeting request late last night. She had to change our meeting because she's going out of town.
W　Oh no! I don't have our sales information ready yet. I've been having problems with my computer ＜中略＞ I can't access the data.
M　Hmm—well, I'll ask Lian if we can meet when she comes back.

会話問題では、どの話し手が何を言っているのか整理しながら聞く必要があります。目を閉じて、映画のワンシーンのように、頭の中に男性を左側に、女性を右側に配置し、2 人の発言にあるキーワード　　を基に、**場面をイメージ**します。
「sales figures は？ Lian との meeting がもうすぐあるよね」と話し掛ける男性。
「on Thursday じゃないの？」と驚く女性。
「had to change our meeting だったから」と事情を説明する男性。
「my computer に problems があって can't access the data なのよ」と困っている女性。
「それじゃあ…」と方策を打ち出す男性。
このような具合です。キーワードは、場面の流れが変わるような出来事を目安にしましょう。簡単ではありませんが、下記の練習を通して、会話の場面のイメージ化を習慣にしていきましょう。

会話の場面をイメージする練習

Part 3 の問題を一通り終えた後で、以下の手順で練習をしましょう。

1) 「**リスニングの基本トレーニング**」（p.68）を行う。
2) 白紙を用意し、左上に「男」、右上に「女」と書く（3 人の場合には左、中央、右に書く）。
3) 音声を繰り返し聞きながら、男性と女性の発言にあるキーワードを、それぞれ「男」「女」の下にメモする。略語や片仮名でも構わない。
4) 音声スクリプト、あるいは対訳を見て、メモした内容が適切か、キーワードに不足はないかを確認する。
5) 目を閉じたまま会話の音声を聞いて、**場面をイメージ**する。

Review

Part 4

学習のヒント

情報のイメージ化で攻略

Part 4「説明文問題」は、トークの状況を踏まえ、話の内容を整理しながら、キーとなる情報を頭に残していくことがポイントです。練習を通して、総合的な聞き取り力をアップさせましょう。

トークはおおむね、「あいさつ→本論→結論」の流れで展開されます。設問についても、「概要→詳細→結論（次の行動、提案など）」を問うものの順に出題されることが多いです。Part 3 と同様に、情報量は多く、話題によっては内容が複雑なものもあります。情報量に対しては、指示文の最後の語句でトークの種類を聞き取った上で、Part 3 と同様に、トークの**情報をイメージ（映像化）**することで対処しましょう。話題によって難易の差がありますが、やさしいものから順に練習していきましょう。例えば、比較的イメージしやすい Questions 31-33（p. 90-91、音声は 043）のセットで試してみます。

W　Thanks everyone for coming to Alina's farewell party. ＜中略＞ We all appreciate her positive attitude and ability to understand customer needs. She was only with us one year, and during that time sales of our new cosmetics line increased by ten percent! Fortunately, she's not leaving the company but just transferring to the Singapore branch office, so we'll be able to keep in touch. Best of luck, Alina.

目を閉じて音声を聞き、話し手のキーワード　　を基に、**情報をイメージ**します。
「Alina の farewell party」で女性が開会のあいさつをしているイメージ。
Alina がいた「one year → sales が 10% increased」というイメージ。
「not leaving the company → transferring to the Singapore branch」で転勤するイメージ。
大量の情報も、映像化して捉えることで、状況を正確に理解して記憶に留めやすくなります。

トークの情報をイメージ化する練習

Part 4 の問題を一通り終えた後で、以下の手順で、問題英文のトークから情報を聞き取る練習をしましょう。

1)「**リスニングの基本トレーニング**」(p.68) を行う。
2) 白紙を用意し、音声を聞いて、話し手のキーワードをメモする。略語でも片仮名でも OK。
3) 音声を繰り返し聞きながら、キーワード間の関係やつながりを線（—、＝）や矢印（→、←、⇔、⇄）など、自分なりの分かりやすい記号で加える。
4) 音声スクリプト、あるいは対訳を見て、メモした内容が適切か、キーワードに不足はないかを確認する。
5) 目を閉じたままトークの音声を聞いて、**情報をイメージ化**する。

Part 5 短文穴埋め問題

英文を読んで、問題に答えましょう。文中の空所を埋めるのに最もふさわしいものを、4 つの選択肢の中から選んでください。

37. Please congratulate Alan Schmit, ------- of the Leadership Award in Nursing at Knoll Hospital.

(A) won
(B) wins
(C) winning
(D) winner

38. Managers are encouraged to give their staff ------- feedback during the annual performance-review meetings.

(A) construction
(B) constructively
(C) constructive
(D) constructing

39. The new printer operates more ------- than the previous model did.

(A) quickest
(B) quickness
(C) quick
(D) quickly

40. The Oakwood Restaurant ------- a special dinner menu on Saturdays for the past decade.

(A) is offering
(B) has been offering
(C) will be offering
(D) would have been offering

41. ------- the final award had been presented, Ms. Ryu acknowledged the support of the event's sponsors.

(A) During
(B) Then
(C) After
(D) Next

42. Although the team members ------- were not available after the game, the coach was happy to be interviewed.

(A) themselves
(B) they
(C) theirs
(D) them

1問20秒

まずは自分のペースで、問題形式に慣れてきたら、左の時間を目標に解きましょう。この時間は、テスト本番で時間内に 100 問全てを解き終えるための解答時間の目安です。

43. The Hokodo Orchestra will hold ------- for new string musicians next Tuesday.

(A) attention
(B) investigations
(C) motivation
(D) auditions

44. We ------- all employees to wear formal business attire when meeting with clients in the office.

(A) monitor
(B) require
(C) confirm
(D) include

45. ------- materials for the advanced Farsi course include an audio CD and a DVD.

(A) Supplementary
(B) Consequential
(C) Persistent
(D) Cooperative

46. To find out if an item on this Web site is in stock, ------- highlight the item and click the "Check on it" button.

(A) mostly
(B) simply
(C) enough
(D) quite

47. At Derwin Securities, trainees alternate ------- attending information sessions and working closely with assigned mentors.

(A) along
(B) against
(C) between
(D) near

48. ------- the results of the customer survey, we may consider extending the store's evening hours until 9 P.M.

(A) Because
(B) Depending on
(C) Whereas
(D) In order for

37

Please congratulate Alan Schmit, ------- of the Leadership Award in Nursing at Knoll Hospital.

(A) won
(B) wins
(C) winning
(D) winner

Knoll病院看護部のリーダーシップ賞受賞者であるAlan Schmitさんを祝福してください。

(A) 受賞した
(B) 受賞する
(C) 受賞している
(D) 受賞者

正解 D

文の要素を見ましょう。「どうする」(動詞) はcongratulate「〜を祝う」。この前に「何が」(主語) がないので命令文です。動詞は「〜を祝う」なので、後ろには「誰を」「何を」という目的語が来るはず。Alan Schmitがそれに当たります。これで文の主要素はそろいました。カンマの後が空所で、選択肢はいずれも動詞win「〜を勝ち取る」が変化したもの。すでに動詞は出てきており、接続詞なしに動詞が再び現れることはないので、動詞の(A)と(B)は不適切。(C)はwinning「(〜を) 勝ち取ること、(〜を) 勝ち取っている」で動名詞あるいは現在分詞ですが、目的語を取るならofは不要です。よって、名詞の(D) winnerが正解。これを空所に入れると「〜(賞)を勝ち取る者」つまり「〜の受賞者」となり、カンマ以下はAlan Schmitがどういう人物かを説明している部分(=同格) になります。

38

Managers are encouraged to give their staff ------- feedback during the annual performance-review meetings.

(A) construction
(B) constructively
(C) constructive
(D) constructing

管理職は年次勤務評価の面談中に、自分の部署のスタッフに建設的な評価を伝えるようにしてください。

(A) 建設
(B) 建設的に
(C) 建設的な
(D) 建設している

正解 C

主語はManagers、述語動詞はare encouraged「〜を奨励される」。「〜を奨励される」なら後ろに「何を」が述べられているはず。それが、to give「与えること」です。giveには「誰に」「何を」という2つの目的語が後に続くはずなので、「誰に」はtheir staff、その後の空所を含む部分が「何を」になると予測できます。空所の後にfeedbackが続いているので、feedbackの前に置いて「建設的な評価」という意味の目的語となる名詞句を作ることができる(C)が正解です。(A)と(D)も名詞の前に置くことができますが、「建設の評価」、「建設している評価」では意味を成しません。受動態の*be* encouraged to *do*「(主語が) 〜するよう奨励される・勧められる」という意味ですが、よく使われる表現なので覚えておきましょう。この表現は、主語に対して「〜するようにしてください」と勧告するときによく使われます。

【語注】

37 congratulate　〜を祝う、〜を祝福する／nursing　看護
38 *be* encouraged to *do*　〜するよう勧められる／
give 〜 feedback　〜に意見を言う、〜に評価を伝える、〜にフィードバックをする／annual　年次の／
performance-review　勤務評価の

39

The new printer operates more ------- than the previous model did.

(A) quickest
(B) quickness
(C) quick
(D) quickly

新しいプリンターは従来のモデルよりも速く作動します。

(A) 最速の
(B) 速さ
(C) 速い
(D) 速く

正解 D

The new printer が主語で、operates という述語動詞があり、「新しいプリンターは作動する」となります。「作動する」は自動詞なので、後ろに「誰に」や「何を」などの目的語は来ません。従って、文の主要素はこれで終わりです。後には<＋α>（どのように、どこで、いつ、どうして、など）が必要に応じて加えられます。動きに関することなので、まず、「どのように」で選択肢を見てみましょう。空所の直前にある more「より～」と組み合わせると、(A) は「より最も速い」、(B) は「より速さ」、(C) は「より速い」、(D) は「より速く」となります。(A) と (B) は意味を成しておらず、(C) も quick の比較級は quicker なので不適切です。(D) の副詞 quickly は more とともに比較級を作り、「どのように」にうまく当てはまり、これが正解。「新しいプリンターは作動する」→どのように？→「より速く／従来のモデルが作動したより」となり、意味が通ります。

40

The Oakwood Restaurant ------- a special dinner menu on Saturdays for the past decade.

(A) is offering
(B) has been offering
(C) will be offering
(D) would have been offering

Oakwood レストランは過去 10 年間、毎週土曜日に特別なディナーメニューを提供し続けています。

(A) 提供しているところだ
(B) ずっと提供し続けている
(C) 提供しているだろう
(D) 提供し続けていただろう

正解 B

The Oakwood Restaurant ... と読み進めると動詞がないので、空所には述語動詞が入ると分かります。「Oakwood レストランは」に続く「どうする」が空所で、その後に「特別なディナーメニューを」が続いています。これで文の主要素は終わりです。続いて<＋α>の「いつ」が、on Saturdays「毎週土曜日に」、for the past decade「過去 10 年間」と 2 つ述べられています。選択肢はいずれも動詞 offer「～を提供する」の ing 形を含んでいます。(A) は現在進行形で「提供している」、(B) は現在完了進行形で「ずっと提供し続けている」、(C) は未来進行形で「提供しているだろう」、(D) は仮定法過去完了進行形で「(もしあのとき～だったら) 提供し続けることになっていただろう」を意味します。for the past decade「過去 10 年間」という過去から現在までの特定の期間を表す副詞句があることから、(B) が正解。

【語注】

39 operate　作動する／previous　以前の／model　モデル、(製品などの) 型
40 on Saturdays　毎週土曜日に／for the past ～　過去～の間 ★～には期間が入る／decade　10 年

41

------- the final award had been presented, Ms. Ryu acknowledged the support of the event's sponsors.

(A) During
(B) Then
(C) After
(D) Next

最後の賞が贈呈された後で、Ryu さんはイベントのスポンサーの支援に感謝の意を表しました。

(A) ～の期間中
(B) それから
(C) ～の後で
(D) 次に

正解 C

まず空所があり、主語 the final award「最後の賞が」、述語動詞 had been presented「授与された」と続き、カンマの後にも、主語 Ms. Ryu「Ryu さんは」、述語動詞 acknowledged「感謝した」があります。つまり、カンマの前後に文があります。この 2 つの文をつなぐ接続詞が見当たらないので、空所にはそれが入ると考えられます。(A) During は前置詞なので、文と文をつなぐことはできません。(B) Then「それから、そのとき」は副詞もしくは形容詞なので不適切です。(C) は「～の後で」で、前後の文を自然な流れでつなぐことができます。(D) Next は主に形容詞もしくは副詞として使われ、接続詞ではないので文をつなぐことはできません。よって (C) が正解です。

42

Although the team members ------- were not available after the game, the coach was happy to be interviewed.

(A) themselves
(B) they
(C) theirs
(D) them

試合後、チームのメンバー本人たちは対応できませんでしたが、コーチは快くインタビューに応じました。

(A) 彼ら自身
(B) 彼らは
(C) 彼らのもの
(D) 彼らを

正解 A

接続詞 Although ～「～であるけれども」で始まり、主語 the team members の後に、空所があり、述語動詞 were が続いています。選択肢はいずれも人称代名詞 they の変化形です。(A) は「彼ら自身」を意味する再帰代名詞。強調したい語の直後や文末に置いて、「(他の誰でもなく) 彼ら自身、本人たち」と強調する用法があります。主語 the team members の直後が空所で、空所部分がなくても文が成り立っているので、これが正解。「試合後、チームメンバー本人たちは (インタビューに) 応じられなかったが、監督は快くインタビューに応じた」となります。available は頻出語ですが、和訳しにくい語です。「get され得る」という意味合いで覚えておいて、臨機応変に解釈してください。(B) の「彼らは」は、主語がすでにあるので不適切。(C) は「彼らのもの」、(D) は「彼らを」でいずれも不適切です。

【語注】

41 final　(順序が) 最後の／award　賞、賞金／present　～を贈る／acknowledge　～に感謝の意を表す、～に感謝する／support　支援／sponsor　スポンサー、後援者

42 although　～であるけれども／available　求めに応じられる、入手可能な／*be* happy to *do*　喜んで～する／interview　～にインタビューする、～と面談する

43

The Hokodo Orchestra will hold ------- for new string musicians next Tuesday.

(A) attention
(B) investigations
(C) motivation
(D) auditions

Hokodo オーケストラは、次の火曜日に新しい弦楽器奏者のオーディションを行います。

(A) 注意
(B) 捜査
(C) 動機付け
(D) オーディション

正解 D

The Hokodo Orchestra が主語で、述語動詞が will hold「行うだろう」です。hold は「～を行う」なので後ろには「何を」が来るはず。「何を」を絞るために後を読むと、for new string musicians「新しい弦楽器奏者のための」とあります。さて、あとは語彙力です。(A) は直前の動詞 hold と組み合わせると hold attention となり「注意を引く」を意味します。しかし、for 以下と自然な意味でつながりません。(B) は「捜査」、(C) は「動機付け、意欲」でいずれも意味が通りません。(D) は片仮名でもおなじみの「オーディション」ですね。空所に当てはめると「新しい弦楽器奏者のためのオーディションを行う」となり、自然な文になります。従って (D) が正解。

44

We ------- all employees to wear formal business attire when meeting with clients in the office.

(A) monitor
(B) require
(C) confirm
(D) include

当社は、社内で顧客と会合するときはフォーマルなビジネス服を着ることを、全従業員に求めます。

(A) ～を監視する
(B) ～を要求する
(C) ～を確認する
(D) ～を含める

正解 B

まず、主語が We です。次が空所で、その後の部分には to wear という不定詞があるだけで動詞がないので、空所には述語動詞が入ります。空所の後は all employees「全従業員」、さらに to wear ～「～を着ること」、次に<+ α>の要素である when meeting with clients in the office「社内で顧客と会合するときは」が続きます。選択肢を見ましょう。(A) は「～を監視する」で、「私たちは全従業員を監視する」まではよさそうですが、「フォーマルなビジネス服を着ること」とは自然につながりません。(B) は「～を要求する」。これを入れると to 以下とのつながりは、「私たちは全従業員に要求する／フォーマルなビジネス服を着ることを」となり意味が通るので、これが正解です。require は require ～ to *do*「～に…することを要求する」という形でよく使われます。覚えておきましょう。(C) の「～を確認する」、(D) の「～を含める」はともに意味が通りません。

【語注】

43 orchestra　オーケストラ、管弦楽団／hold　～を行う、～を開く／string　弦楽器の／investigation　(徹底的な) 調査、捜査
44 require ～ to *do*　～に…するよう要求する／employee　従業員／attire　服装

45

------- materials for the advanced Farsi course include an audio CD and a DVD.

(A) Supplementary
(B) Consequential
(C) Persistent
(D) Cooperative

ペルシャ語上級コース用の補助教材には、音声CD 1枚とDVD 1枚が含まれます。

(A) 補完的な
(B) 結果的な
(C) 持続的な
(D) 協力的な

正解 A

空所で始まり、materials for ... と読み進めるとincludeという動詞が出てきます。つまり、その手前までが「何が」（主語）です。主語を詳しく見ると「ペルシャ語上級コース用の ------- 教材」となっています。また、動詞include「～を含む」の後には「音声CD1枚とDVD1枚」と書かれています。選択肢は、(A)「補完的な」、(B)「結果的な」、(C)「持続的な」、(D)「協力的な」です。「教材」を修飾する形容詞として「補完的な」が適切なので、正解は(A)。supplementary materials「補助教材」となります。どの選択肢も難易度の高い語ですが、一般に使われる語です。supplementaryであればsupplementary materialsのように、よく一緒に使われる語と組み合わせた形で少しずつ覚えるようにしましょう。

46

To find out if an item on this Web site is in stock, ------- highlight the item and click the "Check on it" button.

(A) mostly
(B) simply
(C) enough
(D) quite

このウェブサイト上の品目に在庫があるかどうかを調べるには、単にその品目を強調表示し、「チェックする」のボタンをクリックしてください。

(A) 主に
(B) 単に
(C) 十分に
(D) 非常に

正解 B

To find out「～を調べるために」という不定詞で始まっているので、後ろには「何を」があるはず。if ～ は「もし～なら」（条件節）のほかに、「～かどうかということ」（名詞節）の意味もあります。ここは目的語の「何を」に当たる部分なので名詞節になります。カンマまでの意味は、To find out「調べるためには」／if「～かどうか」／an item on this Web site「このウェブサイト上の品目が」／is in stock「在庫がある」となります。カンマの後には空所があり、その後、動詞highlight「～を強調表示する」→何を？→「その品目を」と続きます。選択肢には名詞がないので、この文には主語がなく、カンマの後は命令文だと分かります。選択肢は、(A)「主に」、(B)「単に」、(C)「十分に」、(D)「非常に」。もう分かりますね。(B)が正解です。<Simply＋命令文.>で、「単に～してください、ただ～するだけです」という意味で、方法が簡単であることを伝えたい指示文などでよく使われる表現です。

【語注】

45 materials ＜複数形で＞教材、資料／advanced 上級の／Farsi ペルシャ語／include ～を含む
46 find out ～ ～を調べる、～を明らかにする／if ～かどうか ★ask、know、wonder、see、find outなどの後で用いられる／item 品目、項目／in stock 持ち合わせて、在庫があって／highlight ～を反転表示させる、～を強調表示させる

47

At Derwin Securities, trainees alternate ------- attending information sessions and working closely with assigned mentors.

(A) along
(B) against
(C) between
(D) near

Derwin証券では、研修生は、説明会への参加と、指定指導者と密接に連携しての業務を交互に行います。

(A) ～と並行して
(B) ～に反対して
(C) ～の間で
(D) ～の近くで

正解 C

At Derwin Securities「Derwin証券では」の後に、主語trainees「研修生は」、述語動詞alternate「～を交互に行う」とあります。空所の後を見ると、attending ... とworking ... がandでつながれており、A and Bの形になっています。alternate between A and Bで「AとBの間を交互に行き来する」を意味するので、(C)が正解です。この文では、Aがattending information sessions「説明会に参加すること」、Bがworking closely with assigned mentors「指定の指導者と密接に連携して業務を行うこと」です。alternateはかなり難しい動詞ですが、alternative「<名詞>代替案」などの連想から意味の見当をつけましょう。alternate betweenのような特定の動詞と前置詞の組み合わせは、問題を解きながら一つずつ覚えていくようにしましょう。

48

------- the results of the customer survey, we may consider extending the store's evening hours until 9 P.M.

(A) Because
(B) Depending on
(C) Whereas
(D) In order for

顧客調査の結果次第で、当店は夜の営業時間を午後9時まで延長することを検討するかもしれません。

(A) ～であるから
(B) ～次第で
(C) ～である一方
(D) ～のために

正解 B

空所で始まり、読み進めるとカンマまで動詞がありません。カンマの後は、主語we「私たちは」、述語動詞may consider「検討するかもしれない」に続けて、「何を」に当たるextending ...「…を延長することを」があります。カンマの前はthe results of the customer survey「顧客調査の結果」。空所には、この「顧客調査の結果」とカンマの後の文をつなぐ語句が必要です。選択肢の(A)は「～であるから」を意味する接続詞ですが、カンマまでの間に動詞がないので不適切。Because ofであれば、前置詞句の後に名詞が来ることになり、正解になり得るかもしれません。(B)は「～次第で」を意味し、自然に後の文につながるので、正解。(C)は「～である一方」を意味する接続詞。同じく動詞がないので使えず、意味的にも合いません。(D)はin order for ～ to *do*の形であれば、「～が…するために」となりますが、to *do*の部分がないので意味が成立しません。

【語注】

47 securities　★securities company「証券会社」の略／trainee　研修生／alternate between A and B　AとBを交互に行う／information session　説明会／closely　密接に／assigned　指定された、割り当てられた／mentor　指導者

48 results　<複数形で>結果 ★調査やアンケートなど、集計や分析が必要な類のものの「結果」を指す／customer survey　顧客調査、顧客アンケート／consider *doing*　～することを検討する／extend　～を延長する／hours　<複数形で>営業時間／until　～まで

Part 6 長文穴埋め問題

英文を読んで、問題に答えましょう。文章中の空所を埋めるのに最もふさわしいものを、4 つの選択肢の中から選んでください。

Questions 49-52 refer to the following instructions. 2分30秒

> As a Hanson-Roves employee, you are entitled to sick absences, during which you will be paid for time off work for health --------(49.). To avoid deductions to your pay, you --------(50.) to provide a physician-signed note as documentation of your illness. --------(51.) should include the date you were seen by the doctor, a statement certifying that you are unable to perform the duties of your position, and your expected date of return. Your supervisor will then forward the documentation to Human Resources. --------(52.). Employee health records can be accessed only by those with a valid business reason for reviewing them.

49. (A) reasons
(B) origins
(C) senses
(D) contributions

50. (A) were required
(B) require
(C) are required
(D) are requiring

51. (A) Those
(B) They
(C) I
(D) It

52. (A) Hanson-Roves ensures the privacy of your health information.
(B) Absences may be caused by a number of factors.
(C) You should then explain why a physician's note is not available.
(D) Take note of the duties you were originally assigned.

Questions 53-56 refer to the following notice.

2分30秒

> **Attention Travelers:**
>
> Was your luggage damaged while in transit? If so, -------(53.) it to the Cloud Express Airlines baggage office as soon as possible after arrival. Domestic travelers are asked to report damage within 24 hours of reaching their destination, and international travelers must submit a report within five days of an incident. -------(54.). Office personnel will review and evaluate all -------(55.). Be advised that Cloud Express Airlines is not responsible for preexisting conditions or broken zippers or buckles related to overpacking or -------(56.) wear.

53. (A) brings
(B) brought
(C) bring
(D) bringing

54. (A) Cloud Express has recently expanded its international routes.
(B) Cloud Express hires only the most qualified employees.
(C) The baggage office will be temporarily closed this week.
(D) Please complete the baggage damage form as instructed.

55. (A) claims
(B) agendas
(C) passports
(D) rates

56. (A) normality
(B) normal
(C) normally
(D) normalize

問題 49-52 は次の指示に関するものです。

Hanson-Roves 社の従業員として、あなたは病気欠勤をする権利があり、その間、健康上の理由での休職に対する給与が支払われます。給与から差し引かれるのを防ぐには、医師の署名入りの文書をあなたの病気の証拠書類として提出する必要があります。それには、医師の診察を受けた日付、あなたが職務を果たすことができないことを認定する記述、そして復職予定日が含まれていなければなりません。その後、あなたの上司がその書類を人事部に転送します。*Hanson-Roves 社は、あなたの健康情報のプライバシーを守ります。従業員の健康記録は、それを調べる正当な業務上の理由を有する人だけが見ることができます。

*Q52 の挿入文の訳

49

(A) reasons　(A) 理由
(B) origins　(B) 起源
(C) senses　(C) 感覚
(D) contributions　(D) 貢献

正解 A

指示文にある ... the following instructions から、この文書は「指示」であると分かります。この設問は**語・句による穴埋め**で、選択肢がいずれも名詞なので、文法・語法による絞り込みはできません。文書の最初の文なので、文全体の意味と空所を含む文中の語のつながりから選択します。冒頭は As ... employee「…の従業員として」／you are entitled「あなたは権利を与えられている」／to sick absences「病気欠勤に対して」で始まっています。カンマの後を読み進めると、during which「その（病気欠勤の）間」／you will be paid「あなたは支払われる」／for time off work「仕事を休む時間に対して」／for health -------「健康の ------- のために」。空所に選択肢を当てはめると、(A) が最も自然。つまり、「健康上の理由で」→「仕事を休む時間に対して」とつながります。for ～ reasons で「～の理由で」の意味です。

【語注】

instructions　＜複数形で＞指示／*be* entitled to ～　～を受ける権利がある／sick absence　病気欠勤、病欠／pay for ～　～に対して支払う／time off work　仕事を休む時間 ★ off work で「仕事を離れた」の意味／avoid　～を防ぐ／deduction　差し引くこと、控除／pay　給料／physician-signed　医師が署名した／note　文書／documentation　公式文書／illness　病気／see　～（医者）に診てもらう、～（医者）にかかる／statement　記述／certify　～を認定する／unable to *do*　～することができない／duties　＜複数形で＞職務、任務／expected　予定の、予期された／return　復帰／supervisor　上司／forward　～を転送する／Human Resources　人事部／record　記録／access　～を利用可能にする／those with ～　～を有する人／valid　正当な、妥当な／review　～を見直す、～を再検討する

50 require to *do*　～する必要がある、～するよう求める

52 ensure　～を守る、～を確保する／*be* caused by ～　～に起因する／a number of ～　幾つもの～、多数の／factor　要因／physician's note　医師の診断書／available　入手できる／take note of ～　～に注意を払う／originally　当初／assign　～を割り当てる

50

(A) were required
(B) require
(C) are required
(D) are requiring

(A) 求められた
(B) ～を求める
(C) 求められる
(D) ～を求めている

正解 C

語・句による穴埋めです。選択肢は動詞 require「～を求める、～を要求する」の変化形なので、文法・語法で絞り込むことができます。空所を含む文を見ると、To avoid ...「…を防ぐために」で始まり、カンマの後に「どうする」（動詞）が出てきません。つまり、空所が「どうする」に当たり、その直前の you が主語です。空所の後には、to provide a physician-signed note「医師の署名入りの文書を提出すること」と続いています。選択肢は、(A) と (C) は受け身で、(A) は「求められた」、(C) は「求められる」。(B) と (D) は能動態で、(B) は「～（人）に求める」、(D) は「～（人）に求めている」。病気欠勤の際の手続きに関する指示で、主語は you（= employee）なので、現在形の受け身で「あなたは文書の提出を求められる」とすると文意が通ります。正解は (C) です。

51

(A) Those
(B) They
(C) I
(D) It

(A) それら
(B) それらは
(C) 私は
(D) それは

正解 D

語・句による穴埋めです。選択肢はいずれも代名詞。空所後に述語動詞 should include があるので、空所は主語です。主語を X とすると、X should include「X は含む必要がある」／the date「日付」／you were seen by the doctor「あなたが医者に診てもらった」となります。つまり、X には受診日が含まれなければならないことになるので、これ以前に出てきた名詞で X に該当するもの探すと、直前の文の a physician-signed note「医師の署名入りの文書＝診断書」が見つかります。これは単数で物なので、代名詞で表すと、(D) の It が正解になります。同じ文の冒頭に deductions「控除」があるので、この名詞の複数形を受ける (A) Those や (B) They をつい選んでしまうかもしれません。前後の内容をしっかり確認するようにしましょう。

52

(A) Hanson-Roves ensures the privacy of your health information.
(B) Absences may be caused by a number of factors.
(C) You should then explain why a physician's note is not available.
(D) Take note of the duties you were originally assigned.

(A) Hanson-Roves 社は、あなたの健康情報のプライバシーを守ります。
(B) 欠勤は幾つかの要因に起因するかもしれません。
(C) あなたはその後、医師の診断書がなぜ入手できないかを説明しなければなりません。
(D) あなたが当初割り当てられた仕事に注意を払ってください。

正解 A

文による穴埋めです。前後の文をしっかり読み、自然につながる文を選びます。直前の文では書類（診断書）の回送手順が述べられています。直後の文では、この書類の閲覧制限について述べられています。つまり、「診断書が上司から人事部に送られる」→空所→「見る人は制限されている」という流れです。従って、空所の前後の内容をつなぐには、会社が従業員のプライバシーを守る旨が述べられている (A) が最も適切です。診断書については文書の 2 ～ 5 行目で述べられていますが、診断書が入手できない場合については書かれていないので、(C) は不適切です。

問題 53-56 は次のお知らせに関するものです。

> **旅行者の皆さまへのお知らせ**
>
> 荷物が輸送中に破損しましたか？ その場合は、到着後できる限り速やかに、Cloud Express 航空の手荷物取扱所へその荷物をお持ちください。国内旅行者は目的地到着後 24 時間以内に損害を報告するよう求められ、国外旅行者は事故から 5 日以内に報告書を提出しなければなりません。*指示に従い、手荷物破損申告用紙に全て記入してください。事務職員が全ての請求を精査し、審査します。Cloud Express 航空は、以前からある状態、荷物の詰め過ぎによるファスナーやバックルの破損、もしくは通常の摩耗に対しては責任を負わないことをご了承ください。
>
> *Q54 の挿入文の訳

53

(A) brings	(A) 持ってくる
(B) brought	(B) 持ってきた
(C) bring	(C) 持ってくる
(D) bringing	(D) 持ってくること

正解 C

語・句による穴埋めです。指示文にある ... the following notice から、この文書は「お知らせ」で、文書の見出しから旅行者に向けたものだと分かります。この設問の選択肢はいずれも動詞 bring の活用形です。空所の直前の文から読んでみましょう。Was your luggage damaged「あなたの荷物は壊れたか」／while in transit？「輸送中に」。空所を含む文は、If so「もしそうであれば」／------- it to the ... baggage office「それを…手荷物取扱所に -------」となっています。If so, の後は、空所の前に何もなく、空所の後にも動詞が見当たらないので、動詞で始まる文、つまり命令文だと分かります。命令文は動詞の原形で始まるので、正解は (C) bring。(A) は bring に三人称単数現在形の s が付いているので現在形、(B) は過去形、あるいは過去分詞で不適切。(D) の bringing は、動名詞なら「持ってくること」、現在分詞なら「持ってきている状態」で、いずれも文が成立しません。

【語注】

notice　お知らせ／Attention ~.　~にお知らせします。／luggage　手荷物 ★主にイギリス英語／damage　~を傷める、~を損なう／in transit　輸送中で、輸送中に／baggage office　手荷物取扱所／as soon as possible　可能な限り速やかに／arrival　到着／domestic　国内の／*be* asked to *do*　~するよう求められる／report　~を報告する／damage　損傷／within　~以内に／reach　~に到着する／destination　目的地／submit　~を提出する／incident　事故、出来事／personnel　職員／review　~を見直す、~を再検討する／evaluate　~を評価する、~を査定する／*be* advised (that) ~　~（であること）をお知らせいたします、~（であること）をご了承ください／*be* responsible for ~　~に責任を負う／preexisting　前から存在する、事前の／broken　＜形容詞で＞壊れた／buckle　留め金／related to ~　~に関連した／overpacking　詰め過ぎ／wear　摩耗

53 bring ~ to …　~を…へ持ってくる

54 recently　最近／expand　~を拡充する／route　航路／hire　~を雇う／qualified　要件を満たした、適任の／employee　従業員／temporarily　一時的に／complete　~（アンケート、申請書など）に全て記入する／baggage　荷物 ★主にアメリカ英語／form　申込用紙／as instructed　指示に従って

55 claim　請求／rate　（基準あたりの）料金、価格

56 normal　通常の

54

(A) Cloud Express has recently expanded its international routes.
(B) Cloud Express hires only the most qualified employees.
(C) The baggage office will be temporarily closed this week.
(D) Please complete the baggage damage form as instructed.

(A) Cloud Express は最近、国際線航路を拡充しました。
(B) Cloud Express は最も適任の従業員のみを雇用します。
(C) 手荷物取扱所は今週、一時的に閉鎖されます。
(D) 指示に従い、手荷物破損申告用紙に全て記入してください。

正解 D

文による穴埋めです。空所の前後の文をよく理解した上で、自然につながる文を選びます。直前の文は長いですが、キーワードを拾い読みすると、Domestic travelers「国内旅行者は」／are asked to report damage「損害を報告するよう求められる」／international travelers「国外旅行者は」／must submit a report「報告書を提出しなければならない」とあります。空所の後の文は、Office personnel「事務職員が」／will review and evaluate all -------「全ての ------- を精査し、審査する」。つまり、「損害を報告する」→空所→「全て審査する」という流れなので、文脈から、申告の手順の一つを述べている (D) が正解。(A) や (B) は荷物の損傷とは無関係なので不適切。(C) の手荷物取扱所の閉鎖のお知らせは流れに合いません。

55

(A) claims
(B) agendas
(C) passports
(D) rates

(A) 請求
(B) 議題
(C) パスポート
(D) 料金

正解 A

語・句による穴埋めです。選択肢はいずれも名詞なので、文法・語法からは絞り込めません。文脈からの判断になります。この文は Q54 で、「事務職員が」／「全ての ------- を精査し、審査する」のように読み取りました。審査するのは全ての「何」であるかを考えてみましょう。(D) の rates「料金」は意味が通らないとすぐに分かります。(B) の agendas「議題（一覧）」や (C) の passports「旅券、パスポート」は、話の流れから不自然です。(A) の claims は「（当然の権利としての）請求、要求」という意味で、これを入れて報告書（申告書）による「請求（内容）を審査する」とすれば意味が通ります。(A) が正解。

56

(A) normality
(B) normal
(C) normally
(D) normalize

(A) 正常性
(B) 通常の
(C) 通常は
(D) 標準化する

正解 B

語・句による穴埋めです。選択肢は全て形容詞 normal の派生語なので、文法・語法で正解を導けそうです。この文は非常に複雑な構文ですが、構造を見ると、まず冒頭の Be advised that ... は「…であることをお知らせします、…であることをご承知おきください」という決まり文句です。that 節内の述語である is not responsible for の後には or で結ばれた名詞句が続き、A or B or C の形になっています。A：preexisting conditions、B：broken zippers or buckles related to overpacking、C：------- wear という形です。つまり、この wear は名詞で、名詞の前に置くものは形容詞です。従って、(B) の normal「通常の」が正解です。wear を動詞だと判断してしまうと、それを修飾する副詞の (C) を選んでしまうかもしれません。ところで、「通常の wear」とは何でしょう。ここでは「衣服」ではなく、「摩耗、擦り切れ」という意味です。つまり「通常の（使用による）摩耗」を指します。

Part 5 学習のヒント

基本文法と語彙力が決め手

Part 5「短文穴埋め問題」は、なんといっても基本文法がモノを言います。短時間で正確に解答できる文法力と幅広い語彙力を身に付け、英語力の底上げを図りましょう。

Part 5の問題を解いてみて、大部分は、**文の要素**（S：主語、V：動詞、O：目的語、C：補語）**をつかむ力と語彙力**で解答できることを実感できたかと思います。ですが、英文をより正確に聞いたり読んだり、また話したり書いたりするためには、**一通りの基本文法**を身に付けておく必要があります。以下の基本文法を復習しましょう。基本文法とは、**中学英語の文法**に、主に高校で学習する**関係副詞、仮定法、分詞構文**などをプラスしたものです。かつて使っていた文法書があればそれを使い、もしなければ、できるだけページ数の少ない文法書を購入して確認しましょう。

基本文法

1. 基本文型（SV、SVC、SVO、SVOO、SVOC）
2. 時制（現在形、過去形、未来形と、それぞれの完了形と進行形）
3. 助動詞（can、may、must、will、shall など）
4. 知覚動詞と使役動詞
5. to 不定詞と動名詞
6. 受動態
7. 関係詞（関係代名詞、関係副詞）
8. 比較
9. 前置詞
10. 仮定法（過去、過去完了）
11. 分詞構文

語彙力を強化し、基本文法を確実に押さえる練習

Part 5の問題によく出てくる語・句は確実に覚えるようにしましょう。さらに問題英文そのものが各文法項目の例文として参考になりますので、文の要素を一目で把握できるようになるまで練習しましょう。以下の1～6は、Part 5～Part 7全てで行うことを習慣付けると効果的です。

リーディングの基本トレーニング

1. 問題文を読み、未知の単語とその訳語にマーカーで印を付ける。
2. 選択肢を読み、未知の単語とその訳語にマーカーで印を付ける。
3. 印の付いた単語を見て、訳語が瞬時に出てくるようになるまで声に出しながら繰り返し練習する。
4. 印の付いた訳語を見て、単語が瞬時に出てくるようになるまで声に出しながら繰り返し練習する。
5. 解説と対訳を参照しながら、問題文の文の要素を確認する。
6. 「基本文法」の1～11を1～3カ月くらいの計画で一通り復習する。

Part 6 学習のヒント Part 5＋長文速読力で勝負

Part 6「長文穴埋め問題」では、Part 5 に必要な文法力に加え、長文を速く正確に読み取る力が試されます。時間内に素早く解答できるよう、読解力の向上にも役立つ学習法を紹介しましょう。

Part 6 の問題を解いてみて、Part 5 のように空所の前後を読むだけで解答できる問題もあるけれど、4 つの設問全てに的確に答えるにはやはり長文全体を読まなければ、と感じたでしょう。そうなると、英文を速く正確に読む力が必要になります。1 文をピリオドまで読んで、文頭に戻り和訳をする、といった読み方ではとても時間が足りません。文頭から**チャンク**（複数の語から成る小さな意味の固まり。下のスラッシュ［／］で区切った英文例を参照）単位で理解しながら読み進め、ピリオドまで来たら戻らないようにします。このような読み方（no-return reading）を習慣にしてください。Section 1 や Section 2 の解説でたびたび登場する、文頭から英語の語順のまま意味を取っていくやり方です。Questions 49-52（p. 104）の文書の冒頭の英文を例に試してみましょう。

> As a Hanson-Roves employee, you are entitled to sick absences, during which you will be paid for time off work for health -------.
> 49.

Q49 の空所を reasons で補充し、チャンクで区切って英語の語順のまま戻り読みせずに読むと、以下のようになります。

As a Hanson-Roves employee「Hanson-Roves 社の従業員として」／you are entitled「あなたは権利を与えられている」／to sick absences「病気欠勤に対して」／during which「その間」／you will be paid「あなたは支払われる」／for time off work「仕事を休む時間に対して」／for health reasons「健康上の理由で」。

このような読み方がスムーズにできるようになるためには、**語彙力**、**基本文法**、**文の要素を捉える力**、の 3 つが必要です。まず、語彙力を身に付けるには、「リスニングの基本トレーニング」（p. 68）と「リーディングの基本トレーニング」（p. 110）を着実に行うことです。同時に「基本文法」（p. 110）の復習をしっかり行うことで、基本文法と文の要素を捉える力も付きます。これらを焦らずに並行して進め、少しずつ、チャンク単位での no-return reading が自然にできるようになりましょう。

no-return reading で読解スピードを上げる練習

Part 6 の問題を一通り終えたら、以下のような手順で読む練習を繰り返しましょう。戻り読みの癖がなくなれば、より長い文にも楽に対応できるようになるでしょう。

1）Part 6 の英文を使って、「**リーディングの基本トレーニング**」（p. 110）を行う。
2）対訳を参照しながら、英文全文の文の要素を確認する。
3）解説を参照しながら、1 文ごとにチャンク単位での no-return reading を練習する。

Part 7 1つの文書／複数の文書

1つの文書

英語の文書に目を通し、その内容について幾つかの設問に答えましょう。4つの選択肢の中から最も適切なものを選んでください。

Questions 57-58 refer to the following advertisement.

2分

Country Gardening Today

Growing plants can be easy. It just takes knowing the right tips and tricks. That's why our award-winning *Country Gardening Today* is the most widely read gardening magazine in all of New Zealand. Most of our readers say they had never planted a single seed before ordering our magazine, and now they take pride in their beautiful flowers and scrumptious vegetables. Our articles cover every aspect of gardening, and they are written by expert landscape designers, horticulturalists, and botanists. This fun and practical magazine also offers do-it-yourself landscaping ideas, product recommendations (no ads!), and step-by-step guides. Don't miss this spectacular offer! Subscribe before the end of February and save 25% off the retail cover price! Just go to www.countrygardeningtoday.com.

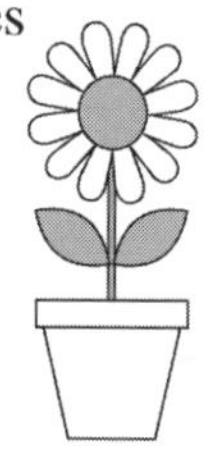

57. For whom is the advertisement most likely intended?

(A) Beginning gardeners
(B) Landscape designers
(C) Plant store owners
(D) Magazine publishers

58. According to the advertisement, what does the magazine feature?

(A) Product advertisements
(B) Gardening tips from readers
(C) Articles by gardening professionals
(D) Botanical artwork

Questions 59-61 refer to the following form.

3分

Bill Gallardo's Suits

Item details
Purchaser: Richard Sawyer
Garment: #PC36 (navy/wool)
Price: $89.99 Tax: $5.40
Alteration: no charge (see remarks)
Sold By: Larry Wei
Assigned to: Florian Gartner

Alterations

Jacket	Pants
Collar:	Waist:
Sleeves: shorten	Length:
Shoulders:	Thigh:
Length:	Knee:
Waist:	Hem:

Remarks
clerical error during initial measurement

59. Who most likely is Mr. Wei?
(A) A tailor
(B) A designer
(C) A salesperson
(D) A business owner

60. Where does the item not fit Mr. Sawyer correctly?
(A) On his legs
(B) On his arms
(C) Around his neck
(D) Around his waist

61. Why will the alterations be free?
(A) A coupon was redeemed.
(B) The item was purchased online.
(C) The item was sold with a defect.
(D) A staff member made a mistake.

問題 57-58 は次の広告に関するものです。

カントリー・ガーデニング・トゥデイ

植物育ては簡単にできます。適切なヒントとこつさえ知っていればいいのです。それこそが、受賞歴のある本誌『カントリー・ガーデニング・トゥデイ』がニュージーランド全土で最も広く読まれているガーデニング誌である理由です。本誌のほとんどの読者が、本誌を注文するまで一粒の種も植えたことがなかったと言っていますが、今は自分たちの美しい花ととてもおいしい野菜に誇りを持っています。本誌の記事は庭造りのあらゆる側面を扱っており、専門知識豊富な景観設計家、園芸家、そして植物学者によって執筆されています。楽しくて実用的なこの雑誌は、自分でできる庭の景観設計のアイデア、商品の推薦（広告はありません！）、さらに順を追った手引きも提供しています。この目を見張るようなご提供価格をお見逃しなく！ 2 月末までにお申し込みをされると、小売表示価格から 25% お得になります！ www.countrygardeningtoday.com にすぐアクセスしてください。

【語注】

advertisement　広告、宣伝／gardening　ガーデニング、庭造り／take　～を必要とする／right　適切な、正確な／tip　秘訣（ひけつ）、（ためになる）助言／trick　要領、こつ／award-winning　受賞歴のある／widely　広範囲にわたって／never ～ a single …　一つの…も～ない ★= not ～ a single …。ここでは not の代わりに never が用いられている／plant　～を植える／order　～を注文する／take pride in ～　～に誇りを持っている／scrumptious　とてもおいしい／article　記事／cover　～を扱う／aspect　側面／expert　専門家である、熟練の／landscape　景観／horticulturalist　園芸家／botanist　植物学者／practical　実用的な／offer　～を提供する／do-it-yourself　自分で行う／landscaping　景観設計／recommendation　推薦、お勧めの品／ad　広告 ★advertisement の略語／step-by-step　段階的な、順を追った／guide　手引き／miss　～を逃す／spectacular　目を見張るような／offer　希望取引価格、割引／subscribe　申し込む、（予約）購読する／save　～の節約になる／off　～から割り引いて／retail　小売り（の）／cover price　表紙の表示価格、定価

57 *be* intended for ～　～を対象としている、～向きである／beginning　初級の／gardener　ガーデニングをする人、庭師／publisher　出版社、発行者

58 feature　～を特色とする／professional　専門家／botanical　植物の、植物学の／artwork　挿絵、図版

57

For whom is the advertisement most likely intended?

(A) Beginning gardeners
(B) Landscape designers
(C) Plant store owners
(D) Magazine publishers

広告は誰を対象としていると考えられますか。

(A) ガーデニングの初心者
(B) 景観設計家
(C) 園芸店の所有者
(D) 雑誌出版社

正解 A

このセットはシングルパッセージ（1文書）の問題で、2つの設問があります。**概要**を問うこの設問は、直訳すると、For whom「誰のために」／is the advertisement「この広告は」／most likely intended?「最も可能性が高く意図されているか」となり、「広告は誰を対象としている可能性が高いか」を尋ねています。この広告では主に雑誌の特長を宣伝し、最後に価格について述べています。本文の3行目に、Most of our readers say「ほとんどの読者が言っている」／they had never planted a single seed「一粒の種も植えたことがなかった」とあります。このことから(A)が正解。magazineという語が繰り返し出てくることから、なんとなく(D)の「雑誌出版社」を選びたくなりますが、広告の「対象」が問われているので不適切です。

58

According to the advertisement, what does the magazine feature?

(A) Product advertisements
(B) Gardening tips from readers
(C) Articles by gardening professionals
(D) Botanical artwork

広告によると、雑誌は何を特色としていますか。

(A) 商品広告
(B) 読者からのガーデニングのヒント
(C) ガーデニングの専門家による記事
(D) 植物画

正解 C

詳細を問う設問で、According to the advertisement「広告によると」／what does the magazine feature?「この雑誌は何を特色にしているか」なので、雑誌の内容について述べている部分を探します。本文5行目の終わりから、Our articles cover ...「本誌の記事は…を取り扱っている」とあるので、この辺りに雑誌の特色が書かれているのではないかと予測して読み進めると、they are written「それらは書かれている」／by expert ...「専門家の…によって」とあります。expertの後にはlandscape designers, horticulturalists, and botanistsと難しい語が続きますが、要するに、記事がさまざまなガーデニングの専門家たちによって執筆されているということが分かれば大丈夫です。従って、(C)の「ガーデニングの専門家による記事」が正解。(A)は本文の下から3行目に(no ads!)と書かれており、逆に商品広告がないことを特色にしていると考えられます。(B)の「読者からのガーデニングのヒント」はあり得そうですが、本文の1行目にあるtipsは「読者からの」とは書かれていません。(D)については述べられていません。

問題59-61は次の伝票に関するものです。

Bill Gallardo's Suits

商品詳細

購入者：　Richard Sawyer

衣服：　#PC36（紺／ウール）

価格：　89.99ドル　　税：5.40ドル

寸法直し：　無料（備考参照）

販売者：　Larry Wei

担当者：　Florian Gartner

寸法直し

ジャケット	ズボン
襟：	ウエスト：
袖：**詰める**	丈：
肩：	もも：
丈：	膝：
ウエスト：	裾：

備考

最初の採寸中の事務的ミス

【語注】

form　用紙、伝票／item　商品／details　<しばしば複数形で>詳細／purchaser　購入者／garment　（1点の）衣服／navy　紺色／wool　ウール ★発音は［wúl］／alteration　変更、寸法直し／charge　料金／remark　備考、注記／assigned to ～　～に割り当てられた／collar　襟／sleeve　（衣服の）袖／shorten　～を詰める、～を短くする／thigh　もも、太もも ★発音は［θáɪ］。-ghは発音しない／hem　裾／clerical　事務的な／initial　最初の／measurement　採寸

60 fit　～と寸法が合う／correctly　適切に

61 free　無料で／redeem　～（引換券など）を商品・現金に換える／purchase　～を購入する／online　オンラインで、ネットで／defect　（商品の）傷、欠陥／make a mistake　間違いを犯す

59

Who most likely is Mr. Wei?

(A) A tailor
(B) A designer
(C) A salesperson
(D) A business owner

Wei さんは誰だと考えられますか。

(A) 仕立て人
(B) デザイナー
(C) 販売員
(D) 事業主

正解 C

シングルパッセージの問題で、3 つの設問があります。文書は箇条書き形式の「伝票」なので、最初に伝票全体に目を通し、何が書かれているかをざっと把握しておきましょう。この設問は**詳細**を問うもので、most likely を取り除くと Who is Mr. Wei?「Wei さんは誰か」とシンプルになるので解きやすくなります。伝票本文の 6 行目に Wei さんの名前があり、その前に Sold By「～によって売られた」とあるので、Wei さんは「販売員」だと分かります。従って、(C) が正解。服に関する伝票で、体の部位の表記などもあるため、慌てると (A) や (B) を選びがちです。注意しましょう。

60

Where does the item not fit Mr. Sawyer correctly?

(A) On his legs
(B) On his arms
(C) Around his neck
(D) Around his waist

その商品はどの点で Sawyer さんに寸法が正しく合いませんか。

(A) 足
(B) 腕
(C) 首回り
(D) ウエスト回り

正解 B

詳細を問う設問で、Where「どこで」／does the item not fit?「その商品は寸法が合わないか」／Mr. Sawyer correctly「Sawyer さんに正しく」とあります。Sawyer さんは伝票本文 2 文目にある商品購入者で、彼にぴったり合わない部分はどこかを尋ねています。伝票の中ほどの Alterations「寸法直し」という見出しの左段 3 行目に、Sleeves: shorten「袖：詰める」とあるので、(B) の「腕」が正解。その他の部分には寸法直しのメモは書かれていません。alterations は難しい語ですが、解答の鍵となる Sleeves: shorten がやさしい語なので、答えやすかったもしれません。(C) の「首回り」が合わない場合の直しは Alterations の左段 2 行目にある collar「襟」に書かれます。color「色」と間違えやすいので要注意。

61

Why will the alterations be free?

(A) A coupon was redeemed.
(B) The item was purchased online.
(C) The item was sold with a defect.
(D) A staff member made a mistake.

なぜ寸法直しは無料になりますか。

(A) 割引券と引き換えられた。
(B) 商品はオンラインで購入された。
(C) 商品は欠陥のある状態で売られた。
(D) 社員が間違えた。

正解 D

詳細を問う設問で、Why「なぜ」／will the alterations be free?「寸法直しは無料になるのか」とあります。やや難しい問題です。alterations「寸法直し」が分からないと設問が読み取れません。さらに、選択肢にも難しい語が含まれています。まず、伝票の最初の見出しにある Item details「商品詳細」を見ると、4 つ目の Alteration「寸法直し」には no charge「無料」／see remarks「備考参照」とあります。そこで、伝票の最後にある Remarks「備考」を見ると、clerical error「事務的ミス」／during initial measurement「最初の採寸中の」と書かれています。従って、alterations が無料となる理由は、このことを「社員が間違えた」と表現した (D) が正解です。(A)、(B)、(C) のいずれも伝票に記載がありません。

Part 7 1つの文書

英語の文書に目を通し、その内容について幾つかの設問に答えましょう。4つの選択肢の中から最も適切なものを選んでください。

Questions 62-65 refer to the following article in a company newsletter. 3分20秒

Employee News

We would like to extend our congratulations to Alicia Portalska, who will be our new Vice President of Marketing from January 1. This follows last week's news of Vice President Louis Larson's retirement at the end of the year.

Ms. Portalska joined us as a trainee marketing assistant four years ago and was recently promoted to marketing director. We would like to thank Ms. Portalska for her dedication and outstanding contribution to the marketing department. Her work has had a significant impact on our sales figures. It is in part thanks to her tireless efforts that we have exceeded our sales targets this year. Congratulations, Ms. Portalska! Your example is an inspiration to us all.

62. What is the purpose of the article?
(A) To inform staff about sales targets
(B) To give notice of an employee's promotion
(C) To outline this year's marketing strategy
(D) To announce that an employee has received an award

63. What does the article indicate about Ms. Portalska?
(A) She is popular.
(B) She works hard.
(C) She is innovative.
(D) She lacks experience.

64. The word "outstanding" in paragraph 2, line 5, is closest in meaning to
(A) pending
(B) complete
(C) remarkable
(D) unexpected

65. What is indicated about this year's final sales figures?
(A) They were better than anticipated.
(B) They were the same as last year's figures.
(C) They were discussed at a recent staff meeting.
(D) They were announced at a ceremony on Friday.

Questions 66-69 refer to the following e-mail.

3分20秒

To:	maria_bellandini@pweb.net
From:	thomas.mclaren@delicatessenmag.com
Date:	Tuesday, October 2
Subject:	Food Photography Article

Dear Ms. Bellandini:

I have some news regarding your article that is scheduled to be published in the next issue of *Delicatessen Magazine*. — [1] —. Yesterday, we learned that a major advertiser canceled their contract with us, and as a result, we will have to reduce the number of pages in our upcoming issue. This is extremely unfortunate, but we just do not have enough money without these ads to publish the magazine in its current format. — [2] —.

We know that readers have enjoyed reading about your experiences in Italy. — [3] —. While your eight-page story about working as a food photographer is excellent, in order to fit in the slimmer issue, it will need to be cut by about thirty percent. Although I sincerely hope you agree to having your article published in our upcoming issue, I will understand if you would rather have the article published in full at a later time. However, I have to let you know that the magazine industry is not always the most stable business, and for this reason, I do not know if there will be space for your story in the future. — [4] —.

Please let me know as soon as possible what you would like to do. Should you agree to edit the story, I will need the new version by Monday.

Best regards,

Thomas McLaren, Editor-in-Chief

66. What is implied about *Delicatessen Magazine*?

(A) It plans to merge with another magazine.
(B) It gives discounted subscriptions to staff.
(C) It relies on advertisements for funding.
(D) It offers long-term contracts to writers.

67. How would Ms. Bellandini most likely revise her article?

(A) By making it shorter
(B) By changing the topic
(C) By adding more information
(D) By including more images of food

68. What does Mr. McLaren NOT suggest to Ms. Bellandini?

(A) Her previous articles were well liked.
(B) She should submit her article to another magazine.
(C) Her article might not be published in full at a later date.
(D) She should notify him of her decision.

69. In which of the positions marked [1], [2], [3], and [4] does the following sentence best belong?

"Of course, this is your choice, and I will respect whatever decision you make."

(A) [1]
(B) [2]
(C) [3]
(D) [4]

問題 62-65 は次の社内報の記事に関するものです。

社員ニュース

1月1日より新しいマーケティング担当取締役となる Alicia Portalska さんにお祝いを述べたいと思います。これは、Louis Larson 取締役が年末に退職するという先週のニュースの続報です。

Portalska さんは、4 年前にマーケティング助手の研修生として入社し、最近、マーケティング部長に昇進しました。Portalska さんの当マーケティング部への献身と際立った貢献に対して感謝します。彼女の仕事は売上高に重要な効果をもたらしました。当社が今年の売上目標額を超えているのは、一つには彼女のたゆみない努力のおかげです。おめでとうございます、Portalska さん！ あなたが作った先例は私たち皆の励みです。

62

What is the purpose of the article?

(A) To inform staff about sales targets
(B) To give notice of an employee's promotion
(C) To outline this year's marketing strategy
(D) To announce that an employee has received an award

記事の目的は何ですか。

(A) 売上目標額を社員に知らせること
(B) ある社員の昇進を通知すること
(C) 今年のマーケティング戦略の概要を述べること
(D) ある社員が受賞したことを発表すること

正解 B

シングルパッセージの問題で、4 つの設問があります。文書の種類は「社内報」で、まず全体に目を通して何についての記事かをつかみましょう。最初の設問は**概要**（記事が書かれた目的）を問うものです。記事の冒頭に着目すると、第 1 段落 1 ～ 3 行目に We would like to extend our congratulations「お祝いを述べたいと思う」／to Alicia Portalska,「Alicia Portalska に」／who「彼女は」／will be our new Vice President of Marketing「新しいマーケティング担当取締役になる」とあります。従って、(B) が正解。(A)、(C) に関連したことは第 2 段落に出てきますが、記事全体の目的ではありません。(D) は記載がありません。

【語注】

newsletter （会社・団体・官庁などの）回報、会報／extend ～ to … ～（祝辞など）を…に述べる／congratulations ＜複数形で＞祝辞／, who そしてその人は ★関係代名詞の非制限的用法で、先行詞に補足的説明を加える
Vice President 副社長、担当取締役、本部長 ★役職名は国や組織により異なる／
Marketing マーケティング部 ★部署名は語頭が大文字になることが多い／follow ～に続く／retirement 退職、引退／trainee 研修生／assistant 助手／recently 最近／*be* promoted to ～ ～に昇進する／director 部長／thank ～ for … …に対して～に感謝する／dedication 献身／outstanding 傑出した／contribution 貢献／significant 重要な／impact on ～ ～への影響・効果／sales figures 売上高／in part 一部には、一つには／thanks to ～ ～のおかげで／tireless たゆみない／effort 努力／exceed ～を超える／sales target 売上目標（額）／inspiration 激励、刺激

62 inform ～ about … ～に…について知らせる／give a notice of ～ ～を通知する／outline ～の概要を述べる

63 innovative 革新的な、創造力に富む／lack ～に欠ける、～が足りない

65 anticipate ～を予想する／figure 数字、数量／discuss 論議する／recent 最近の／ceremony 式典

63

What does the article indicate about Ms. Portalska?

(A) She is popular.
(B) She works hard.
(C) She is innovative.
(D) She lacks experience.

記事はPortalskaさんについて何を示していますか。

(A) 人気がある。
(B) 一生懸命働く。
(C) 革新的である。
(D) 経験が足りない。

正解 B

Portalskaさんに関する**詳細**を問う設問なので、記事から彼女に関する情報を拾っていきましょう。第2段落に彼女の社歴と彼女への賛辞が書かれています。同段落4行目にher dedication「彼女の献身」、8行目にher tireless efforts「彼女のたゆみない努力」とあります。これらから(B)が正解。(C)のinnovative「革新的な」は昇進の理由になりそうですが、その記述はありません。

64

The word “outstanding” in paragraph 2, line 5, is closest in meaning to

(A) pending
(B) complete
(C) remarkable
(D) unexpected

第2段落・5行目にある“outstanding”に最も意味が近いのは

(A) 保留の
(B) 完全な
(C) 卓越した
(D) 予想外の

正解 C

語の意味を問う設問で、The word “outstanding”「“outstanding”という語は」／is closest in meaning to ...「意味において…に最も近い」、つまり、最も意味の近い語はどれかを尋ねています。outstandingは「傑出している、優秀な」という意味なので、(C)の「卓越した」が正解。outstandingもremarkableもやや難しい単語ですが、しばしば登場するのでぜひ覚えてください。(B)のcomplete「完全な」もよさそうに思えますが、この語は何かが「完了した」状態や「欠けることなくそろっている」状態を表し、選択肢の中でclosest「最も近い」語ではありません。

65

What is indicated about this year's final sales figures?

(A) They were better than anticipated.
(B) They were the same as last year's figures.
(C) They were discussed at a recent staff meeting.
(D) They were announced at a ceremony on Friday.

今年の最終的な売上高について何が示されていますか。

(A) 予想されたよりも良かった。
(B) 昨年の数字と同じだった。
(C) 最近のスタッフ会議で議論された。
(D) 金曜日に式典で発表された。

正解 A

詳細を問う設問で、final sales figures「最終的な売上高」に関するものなので、sales「売り上げ」について書かれている箇所を探します。第2段落6～7行目には彼女の仕事ぶりが「売上高に重要な効果をもたらした」とあり、8～9行目にはwe have exceeded「私たちは～を超えている」／our sales targets「売上目標（額）」／this year「今年」とあります。Portalskaさんの努力があったから目標額を超えたことを「予想されたよりも良かった」と表現している(A)が正解。(C)などはいかにもあり得そうに思えますが、言及はありません。

問題66-69は次のEメールに関するものです。

受信者：maria_bellandini@pweb.net
送信者：thomas.mclaren@delicatessenmag.com
日付：10月2日、火曜日
件名：料理写真の記事

Bellandini様

『デリカテッセン・マガジン』誌の次号に掲載予定のあなたの記事に関し、お知らせがあります。昨日、ある主要な広告主が当誌との契約を解約したことが分かり、その結果、間もなく発行される号のページ数を減らさざるを得なくなる見通しです。これは極めて残念なことですが、この広告がないと、現在の構成で当誌を出版する資金が全く足りないのです。

読者がイタリアでのあなたの体験を愛読していることは分かっております。料理写真家としての仕事に関するあなたの8ページの記事は素晴らしいのですが、ページを減らした号に収まるように、約30%削る必要があります。次号に記事を掲載することにあなたが同意されることを心から願っていますが、それよりも後日、完全版で掲載してもらう方がいいとお考えならば、理解いたします。しかし、雑誌業は、常に極めて安定したビジネスというわけではないことをお知らせしなければならず、この理由により、今後あなたの記事のスペースがあるかどうか分かりません。*もちろん、これはあなたの選択であり、どのような結論を出されてもそれを尊重いたします。

ご希望をできるだけ早くお知らせください。記事に修正を加えることに同意されるなら、月曜日までに新しい原稿が必要です。

敬具

編集長　Thomas McLaren

*Q69の挿入文の訳

66

What is implied about *Delicatessen Magazine*?

(A) It plans to merge with another magazine.
(B) It gives discounted subscriptions to staff.
(C) It relies on advertisements for funding.
(D) It offers long-term contracts to writers.

『デリカテッセン・マガジン』誌についてどんなことが示唆されていますか。

(A) 別の雑誌と合併する予定である。
(B) スタッフに定期購読料の値引きをしている。
(C) 資金を広告に依存している。
(D) 執筆者に長期契約を提示する。

正解 C

シングルパッセージの問題で、4つの設問があります。この設問は**詳細**を問うもので、雑誌について「示唆されている（間接的に述べられている）」事柄を尋ねています。第1段落2～4行目に、主要広告主が契約を破棄したため雑誌のページ数を減らさざるを得ないことが述べられています。そして4～5行目に、do not have enough money「十分なお金がない」／without these ads「これらの広告がないと」／to publish「出版するために」とあります。これをIt「それ（この雑誌）は」／relies「頼っている」／on advertisements「広告に」／for funding「資金を」と表現している(C)が正解。(A)、(B)、(D)についての記述はありません。

【語注】

regarding　～に関する／*be* scheduled to *do*　～する予定だ／publish　～を掲載する、～を出版する／issue　号／learn that ～　～であることを知る／advertiser　広告主／contract　契約／reduce　～を減らす／upcoming　近く発売の／extremely　極めて／unfortunate　残念な／just　全く★強調の副詞／ad　広告★advertisementの略語／current　現状の／while　～ではあるが／fit in ～　～に収める／sincerely　心から／agree to *doing*　～することに同意する／would rather *do*　むしろ～したい／have ～ *done*　～を…してもらう／in full　完全な形で／stable　安定した／should you *do*　もしあなたが～するなら★= if you should *do*／edit　～に修正を加える／Editor-in-Chief　編集長
66 merge with ～　～と合併する／subscription　定期購読（料）／rely on ～ for …　…を～に依存している／offer ～ to …　～に…を提示する
67 revise　～を修正する、～を改訂する
68 previous　以前の／submit　～（書類・案など）を提出する／notify ～ of …　～に…を知らせる
69 belong in ～　～に合っている／respect　～を尊重する

67

How would Ms. Bellandini most likely revise her article?

(A) By making it shorter
(B) By changing the topic
(C) By adding more information
(D) By including more images of food

Bellandini さんはどのように自分の記事を修正すると思われますか。

(A) より短くすることによって
(B) テーマを変えることによって
(C) もっと情報を加えることによって
(D) より多くの料理写真を入れることによって

正解 A

詳細を問う設問です。メールの受信者である Bellandini さんに対し、送信者の編集長は第 2 段落 2 ～ 3 行目で、in order to fit in the slimmer issue「ページ数を減らした号に収めるために」／it will need to be cut「それ（記事）は削られる必要がある」／by about thirty percent「約 30%」とあるので、(A) が正解です。

68

What does Mr. McLaren NOT suggest to Ms. Bellandini?

(A) Her previous articles were well liked.
(B) She should submit her article to another magazine.
(C) Her article might not be published in full at a later date.
(D) She should notify him of her decision.

McLaren さんが Bellandini さんに示唆していないことは何ですか。

(A) 彼女の以前の記事はとても気に入られている。
(B) 彼女は別の雑誌に記事を掲載するべきである。
(C) 彼女の記事は、後日完全な形では掲載されないかもしれない。
(D) 彼女は決断を彼に知らせるべきである。

正解 B

詳細を問う設問で、「McLaren さんが Bellandini さんに示唆していないことは何か」なので、本文に合致する記載がない選択肢が正解です。(A) は第 2 段落 1 行目 readers have enjoyed reading ... に、Bellandini さんのこれまでの記事が気に入られていることが書かれています。(C) は第 2 段落の最終行 I do not know if there will be space for ... とあり、完全版の掲載を希望して記事の掲載を見送った場合、後日掲載できるかは分からないとあります。(D) は第 3 段落冒頭の Please let me know ... で、Bellandini さんの返事を求めています。(B) に関する記載はないので、これが正解です。

69

In which of the positions marked [1], [2], [3], and [4] does the following sentence best belong?

"Of course, this is your choice, and I will respect whatever decision you make."

(A) [1]
(B) [2]
(C) [3]
(D) [4]

[1]、[2]、[3]、[4] と記載された箇所のうち、次の文が入るのに最もふさわしいのはどれですか。

「もちろん、これはあなたの選択であり、どのような結論を出されてもそれを尊重いたします」

(A) [1]
(B) [2]
(C) [3]
(D) [4]

正解 D

挿入文の位置を問う設問です。挿入文は、Of course「もちろん」／this is your choice「これはあなたの選択だ」／and I will respect「そして私は尊重する」／whatever decision you make「どんな結論をあなたが出しても」とあります。この内容から、McLaren さんが Bellandini さんに幾つかの選択肢を提案した後にこの文が来ると推測できます。第 2 段落に、記事を短くして今号に掲載という選択肢に続けて、後日完全版での掲載という選択肢があることを伝えているので、この段落の最後、(D) [4] に入れるのが自然です。

Part 7 複数の文書（2文書）

2つの英語の文書に目を通し、その内容について幾つかの設問に答えましょう。4つの選択肢の中から最も適切なものを選んでください。

Questions 70-74 refer to the following Web page and e-mail. 5分

Morlen Museum Visitor Information

Welcome! Located just minutes from High Street Station in Richford's shopping district, the Morlen Museum offers visitors a chance to explore scientific topics in engaging, hands-on exhibits. Tours can be arranged for those seeking even more detailed information. Parking is available in a nearby city garage. And don't forget to visit the museum shop with its wide range of unique and interesting items.

Admission:

Ticket Type	Price	Provides
Basic	£15.00	• Access to the museum's permanent exhibits
Basic Plus	£20.00	• Basic access AND access to the Van Zandt Planetarium Show
Super Saver	£25.00	• Basic Plus access AND access to the Geology Lab
Full Access	£30.00	• Super Saver access AND access to special exhibits

Special Exhibits:

- Sports: The Way We Move (1 January–31 March)
- Butterflies: Color in Motion (1 April–30 June)
- Mathematical Beauty: How Numbers Shape Our World (1 July–30 September)
- Earth, Fire, Water, Wind: Future Power Sources (1 October–31 December)

To: tlin@morlenmuseum.org
From: acordell@talvix.com
Date: 2 October
Subject: Upcoming excursion

Dear Ms. Lin,

I'm writing on behalf of the Talvix Energy Professionals Partnership (TEPP). The TEPP pairs young adults considering careers in the energy sector with engineers and executives from Talvix. Each quarter we arrange an educational trip for the program participants.

On 12 October we are planning for a group of six mentors and twelve mentees to visit the Morlen Museum. We plan to visit the Geology Lab to examine the origins of fossil fuels. We believe an in-depth tour would be quite beneficial to the mentees. Would you be able to provide us with a tour of the lab? If so, what would be the cost in addition to the ticket price? We also want to spend time at the special exhibit.

Thank you in advance for your assistance.

Alton Cordell

Director, TEPP

70. What is suggested about the Morlen Museum?

(A) It offers on-site parking.
(B) It is conveniently located.
(C) Its admission prices were recently raised.
(D) Its museum shop is currently closed.

71. Why did Mr. Cordell write the e-mail?

(A) To inquire about an advertised job
(B) To offer a volunteer opportunity
(C) To request information about a museum tour
(D) To propose a topic for a special exhibit

72. According to the e-mail, what is the TEPP?

(A) A mentoring program
(B) A staffing company
(C) A travel agency
(D) A geology club

73. What type of ticket will members of the TEPP group most likely require?

(A) Basic
(B) Basic Plus
(C) Super Saver
(D) Full Access

74. What exhibit will the TEPP group most likely visit?

(A) Sports
(B) Butterflies
(C) Mathematical Beauty
(D) Earth, Fire, Water, Wind

問題70-74は次のウェブページとEメールに関する ものです。

ウェブページ

Morlen博物館へご来館の皆さまへのお知らせ

ようこそ！ Richfordショッピング街にあるHigh Street駅からわずか数分の場所にあるMorlen博物館は、魅力的な体験型展示の中で、来館者の皆さまに科学的なテーマを探求する機会を提供いたします。さらに詳細な知識を得たい方々には見学ツアーを手配することも可能です。駐車は近くの市営駐車場をご利用になれます。そして、他にはない興味深い商品を幅広く取りそろえたミュージアムショップにも忘れずにお立ち寄りください。

入場料：

チケットの種類	価格	提供内容
一般	15ポンド	•常設展の利用
一般プラス	20ポンド	•「一般」の内容、およびVan Zandtプラネタリウム・ショーの利用
特別サービス	25ポンド	•「一般プラス」の内容、および地質学研究室の利用
全館利用	30ポンド	•「特別サービス」の内容、および特別展の利用

特別展：

- スポーツ：人体の動き方（1月1日—3月31日）
- チョウ：動く色彩（4月1日—6月30日）
- 数学の美：数字がどのようにこの世界を形作っているか（7月1日—9月30日）
- 地、火、水、風：未来の電力源（10月1日—12月31日）

Eメール

受信者：tlin@morlenmuseum.org
送信者：acordell@talvix.com
日付：10月2日
件名：次回の小旅行

Lin様

Talvix Energy Professionals Partnership（TEPP）を代表してメールを差し上げております。TEPPでは、エネルギー分野で働くことを考えている十代後半の人々をTalvix社の技術者たちおよび経営者たちと引き合わせております。私たちは四半期ごとに、プログラム参加者を対象とする教育的ツアーを企画しています。

10月12日、6人の指導者と12人の指導を受けるメンバーによるMorlen博物館訪問を計画しています。化石燃料の起源を調べるために地質学研究室を訪れる予定です。詳細な見学ツアーは、その12人にとって大変有益であろうと考えています。研究室の見学ツアーをご提供いただくことは可能でしょうか。その場合、チケット代金に追加される料金はお幾らになりますか。また、特別展でも時間を取りたいと思っています。

ご助力に前もってお礼申し上げます。

Alton Cordell

TEPP管理者

【語注】

ウェブページ located in ～　～に位置する ★ここでは分詞構文で、前にbeingが省略されている／district　地区／explore　～を探求する／scientific　科学の、科学上の／engaging　魅力的な／hands-on　体験型の／exhibit　展示（物）／tour　見学ツアー／arrange　～を手配する、～を計画する／seek　～を探す／even　さらに ★比較級を強調する副詞／detailed　詳細な／information　知識／parking　駐車、駐車スペース／available　利用できる／nearby　近くの／garage　（立体）駐車場／wide range of ～　広範な～、幅広い～／admission　入場料／provide　～を提供する／access to ～　～への利用権、～への入場／permanent exhibit　常設展／planetarium　プラネタリウム／geology　地質学／lab　研究室 ★laboratoryの略語／super saver　特別お得なもの ★saverは「節約させてくれるもの」の意味／the way ～　～の仕方／～ in motion　動いている～／mathematical　数学的な／shape　～を形作る

Eメール upcoming　来るべき／excursion　小旅行、団体旅行／on behalf of ～　～を代表して／pair ～ with …　～を…と結び付ける、～と…を組み合わせる／young adult　十代後半の人／consider　～を考える／career　生涯の仕事／energy　エネルギー／sector　分野／executive　（企業の）重役、経営者／quarter　四半期／educational　教育的な、ためになる／participant　参加者／mentor　指導者／mentee　指導を受ける人／examine　～を調査する／origin　起源／fossil fuels　化石燃料／in-depth　深く掘り下げた、綿密な／quite　非常に／beneficial　有益な／provide ～ with …　～に…を提供する／cost　費用／in addition to ～　～に追加して／in advance　前もって／assistance　支援、助力

70

What is suggested about the Morlen Museum?
(A) It offers on-site parking.
(B) It is conveniently located.
(C) Its admission prices were recently raised.
(D) Its museum shop is currently closed.

Morlen 博物館について何が分かりますか。
(A) 施設内の駐車スペースを提供している。
(B) 便利な場所にある。
(C) 入場料が最近値上げされた。
(D) ミュージアムショップは現在閉店している。

正解 B

ダブルパッセージ（2文書）の問題で、5つの設問があります。まず2つの文書に目を通して、全体の流れをつかみましょう。この設問は**詳細**を問うもので、suggest を用いて、「Morlen 博物館に関してそれとなく示されていること」を尋ねています。suggest は imply と同様に、「(直接的ではなく) 間接的に示す」を意味します。ウェブページの1行目に、Located just minutes from ... Station「…駅からわずか数分の場所にある」とあり、これは交通至便であると解釈できるので、(B) が正解。(A) の parking「駐車場所」については、4行目に available in a nearby city garage「近くの市営駐車場で利用できる」とあり、「施設内の駐車スペース」のことは示されていません。(C) の入場料の値上げについては記述がありません。(D) は4～5行目でミュージアムショップへの立ち寄りを勧めているので不適切です。

71

Why did Mr. Cordell write the e-mail?
(A) To inquire about an advertised job
(B) To offer a volunteer opportunity
(C) To request information about a museum tour
(D) To propose a topic for a special exhibit

Cordell さんはなぜEメールを書きましたか。
(A) 広告にあった仕事について問い合わせるため
(B) ボランティアの機会を提供するため
(C) 博物館の見学ツアーに関する情報を求めるため
(D) 特別展のテーマを提案するため

正解 C

設問は**概要**（Eメールが書かれた目的）を問うものです。上から目を通していくと、Eメール本文の第1段落3行目に we arrange an educational trip「私たちは教育的ツアーを企画している」、第2段落3～4行目に Would you be able to provide us with a tour「見学ツアーを提供してもらうことは可能か」とあり、さらに続けて If so「その場合」／what would be the cost「費用は幾らになるか」とあります。従って、(C) が正解。ウェブページの案内とEメールの両方に special exhibit「特別展」への言及があるので (D) を選びがちですが、Eメールに特別展のテーマを提案する記述はありません。

72

According to the e-mail, what is the TEPP?
(A) A mentoring program
(B) A staffing company
(C) A travel agency
(D) A geology club

Eメールによると、TEPP は何ですか。
(A) 指導プログラム
(B) 人材派遣会社
(C) 旅行代理店
(D) 地質学クラブ

正解 A

設問は**詳細**を問うもので、According to the e-mail とあるので、Eメールの情報を基に答えます。Eメール本文の第1段落1～2行目に、The TEPP pairs young adults considering careers in the energy sector with engineers and executives from Talvix. とあります。 pair A with B は「AをBと組み合わせる」という意味で、TEPP には「エネルギー分野で働くことを考えている十代後半の人」と「Talvix 社の技術者と経営者」を結ぶ役割があることが分かります。また第2段落1行目の mentors「指導者たち」は Talvix 社の社員、mentees「指導を受ける人たち」は十代後半の人に当たるので、(A) の「指導プログラム」が正解。(B) の「人材派遣会社」は、young adults considering careers「職業について考えている十代後半の人々」から選んでしまいそうですが、TEPP が人材派遣をしているという記述はありません。(D) は、ウェブページの表に Geology Lab とありますが、TEPP は「地質学クラブ」ではありません。

73

What type of ticket will members of the TEPP group most likely require?

(A) Basic
(B) Basic Plus
(C) Super Saver
(D) Full Access

TEPP グループのメンバーは、どんな種類のチケットを必要とすると思われますか。

(A) 一般
(B) 一般プラス
(C) 特別サービス
(D) 全館利用

正解 D

設問は**詳細**（TEPP グループが必要とするチケットの種類）を問うものです。Eメールとウェブページの情報を照らし合わせながら、答えを探します。Eメール本文の第2段落2行目に、We plan to visit the Geology Lab とあります。ウェブページの料金表で Geology Lab が含まれているのは3番目にある Super Saver なので、正解は (C) に思えますが、さらにEメールを読み進めると、第2段落5行目に、We also want to spend time at the special exhibit. と、特別展も訪れたい意向が示されています。special exhibit が含まれているのは Full Access です。Full Access には Super Saver も含まれているので、(D) が正解。

74

What exhibit will the TEPP group most likely visit?

(A) Sports
(B) Butterflies
(C) Mathematical Beauty
(D) Earth, Fire, Water, Wind

TEPP グループは、どの展示を訪れると思われますか。

(A) スポーツ
(B) チョウ
(C) 数学の美
(D) 地、火、水、風

正解 D

設問は**詳細**（TEPP グループが訪れる展示内容）を問うものです。選択肢にはウェブページの最後にある特別展の4つのタイトルが並んでいることが分かります。特別展の展示情報にはカッコ内に展示期間が示されているので、これとEメールにある日付情報を照らし合わせて答えを導きます。ウェブページの下段に Special Exhibits の名称と展示期間が4つ書かれており、時期によって展示内容が異なることが分かります。そこで、TEPP がいつ訪れるのかEメールで調べてみましょう。Eメール本文の第2段落1行目に On 12 October「10月12日に」／we are planning「私たちは予定している」／to visit the Morlen Museum「Morlen 博物館を訪れることを」とあります。「10月12日」に開催されているのは4つのうちの一番下の展示です。従って、(D) が正解。

【語注】

70 on-site 施設内の／conveniently 便利に／raise ～を上げる／currently 現在
71 inquire about ～ ～について問い合わせる／advertised 広告された／volunteer ボランティア／opportunity 機会／propose ～を提案する
72 mentoring 新入社員教育、メンター制度

Part 7 複数の文書（3文書）

3つの英語の文書に目を通し、その内容について幾つかの設問に答えましょう。4つの選択肢の中から最も適切なものを選んでください。

Questions 75-79 refer to the following invoice and e-mails. 6分

McGivern Wholesale

1486 Beden Trail, Brampton ON L6R 2K7
905-555-0158 • www.mcgivernwholesale.ca

Ordered By: Deshauna's Creations
Order Date: October 12

Item	Item Name	Quantity	Price Each	Amount
14L	3 m table linens, cream	4	$26.00	$104.00
17P	25 cm dinner plates, pale blue	40	$4.40	$176.00
18S	50 cm serving dishes, white	20	$7.95	$159.00
21G	350 ml water goblets, amber	40	$3.25	$130.00
			Subtotal	$569.00
			Tax (HST)	$73.97
			Shipping	$30.00
			Total	$672.97

Payment is due upon receipt.

E-mail

To: Pete McGivern <pete.mcgivern@mcgivernwholesale.ca>
From: Deshauna Jacques <deshaunajacques@deshaunascreations.ca>
Subject: October order
Date: October 17

Dear Mr. McGivern,

I received my October order, but there were some errors. I received 20 dinner plates instead of 40, and seven water goblets arrived with cracks in the glass. Have you switched shipping carriers recently?

I have been a loyal customer since you opened five years ago, and never before have I experienced problems with an order. Incidentally, you might like to know that I spoke this morning with Ed Salek, owner of nearby Salek's Café. He mentioned that his last delivery from you had some mistakes too.

How soon can you fix my order? I have three parties coming up next week, so I need these items quickly.

Sincerely,

Deshauna Jacques

To: Deshauna Jacques <deshaunajacques@deshaunascreations.ca>
From: Pete McGivern <pete.mcgivern@mcgivernwholesale.ca>
Subject: Re: October order
Date: October 17

Dear Ms. Jacques,

I was very sorry to learn about your order, and about Mr. Salek's as well; I will extend my apology to him today. You are a valued customer, and I am embarrassed that you received such a poor shipment. We are in the middle of moving to a new warehouse, and it has not gone as smoothly as I had hoped. Regardless, I want to make amends as soon as possible. I have put in an order to correct the mistakes, and I hope you will accept a 15 percent discount on your next shipment. Just use code 15D when placing your order.

Please let me know if there is anything else I can do to correct this.

Yours sincerely,

Pete McGivern

75. Why was the first e-mail sent?
(A) To ask for customer feedback
(B) To seek a solution to a problem
(C) To request a refund on an item
(D) To cancel an order for tableware

76. What item was received damaged?
(A) 14L
(B) 17P
(C) 18S
(D) 21G

77. In the second e-mail, the word "extend" in paragraph 1, line 1, is closest in meaning to
(A) offer
(B) delay
(C) continue
(D) increase

78. What is NOT indicated about McGivern Wholesale?
(A) It does business with restaurants.
(B) It is changing the location of a facility.
(C) It has been operating for five years.
(D) It is revising its price list.

79. What will McGivern Wholesale give to Ms. Jacques?
(A) A rebate on shipping charges
(B) An extra package of table linens
(C) A reduced price on her next order
(D) An updated invoice

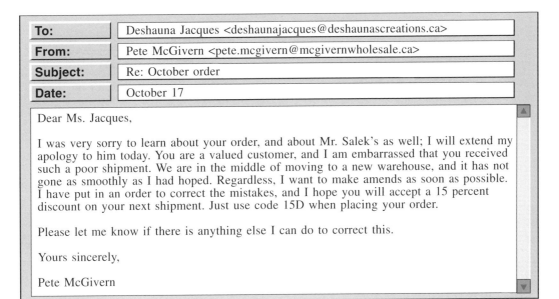

問題75-79は次の請求書と2通のEメールに関する ものです。

請求書

McGivern 卸売店
1486 Beden 通り、Brampton ON L6R 2K7
905-555-0158 • www.mcgivernwholesale.ca

注文者：Deshauna's Creations 社
注文日：10月12日

品目	商品名	数量	単価	合計
14L	3m テーブルクロス、クリーム色	4	26 ドル	104 ドル
17P	25cm ディナー皿、水色	40	4.40 ドル	176 ドル
18S	50cm 盛り付け皿、白	20	7.95 ドル	159 ドル
21G	350ml ウォーターゴブレット、琥珀(こはく)色	40	3.25 ドル	130 ドル
			小計	569 ドル
			売上税	73.97 ドル
			配送料	30 ドル
			合計	672.97 ドル

請求書受領後、直ちにお支払いください。

Eメール1

受信者：Pete McGivern <pete.mcgivern@mcgivernwholesale.ca>
送信者：Deshauna Jacques <deshaunajacques@deshaunascreations.ca>
件名：10月の注文品
日付：10月17日

McGivern 様

10月の注文品を受け取りましたが、幾つか問題がありました。受け取ったディナー皿は40枚ではなく20枚で、7脚のウォーターゴブレットはひびが入った状態で到着しました。最近、配送業者を変えましたか。

私は御社が5年前に開業して以来ずっと常連ですが、これまで一度も注文品に関する問題を経験したことはありません。ちなみに、私が今朝、近くのSalek's カフェのオーナー、Ed Salek と話したことを知っておかれるとよいかもしれません。彼も、御社からの前回の配送品に幾つかミスがあったと言っていました。

どのくらいすぐに私の注文を正しいものにしてもらえますか。来週、パーティーが3件あるので、これらの品物が早急に必要です。

敬具

Deshauna Jacques

Eメール 2

受信者：Deshauna Jacques <deshaunajacques@deshaunascreations.ca>
送信者：Pete McGivern <pete.mcgivern@mcgivernwholesale.ca>
件名：Re：10 月の注文品
日付：10 月 17 日

Jacques 様

Jacques 様のご注文品、ならびに Salek 様のご注文品についてもお伺いし、大変申し訳なく思っております。Salek 様には本日おわびをする所存です。Jacques 様は大切なお客さまであり、そのような不適切な配送品を受け取られたことを恥ずかしく思います。当店は今、新しい倉庫へ移転している最中ですが、期待していたほど順調に進んでおりません。ですが、早急に補償をさせていただきたく存じます。私どもは間違いを訂正するための発注をいたしました。また、Jacques 様には次回の配送品で 15% の割引をお受け取りいただけましたら幸いです。ご注文の際にコード番号 15D をお使いください。

本件の誤りを正すために他にも何か私にできることがございましたら、お知らせください。

敬具

Pete McGivern

【語注】

請求書 invoice 請求書 ★商品の納品書・明細書を兼ねた代金請求書／wholesale 卸売り／trail 小道／ON ★カナダ、オンタリオ州（Ontario）の略語／quantity 数量／amount 金額／table linen テーブル用リネン ★テーブルクロス、ランチョンマット、ナプキンなど、食卓で使用する布類のこと／pale blue 水色／serving 取り分け用の／goblet ゴブレット、脚付きグラス／subtotal 小計／Tax (HST) 売上税 ★HST = harmonized sales tax／shipping 配送料／payment 支払い／due 支払うべきで、支払期限で／upon ～と同時に／receipt 受領

Eメール 1 instead of ～ ～ではなく／crack ひび／switch ～を取り換える／shipping carrier 配送業者／loyal customer 常連客 ★loyal は「忠誠な、忠実な」の意味／never before have I experienced ～ ★never before「今まで一度もない」を強調した倒置文。I have never experienced ～ before が通常の語順／incidentally ちなみに、ついでに／you might like to *do* あなたは～してもよいかもしれない ★人に控えめに勧めたりアドバイスをしたりする表現／last 前回の／delivery 配送、配送品／how soon どのくらい早く／fix ～を直す、～を正常な状態に戻す／coming up 起ころうとして

Eメール 2 be sorry to *do* ～して申し訳なく思う／learn about ～ ～を知る、～を聞く／extend ～を示す／apology おわび、謝罪／valued 大切な／embarrassed 恥ずかしい、気まずい／poor 不適切な、粗末な／in the middle of ～ ～のさなかで／warehouse 倉庫／go smoothly 順調に進む／regardless （問題があっても）それでも／make amends 償いをする、埋め合わせをする／put in an order 注文する、発注する／correct ～を正す／accept ～を受け入れる／code 記号、符号／place an order 注文をする

75

Why was the first e-mail sent?

(A) To ask for customer feedback
(B) To seek a solution to a problem
(C) To request a refund on an item
(D) To cancel an order for tableware

1通目のEメールはなぜ送られましたか。

(A) 顧客の意見を求めるため
(B) 問題の解決策を求めるため
(C) 商品の払い戻しを要請するため
(D) 食器類の注文をキャンセルするため

正解 B

トリプルパッセージ（3文書）の問題で、5つの設問があります。まず3つの文書に目を通して、骨子をつかみましょう。この設問は**概要**を問うもので、2つ目の文書である1通目のEメール（Eメール1）が送られた理由を尋ねています。Eメールではまず、To「誰に（受信者）」、From「誰から（送信者）」、Subject「件名」をチェック。Eメール1は、McGivernさん宛てにJacquesさんが送ったもので、件名はOctober order「10月の注文品」です。1つ目の文書の「請求書」からは、McGivern卸売店がDeshauna's Creations社から注文を受けたこと、Eメール1の本文第1段落1行目からJacquesさんは注文をした顧客だと分かります。さらに第1段落1～2行目で、注文品に幾つか問題があったこと、最終段落で、注文品を正しいものにしてほしいことが述べられているので、(B)が正解。注文のキャンセルではないので、(D)は不適切。(C)の「払い戻し」はこのようなトラブル時によくある対応ですが、言及されていません。

76

What item was received damaged?

(A) 14L
(B) 17P
(C) 18S
(D) 21G

どの商品が損傷した状態で受け取られましたか。

(A) 14L
(B) 17P
(C) 18S
(D) 21G

正解 D

設問は**詳細**を問うもので、「破損して届いた商品は何か」です。Eメール1の第1段落2行目に、seven water goblets arrived「7脚のウォーターゴブレットが届いた」／with cracks「ひびが入って」とあります。請求書を見るとwater gobletの品番は21Gとなっています。従って、(D)が正解。Eメール1の第1段落1行目後半にdinner platesが出てきますが、これについては、I received「私は受け取った」／20 dinner plates「20枚のディナー皿を」／instead of 40「40枚ではなく」とあります。つまり、数の間違いであってdamagedではありません。従って、(B) 17Pは不適切です。

77

In the second e-mail, the word "extend" in paragraph 1, line 1, is closest in meaning to

(A) offer
(B) delay
(C) continue
(D) increase

2通目のEメールで、第1段落・1行目にある"extend"に最も意味が近いのは

(A) ～を示す
(B) ～を遅らせる
(C) ～を続ける
(D) ～を増やす

正解 A

設問は**語の意味**を問うもので、Eメール2の本文1行目にあるextendに関するものです。該当の文はI will extend my apology to him today.とあり、extend *one's* apology to ～で「～の謝罪の言葉を～に伝える」という意味。動詞extendには「広げる、伸ばす」の他に、「～（祝辞・謝意など）を伝える、～（歓迎・同情など）を示す」という意味もあります。従って、(A)が正解。offerは頻繁に使われる動詞なので、give、provideの同義語として一緒に覚えておくとよいでしょう。extendの「～を広げる、～を伸ばす」という意味からの連想で(C)や(D)を選ばないように注意しましょう。

78

What is NOT indicated about McGivern Wholesale?

(A) It does business with restaurants.
(B) It is changing the location of a facility.
(C) It has been operating for five years.
(D) It is revising its price list.

McGivern 卸売店について示されていないものはどれですか。

(A) レストランと取引をしている。
(B) ある施設の場所を変えているところである。
(C) 5年間営業している。
(D) 価格表を改訂しているところである。

正解 D

設問は**詳細**を問うもので、「McGivern 卸売店について示されて（述べられて）いないものは何か」です。このタイプの設問は、選択肢を一つずつ文書と照らし合わせて確認していきましょう。(A) は、Eメール1の第2段落2～4行目に Salek's カフェの話題が出てきて、McGivern 卸売店はこのレストランと取引をしていることが分かります。(B) は、送信者が McGivern さんであるEメール2の3～4行目の、We（＝McGivern Wholesale）are in the middle of moving「当店は移転の最中で」と一致します。(C) は、受信者が McGivern さんであるEメール1の第2段落1行目に、since you（＝McGivern Wholesale）opened five years ago「御社が5年前に開業して以来」とあります。(D) の「価格表を改訂している」ことについてはどこにも述べられていません。従って、(D) が正解。

79

What will McGivern Wholesale give to Ms. Jacques?

(A) A rebate on shipping charges
(B) An extra package of table linens
(C) A reduced price on her next order
(D) An updated invoice

McGivern 卸売店は Jacques さんに何を与えますか。

(A) 送料の払い戻し
(B) おまけのテーブルクロス1パック
(C) 次の注文での割引価格
(D) 更新した請求書

正解 C

設問は**詳細**を問うもので、McGivern 卸売店が Jacques さんに提供するものについて尋ねているので、McGivern さんが Jacques さんに送ったEメール2に答えがあると推測できます。Eメール2の第1段落5～6行目に、I hope you will accept a 15 percent discount「15% の割引をお受け取りいただきたい」／on your next shipment「次回の配送で」とあります。I hope you will accept ... は Please accept ...「どうか…をお受け取りください」ということです。従って、(C) が正解。(A) の「送料の払い戻し」は、このようなトラブルでよくありそうな対応ですが、ここでは言及されていません。また、(B) の「おまけのテーブルクロス1パック」や (D) の「更新した請求書」についても言及はありません。

【語注】

75 ask for ～　～を求める／feedback　意見、感想／seek　～を求める／solution　＜可算名詞で＞解決策／refund　払い戻し／on　～に関する／tableware　食卓で使う食器類
76 damaged　破損状態で
78 *do* business with ～　～と取引をする／facility　施設／operate　営業する／revise　～を改訂する
79 rebate　払い戻し／extra　おまけの、余分の／package　パッケージ、ひとまとめのもの／reduced　引き下げた／updated　更新した、最新の

Review

Part 7 学習のヒント
2つの読み方で処理速度アップ

Part 7「1つの文書／複数の文書」は、英文の速読力と、テスト中最大の情報量にいかに対応できるかという情報処理能力が問われるパートです。身に付けておきたい読解スキルを2つご紹介します。

全パートの中で、Part 7は一番難易度が高いパートですが、各パートのReviewの最後に紹介してきた練習を積み上げていくことで、次第にPart 7の問題にも余裕をもって対応できるようになっていくでしょう。長文読解に効果的な読み方はPart 6（p.111）で紹介しましたが、特にダブルパッセージ（2文書）とトリプルパッセージ（3文書）の問題で複数の文書を相互に参照しながら答える設問に有効な方法があります。それがskimming（ざっと読み）とscanning（拾い読み）です。Part 7は設問数の半分弱が「複数の文書」についての問題なので、このスキルを身に付けておけば大変助けになります。

skimming（ざっと読み）で、概要をつかむ

以下の手順で全体にざっと目を通し、文書全体の内容を推測します。

1）タイトルを読む。
2）図表があれば、それを見る。
3）各段落の最初の文（と2文目）を読む。

scanning（拾い読み）で、特定の情報を探す

設問の答えにつながる数字やキーワードなどを、文書の中から探し出します。

1）設問で問われているキーワードを文書の中に探す。
2）探す際、ただひたすらキーワードのみを見つけ出すことに集中し、文を読むことはしない。
3）キーワードが見つかったら、その文と前後を読み、答えを探す。

skimmingをすることで、設問の答えがありそうな段落をある程度絞ることができます。段落を絞った後でscanningをすれば、短時間で解答することも可能になります。

読解スキルの合わせ技で効率よく解く練習

本書などでPart 7の問題を一通り終えたら、同じ英文を使って、必要な情報を素早く見つけ出す練習をしましょう。

1）Part 7の英文を使って、「**リーディングの基本トレーニング**」（p.110）を行う。
2）対訳をヒントに、1文ごとにチャンク単位でのno-return readingを行う。
3）ダブルパッセージとトリプルパッセージの英文でskimmingとscanningで設問を解く練習をする。

ETS TOEIC

公式TOEIC® Listening & Reading 500+ plus

別冊付録

文法ドリル&音ドリル

Grammar Drills & Listening Drills

IIBC
一般財団法人 国際ビジネスコミュニケーション協会

ETS TOEIC OFFICIAL TEST PREPARATION AND LEARNING

別冊付録の使い方

別冊付録として、初級レベルの学習者の弱点補強に役立つエクササイズを 2 つご用意しました。1 つ目は、構文把握に欠かせない文法力を強化するための**文法ドリル**。2 つ目は、正確なリスニング力を養成するための**音ドリル**です。時間を見つけて取り組んでみましょう。

文法ドリル

Part 5 の問題をベースにした、基礎的な文法力を磨くドリルです。このドリルの目的は、品詞や文の要素を正確に見極めて、素早く正解にたどり着けるようになることです。4 問で 1 セットとして、計 5 セット分を掲載しています。

品詞を見分ける

Part 5 の問題の選択肢だけが並んでいます。それぞれの品詞（名詞、動詞など）を書いてみましょう。動詞の場合は活用形（現在形、過去形など）も考えましょう。

文の要素を見分ける

Part 5 の問題の英文を見て、文の要素（主語、述語動詞など）を見分けて記号で書き込みます。語注も参考にしながら取り組みましょう。

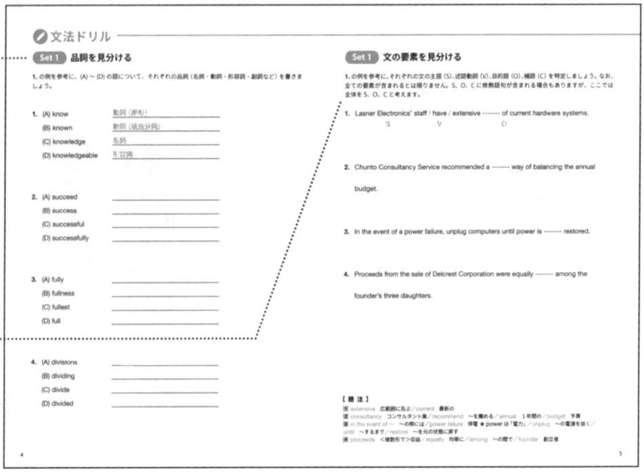
文法ドリル

Set 1 品詞を見分ける

1. (A) know 動詞（原形）
(B) known 動詞（過去分詞）
(C) knowledge 名詞
(D) knowledgeable 形容詞

2. (A) succeed
(B) success
(C) successful
(D) successfully

3. (A) fully
(B) fullness
(C) fullest
(D) full

4. (A) divisions
(B) dividing
(C) divide
(D) divided

Set 1 文の要素を見分ける

1. Lasner Electronics' staff / have / extensive ------- of current hardware systems.
S V O

2. Chunto Consultancy Service recommended a ------- way of balancing the annual budget.

3. In the event of a power failure, unplug computers until power is ------- restored.

4. Proceeds from the sale of Delcrest Corporation were equally ------- among the founder's three daughters.

【語注】

Part 5 を解く

上記の練習で問題の選択肢と英文について品詞と文の要素を考えた後、Part 5 の問題を解いてみましょう。

解答と解説

解答と解説は各セットのすぐ後ろのページにあります。正解を確認したら、解説を読んで理解を深めましょう。

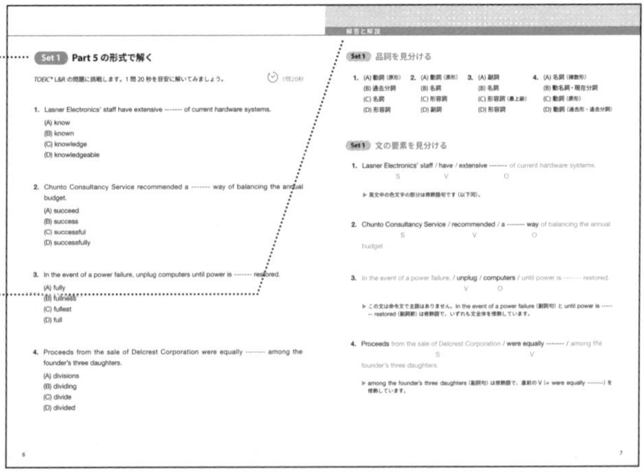
Set 1 Part 5 の形式で解く

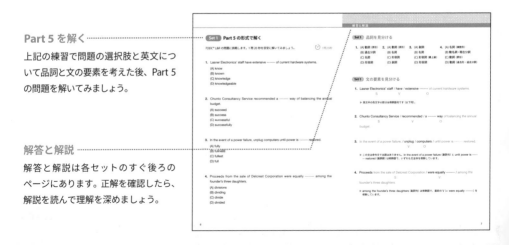

1. Lasner Electronics' staff have extensive ------- of current hardware systems.
(A) know
(B) known
(C) knowledge
(D) knowledgeable

2. Chunto Consultancy Service recommended a ------- way of balancing the annual budget.
(A) succeed
(B) success
(C) successful
(D) successfully

3. In the event of a power failure, unplug computers until power is ------- restored.
(A) fully
(B) fullness
(C) fullest
(D) full

4. Proceeds from the sale of Delcrest Corporation were equally ------- among the founder's three daughters.
(A) divisions
(B) dividing
(C) divide
(D) divided

解答と解説

Set 1 品詞を見分ける

Set 1 文の要素を見分ける

1. Lasner Electronics' staff / have / extensive ------- of current hardware systems.
S V O

2. Chunto Consultancy Service / recommended / a ------- way of balancing the annual budget.
S V O

3. In the event of a power failure, / unplug / computers / until power is ------- restored.
V O

4. Proceeds from the sale of Delcrest Corporation / were equally ------- / among the founder's three daughters.
S V

音ドリル

リスニングセクションの Part 1 や Part 2 では、発音が似ている単語の聞き分けが正答・誤答を判断する鍵になることもあります。このドリルには、日本人が特に聞き分けにくい似通った音のペアを、4 組で 1 セットとして、計 5 セット分を掲載しています。繰り返し聞いて耳を慣らしましょう。

似通った音を聞き分ける

似通った音としてよく組み合わせられる 20 組を厳選し、例文とともに掲載しています。音声で確認しましょう。最後のセットでは、全く同じ音の単語の組み合わせを扱っています。

音声アイコン

リピート音声

上記で練習した単語のペアと各例文の後のポーズ（間）で、音声を聞こえた通りにまねて言いましょう。自分で発音できる音は聞き取れる音になります。

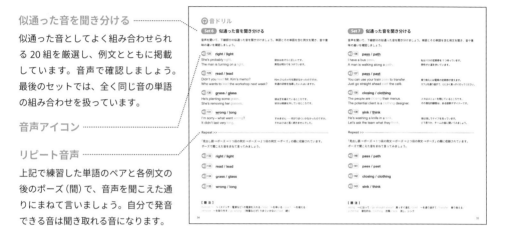

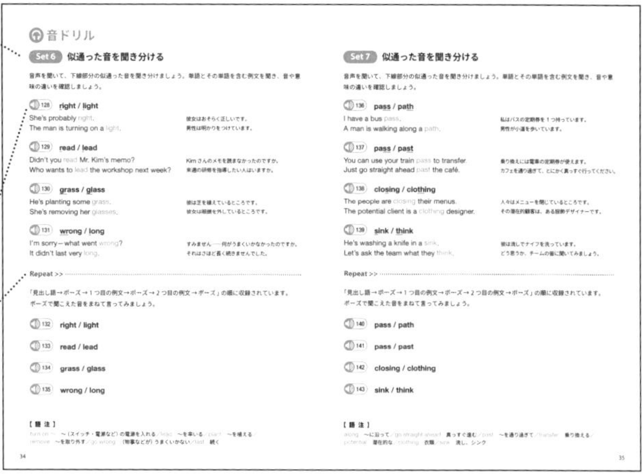
音ドリル

Set 6 似通った音を聞き分ける

音声を聞いて、下線部分の似通った音を聞き分けましょう。単語とその単語を含む例文を聞き、音や意味の違いを確認しましょう。

128 right / light
She's probably right. 彼女はおそらく正しいです。
The man is turning on a light. 男性は明かりをつけています。

129 read / lead
Didn't you read Mr. Kim's memo? Kim さんのメモを読まなかったのですか。
Who wants to lead the workshop next week? 来週の研修を指導したい人はいますか。

130 grass / glass
He's planting some grass. 彼は芝を植えているところです。
She's removing her glasses. 彼女は眼鏡を外しているところです。

131 wrong / long
I'm sorry – what went wrong? すみません ― 何がうまくいかなかったのですか。
It didn't last very long. それはさほど長く続きませんでした。

Repeat >>

「見出し語→ポーズ→1つ目の例文→ポーズ→2つ目の例文→ポーズ」の順に収録されています。ポーズで聞こえた音をまねて言ってみましょう。

132 right / light
133 read / lead
134 grass / glass
135 wrong / long

【語注】
turn on ~ ～（スイッチ・電源など）の電源を入れる／lead ～を率いる／plant ～を植える／remove ～を取り外す／go wrong （物事などが）うまくいかない／last 続く

34

Set 7 似通った音を聞き分ける

音声を聞いて、下線部分の似通った音を聞き分けましょう。単語とその単語を含む例文を聞き、音や意味の違いを確認しましょう。

136 pass / path
I have a bus pass. 私はバスの定期券を1つ持っています。
A man is walking along a path. 男性が小道を歩いています。

137 pass / past
You can use your train pass to transfer. 乗り換えには電車の定期券が使えます。
Just go straight ahead past the café. カフェを通り過ぎて、とにかく真っすぐ行ってください。

138 closing / clothing
The people are closing their menus. 人々はメニューを閉じているところです。
The potential client is a clothing designer. その潜在的顧客は、ある服飾デザイナーです。

139 sink / think
He's washing a knife in a sink. 彼は流しでナイフを洗っています。
Let's ask the team what they think. どう思うか、チームの皆に聞いてみましょう。

Repeat >>

「見出し語→ポーズ→1つ目の例文→ポーズ→2つ目の例文→ポーズ」の順に収録されています。ポーズで聞こえた音をまねて言ってみましょう。

140 pass / path
141 pass / past
142 closing / clothing
143 sink / think

【語注】
along ～に沿って／go straight ahead 真っすぐ進む／past ～を通り過ぎて／transfer 乗り換える／potential 潜在的な／clothing 衣類／sink 流し、シンク

35

「音ドリル」の音声は、付属の CD-ROM に収録されています。

ファイル番号	収録内容
128-131	Set 6
132-135	Set 6　Repeat（リピート練習用音声）
136-139	Set 7
140-143	Set 7　Repeat
144-147	Set 8
148-151	Set 8　Repeat
152-155	Set 9
156-159	Set 9　Repeat
160-163	Set 10
164-167	Set 10　Repeat

※別冊付録の音声は日本で収録したもので、標準的な北米発音を採用しています。

文法ドリル

Set 1 品詞を見分ける

1. の例を参考に、(A) ～ (D) の語について、それぞれの品詞（名詞・動詞・形容詞・副詞など）を書きましょう。

1. (A) know　動詞（現在形・原形）

(B) known　動詞（過去分詞）・形容詞

(C) knowledge　名詞

(D) knowledgeable　形容詞

2. (A) succeed　＿＿＿＿＿＿

(B) success　＿＿＿＿＿＿

(C) successful　＿＿＿＿＿＿

(D) successfully　＿＿＿＿＿＿

3. (A) fully　＿＿＿＿＿＿

(B) fullness　＿＿＿＿＿＿

(C) fullest　＿＿＿＿＿＿

(D) full　＿＿＿＿＿＿

4. (A) divisions　＿＿＿＿＿＿

(B) dividing　＿＿＿＿＿＿

(C) divide　＿＿＿＿＿＿

(D) divided　＿＿＿＿＿＿

Set 1 文の要素を見分ける

1. の例を参考に、文の要素である主語 (S)、述語動詞 (V)、目的語 (O)、補語 (C) を特定し、区切り (/) を書き入れましょう。空所に惑わされず、まず S と V を特定することがポイントです。なお、1 つの文に全ての要素が含まれているとは限りません。各要素に修飾語句が含まれる場合もありますが、**1.** の目的語 (O) のように、ここでは全体を 1 つの要素と考えます。

1. Lasner Electronics' staff / have / extensive ------- of current hardware systems.
S V O

2. Chunto Consultancy Service recommended a ------- way of balancing the annual budget.

3. In the event of a power failure, unplug computers until power is ------- restored.

4. Proceeds from the sale of Delcrest Corporation were equally ------- among the founder's three daughters.

【語注】

1 extensive 幅広い、広範囲に及ぶ／current 最新の
2 consultancy コンサルタント業／recommend ～を勧める、～を推薦する／annual 1 年間の／budget 予算
3 in the event of ～ ～の際には／power failure 停電 ★power は「電力」の意味／unplug ～の電源を抜く／until ～するまで／restore ～を元の状態に戻す
4 proceeds ＜複数形で＞収益／equally 均等に／among ～の間で／founder 創立者

Set 1 Part 5 を解く

TOEIC® L&R の問題に挑戦します。1 問 20 秒を目安に解いてみましょう。 1問20秒

1. Lasner Electronics' staff have extensive ------- of current hardware systems.

(A) know
(B) known
(C) knowledge
(D) knowledgeable

2. Chunto Consultancy Service recommended a ------- way of balancing the annual budget.

(A) succeed
(B) success
(C) successful
(D) successfully

3. In the event of a power failure, unplug computers until power is ------- restored.

(A) fully
(B) fullness
(C) fullest
(D) full

4. Proceeds from the sale of Delcrest Corporation were equally ------- among the founder's three daughters.

(A) divisions
(B) dividing
(C) divide
(D) divided

Set 1 品詞を見分ける

1. (A) 動詞（原形・現在形）
(B) 動詞（過去分詞）・形容詞
(C) 名詞
(D) 形容詞

2. (A) 動詞（現在形・原形）
(B) 名詞
(C) 形容詞
(D) 副詞

3. (A) 副詞
(B) 名詞
(C) 形容詞（最上級）
(D) 形容詞

4. (A) 名詞（複数形）
(B) 動名詞・現在分詞
(C) 動詞（原形・現在形）・名詞
(D) 動詞（過去形・過去分詞）・形容詞

※品詞や活用形は最も一般的なものを示しています（以下同）。

Set 1 文の要素を見分ける

1. Lasner Electronics' staff / have / extensive ------- of current hardware systems.
S: Lasner Electronics' staff　V: have　O: extensive -------

▶ 英文中の色文字は修飾語句に当たる部分で、各要素の一部になっているものもあります（以下同）。

2. Chunto Consultancy Service / recommended / a ------- way of balancing the annual budget.
S: Chunto Consultancy Service　V: recommended　O: a ------- way

3. In the event of a power failure, / unplug / computers / until power is ------- restored.
V: unplug　O: computers

▶ この文は命令文で主語の you は省かれています。In the event of a power failure（副詞句）と until power is ------- restored（副詞節）は修飾語句で、いずれも文全体を修飾しています。

4. Proceeds from the sale of Delcrest Corporation / were equally ------- / among the founder's three daughters.
S: Proceeds　V: were equally -------

▶ equally（副詞）、among the founder's three daughters（副詞句）は修飾語句で、両方とも V（were -------）を修飾しています。

Set 1 Part 5 を解く

1.

Lasner Electronics' staff have extensive ------- of current hardware systems.

(A) know
(B) known
(C) knowledge
(D) knowledgeable

Lasnerエレクトロニクス社のスタッフは、最新のハードウエアシステムについての幅広い知識を持っています。

(A) ～を知っている
(B) 知られた
(C) 知識
(D) 博識な

正解 C

主語はLasner Electronics' staffで、述語動詞はhaveです。続くextensive「幅広い」は名詞を修飾する形容詞なので、空所には名詞が入ります。また、haveは他動詞なので目的語「何（誰）を」が必要ですが、目的語になるのは名詞や名詞句（2語以上から成り、名詞の働きを持つ語句）です。------- に名詞を入れ、extensive ------- という名詞句をhaveの目的語とすれば文が成り立ちます。よって、have extensive knowledge「幅広い知識を持っている」となる(C)が適切です。of以下はknowledgeを修飾している部分です。

(A)は動詞の原形または現在形。haveは、助動詞として現在完了形<have＋過去分詞>も作りますが、選択肢(B)の過去分詞knownは、extensiveのような形容詞に続けることはできません。(D)は「博識な」という形容詞ですが、それに続く名詞がありません。

2.

Chunto Consultancy Service recommended a ------- way of balancing the annual budget.

(A) succeed
(B) success
(C) successful
(D) successfully

Chuntoコンサルティングサービス社は、年間予算の収支を合わせるうまいやり方を勧めました。

(A) 成功する
(B) 成功
(C) うまくいく
(D) 首尾よく

正解 C

主語はChunto Consultancy Serviceで、述語動詞はrecommended「～を勧めた」です。この動詞は他動詞なので、次に目的語「何（誰）を」が必要なので、続くa ------- way「～な方法」という名詞句がrecommendedの目的語になっていると判断できます。また、aのような冠詞とwayのような名詞に挟まれた部分には形容詞が入ります。よって、空所に(C)の形容詞successfulを入れると「うまくいく方法」という目的語ができ、文の意味が通ります。of balancing the annual budget「年間予算の収支を合わせることの」はwayという形容詞句を修飾しています。balancingは、動詞balanceの動名詞で「～の収支を合わせること」という意味。the annual budget「年間予算」は動名詞balancingの目的語です。

(A)は動詞の原形または現在形、(B)は名詞、(D)は副詞なので、いずれも空所には不適切です。

3.

In the event of a power failure, unplug computers until power is ------- restored.

(A) fully
(B) fullness
(C) fullest
(D) full

停電の際には、電力が完全に復旧するまでコンピューターの電源を切っておいてください。

(A) 完全に
(B) 完全性
(C) 最も完全な
(D) 完全な

正解 A

文頭の In the event of ～は「～の際には」、a power failure は「停電」。この部分には主語と動詞がなく、カンマ以下を修飾する語句（副詞句）になっています。そして、カンマの次にも主語になる名詞がなく、動詞 unplug「～の電源を切る」から始まっているので、この文の骨格は「～の電源を切っておきなさい」という命令文だと分かります。computer は unplug の目的語です。続く until 以下は主語 power「電力」があります。述語動詞の is ... restored ですが、原形の restore は「～を復旧させる」という他動詞なので、受動態の is restored は「復旧する」という意味になります。空所はこの述語部分にあるので、動詞を修飾できる副詞の (A) が適切です。

(B) は名詞、(C) は形容詞 full の最上級、(D) はその原級で、形容詞は動詞を修飾しないので、いずれも不適切です。なお、(D) full には副詞の用法もありますが、「（物が）まともに（ぶつかる）」や「完全に（理解する）」といった特定の意味にのみ使われます。

4.

Proceeds from the sale of Delcrest Corporation were equally ------- among the founder's three daughters.

(A) divisions
(B) dividing
(C) divide
(D) divided

Delcrest 社の売却から生じた収益は、創立者の 3 人の娘の間で均等に分けられました。

(A) 分割
(B) 分割している
(C) ～を分割する
(D) 分割されて

正解 D

主語は文頭の Proceeds「収益」で、from the sale of Delcrest Corporation は Proceeds を修飾しています。sale は単数形なので、sales「売上高」ではなく「売却」という意味。述語動詞は were ------- で、これを修飾する副詞 equally が間に置かれています。空所の後は among the founder's three daughters「創立者の３人の娘の間で」で、この部分も were を修飾しています。文の骨格は「売却益は…であった」もしくは「売却益は…された」となると考えられるので、述語動詞が受動態の were equally divided「均等に分けられた」となる (D) が適切です。

(A) は名詞なので述語動詞にはなりません。(B) は were dividing で過去進行形の形になりますが、「収益は…分割していた」では意味が通りません。(C) は動詞の原形または現在形、もしくは名詞で、were の後には続けられません。

文法ドリル

Set 2 品詞を見分ける

(A) ~ (D) の語について、それぞれの品詞（名詞・動詞・形容詞・副詞など）を書きましょう。

5. (A) origin ______________________

(B) originated ______________________

(C) originally ______________________

(D) original ______________________

6. (A) opens ______________________

(B) opening ______________________

(C) opened ______________________

(D) openly ______________________

7. (A) widen ______________________

(B) wider ______________________

(C) widely ______________________

(D) wide ______________________

8. (A) occupation ______________________

(B) occupational ______________________

(C) occupying ______________________

(D) occupied ______________________

Set 2 文の要素を見分ける

文の要素である主語 (S)、述語動詞 (V)、目的語 (O)、補語 (C) を特定し、区切り (/) を書き入れましょう。なお、1つの文に全ての要素が含まれているとは限りません。

5. The ------- Ladoff Building was constructed in 1923 and stood two stories tall.

6. York Development Corporation marked the ------- of the Ford Road office complex with a ribbon-cutting ceremony.

7. The Southeast Asia Business Convention will feature ------- known and respected leaders from countries across the region.

8. Mr. Brennel ------- positions in various areas of the company before he became president.

【 語 注 】

5 construct　～を建設する／stand ~ tall　～の高さがある／story　(建物の) 階
6 development　開発／mark ~ with …　～を…で祝う／complex　総合ビル、複合建築／ribbon-cutting　(開会の) テープカットの
7 convention　会議、協議会／feature　～を特徴づける、～を呼び物にする／respected　尊敬されている、評判のよい／region　地域
8 position　職、地位、立場／various　さまざまな／area　分野／president　社長 ★役職名の場合は冠詞を省く

Set 2 Part 5 を解く

TOEIC® L&R の問題に挑戦します。1 問 20 秒を目安に解いてみましょう。 1問20秒

5. The ------- Ladoff Building was constructed in 1923 and stood two stories tall.

(A) origin
(B) originated
(C) originally
(D) original

6. York Development Corporation marked the ------- of the Ford Road office complex with a ribbon-cutting ceremony.

(A) opens
(B) opening
(C) opened
(D) openly

7. The Southeast Asia Business Convention will feature ------- known and respected leaders from countries across the region.

(A) widen
(B) wider
(C) widely
(D) wide

8. Mr. Brennel ------- positions in various areas of the company before he became president.

(A) occupation
(B) occupational
(C) occupying
(D) occupied

Set 2 品詞を見分ける

5. (A) 名詞
(B) 動詞（過去形・過去分詞）
(C) 副詞
(D) 形容詞・名詞

6. (A) 動詞（三単現）
(B) 動名詞・現在分詞・名詞・形容詞
(C) 動詞（過去形・過去分詞）
(D) 副詞

7. (A) 動詞（原形・現在形）
(B) 形容詞（比較級）
(C) 副詞
(D) 形容詞

8. (A) 名詞
(B) 形容詞
(C) 動名詞・現在分詞
(D) 動詞（過去形・過去分詞）・形容詞

Set 2 文の要素を見分ける

5. The ------- Ladoff Building (S) / was constructed (V1) / in 1923 / and / stood (V2) / two stories tall (C).

▶ in 1923（副詞句）は修飾語句で、直前の V1 を修飾しています。and は接続詞です。

6. York Development Corporation (S) / marked (V) / the ------- (O) of the Ford Road office complex / with a ribbon-cutting ceremony.

▶ of the Ford Road office complex（形容詞句）と with a ribbon-cutting ceremony（副詞句）は修飾語句で、前者は空所を、後者は V を修飾しています。

7. The Southeast Asia Business Convention (S) / will feature (V) / ------- known and respected leaders (O) / from countries across the region.

▶ from countries across the region（形容詞句）は修飾語句で、直前の O を修飾しています。

8. Mr. Brennel (S) / ------- (V) / positions (O) / in various areas of the company / before he became president.

▶ in various areas of the company（形容詞句）と before he became president（副詞節）は修飾語句で、前者は直前の O を、後者は文全体を修飾しています。

Set 2 Part 5 を解く

5.

The ------- Ladoff Building was constructed in 1923 and stood two stories tall.

(A) origin
(B) originated
(C) originally
(D) original

当初の Ladoff ビルは 1923 年に建設され、2 階建てでした。

(A) 起源
(B) 由来した
(C) 当初は
(D) 当初の

正解 D

主語は The ------- Ladoff Building で、述語動詞は was constructed「建設された」です。空所の前に冠詞 The があり、空所の後にはビル名の名詞が続いているので、空所には形容詞が入ることが分かります。選択肢の中で形容詞は original だけなので (D) が適切です。この英文の and 以降の主語は文頭の主語と同じなので省略されています。stand ～ tall は「～の高さがある」という意味。建物の「階」は story ですが、two が前にあるので複数形になっています。

選択肢の (A) は名詞、(C) は副詞なので、名詞を修飾している空所には不適切。(B) は動詞の過去形もしくは過去分詞で、過去分詞なら名詞を修飾できますが、意味が通りません。

6.

York Development Corporation marked the ------- of the Ford Road office complex with a ribbon-cutting ceremony.

(A) opens
(B) opening
(C) opened
(D) openly

York 開発会社は、Ford 通りの複合オフィスビルの開業を、テープカットのセレモニーで祝いました。

(A) 開業する
(B) 開業
(C) 開業した
(D) 率直に

正解 B

主語は York Development Corporation で、述語動詞は marked。この動詞は、文の後半にある with とともに、mark ～ with … の形で「～を…で祝う」を意味します。この文で～（marked の目的語）に当たるのは the ------- of the Ford Road office complex「Ford 通りの複合オフィスビルの -------」、… に当たるのは a ribbon-cutting ceremony「テープカットのセレモニー」（with 以下は marked の修飾語）です。空所の前には冠詞 the、後ろには前置詞 of が続くので、空所には名詞が入ります。選択肢の中で文意に合う名詞は opening「開業」なので、(B) が正解。

(A) opens は動詞「～を開ける」の三人称単数現在形の他、名詞の複数形で「（スポーツの）オープン戦」などの用法もありますが、いずれも不適切です。(C) は動詞の過去形または過去分詞、(D) は副詞で、いずれも空所には入りません。

7.

The Southeast Asia Business Convention will feature ------- known and respected leaders from countries across the region.

(A) widen
(B) wider
(C) widely
(D) wide

東南アジアビジネス会議は、同地域一帯の国々からの、広く知られ尊敬を受けている指導者たち（の参加）を目玉とする予定です。

(A) 広げる
(B) より広い
(C) 広く
(D) 広い

正解 C

主語は The Southeast Asia Business Convention「東南アジアビジネス会議」で、述語動詞は will feature「～を特色にする、～を目玉とする」です。feature は他動詞なので後ろに目的語「何（誰）を」が続きます。目的語になるのは名詞や名詞句なので、leaders がそれに相当すると考えられます。すると、leaders の前の過去分詞 known「知られた」と respected「尊敬された」も、後ろの from countries across the region「その地域一帯の国々からの」も、ともに leaders を修飾しているという文構造が見えてきます。空所は、形容詞 known and respected の前にあるので、これらを修飾できる副詞が入ります。よって (C) が適切です。

(A) は動詞の原形または現在形で、すでに述語動詞 feature があるので不適切です。(B) は形容詞の比較級、(D) は形容詞の原級で、known などを修飾できません。なお、(D) wide には副詞の用法もありますが、wide open「（目・窓などを）大きく開いて」や wide apart「（窓などを）大きく開け放って」のような特定の表現にのみ使われます。

8.

Mr. Brennel ------- positions in various areas of the company before he became president.

(A) occupation
(B) occupational
(C) occupying
(D) occupied

Brennel さんは社長になる前、その会社のさまざまな分野の役職に就きました。

(A) 職業
(B) 職業の
(C) ～を占めている
(D) ～を占めた

正解 D

主語は Mr. Brennel ですが、その後には動詞は became しかありません。しかし、before he became となっているので、became は he の述語動詞です。つまり、before より前の部分には述語動詞がなく、空所には Mr. Brennel を受ける述語動詞が入ることが分かります。選択肢 (D) の動詞 occupied を入れると、「Brennel さんは地位を占めた」という意味の通る文の骨格ができるので、(D) が適切です。この occupy は「～（地位）を占める、～（役職）に就く」という意味です。in various areas of the company「その会社のさまざまな分野の」は positions を修飾しています。

(A) は名詞、(B) は形容詞で、述語動詞にはなりません。(C) は動名詞または現在分詞で、単独では述語動詞になりません。be 動詞とともに進行形にすれば述語動詞になります。

文法ドリル

Set 3 品詞を見分ける

(A) ～ (D) の語について、それぞれの品詞（名詞・動詞・形容詞・副詞など）を書きましょう。

9. (A) powerful ________________

(B) powers ________________

(C) powerfully ________________

(D) power ________________

10. (A) ease ________________

(B) easy ________________

(C) easily ________________

(D) easier ________________

11. (A) illustrating ________________

(B) illustrated ________________

(C) illustration ________________

(D) illustrates ________________

12. (A) represents ________________

(B) representatives ________________

(C) represented ________________

(D) represent ________________

Set 3 文の要素を見分ける

文の要素である主語 (S)、述語動詞 (V)、目的語 (O)、補語 (C) を特定し、区切り (/) を書き入れましょう。なお、1つの文に全ての要素が含まれているとは限りません。

9. Prethart Tool Company has created a more ------- drill than its previous models.

10. With the Gema XTI binoculars, users can ------- see objects that are more than 100 meters away.

11. Sookie Choi's latest children's book is being ------- by Chung-He Park.

12. The judges for this year's screenplay competition include ------- from Hanovi Studios.

【語注】

9 create　～（新しいもの）を作り出す、～を創作する／drill　ドリル、穴開け機／previous　以前の
10 binoculars　<複数形で>双眼鏡／object　物、物体／away　離れて
11 latest　最新の
12 judge　審査員／screenplay　脚本、（映画の）シナリオ／competition　コンテスト、競技会／include　～を（全体の一部として）含む

Set 3 Part 5 を解く

TOEIC® L&R の問題に挑戦します。1 問 20 秒を目安に解いてみましょう。 1問20秒

9. Prethart Tool Company has created a more ------- drill than its previous models.

(A) powerful
(B) powers
(C) powerfully
(D) power

10. With the Gema XTI binoculars, users can ------- see objects that are more than 100 meters away.

(A) ease
(B) easy
(C) easily
(D) easier

11. Sookie Choi's latest children's book is being ------- by Chung-He Park.

(A) illustrating
(B) illustrated
(C) illustration
(D) illustrates

12. The judges for this year's screenplay competition include ------- from Hanovi Studios.

(A) represents
(B) representatives
(C) represented
(D) represent

Set 3 品詞を見分ける

9. (A) 形容詞
(B) 動詞（三単現）・名詞（複数形）
(C) 副詞
(D) 動詞（原形・現在形）・名詞

10. (A) 動詞（原形・現在形）・名詞
(B) 形容詞・副詞
(C) 副詞
(D) 形容詞（比較級）

11. (A) 動名詞・現在分詞
(B) 動詞（過去形・過去分詞）・形容詞
(C) 名詞
(D) 動詞（三単現）

12. (A) 動詞（三単現）
(B) 名詞（複数形）
(C) 動詞（過去形・過去分詞）
(D) 動詞（原形・現在形）

Set 3 文の要素を見分ける

9. Prethart Tool Company (S) / has created (V) / a more ------- drill (O) / than its previous models.

▶ than its previous models（副詞句）は修飾語句で、直前の more ------- を修飾しています。

10. With the Gema XTI binoculars, / users (S) / can ------- see (V) / objects (O) / that are more than 100 meters away.

▶ With the Gema XTI binoculars（副詞句）と that are more than 100 meters away（形容詞節）は修飾語句で、前者は文全体を、後者は直前の O を修飾しています。

11. Sookie Choi's latest children's book (S) / is being ------- (V) / by Chung-He Park.

▶ by Chung-He Park（副詞句）は修飾語句で、直前の V を修飾しています。

12. The judges (S) for this year's screenplay competition / include (V) / ------- (O) from Hanovi Studios.

▶ for this year's screenplay competition（形容詞句）と from Hanovi Studios（形容詞句）は修飾語句で、前者は judges を、後者は空所に入る語を修飾しています。

Set 3 Part 5 を解く

9.

Prethart Tool Company has created a more ------- drill than its previous models.

(A) powerful
(B) powers
(C) powerfully
(D) power

Prethart 工作機械社は、以前のモデルよりもっと強力なドリルを開発しました。

(A) 強力な
(B) ～に電力を供給する
(C) 力強く
(D) 力

正解 A

主語は Prethart Tool Company で、述語動詞は現在完了形の has created です。create は「～を新しく作る、～を創作する」という他動詞なので、a more ------- drill が目的語「何を」に当たることが分かります。ここでポイントになるのは、空所の前にある more と、drill の後にある than です。more ～ than …は「…よりももっと～な」という意味で、～には形容詞の原級が入ります。空所の後には drill という名詞もあるので、(A) を入れて a more powerful drill「もっと強力なドリル」とすると、意味が通ります。

(B) は「～に電力を供給する」という他動詞の三人称単数現在形、もしくは「列強」という意味の名詞の複数形で、いずれも不適切です。(C) の副詞、(D) の名詞を入れても意味が通りません。

10.

With the Gema XTI binoculars, users can ------- see objects that are more than 100 meters away.

(A) ease
(B) easy
(C) easily
(D) easier

Gema XTI 双眼鏡で、ユーザーは 100 メートル以上離れたところにある物を簡単に見ることができます。

(A) 簡単さ
(B) 簡単な
(C) 簡単に
(D) より簡単な

正解 C

冒頭の With the Gema XTI binoculars は「Gema XTI 双眼鏡を使って」という意味の副詞句。文の主語はカンマの後の users「ユーザー」で、述語動詞は can ------- see「～を見ることができる」、目的語は直後の objects「物」です。空所は述語動詞の間にあるので、そこには動詞を修飾する副詞が入ると考えられます。(C) easily を入れると、「ユーザーは簡単に物を見ることができる」という文の骨格が出来上がります。objects の後の that には複数形の名詞に対応する are が続いているので、この that は objects を先行詞とする関係代名詞であることが分かります。that 以下は「100 メートル以上離れたところにある」という意味で、objects を修飾しています。

なお、(B) easy には副詞の用法もありますが、主に Take it easy.「気楽にいこう」のような慣用表現で使います。

11.

Sookie Choi's latest children's book is being ------- by Chung-He Park.

(A) illustrating
(B) illustrated
(C) illustration
(D) illustrates

Sookie Choi の最新刊の児童書は、Chung-He Park によって挿絵を描かれているところです。

(A) ～に挿絵を描いている
(B) 挿絵を描かれて
(C) 挿絵
(D) ～に挿絵を描く

正解 B

主語は Sookie Choi's latest children's book「Sookie Choi の最新刊の児童書」。is being ------- が述語動詞に当たります。空所直後の by は「～によって」という行為者を表す前置詞なので、述語部分は受け身になると予測できます。主語は「児童書」という「物」なので、(B) の過去分詞を入れると、is being illustrated「挿絵を描かれているところだ」という、意味の通る述語動詞ができます。この＜主語＋ be 動詞＋ being ＋過去分詞＞は受動態の進行形で、何かがなされている動作が進行中であることを表します。この be 動詞は主語や時制に合う形にします。この場合は主語の book が単数形で、現在描かれている最中であるという意味なので is being illustrated となっています。

(A) は動名詞または現在分詞、(D) は動詞の三人称単数現在形で、受動態は作りません。(C) は名詞で、is being という受動態の進行形を作る動詞の後には続けられません。

12.

The judges for this year's screenplay competition include ------- from Hanovi Studios.

(A) represents
(B) representatives
(C) represented
(D) represent

本年度の脚本コンテストの審査員には、Hanovi スタジオの代表者たちが含まれます。

(A) ～を代表する
(B) 代表者たち
(C) 代表されて
(D) ～を代表する

正解 B

主語は The judges「審査員たち」で、for this year's screenplay competition「今年の脚本コンテストの」は、主語の The judges を修飾しています。述語動詞 include「～を含む」は他動詞で目的語「何（誰）を」が必要なので、空所には目的語となる語が入ると考えられます。目的語になる名詞の (B) representatives を空所に入れると、「審査員は～の代表者を含む」、つまり「審査員には～の代表者が含まれる」という意味の通る文の骨格ができます。from Hanovi Studios「Hanovi スタジオの」は空所に入る representatives を修飾しています。

(A) は動詞 represent の三人称単数現在形で目的語になりません。(C) の動詞の過去形または過去分詞、(D) の動詞の原形または現在形も、同様に不適切です。

文法ドリル

Set 4 品詞を見分ける

(A)～(D)の語について、それぞれの品詞（名詞・動詞・形容詞・副詞など）を書きましょう。

13. (A) increases ______________________

(B) increasing ______________________

(C) increased ______________________

(D) increasingly ______________________

14. (A) preserves ______________________

(B) preserved ______________________

(C) preserve ______________________

(D) preservation ______________________

15. (A) profitable ______________________

(B) profiting ______________________

(C) profitability ______________________

(D) profitably ______________________

16. (A) maintenance ______________________

(B) maintains ______________________

(C) maintaining ______________________

(D) is maintained ______________________

Set 4 文の要素を見分ける

文の要素である主語（S）、述語動詞（V）、目的語（O）、補語（C）を特定し、区切り（ / ）を書き入れましょう。なお、1つの文に全ての要素が含まれているとは限りません。

13. Major airlines have ------- been using self-serve ticketing systems to reduce wait times.

14. World Fish Supply delivers the freshest fish possible thanks to innovative ------- and shipping methods.

15. Even though Smithton Electronics' second quarter was not -------, the company plans to invest large sums on research.

16. The Delmar Highway Department ------- an online list of current road closures.

【語注】

13 major 主要な／self-serve セルフサービスの／ticketing チケット販売、発券／reduce ～を減らす／wait time 待ち時間

14 supply 供給／deliver ～を届ける、～を配達する／freshest ★fresh「新鮮な」の最上級／possible できる限りの ★名詞の後に置いて、その名詞を修飾する最上級を強める／thanks to ～ ～のおかげで／innovative 革新的な／shipping 出荷、船積み／method 方法

15 even though ～ではあるが、たとえ～でも／quarter 四半期／invest ～を投資する／sums （ある）金額 ★通例、形容詞が前に置かれる。単数扱い／research 研究

16 highway 幹線道路／department 部署／current 現行の、進行中の／closure （道路などの）封鎖

Set 4 Part 5 を解く

TOEIC® L&R の問題に挑戦します。1 問 20 秒を目安に解いてみましょう。 1問20秒

13. Major airlines have ------- been using self-serve ticketing systems to reduce wait times.

(A) increases
(B) increasing
(C) increased
(D) increasingly

14. World Fish Supply delivers the freshest fish possible thanks to innovative ------- and shipping methods.

(A) preserves
(B) preserved
(C) preserve
(D) preservation

15. Even though Smithton Electronics' second quarter was not -------, the company plans to invest large sums on research.

(A) profitable
(B) profiting
(C) profitability
(D) profitably

16. The Delmar Highway Department ------- an online list of current road closures.

(A) maintenance
(B) maintains
(C) maintaining
(D) is maintained

Set 4 品詞を見分ける

13. (A) 動詞（三単現）・名詞（複数形）
(B) 動名詞・現在分詞・形容詞
(C) 動詞（過去形・過去分詞）・形容詞
(D) 副詞

14. (A) 動詞（三単現）・名詞（複数形）
(B) 動詞（過去形・過去分詞）
(C) 動詞（原形・現在形）・名詞
(D) 名詞

15. (A) 形容詞
(B) 動名詞・現在分詞
(C) 名詞
(D) 副詞

16. (A) 名詞
(B) 動詞（三単現）
(C) 動名詞・現在分詞
(D) 動詞（現在形の受動態）

Set 4 文の要素を見分ける

13. Major airlines / have ------- been using / self-serve ticketing systems / to reduce wait times.
S: Major airlines　V: have ------- been using　O: self-serve ticketing systems

▶ to reduce wait times（副詞句）は修飾語句で、文全体を修飾しています。

14. World Fish Supply / delivers / the freshest fish possible / thanks to innovative ------- and shipping methods.
S: World Fish Supply　V: delivers　O: the freshest fish possible

▶ thanks to innovative ------- and shipping methods（副詞句）は修飾語句で、文全体を修飾しています。

15. Even though Smithton Electronics' second quarter was not -------, / the company / plans / to invest large sums on research.
（副詞節内）S: Smithton Electronics' second quarter　V: was not　C: -------
S: the company　V: plans　O: to invest large sums

▶ Even though Smithton Electronics' second quarter was not -------（副詞節）は修飾語句で、文全体を修飾しています。副詞節内の文の要素は下線で示してあります。

16. The Delmar Highway Department / ------- / an online list of current road closures.
S: The Delmar Highway Department　V: -------　O: an online list

Set 4 Part 5 を解く

13.

Major airlines have ------- been using self-serve ticketing systems to reduce wait times.

(A) increases
(B) increasing
(C) increased
(D) increasingly

主要航空会社は、待ち時間を減らすためにセルフサービスの発券システムをますます使うようになっています。

(A) 増加する
(B) 増加している
(C) 増加した
(D) ますます

正解 D

主語は Major airlines「主要航空会社」(複数形)、述語動詞は have ------- been using です。空所を含む have been using は現在完了進行形で「(これまで) ~を (継続的に) 使っている」という意味です。use は他動詞で、それに続く self-serve ticketing systems が目的語「何を」になります。空所は述語動詞の中にあるので、動詞を修飾する副詞の (D) が適切。文後半の to は動詞の原形 reduce「~を減らす」とともに不定詞を作り、「待ち時間を減らすために」と、そのシステムを使う目的を述べています。

(A) は動詞 increase の三人称単数現在形もしくは名詞の複数形、(B) は動名詞もしくは現在分詞で、どちらも空所には不適切。(C) の過去分詞は have に続けられますが、been using の前には置けません。

14.

World Fish Supply delivers the freshest fish possible thanks to innovative ------- and shipping methods.

(A) preserves
(B) preserved
(C) preserve
(D) preservation

World 魚介供給会社は、革新的な保存および輸送方法のおかげで、可能な限り最も新鮮な魚を届けます。

(A) ~を保存する
(B) ~を保存した
(C) ~を保存する
(D) 保存

正解 D

主語は World Fish Supply という会社、述語動詞は delivers「~を届ける」で、その目的語が the freshest fish「最も新鮮な魚」です。thanks to は「~のおかげで」。to のような前置詞には名詞や名詞句が続くので、innovative ------- and shipping methods 全体が名詞句になると予測できます。また、空所の前の innovate「革新的な」は形容詞なので、空所には名詞が入るはずです。よって、名詞の (D) preservation「保存」を入れてみると、「革新的な保存・輸送方法のおかげで」という意味の通る語句ができます。possible は「可能な、考え得る」という意味で、the freshest fish を後ろから修飾しており、このような形は最上級などの強意表現を伴う名詞の後で用いられます。

(A) は動詞 preserve の三人称単数現在形。(B) は動詞の過去形または過去分詞、(C) は動詞の原形または現在形で、いずれも形容詞の直後には置けません。なお、(A) の preserves には「砂糖煮、保存食品」、(C) preserve には「自然保護区」という名詞の用法もありますが、意味が通りません。

15.

Even though Smithton Electronics' second quarter was not -------, the company plans to invest large sums on research.

(A) profitable
(B) profiting
(C) profitability
(D) profitably

Smithton 電子社の第 2 四半期は利益が出なかったにもかかわらず、同社は研究に多額の投資をする計画です。

(A) 利益の出る
(B) 利益を得ている
(C) 収益性
(D) 利益の上がるように

正解 A

冒頭の Even though からカンマまでは「～は…ではあるが」という意味の副詞節です。この節の中では主語が Smithton Electronics' second quarter「Smithton 電子社の第 2 四半期」、述語動詞が was not で、------- には be 動詞に続く補語が入ると考えられます。補語になりそうな形容詞の (A) を空所に入れてみると、カンマの前が「Smithton 電子社の第 2 四半期は利益が出なかったにもかかわらず」、カンマの後が「同社は研究に多額の投資をする予定だ」となり、意味が通ります。

(B) の profiting は be 動詞に続けて進行形を作りますが、この文では意味が通りません。(C) は名詞ですが、これも意味が通りません。(D) は副詞で、be 動詞に単独で続けることはできません。

16.

The Delmar Highway Department ------- an online list of current road closures.

(A) maintenance
(B) maintains
(C) maintaining
(D) is maintained

Delmar 幹線道路課は、現在閉鎖中の道路のオンラインリストを維持管理しています。

(A) 維持管理
(B) 維持管理する
(C) 維持管理している
(D) 維持管理されている

正解 B

主語は The Delmar Highway Department「Delmar 幹線道路課」です。空所の後には動詞が見当たらないので、空所に述語動詞が入ることが分かります。述語動詞になれるのは、動詞 maintain の三人称単数現在形の (B) か、受け身の (D) です。主語が「Delmar 幹線道路課」で、空所に入る述語動詞の目的語が an online list of current road closures「現在閉鎖中の道路のオンラインリストを」なので、受け身の (D) ではなく、能動態の文となる (B) が適切です。

(A) は名詞なので不適切です。(C) は動名詞もしくは現在分詞ですが、いずれも単独で述語動詞にはなりません。

文法ドリル

Set 5 品詞を見分ける

(A) ~ (D) の語について、それぞれの品詞（名詞・動詞・形容詞・副詞など）を書きましょう。

17. (A) notify ______________________

(B) notification ______________________

(C) notifying ______________________

(D) notifies ______________________

18. (A) satisfaction ______________________

(B) satisfying ______________________

(C) satisfied ______________________

(D) satisfy ______________________

19. (A) predict ______________________

(B) prediction ______________________

(C) are predicted ______________________

(D) predictably ______________________

20. (A) lateness ______________________

(B) later ______________________

(C) lately ______________________

(D) latest ______________________

Set 5 文の要素を見分ける

文の要素である主語 (S)、述語動詞 (V)、目的語 (O)、補語 (C) を特定し、区切り (/) を書き入れましょう。なお、1 つの文に全ての要素が含まれているとは限りません。

17. Ms. Garcia was delighted to receive ------- that her company soon will be featured in the *In Town Times* magazine.

18. If you are not ------- with your Electoshine toothbrush, you may return it for a full refund.

19. Because experts ------- a strong allergy season, Chowlan Pharmacy has increased its stock of preventative medicine.

20. Ashburn Bank's online service has been in high demand -------.

【 語 注 】

17 *be* delighted to *do*　～して大喜びする／feature　～を特集する
18 toothbrush　歯ブラシ／you　★特定の相手ではなく、人一般を指す／return　～を戻す、～を返す／full　完全な、全部の／refund　払い戻し
19 expert　専門家／strong　活発な、激しい／allergy　アレルギー、アレルギー反応／pharmacy　薬局、調剤業／stock　在庫品、仕入品／preventative　予防用の／medicine　医薬品、薬
20 in demand　需要のある

Set 5 Part 5 を解く

TOEIC® L&R の問題に挑戦します。1 問 20 秒を目安に解いてみましょう。 1問20秒

17. Ms. Garcia was delighted to receive ------- that her company soon will be featured in the *In Town Times* magazine.

(A) notify
(B) notification
(C) notifying
(D) notifies

18. If you are not ------- with your Electoshine toothbrush, you may return it for a full refund.

(A) satisfaction
(B) satisfying
(C) satisfied
(D) satisfy

19. Because experts ------- a strong allergy season, Chowlan Pharmacy has increased its stock of preventative medicine.

(A) predict
(B) prediction
(C) are predicted
(D) predictably

20. Ashburn Bank's online service has been in high demand -------.

(A) lateness
(B) later
(C) lately
(D) latest

Set 5 品詞を見分ける

17. (A) 動詞 (原形・現在形)
(B) 名詞
(C) 動名詞・現在分詞
(D) 動詞 (三単現)

18. (A) 名詞
(B) 動名詞・現在分詞・形容詞
(C) 形容詞・動詞 (過去形・過去分詞)
(D) 動詞 (原形・現在形)

19. (A) 動詞 (原形・現在形)
(B) 名詞
(C) 動詞 (現在形の受動態)
(D) 副詞

20. (A) 名詞
(B) 形容詞 (比較級)・副詞
(C) 副詞
(D) 形容詞 (最上級)

Set 5 文の要素を見分ける

17. Ms. Garcia (S) / was delighted (V) / to receive ------- / that her company soon will be featured in the *In Town Times* magazine.

▶ to receive ... magazine (副詞句) は修飾語句で、V を修飾しています。この副詞句の中の that 以下は直前の ------- の具体的な内容を示す同格の節であると考えられます。

18. If you (S) are not (V) ------- (C) with your Electoshine toothbrush, / you (S) / may return (V) / it (O) / for a full refund.

▶ If ... toothbrush (副詞節) と for a full refund (副詞句) は修飾語句で、前者は文全体を、後者は V を修飾しています。副詞節内の文の要素は下線で示してあります。

19. Because experts (S) ------- (V) a strong allergy season (O), / Chowlan Pharmacy (S) / has increased (V) / its stock (O) of preventative medicine.

▶ Because ... season (副詞節) は修飾語句で、文全体を修飾しています。副詞節内の文の要素は下線で示してあります。

20. Ashburn Bank's online service (S) / has been (V) / in high demand (C) -------.

Set 5 Part 5 を解く

17.

Ms. Garcia was delighted to receive ------- that her company soon will be featured in the *In Town Times* magazine.

(A) notify
(B) notification
(C) notifying
(D) notifies

Garciaさんは、彼女の会社が間もなく『イン・タウン・タイムズ』誌で特集されるという知らせを受けて大喜びしました。

(A) ～であると通知する
(B) 通知
(C) ～であると通知すること
(D) ～であると通知する

正解 B

主語はMs. Garciaで、述語動詞はwas delighted「非常に喜んだ」。何をして喜んだかは、次にto receive「～を受け取って」とあります。receiveは他動詞なので空所には目的語「何を」が入ります。目的語になるのは名詞か名詞句なので、(B) notificationを入れると、「Garciaさんは知らせを受け取って喜んだ」という意味のある文になります。空所の後のthat以下はnotificationの具体的な内容を説明する同格の節で、「彼女の会社が間もなく『イン・タウン・タイムズ』誌で特集されるという知らせ」となります。

(A)は動詞notifyの原形または現在形、(D)は三人称単数現在形で、どちらもreceiveの目的語になりません。(C)は動名詞もしくは現在分詞で、どちらも意味が通りません。

18.

If you are not ------- with your Electoshine toothbrush, you may return it for a full refund.

(A) satisfaction
(B) satisfying
(C) satisfied
(D) satisfy

お持ちのElectoshine社の歯ブラシにご満足いただけない場合、全額返金を求めてご返品いただけます。

(A) 満足
(B) 満足のいく
(C) 満足して
(D) ～を満足させる

正解 C

Ifからカンマの前までの部分の主語はyou、述語動詞はare notで、「もし（あなたが）～でない場合は」という意味になります。カンマの後は主語がyou、述語動詞はmay returnです。他動詞returnの目的語はit。itはそれよりも前に出てきた単数形の名詞を受けるので、toothbrush「歯ブラシ」を指していると考えられます。mayは許可を表す助動詞、forは「～を求めて」、a full refundは「全額の返金」で、カンマ後の意味は「（あなたは）全額返金を求めて返品してよい」となります。*be* satisfied with ～で「～に満足している」を表すので、(C) satisfiedを入れると「あなたが自分のElectoshine社の歯ブラシに満足しない場合」となり、意味が通ります。

(A)は名詞、(B)は形容詞で、いずれも直後のwithとともに適切な文意を作ることができません。(D)は動詞の原形または現在形で、be動詞に続けることができません。

19.

Because experts ------- a strong allergy season, Chowlan Pharmacy has increased its stock of preventative medicine.

(A) predict
(B) prediction
(C) are predicted
(D) predictably

専門家がアレルギー症状のきつい季節を予測しているため、Chowlan 薬局は予防薬の在庫を増やしました。

(A) ～を予測する
(B) 予測
(C) 予測されている
(D) 予想通りに

正 解 A

Because のような接続詞には、主語と述語動詞が続きます。この節の主語は experts「専門家」ですが、カンマの前までに動詞がないため、空所には述語動詞が入ることが分かります。選択肢の中で述語動詞になれる (A) predict「～を予測する」を入れると、「専門家がアレルギー症状のきつい季節を予測しているため」という、意味の通る節ができます。

選択肢の (B) は名詞、(D) は副詞で、述語動詞になりません。(C) are predicted は「予測されている」という受け身の述語動詞になりますが、主語が人なので「専門家は予測されている」では意味が通りません。ちなみに、カンマの後の節（主節）の主語は Chowlan Pharmacy「Chowlan 薬局」、述語動詞は has increased「～を増やした」、目的語は its stock of preventative medicine「その（＝Chowlan 薬局の）予防薬の在庫」です。

20.

Ashburn Bank's online service has been in high demand -------.

(A) lateness
(B) later
(C) lately
(D) latest

Ashburn 銀行のオンラインサービスには、最近高い需要があります。

(A) 遅れること
(B) 後ほど
(C) 最近
(D) 最新の

正 解 C

主語は Ashburn Bank's online service「Ashburn 銀行のオンラインサービス」で、述語動詞は現在完了形の has been「ずっと～（という状態）である」です。demand「需要」は、in demand で「需要があって」という意味ですが、ここでは demand を修飾する high があるので、「高い需要があって」ということです。この in (high) demand は文法的には補語になります。空所を除く部分だけで「Ashburn 銀行のオンラインサービスにはずっと高い需要がある」と文が完結しているので、空所には補足情報（どのように、どこで、いつ、どうして、など）が入ると考えられます。現在完了形の文を補足する語として適切なのは、「最近」という意味の副詞 (C) です。

(B) も副詞で「後ほど」という意味ですが、現在完了形と合いません。(A) は名詞で、demand に続けても意味が通りません。(D) は名詞の前に置く形容詞なので不適切です。

音ドリル

Set 6 似通った音を聞き分ける

音声を聞いて、下線部分の似通った音を聞き分けましょう。単語とその単語を含む例文を聞き、音や意味の違いを確認しましょう。

128 **right / light**

She's probably right. 彼女はおそらく正しいです。
The man is turning on a light. 男性は明かりをつけているところです。

129 **read / lead**

Didn't you read Mr. Kim's memo? Kim さんのメモを読まなかったのですか。
Who wants to lead the workshop next week? 来週の研修を指導したい人はいますか。

130 **grass / glass**

He's planting some grass. 彼は芝を植えています。
She's removing her glasses. 彼女は眼鏡を外しているところです。

131 **wrong / long**

I'm sorry—what went wrong? すみません——何がうまくいかなかったのですか。
It didn't last very long. それはさほど長く続きませんでした。

Repeat >>

「見出し語→**ポーズ**→1つ目の例文→**ポーズ**→2つ目の例文→**ポーズ**」の順に収録されています。
ポーズで聞こえた音をまねて言ってみましょう。

132 **right / light**

133 **read / lead**

134 **grass / glass**

135 **wrong / long**

【語注】
turn on ～　～（スイッチ・電灯など）の電源を入れる／lead　～を率いる／plant　～を植える／remove　～を取り外す／go wrong　（物事などが）うまくいかない／last　続く

Set 7 似通った音を聞き分ける

音声を聞いて、下線部分の似通った音を聞き分けましょう。単語とその単語を含む例文を聞き、音や意味の違いを確認しましょう。

136 **pass / path**

I have a bus pass. 私はバスの定期券を1つ持っています。
A man is walking along a path. 男性が小道を歩いています。

137 **pass / past**

You can use your train pass to transfer. 乗り換えには、お持ちの電車の定期券が使えます。
Just go straight ahead past the café. カフェを通り過ぎて、とにかく真っすぐ行ってください。

138 **closing / clothing**

The people are closing their menus. 人々はメニューを閉じているところです。
The potential client is a clothing designer. その潜在的顧客は、ある服飾デザイナーです。

139 **sink / think**

He's washing a knife in a sink. 彼は流しでナイフを洗っています。
Let's ask the team what they think. どう思うか、チームの皆に聞いてみましょう。

Repeat >>

「見出し語→**ポーズ**→1つ目の例文→**ポーズ**→2つ目の例文→**ポーズ**」の順に収録されています。
ポーズで聞こえた音をまねて言ってみましょう。

140 **pass / path**

141 **pass / past**

142 **closing / clothing**

143 **sink / think**

【語注】
along ～に沿って／transfer 乗り換える／go straight ahead 真っすぐ進む／past ～を通り過ぎて／potential 潜在的な／clothing 衣類／sink 流し、シンク

Set 8 似通った音を聞き分ける

音声を聞いて、下線部分の似通った音を聞き分けましょう。単語とその単語を含む例文を聞き、音や意味の違いを確認しましょう。

144 **hold / fold**

She's holding on to a handrail. 彼女は手すりをしっかりとつかんでいます。
A woman is folding a napkin. 女性がナプキンを畳んでいます。

145 **boat / vote**

He's getting into a boat. 彼は船に乗り込んでいます。
They are encouraged to cast a vote. 彼らは投票することを奨励されています。

146 **copy / coffee**

Here's a copy of the recipe. こちらがレシピの写しです。
He's pouring coffee into a cup. 彼はカップにコーヒーを注いでいます。

147 **car / cart**

A car is parked in a garage. 1台の車が車庫にとめられています。
A cart is being loaded with bricks. 荷車にれんがが積み込まれています。

Repeat >>

「見出し語→**ポーズ**→1つ目の例文→**ポーズ**→2つ目の例文→**ポーズ**」の順に収録されています。**ポーズ**で聞こえた音をまねて言ってみましょう。

148 **hold / fold**

149 **boat / vote**

150 **copy / coffee**

151 **car / cart**

【語 注】
hold on to ～　～をしっかりつかむ／fold　～を折り畳む／encourage ～ to *do*　…するよう～（人）に勧める／cast a vote　投票する／a copy of ～　～の写し／pour　～を注ぐ／park　～を駐車する／garage　車庫、駐車場／load ～ with …　～に…を積む／brick　れんが

Set 9 似通った音を聞き分ける

音声を聞いて、下線部分の似通った音を聞き分けましょう。単語とその単語を含む例文を聞き、音や意味の違いを確認しましょう。

152 **walk / work**

He's walking along the shore. 彼は海岸沿いを歩いています。
He's working on a machine. 彼は機械で作業をしています。

153 **stack / stuck**

I can stack books on shelves. 私が本を棚に積み重ねてもいいですよ。
I got stuck in traffic. 私は渋滞にはまって身動きが取れなくなりました。

154 **track / truck**

We use the software to track orders. 当社は注文品を追跡するのにそのソフトウエアを使っています。
Some people are unloading a truck. 何人かの人々がトラックの荷を降ろしています。

155 **rain / train**

It started to rain early on. 早くから雨が降り始めました。
I wish he could train my team. 彼が私たちのチームを訓練できたらいいのに。

Repeat >>

「見出し語→**ポーズ**→１つ目の例文→**ポーズ**→２つ目の例文→**ポーズ**」の順に収録されています。
ポーズで聞こえた音をまねて言ってみましょう。

156 **walk / work**

157 **stack / stuck**

158 **track / truck**

159 **rain / train**

【語 注】
work on ～　～に取り組む／stack　～を積み上げる／shelves　（複数の）棚 ★単数形は shelf／
get stuck in traffic　渋滞で立ち往生する／track　～を追跡する／unload　～の荷降ろしをする／
early on　早くから、早い段階から／wish　～と願う

Set 10 似通った音を聞き分ける

Set 10 では、全く同じ音の単語を組み合わせてあります。単語とその単語を含む例文を聞き、意味の違いを確認しましょう。

160 **by / buy**

Lots of people will stop by for lunch. 多くの人が昼食のために立ち寄るでしょう。
I'll buy a cake during my lunch break. 私は昼休みの間にケーキを買いに行くつもりです。

161 **hear / here**

I'm sorry to hear that. それを聞いて残念です。
They'll be here at seven thirty. 彼らは7時半にここに来る予定です。

162 **pour / poor**

We pour a beverage into a glass. 私たちは飲み物をグラスにつぎます。
We can't serve poor quality salads at our restaurant. 当レストランで質の悪いサラダを提供するわけにはいきません。

163 **weight / wait**

The weight is more than 22 tons. 重さは22トン以上あります。
It'll have to wait until next month. それについては来月まで待つ必要があるでしょう。

Repeat >>

「見出し語→**ポーズ**→1つ目の例文→**ポーズ**→2つ目の例文→**ポーズ**」の順に収録されています。
ポーズで聞こえた音をまねて言ってみましょう。

164 **by / buy**

165 **hear / here**

166 **pour / poor**

167 **weight / wait**

【語注】
stop by 立ち寄る／break 休憩、小休止／pour ～を注ぐ／beverage 飲み物／serve ～（飲食物）を出す／poor 粗末な、劣った／weight 重さ、重量

Section
3

本番形式テスト
200問

本番形式の200問、約２時間のテストに挑戦しましょう。
制限時間内に全問に目を通し、全体の５割以上に正解できることを目標に、
タイムマネジメントも意識しながら取り組んでみてください。
p. 178の General Directions を先に読んでから始めましょう。

047-127

LISTENING TEST

In the Listening test, you will be asked to demonstrate how well you understand spoken English. The entire Listening test will last approximately 45 minutes. There are four parts, and directions are given for each part. You must mark your answers on the separate answer sheet. Do not write your answers in your test book.

PART 1

Directions: For each question in this part, you will hear four statements about a picture in your test book. When you hear the statements, you must select the one statement that best describes what you see in the picture. Then find the number of the question on your answer sheet and mark your answer. The statements will not be printed in your test book and will be spoken only one time.

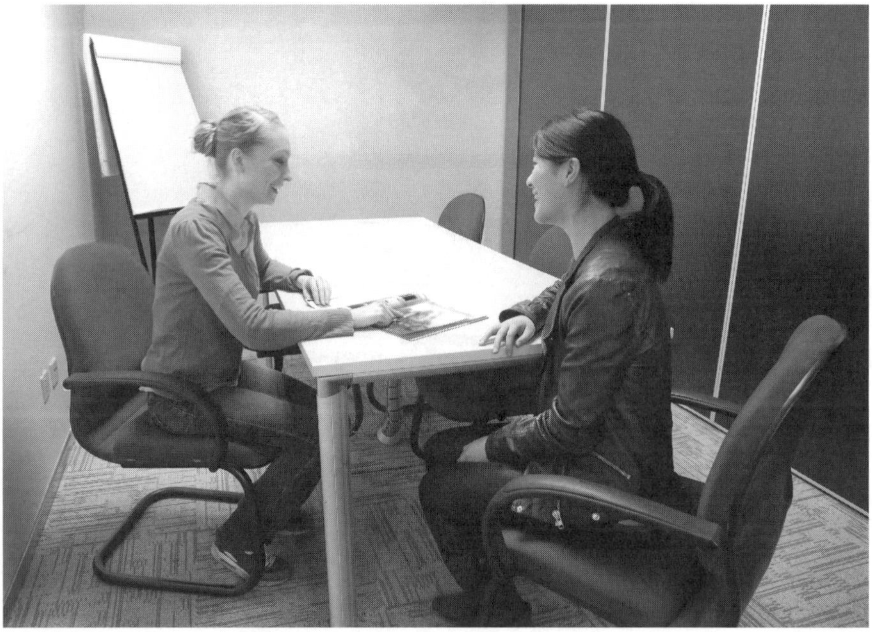

Statement (C), "They're sitting at a table," is the best description of the picture, so you should select answer (C) and mark it on your answer sheet.

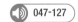

1.

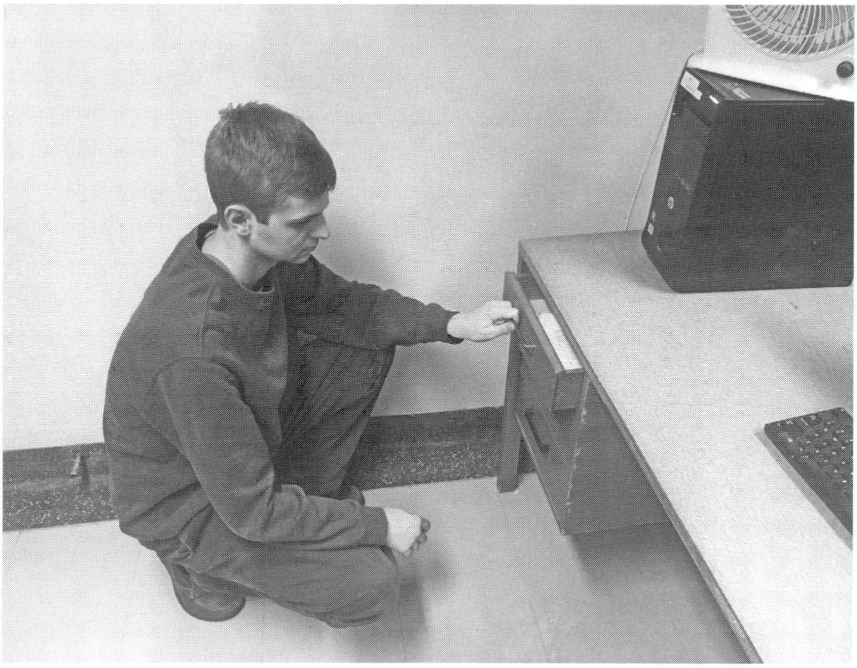

2.

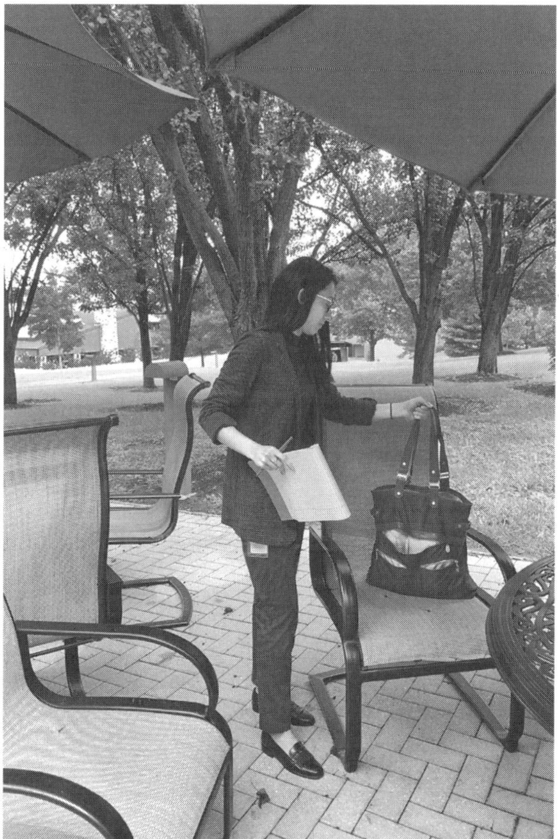

GO ON TO THE NEXT PAGE

3.

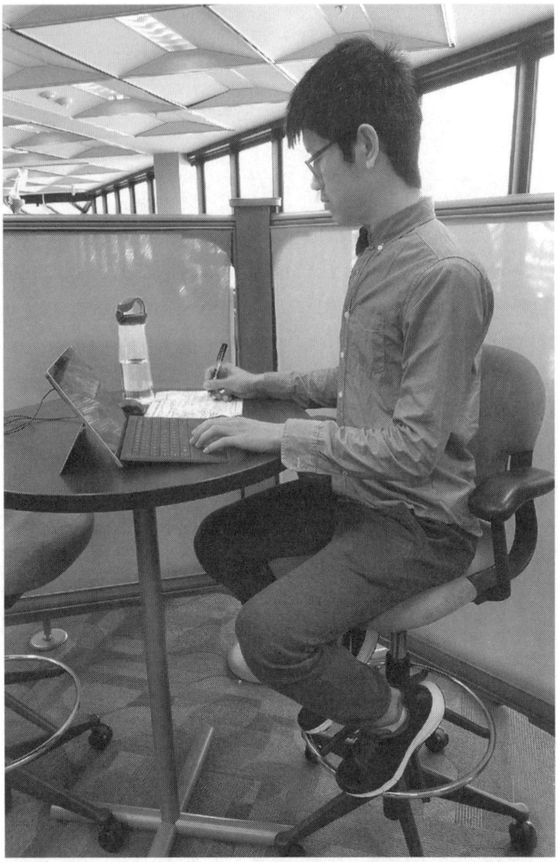

4.

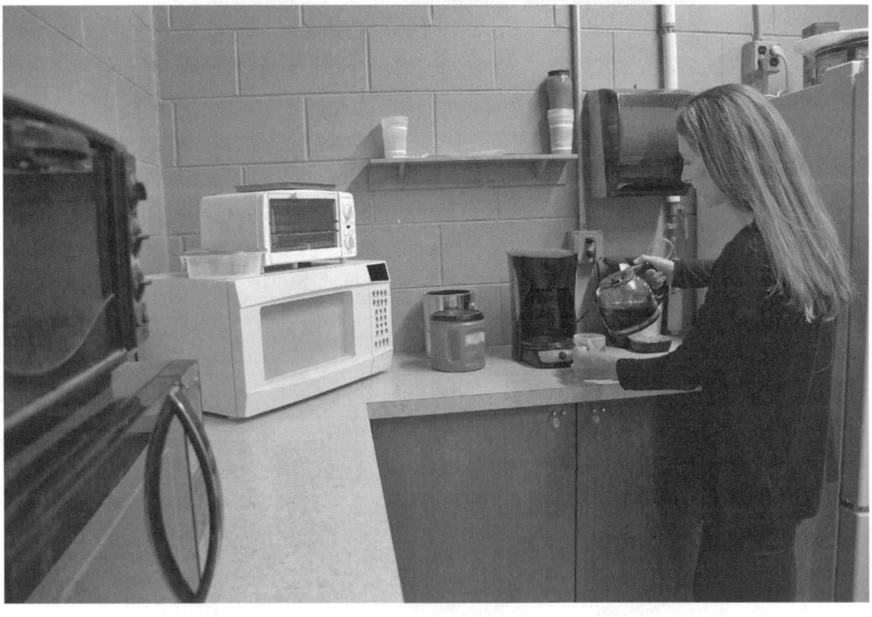

5.

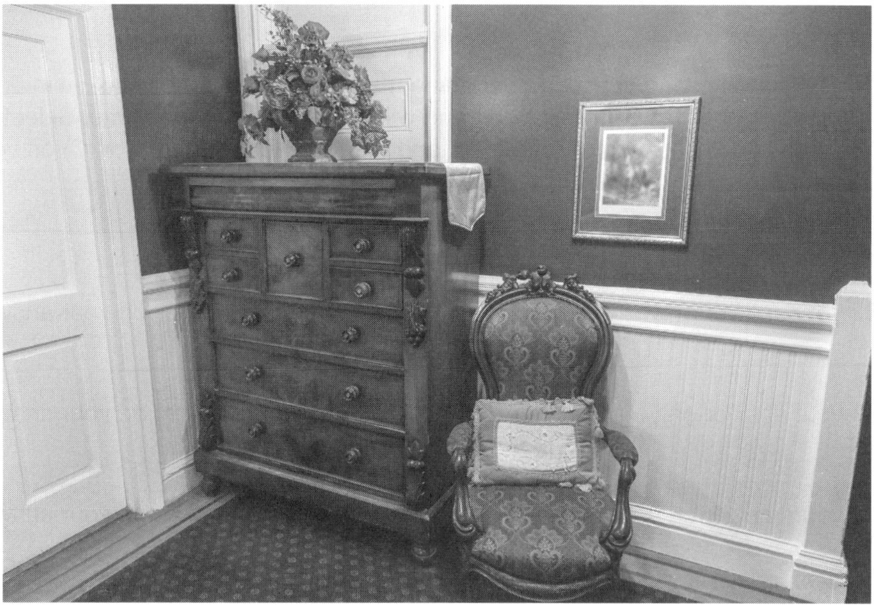

6.

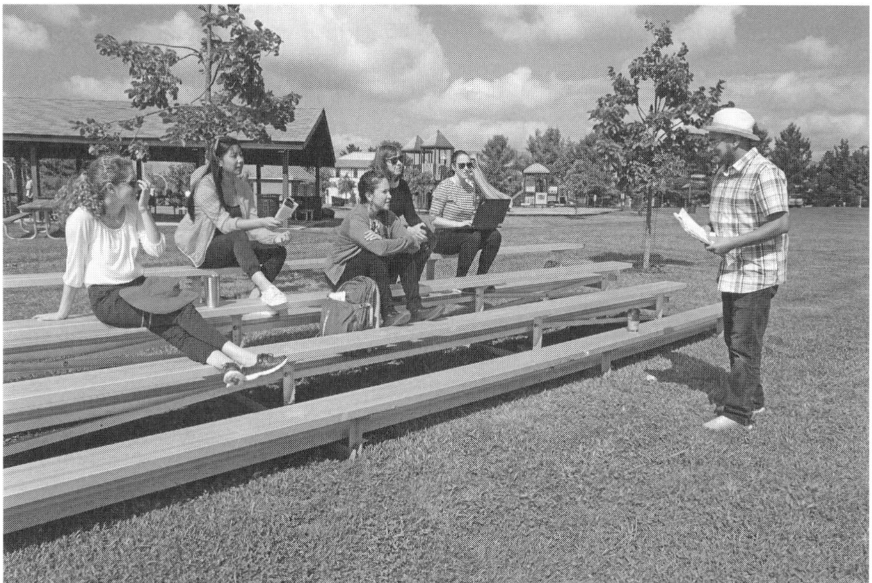

Section 3 Part 1

GO ON TO THE NEXT PAGE

PART 2

Directions: You will hear a question or statement and three responses spoken in English. They will not be printed in your test book and will be spoken only one time. Select the best response to the question or statement and mark the letter (A), (B), or (C) on your answer sheet.

7. Mark your answer on your answer sheet.

8. Mark your answer on your answer sheet.

9. Mark your answer on your answer sheet.

10. Mark your answer on your answer sheet.

11. Mark your answer on your answer sheet.

12. Mark your answer on your answer sheet.

13. Mark your answer on your answer sheet.

14. Mark your answer on your answer sheet.

15. Mark your answer on your answer sheet.

16. Mark your answer on your answer sheet.

17. Mark your answer on your answer sheet.

18. Mark your answer on your answer sheet.

19. Mark your answer on your answer sheet.

20. Mark your answer on your answer sheet.

21. Mark your answer on your answer sheet.

22. Mark your answer on your answer sheet.

23. Mark your answer on your answer sheet.

24. Mark your answer on your answer sheet.

25. Mark your answer on your answer sheet.

26. Mark your answer on your answer sheet.

27. Mark your answer on your answer sheet.

28. Mark your answer on your answer sheet.

29. Mark your answer on your answer sheet.

30. Mark your answer on your answer sheet.

31. Mark your answer on your answer sheet.

PART 3

Directions: You will hear some conversations between two or more people. You will be asked to answer three questions about what the speakers say in each conversation. Select the best response to each question and mark the letter (A), (B), (C), or (D) on your answer sheet. The conversations will not be printed in your test book and will be spoken only one time.

32. What did the man recently do?
(A) He started a new job.
(B) He traveled internationally.
(C) He completed a certification course.
(D) He began a fitness routine.

33. What does the man ask about?
(A) Business hours
(B) Social activities
(C) Community service opportunities
(D) Different work locations

34. What does the woman suggest the man do?
(A) Make a reservation
(B) Speak to a coworker
(C) Attend a meeting
(D) Read a brochure

---

35. Why is the woman calling the man?
(A) To report that a clothing item was found
(B) To confirm that a résumé was received
(C) To give an update on a travel itinerary
(D) To discuss a membership program

36. What does the man say he will do on Thursday?
(A) Apply for a credit card
(B) Shop for a suit
(C) Interview for a job
(D) Speak at a conference

37. What does the man agree to pay for?
(A) A special meal
(B) A seat in first class
(C) Overnight shipping
(D) Internet service

---

38. Where does the woman work?
(A) At a pet store
(B) At a community pool
(C) At a public library
(D) At a city garden

39. Why is the man calling?
(A) To ask about an opening time
(B) To pay an overdue bill
(C) To find a lost item
(D) To become a member

40. What will the man most likely do this afternoon?
(A) Apply for a job
(B) Check an account balance
(C) Take a class
(D) Volunteer for a project

---

41. What does the woman mean when she says, "I've just finished my report"?
(A) She is available to talk.
(B) She thought an assignment was easy.
(C) It is too late to make a change.
(D) No one has read the report yet.

42. What problem does the man mention?
(A) A product is not very popular.
(B) A department is spending too much.
(C) A production goal is not being reached.
(D) A shipment went to the wrong address.

43. What solution does the woman propose?
(A) Using a different supplier
(B) Scheduling overtime work shifts
(C) Conducting more frequent audits
(D) Changing some item specifications

GO ON TO THE NEXT PAGE

44. Why has a restaurant canceled a reservation?

(A) A room was double-booked.
(B) A food shipment was delayed.
(C) A shift is understaffed.
(D) A building is being renovated.

45. Why is the man unable to complete a task?

(A) He has a meeting.
(B) He has a limited budget.
(C) He does not have a car.
(D) He is missing some files.

46. What does Salma say she will do?

(A) Place an order online
(B) Decorate an office
(C) Reschedule an event
(D) Speak with a manager

---

47. Where does the man most likely work?

(A) At a clothing store
(B) At a hair salon
(C) At an eyeglasses shop
(D) At a jewelry store

48. What problem does the woman have?

(A) A product is unavailable.
(B) A product is expensive.
(C) An item has been lost.
(D) An item has broken.

49. What does the man ask the woman to do?

(A) Fill out a form
(B) Make a payment
(C) Return to a store
(D) E-mail a photograph

---

50. What is the man having a problem with?

(A) Updating some software
(B) Using a mobile phone
(C) Printing a document
(D) Connecting to the Internet

51. What does the woman suggest the man do?

(A) Go to another room
(B) Contact a technician
(C) Check a calendar
(D) Consult a manual

52. According to the woman, what will take place soon?

(A) A workshop
(B) A luncheon
(C) A job interview
(D) A safety drill

---

53. Where do the speakers work?

(A) At a call center
(B) At a furniture warehouse
(C) At a clothing company
(D) At a car manufacturer

54. What does the man ask about?

(A) Some paperwork
(B) A computer password
(C) A daily schedule
(D) Safety equipment

55. What will the speakers do next?

(A) Take a facility tour
(B) Write a product review
(C) Watch a training video
(D) Drive to a project site

---

56. What is the man looking for?

(A) An order form
(B) A phone number
(C) A pen
(D) A credit card

57. Why does the man say, "there are lots of different shipping options"?

(A) To ask for a recommendation
(B) To make a comparison
(C) To advertise a service
(D) To explain a procedure

58. What will the woman do next?

(A) Present some sales results
(B) Meet with an important client
(C) Complete a budget report
(D) Plan a conference agenda

---

59. What are the speakers mainly discussing?

(A) A budgeting error
(B) A scheduling issue
(C) A defective product
(D) A branch closure

60. According to the woman, what caused a problem?

(A) Some software was not installed properly.
(B) Some new machines are not working well.
(C) A competitor is selling a similar item.
(D) A staff member left the organization.

61. What does Carlos agree to do?

(A) Write a press release
(B) Talk to an employee
(C) Update an address
(D) Visit a client

Promotional Gifts	
Month	**Item**
April	Coffee mug
May	T-shirt
June	Water bottle
July	Tote bag

62. Why are the speakers concerned about losing business?

(A) The store is moving to a new location.
(B) A road is going to be closed.
(C) Some products are no longer available.
(D) A new competitor has opened nearby.

63. Look at the graphic. Which promotional item was most popular?

(A) The coffee mug
(B) The T-shirt
(C) The water bottle
(D) The tote bag

64. What does the man offer to do?

(A) Update a Web site
(B) Call a supplier
(C) Post some signs
(D) Make some copies

Section 3 Part 3

GO ON TO THE NEXT PAGE

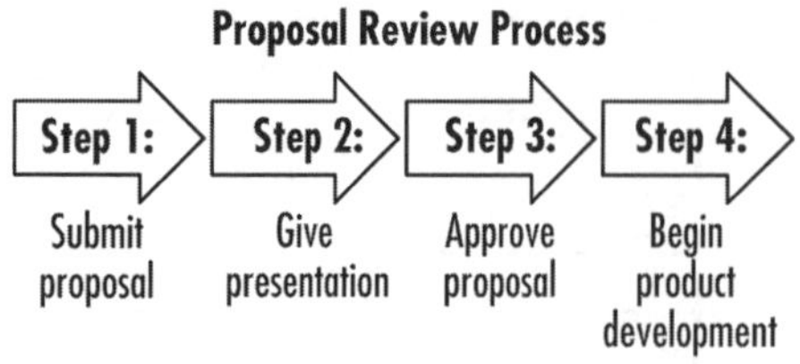

65. Look at the graphic. What step of the review process was recently completed?

(A) Step 1
(B) Step 2
(C) Step 3
(D) Step 4

66. What improvement does the man plan to make to the scooter?

(A) Increasing its top speed
(B) Increasing its motor size
(C) Reducing its charging time
(D) Reducing its noise level

67. What will the man do by tomorrow morning?

(A) Schedule an inspection
(B) Copyright a design
(C) Update a report
(D) Research a competitor

Entrées

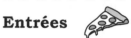

Pizza	$17.00
Lasagna	$18.00
Grilled Fish	$21.00
Roasted Chicken	$23.00

68. Where does the man most likely work?

(A) At a print shop
(B) At a conference center
(C) At a bookstore
(D) At a movie theater

69. What does the man offer to do for the woman?

(A) Give her a gift card
(B) Provide overnight delivery
(C) Reserve a booth
(D) Display an advertisement

70. Look at the graphic. According to the woman, which menu price is correct?

(A) $17.00
(B) $18.00
(C) $21.00
(D) $23.00

PART 4

Directions: You will hear some talks given by a single speaker. You will be asked to answer three questions about what the speaker says in each talk. Select the best response to each question and mark the letter (A), (B), (C), or (D) on your answer sheet. The talks will not be printed in your test book and will be spoken only one time.

71. Where is the announcement being made?
(A) At a department store
(B) At a fitness center
(C) At a train station
(D) At a hospital

72. What is being announced?
(A) A construction project
(B) A sports competition
(C) An annual sale
(D) A free service

73. Why should the listeners contact a staff member?
(A) To locate a specific room
(B) To receive a brochure
(C) To make an appointment
(D) To request a parking pass

---

74. Who is the speaker calling?
(A) An event planner
(B) A travel agent
(C) A newspaper journalist
(D) An investment banker

75. Why is the speaker going to New York?
(A) For a business meeting
(B) For a job interview
(C) For a conference
(D) For a vacation

76. What information does the speaker request?
(A) The time of a presentation
(B) The location of a train station
(C) The address of an office building
(D) The name of a hotel

---

77. Where is the announcement most likely taking place?
(A) At a restaurant
(B) At a food market
(C) At a shipping company
(D) At a home improvement store

78. Why does the speaker say, "that's Bernard's specialty"?
(A) To correct a misunderstanding
(B) To explain a decision
(C) To delegate a task
(D) To request assistance

79. What does the speaker ask the listeners to do?
(A) Start a work shift early
(B) Review an advertisement
(C) Rearrange some displays
(D) Tell customers about an offer

---

80. What news does the speaker share?
(A) A contract has been signed.
(B) An employee has been promoted.
(C) A request for new hires has been approved.
(D) A broken machine has been replaced.

81. What product does the speaker mention?
(A) Pens
(B) T-shirts
(C) Key chains
(D) Calendars

82. What does the speaker say her goal is?
(A) To finish some machinery tests
(B) To increase production
(C) To complete some training
(D) To find a reliable vendor

GO ON TO THE NEXT PAGE

83. Where is the announcement being made?

(A) At a train station
(B) At a shopping mall
(C) At a convention center
(D) At a bus terminal

84. What change has recently taken place?

(A) The cost of parking has increased.
(B) New express routes have been introduced.
(C) A snack bar has opened.
(D) A customer lounge has been renovated.

85. How can customers get a discount?

(A) By using a coupon
(B) By making a group reservation
(C) By joining a loyalty program
(D) By arriving early

---

86. Who are the listeners?

(A) Administrative professionals
(B) Repair technicians
(C) Security guards
(D) Software engineers

87. What does the speaker mean when he says, "you'll be seeing a lot of me this week"?

(A) He will be acting as the listeners' supervisor.
(B) He will join the listeners for lunch.
(C) The listeners will watch his training video.
(D) The listeners will work near his office.

88. According to the speaker, what will the listeners do next?

(A) Review a meeting agenda
(B) Perform some inspections
(C) Try on some uniforms
(D) Meet a human resources representative

---

89. What is the company planning to change?

(A) Its logo
(B) Its administration
(C) Its corporate headquarters
(D) Its product ingredients

90. Why did the company decide to make a change?

(A) To improve efficiency
(B) To increase product sales
(C) To address customer feedback
(D) To compete in an international market

91. What did the company president report?

(A) Prices will not increase.
(B) A change may be temporary.
(C) The company Web site will be redesigned.
(D) A new advertising campaign will launch next year.

---

92. What type of business does Ms. Travers own?

(A) A restaurant
(B) A computer repair shop
(C) A clothing store
(D) An auto dealership

93. Why does the speaker say, "the logo design is quite detailed"?

(A) To offer a compliment
(B) To disagree with an idea
(C) To apologize for a mistake
(D) To correct a misunderstanding

94. What does the speaker ask Ms. Travers to do?

(A) Confirm a delivery
(B) Update some contact information
(C) Print an invoice
(D) Meet at a different location

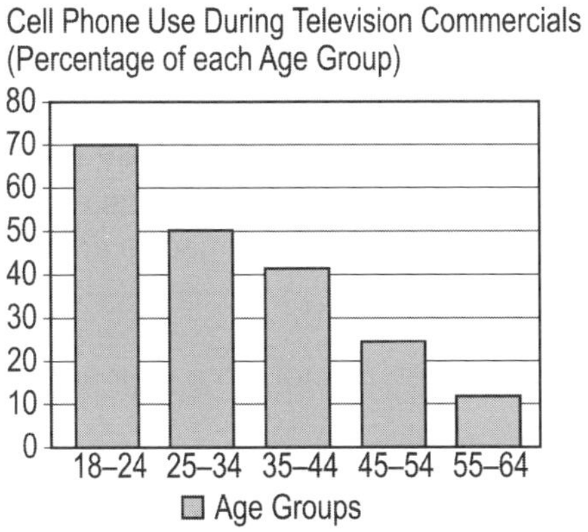

95. Where does the speaker most likely work?

(A) At a social media Web site
(B) At a mobile phone service provider
(C) At a video game manufacturer
(D) At a television studio

96. Look at the graphic. Which age group does the speaker refer to?

(A) Ages 18-24
(B) Ages 25-34
(C) Ages 35-44
(D) Ages 45-54

97. What does the speaker recommend doing?

(A) Lowering the price of a product
(B) Creating a mobile application
(C) Changing an advertising strategy
(D) Distributing a customer survey

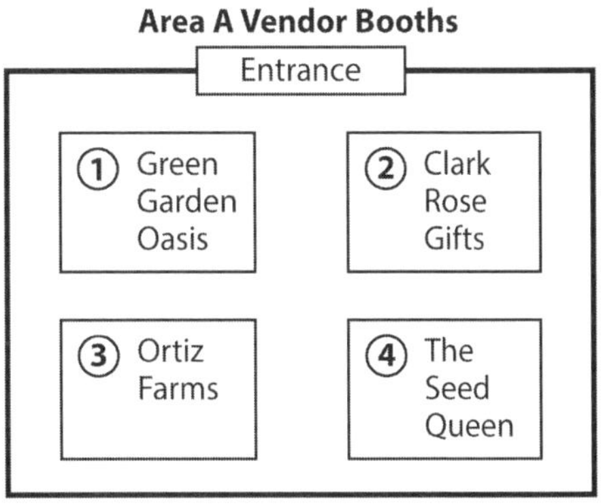

98. Look at the graphic. Which booth will now be unused?

(A) Booth 1
(B) Booth 2
(C) Booth 3
(D) Booth 4

99. What does the speaker suggest doing?

(A) Replacing a booth with some chairs
(B) Expanding the size of a booth
(C) Inviting another vendor
(D) Creating an information desk

100. What will the speaker discuss at a meeting?

(A) Safety regulations
(B) Ticket prices
(C) Hiring staff
(D) Event advertising

This is the end of the Listening test. Turn to Part 5 in your test book.

GO ON TO THE NEXT PAGE

READING TEST

In the Reading test, you will read a variety of texts and answer several different types of reading comprehension questions. The entire Reading test will last 75 minutes. There are three parts, and directions are given for each part. You are encouraged to answer as many questions as possible within the time allowed.

You must mark your answers on the separate answer sheet. Do not write your answers in your test book.

PART 5

Directions: A word or phrase is missing in each of the sentences below. Four answer choices are given below each sentence. Select the best answer to complete the sentence. Then mark the letter (A), (B), (C), or (D) on your answer sheet.

101. Karina Twain ------- that motivated employees are critical to the success of her company.

(A) believable
(B) believing
(C) believes
(D) belief

102. Tanaka Associates seeks a new advertising director to begin work -------.

(A) together
(B) instead
(C) thereafter
(D) immediately

103. Nguvu Electronics, formerly ------- as Nguvu Computer Supply, is headquartered in Kenya.

(A) know
(B) known
(C) knowing
(D) knew

104. -------, Ms. Tiano was unable to download the newest version of the accounting software.

(A) Accidentally
(B) Urgently
(C) Unfortunately
(D) Decidedly

105. The increased body length makes this year's SL7 sedan a bit ------- than previous models.

(A) heavy
(B) heavier
(C) heaviest
(D) heavily

106. The CEO of Koric Bank made ------- remarks before the annual shareholders' meeting.

(A) briefly
(B) brief
(C) in brief
(D) brevity

107. The article in this week's *Workplace Dispatch* stated that fostering ------- in the workplace increases productivity.

(A) diversity
(B) diverse
(C) diversified
(D) diversely

108. At the end of the presentation, the audience was given the ------- to ask questions.

(A) connection
(B) opportunity
(C) vision
(D) creation

109. Including community volunteer work on a résumé is viewed ------- by most prospective employers.

(A) favorite
(B) favor
(C) favored
(D) favorably

110. The Mumbai Modern Art Museum will ------- a smartphone application that enables self-guided tours.

(A) hire
(B) launch
(C) express
(D) reverse

111. Allo Clothing is extending its hours ------- of an increase in holiday shoppers.

(A) while
(B) despite
(C) because
(D) yet

112. Please be ------- that Parking Area A will be reserved for visiting staff on Monday and Tuesday.

(A) early
(B) temporary
(C) marked
(D) aware

113. Thank you for your ------- in the sales associate position at Zamfyn Enterprises.

(A) interest
(B) interestingly
(C) interesting
(D) interested

114. The book signing scheduled for this evening has been ------- due to the author's illness.

(A) postponed
(B) completed
(C) developed
(D) arranged

115. Our manager, Sasha McKay, reminded us at the staff meeting that we could go to her anytime for -------.

(A) guidance
(B) guide
(C) guider
(D) guided

116. A permit must be obtained from the municipal office ------- pouring your building's foundation.

(A) out of
(B) prior to
(C) such as
(D) according to

117. The bank was closed ------- Mr. Ito went to open an account, so he will return later.

(A) thus
(B) if
(C) following
(D) when

118. ------- the desktop computers were replaced with smaller laptops, employee productivity increased by 15 percent.

(A) Past
(B) After
(C) Over
(D) Through

119. According to the foundation's ------- annual report,10 percent of revenue is dedicated to fund-raising.

(A) before
(B) latest
(C) ever
(D) then

120. Next week, Chadwick Plumbing will work ------- the leaky faucet in the restroom.

(A) on
(B) for
(C) to
(D) at

GO ON TO THE NEXT PAGE

121. The new medical records system works ------- than the previous version.

(A) efficient
(B) most efficient
(C) efficiently
(D) more efficiently

122. When he retires from Escobi Associates, Mr. Lavie will sign an agreement not to ------- any confidential company information.

(A) disclose
(B) propose
(C) revise
(D) consider

123. We wish to make clear to ------- who wishes to work with us that we often work long hours.

(A) anyone
(B) they
(C) those
(D) all

124. To return an item for a refund, an original receipt must be -------.

(A) to present
(B) presented
(C) presenting
(D) presents

125. Toh Investments has enjoyed favorable ------- from *Saxena Business News*.

(A) coverage
(B) history
(C) attempts
(D) critics

126. Ms. Kraska ------- the position of assistant director at the Minton City Water Company.

(A) accept
(B) accepting
(C) was accepted
(D) has accepted

127. Top Beat Percussion Company's customer service department ------- for a 98 percent satisfaction rate.

(A) succeeds
(B) strives
(C) encourages
(D) reviews

128. The author of two books on economics, Dr. Khan has also contributed to various -------.

(A) the other
(B) others
(C) another
(D) each other

129. In order to remain -------, Kansukai Systems had to cut prices on its video game consoles.

(A) alert
(B) neutral
(C) competitive
(D) continuous

130. Ms. Calle's speech at the Lieu Museum was about the ------- photography and visual culture influence society.

(A) customs
(B) uses
(C) ways
(D) costs

PART 6

Directions: Read the texts that follow. A word, phrase, or sentence is missing in parts of each text. Four answer choices for each question are given below the text. Select the best answer to complete the text. Then mark the letter (A), (B), (C), or (D) on your answer sheet.

Questions 131-134 refer to the following information.

Parking for Artech Proxima

Visitors to Artech Proxima headquarters may use the car park located on the north side of the campus. -------**131.** . To park a vehicle in the designated visitor zone, a special permit is required. These single-use decals -------**132.** on the inside of the vehicle's windshield. They are available from the security guard at the main gate.

After a permit expires, it can be removed easily, but it will peel off in pieces. This makes it unfit for -------**133.** . The parking permit expires by midnight on the date it was -------**134.** .

131. (A) This area is beautifully landscaped.
(B) It can be accessed from Harrison Street.
(C) The parking area was recently closed.
(D) We hope that you enjoyed your stay.

132. (A) must be placed
(B) will place
(C) have placed
(D) to be placed

133. (A) review
(B) training
(C) service
(D) reuse

134. (A) issued
(B) copied
(C) designed
(D) described

GO ON TO THE NEXT PAGE

Questions 135-138 refer to the following article.

What is a "smart" thermostat?

The latest thermostats do more than -------(135.) your home's heating and cooling system automatically. These new computer-enabled devices make it -------(136.) to raise or lower your thermostat even while you are at work, at the gym, or away on vacation. You can modify the temperature from any location, as long as your phone is connected to a cellular or wireless network. Some smart thermostats have sensors that determine whether you are -------(137.) at home or away from home. -------(138.) .

135. (A) adjust
(B) adjustment
(C) adjusted
(D) adjusts

136. (A) possible
(B) general
(C) advisable
(D) difficult

137. (A) productive
(B) currently
(C) rather
(D) recently

138. (A) Some homes do not have a central heating system.
(B) This way you are never without a wireless signal.
(C) The newest edition will be available in bookstores next week.
(D) Then they regulate your home's temperature accordingly.

Questions 139-142 refer to the following letter.

Brightstown, Inc.
816 Stanley Road
Durban 4025

16 April

Abigail Peterson
2377 Diesel Street
Glenwood 4001

Dear Ms. Peterson,

Welcome to the Brightstown, Inc., onboarding program. Before your first day of ------- (139.), please read the enclosed documents. In doing so, you will become more ------- (140.) with Brightstown, Inc., policies and procedures before your scheduled orientation session.

When you arrive at the office on 14 May, you will be required to present identification and given the opportunity to select direct deposit in our payroll system. ------- (141.). Our expectations for all employees can be found at www.brightstowninc.org/employees. We are ------- (142.) to creating a smooth and easy transition for incoming staff. Welcome!

The Human Resources Team

139. (A) enrollment
(B) vacation
(C) competition
(D) employment

140. (A) familiar
(B) associated
(C) active
(D) patient

141. (A) This will ensure that you are paid automatically.
(B) This will provide access to important documents.
(C) Your schedule will be sent via e-mail.
(D) You will be notified about the delay.

142. (A) commit
(B) commitment
(C) committed
(D) commits

GO ON TO THE NEXT PAGE

Questions 143-146 refer to the following memo.

To: All Henbridge Publishing Staff
From: Gaston Ramos, Training Director
Date: 5 October
Subject: New guidelines

Next Thursday, 14 October, a required training session will be held to outline new Henbridge Publishing guidelines on ------- (**143.**) official e-mail correspondence. The session will start at 3 P.M. in Room 34 and is scheduled to last about two hours.

------- (**144.**).

To ensure that the training is cost-effective, the session will be based on my team's evaluation of employee performance as well as your needs and requests. ------- (**145.**) should be communicated to me by the end of the week. Your ------- (**146.**) will greatly improve the quality of the training session.

Thank you.

143. (A) handle
(B) handles
(C) handling
(D) handler

144. (A) You will use e-mails freely to build informal friendships.
(B) Attendees will be fully compensated for their time.
(C) We apologize for these unexpected expenses.
(D) Staff who did not attend may join us on Thursday.

145. (A) It
(B) Another
(C) These
(D) Everybody

146. (A) donation
(B) research
(C) suspense
(D) participation

PART 7

Directions: In this part you will read a selection of texts, such as magazine and newspaper articles, e-mails, and instant messages. Each text or set of texts is followed by several questions. Select the best answer for each question and mark the letter (A), (B), (C), or (D) on your answer sheet.

Questions 147-148 refer to the following e-mail.

To:	Celia Parkle <cparkle@mesmermail.net>
From:	Mel's Art Supplies <customerservice@melsartsupplies.com>
Date:	4 February
Subject:	Defective item
Attachment:	Return shipping label

Dear Ms. Parkle,

We have received your request to return a defective product that was included in your recent order. Please let us know whether you would like to receive a full refund or have a replacement item shipped to you at no extra cost. First, though, we ask that you return the item, preferably in its original packaging. If the original packaging is not available, please pack the item securely in a sturdy box, using packing paper or bubble wrap. Please find a prepaid return shipping label attached with this e-mail. Simply print it out and attach it to the box.

We sincerely apologize for the inconvenience. If you have any questions, you can contact us directly at 617-555-0101.

Sincerely,

The Customer Relations Team at Mel's Art Supplies

147. What is one purpose of the e-mail?

(A) To confirm that an item has been shipped
(B) To recommend a brand of packing materials
(C) To provide instructions for returning an item
(D) To provide notification of a shipping date

148. What is suggested about Ms. Parkle?

(A) She purchased art supplies.
(B) She will receive a full refund.
(C) She would like a replacement item.
(D) She discarded the original packaging.

GO ON TO THE NEXT PAGE

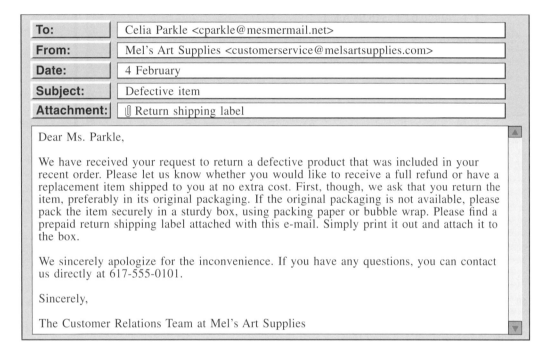

Questions 149-150 refer to the following text-message chain.

Antonio Milos (8:00 A.M.)
Good morning, Dan. Have you heard from Beach Haven's attorney about the final terms of our agreement?

Dan Sampson (8:03 A.M.)
Yes. His terms are in line with what we discussed at last week's meeting, except they would like to sign off on the agreement two weeks later.

Antonio Milos (8:04 A.M.)
I don't see a problem with that. Do you?

Dan Sampson (8:06 A.M.)
No, but the deposit still needs to be wired to us by the original date of March 20.

Antonio Milos (8:07 A.M.)
Exactly what I was thinking. No deal if the funds are not sent by March 20.

Dan Sampson (8:10 A.M.)
OK. I'll draw up the contract and send it to you this evening so you can review it.

149. Who most likely is Mr. Sampson?

(A) An engineer
(B) A lawyer
(C) A travel agent
(D) A graphic designer

150. At 8:07 A.M., what does Mr. Milos most likely mean when he writes, "Exactly what I was thinking"?

(A) He will send an e-mail to Mr. Sampson.
(B) A contract should be canceled.
(C) He will attend a meeting on March 20.
(D) A payment deadline should not be changed.

Questions 151-153 refer to the following article.

Pressure for Parts Suppliers
By Navya Mittal

Demand for farm and factory machinery has been on the rise, but many parts suppliers have not been able to keep up with the boom. — [1] —. Farm machinery manufacturer Pawan Equipment has hundreds of partially finished tractors under a temporary tent while it waits for engine components. "We have orders stacked up that we just can't fill right now," said owner Pawan Patel. "Without the parts, we are at a standstill." — [2] —.

Arjun Anand, owner of Anand Manufacturing, which makes parts for heavy machinery, admits that his company is struggling to meet manufacturers' demand. — [3] —. He notes that it has been difficult to find skilled workers. To increase production, Mr. Anand has been paying his workers more in overtime hours. In addition to offering overtime pay, many manufacturers are paying for job training courses for new employees. According to Richard Blaise of Advanced Manufacturing Training Center, enrollment is up at his institution by 30 percent compared to this time last year. — [4] —. Despite the stress that increased demand can bring about, Mr. Blaise says, "It is a good problem to have. Demand creates more opportunities for workers and greater profit for businesses."

151. What is indicated about Pawan Equipment?

(A) It has recently changed suppliers.
(B) It is planning to hire more workers.
(C) It cannot find buyers for its products.
(D) It cannot finish assembling its products.

152. What does Mr. Anand suggest about his company?

(A) Its profits rose by 30 percent in recent months.
(B) It does not have enough employees.
(C) It has been unable to boost production capacity.
(D) It sells parts to Pawan Equipment.

153. In which of the positions marked [1], [2], [3], and [4] does the following sentence best belong?

"We expect to supply local manufacturers with hundreds of trained machinists by next May."

(A) [1]
(B) [2]
(C) [3]
(D) [4]

GO ON TO THE NEXT PAGE

Questions 154-157 refer to the following memo.

MEMO

To: All Sales Associates at Oaklea Storage
From: Hisako Tanaka
Date: February 17
Subject: Update

This memo is intended to clarify how we handle customer requests for price quotes. — [1] —. When a customer submits a request for a price quote through our Web site, please follow the procedure as outlined below. — [2] —.

First, if not already provided by the customer, request the following information: unit size needed; desired lease duration (monthly or annual); whether a climate-controlled unit is needed; and whether we need to pick up their belongings. — [3] —. Use the quote estimator spreadsheet to find the relevant costs, and then enter those in the quote template document.

When the document is complete, forward it to me for approval. And remember that all of this needs to be done within 24 hours of receiving the customer's information so that we can fulfill our One-Day Turnaround promise. — [4] —.

154. Why was the memo sent?
(A) To provide requested feedback to employees
(B) To explain an updated computer system
(C) To request information about a delayed quote
(D) To give instructions regarding customer requests

155. According to the memo, when should employees consult a spreadsheet?
(A) Before using the quote template
(B) After contacting Ms. Tanaka
(C) When requesting customer information
(D) When a quote has been approved

156. What does Oaklea Storage guarantee to customers?
(A) Free pickup of items for storage
(B) Timely delivery of requested information
(C) Low monthly rates
(D) Free climate-control for all units

157. In which of the positions marked [1], [2], [3], and [4] does the following sentence best belong?

"Each detail must be verified."

(A) [1]
(B) [2]
(C) [3]
(D) [4]

Questions 158-159 refer to the following advertisement.

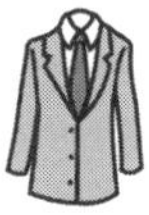

Attention *Best Style* magazine readers: FURIO'S APPAREL has a special promotion for you! Through March 31, our premium Italian dress shirts, usually priced at $65 each, are currently **two** for **$99**! This exclusive sale is available only to *Best Style* subscribers.

In order to take advantage of this **limited-time offer**, visit our Web site at **www.furios.com** to confirm your subscription information. Once verified, you will be sent an e-mail with your discount code. Present the code as often as you wish at any of our retail stores or apply it while shopping online. Shipping is free and products typically arrive within five business days. Upgrade your wardrobe with Furio's finest quality business attire!

158. What is indicated about the promotion?

(A) It is valid until the end of the year.
(B) It can be used only at stores in Italy.
(C) It applies only to specific clothing.
(D) It expires after one use.

159. What are customers asked to do?

(A) Upgrade their online account
(B) Pay their invoice balance
(C) Update their shipping address
(D) Provide their subscription details

GO ON TO THE NEXT PAGE

Questions 160-162 refer to the following Web page.

https://www.nel.com/awards

National Entrepreneur League

NEL Awards

Each year, the National Entrepreneur League (NEL) grants awards to ten members who have shown courage in pursuing daring and unconventional business projects. We believe that such projects are necessary for the long-term success of a company.

Nominations must be submitted in writing by NEL members who have been in the society for at least ten years; no self-nominations are accepted. A five-person committee selected by the NEL Board of Directors reviews the nominations and makes its final decisions.

All nominations for awards must be submitted by April 30. The awards committee will meet sometime in May, with deliberations being concluded on or before May 31. The winners will be announced online in the June 15 issue of the NEL newsletter. All award recipients will be honored publicly at the annual NEL convention on August 5.

160. What do the awards recognize?

(A) Networking skills
(B) Original ideas
(C) Long-term service
(D) Increased sales

161. What is mentioned as an application requirement for an NEL award?

(A) Submitting an application fee
(B) Speaking before the NEL Board
(C) Publishing of an article in the NEL newsletter
(D) Being nominated by a member

162. When will the award winners first be publicized?

(A) On April 30
(B) On May 31
(C) On June 15
(D) On August 5

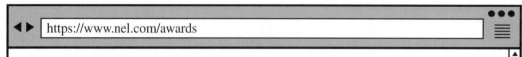

Questions 163-166 refer to the following article.

Festa Fashions Comes to Newport

Mari Festa, President of Festa Fashions, sat down with *Newport Business* reporter Pat Goldman to discuss the relocation of Festa's distribution center to Newport. Here's an excerpt from that interview.

NB: Your flagship retail store is in Westville, but you recently opened a 46,000-square-meter distribution center in Newport, 130 kilometers away. Why?

Festa: When our distribution facility became too small, we searched for a bigger one. It was not easy to find. We heard Baird Products had opened a warehouse in Newport, so we checked it out.

NB: You obviously liked what you saw.

Festa: Newport has an edge. It's within an hour's drive of 30 percent of the region's population, given the easy access to three major highways. We can reach Topper Airport within an hour. This is not only convenient for transport but also for attracting prospective employees. We have everything we need to get products to customers.

NB: The warehousing and distribution segment of Newport's economy has grown by 18 percent in just the past two years. Did you have trouble locating a site to build on?

Festa: In fact, this type of growth is happening around the country due to the rise in online retailing. So, yes, we had a competitor, a dry goods company, that was attracted to the site we wanted for our warehouse. Fortunately, they eventually found a suitable site elsewhere in Newport.

NB: We wholeheartedly welcome all of you to Newport!

163. What was the problem with Festa Fashions' previous distribution center?

(A) It did not have enough space.
(B) It did not have modern equipment.
(C) It was in an inconvenient location.
(D) It was too expensive to maintain.

164. What is NOT mentioned as an advantage of the Newport location?

(A) It is near an airport.
(B) It will help attract new employees.
(C) Rental prices are reasonable.
(D) Major roads can easily be accessed.

165. What do Festa Fashions and Baird Products have in common?

(A) They are planning a merger.
(B) They opened new retail stores.
(C) They sell products mainly overseas.
(D) They operate warehouses in Newport.

166. According to Ms. Festa, what has increased?

(A) Shipping fees
(B) Product selections
(C) Online sales
(D) Transportation options

GO ON TO THE NEXT PAGE

Questions 167-168 refer to the following job posting.

> **Mobile Auto Mechanic**
>
> Lee Autobody Ltd., a small automotive body shop in Luton, is looking for a responsible mechanic who will be dispatched to repair cars on location. The ability to make on-the-spot repairs, such as installing new tyres, shocks, and brakes, is required. Applicant must be comfortable operating a tow truck and be willing to wear a high-visibility vest. Geographical knowledge of the region is necessary. No certifications are required, but applicant must have relevant experience, a valid driver's license, and excellent interpersonal skills. To apply, send résumé and three references to hr@leeautobody.co.uk.

167. What qualification is NOT required for applicants?

(A) Familiarity with the Luton area
(B) A technical certification
(C) Similar prior experience
(D) An ability to relate well to customers

168. What will the mobile auto mechanic be expected to do?

(A) Deliver fuel to stranded drivers
(B) Provide inspection reports
(C) Use towing equipment
(D) Repair cars at the body shop

Questions 169-171 refer to the following Web site information.

https://www.varinga-express.com

Home	Free Estimate	Reviews	Contact Us

Varinga Express offers reliable transportation for all occasions, including service to and from the airport or sports events. Our vehicles and trained professionals are ideally suited to serving the needs of individuals and groups. And nothing is more important to us than getting our passengers to their destinations safely and comfortably.

Contact Varinga Express to request a free estimate. Provide us with the details on our estimate page, and we will schedule a trip for you that is both convenient and enjoyable. We respond to requests within one business day.

To ensure that we can arrange a suitable vehicle for your needs, we require advance notice: at least one week for individuals or groups up to ten and at least two weeks for groups larger than ten.

169. What kind of business is Varinga Express?

(A) A bicycle rental store
(B) A limousine service
(C) A train company
(D) An airline

170. What guarantee is mentioned?

(A) Representatives are available day and night.
(B) Reservations may be canceled at any time.
(C) All inquiries will be answered promptly.
(D) Update notifications will be sent.

171. The word "notice" in paragraph 3, line 2, is closest in meaning to

(A) observation
(B) attitude
(C) information
(D) direction

GO ON TO THE NEXT PAGE

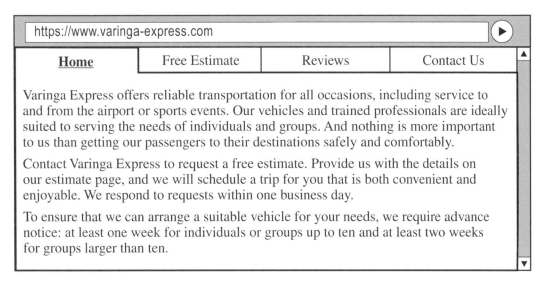

Questions 172-175 refer to the following text-message chain.

Arne Levitt [9:31 A.M.] I'm in the conference room on the fourth floor, going through that slideshow I'll be presenting at the recruitment fair. There are a few video clips in it, but when I play them there's no sound.

John Sydney [9:32 A.M.] You've turned up the volume on your computer, right? And connected your laptop to the projector?

Arne Levitt [9:33 A.M.] Of course.

John Sydney [9:41 A.M.] I'm at a loss. Diana, you met with some clients there last Friday, right?

Diana Diaz [9:43 A.M.] Yes, I did, and I think I know what the problem is. Arne, what version of Deltalux is on your computer?

Arne Levitt [9:44 A.M.] You mean the projection software? Let me check.

Arne Levitt [9:46 A.M.] It's version 8.0.

Diana Diaz [9:47 A.M.] I thought so. There's a new projector in that room that requires the most recent release of Deltalux, version 8.2. Just download it to your laptop. Did so myself right before that meeting.

John Sydney [9:48 A.M.] I can lend a hand if you'd like, Arne. I'm in my office now, which happens to be just a few doors down from the conference room.

Arne Levitt [9:50 A.M.] Thanks for the tip, Diana. Don't worry, John. I'll be OK. I've worked with Deltalux before.

172. Why did Mr. Levitt contact his colleagues?

(A) To ask them to participate in an event

(B) To get help resolving a technical difficulty

(C) To find out when a presentation is scheduled

(D) To describe an idea for recruiting employees

173. What is indicated about Ms. Diaz?

(A) She has Deltalux version 8.2 on her laptop.

(B) She generally meets with clients on Fridays.

(C) She is an expert in the creation of slideshows.

(D) She will be presenting at the recruitment fair.

174. What is suggested about Mr. Sydney?

(A) He often downloads software to his computer.

(B) He is Mr. Levitt's supervisor.

(C) He is on the fourth floor.

(D) He is a technician.

175. At 9:50 A.M., what does Mr. Levitt mean when he writes, "I'll be OK"?

(A) He will add video clips to the slideshow himself.

(B) He is familiar with his laptop's sound system.

(C) He knows how to operate the projector.

(D) He will download the software himself.

GO ON TO THE NEXT PAGE

Questions 176-180 refer to the following memo and e-mail.

MEMO

WARTON SYSTEMS
January 3 Personnel Memo

Here are January's work anniversaries:

Hire Date	Name	Department	Number of Years
01/07	Iris Matuszko	Office of the President	14
01/11	Ted Pagano	Marketing & Customer Relations	1
01/15	Jorge Delgado	Technical Services	23
01/21	Maureen Chu	Research & Development	30
01/25	Michael Zaccara	Buildings & Maintenance	7

Congratulations, everyone! Our January cohort represents a total of 75 years of service. On behalf of President Roberta Bonham and the entire management team, thank you for being a part of Warton Systems' phenomenal growth.

Jennie Armisa
Jennie Armisa
Director of Human Resources

To:	Jorge Delgado
From:	Kim Tran
Date:	January 3
Subject:	Today's memo

Hello, Mr. Delgado:

Thank you for your message. As you pointed out, you began working for the company 25 years ago. However, you may recall that your salary during the first two years was paid through a government grant and, as such, was not entered into the company's official payroll records. Your long-term service is commendable, and I'm sorry that today's memo did not properly acknowledge it. If you check your mailbox you will find a 25-year lapel pin. You will also find a gift card, which has been sent as an apology for our oversight.

Congratulations!

Kim Tran
Human Resources Assistant

176. What is suggested by Ms. Armisa's memo?

(A) The Research and Development department has the most employees.
(B) A majority of Warton Systems' employees were hired in January.
(C) The company was founded by Ms. Armisa.
(D) Work anniversaries are announced each month.

177. What does the memo suggest about Warton Systems?

(A) Its president is Ms. Matuszko.
(B) It has been in business for 75 years.
(C) It is a successful company.
(D) It outsources product development.

178. What did Mr. Delgado most likely do after reading the memo?

(A) Congratulate Mr. Pagano for his service
(B) Submit a revised technical report
(C) Call Ms. Tran to request a letter of recommendation
(D) Send a message about an apparent error

179. Who most likely put the lapel pin in the mail?

(A) Mr. Delgado
(B) Mr. Zaccara
(C) Ms. Tran
(D) Ms. Matuszko

180. In what department does Mr. Delgado work?

(A) Marketing & Customer Relations
(B) Technical Services
(C) Research & Development
(D) Buildings & Maintenance

GO ON TO THE NEXT PAGE

Questions 181-185 refer to the following e-mails.

From:	Viktor Olevsky
To:	Sakura Kato
Date:	February 18
Subject:	Final Paperwork
Attachment:	Revised Agreement

Dear Ms. Kato,

First of all, let me congratulate you on your decision to rent the commercial property at 422 N. Cedarview Drive—it is a gorgeous building in a great location.

I have gone over the paperwork you sent yesterday to my colleague Ted Allen, and it appears that everything is in order. However, I would like to clarify one thing. As I am sure you were told, this property was renovated last fall and fitted with a modern communications network. The lease agreement failed to mention who will be responsible for the high-speed Internet bill, so I added a note to indicate that the tenant is responsible for paying it, as is customary.

I have attached an updated copy of the agreement. Please sign it and bring it to our office at your earliest convenience. As soon as we have this form, you will get the keys to your new business. Let me know if you have any other questions.

Best,

Viktor Olevsky
Senior Sales Manager
Falcon Development Partners

E-mail

From:	Sakura Kato
To:	Viktor Olevsky
Date:	February 19
Subject:	RE: Final Paperwork

Dear Mr. Olevsky,

Thanks for pointing out the missing information. I am glad we got everything in order before finalizing the lease. I dropped off the completed paperwork earlier today and received the keys. We plan to start moving into the space tomorrow. Mr. Allen mentioned installing a security alarm as an optional feature, but I have decided to go without this system for the time being. One more thing: my insurance agent requires a copy of the new lease that has been signed by your company. He needs it as soon as possible, so please let me know when I can come by and pick it up.

Sincerely,

Sakura Kato

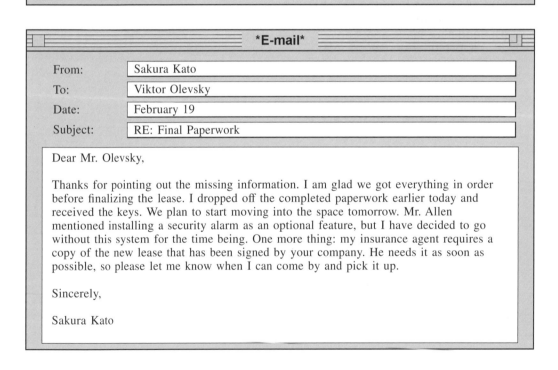

181. What is one purpose of the first e-mail?

(A) To request a signature on a document
(B) To indicate that a property is no longer available
(C) To promote an upgrade to an Internet service
(D) To suggest that an inspection be scheduled

182. In the first e-mail, the word "form" in paragraph 3, line 2, is closest in meaning to

(A) shape
(B) document
(C) condition
(D) method

183. What does the first e-mail indicate about the building?

(A) It needs some renovations.
(B) Its location is inconvenient.
(C) It is equipped with new technology.
(D) It has several potential renters.

184. When will Ms. Kato occupy the space?

(A) On February 17
(B) On February 18
(C) On February 19
(D) On February 20

185. With whom did Ms. Kato discuss a security system?

(A) Her insurance agent
(B) Her employer
(C) Mr. Olevsky
(D) Mr. Olevsky's coworker

GO ON TO THE NEXT PAGE

Questions 186-190 refer to the following Web site, e-mail, and article.

Zumala Company

Solar Panel Models

Panel arrangements are available to meet a range of power needs in kilowatts (kW). All four models come with a choice of protective coating, converters for DC/AC current, mounting hardware, and cables.

Model	Number of Panels	System Power	Price (per Watt)
Andromeda	34	10.02 kW	$2.35
Polux	20	6 kW	$1.94
Bellatrix	12	5.5 kW	$1.75
Vega	20	4.5 kW	$1.69

E-mail

To: gbarajas@mymail.com
From: dpiersal@piersalmanagement.com
Date: March 12
Subject: Update

Dear Ms. Barajas,

I received your e-mail on Wednesday. Overall, plans for the Viviane Werner Annex are moving forward on schedule.

I also considered some options for the solar panels. The Zumala Company seems to have a good reputation in this region. Although all four of their options meet our power needs, I like the one that delivers 4.5 kW because our budget for this project is limited.

One other thing: can you put me in touch with the video artist you mentioned for the first-floor lobby installation? I want to run a few details by her before we finish installing the electrical system.

Best,

Daniel Piersal
Piersal Management

SANTA MARIANA (June 24)—The Santa Mariana Fashion Institute announced the opening of its new Viviane Werner Annex this week. The Viviane Werner Annex is located on the grounds of the Fashion Institute. Ms. Gloria Barajas, chief curator, said the Annex will house the Institute's collections, as well as a library of artifacts and records related to the fashion industry. The Annex is open to the public and features private work stations, a café, and lobby displays by the artist Amelie Brisette. The Annex also provides evidence of the Fashion Institute's commitment to green architecture, with a green roof surrounded by solar and wind power arrays. The Viviane Werner Annex is open Monday through Saturday, 9:00 A.M. to 6:00 P.M.

186. What does Zumala Company provide with the purchase of solar panel models?

(A) A back-up power generator
(B) Storage covers in any color
(C) Installation parts
(D) Cleaning tools

187. Why was the e-mail written?

(A) To give feedback on a design
(B) To provide a progress report
(C) To request a list of products
(D) To recommend a budget change

188. Which solar assembly model will most likely be purchased?

(A) The Andromeda
(B) The Polux
(C) The Bellatrix
(D) The Vega

189. What is one function of the Viviane Werner Annex mentioned in the article?

(A) To house a gift shop
(B) To hold surplus art supplies
(C) To store historical items
(D) To provide work space for young artists

190. What kind of work is most likely being produced by Ms. Brisette?

(A) A collection of paintings
(B) A dance competition
(C) A film presentation
(D) A live concert

GO ON TO THE NEXT PAGE

Questions 191-195 refer to the following e-mail, schedule, and floor plan.

To:	Sara Hoopingarner <sara.h@whitesky.ca>
From:	Hugo Lacasse <hlacasse@legalassociation.ca>
Subject:	Real Estate Law Conference at Sudbury Law School
Date:	20 February

Dear Ms. Hoopingarner,

On behalf of the Legal Association, thank you for volunteering to help at the Twelfth Annual Real Estate Law Conference on 3 March. We are excited to have you on board! We have broken down the day into four working shifts. You mentioned that you are available only in the morning, so we have scheduled you to work shift 1, at either registration or breakfast, and shift 2, which involves helping at a morning breakout session.

The conference will take place on Sudbury Law School's campus, which I know you are familiar with, so I have not included directions. Volunteers will meet at Milnet Hall in Room 202. Please be in the room and ready to go at 8:00 A.M., when I will distribute volunteer T-shirts, lead a tour of Milnet Hall, and review assignments and procedures.

Sincerely,

Hugo Lacasse
Assistant Conference Manager

Real Estate Law Conference

Sudbury Law School, Milnet Hall, 3 March Volunteer Assignments: Sarah Hoopingarner

8:00 A.M.–8:25 A.M.	**Volunteer arrival and orientation:** All volunteers, Mr. Lacasse
8:30 A.M.–9:30 A.M.	**Registration:** Sara Hoopingarner, Nneka Arinze, Sue Sandon
	Breakfast: Abe Herzig, Wolf Klimiuk, Yasmeen Waama
9:30 A.M.–10:30 A.M.	**Keynote speech** (no volunteers needed)
10:45 A.M.–12:00 noon	**Morning breakout sessions—4 Total**

1. **International Real Estate, room 204**
   Volunteer: Sue Sandon
2. **New Trends in Global Real Estate, room 208**
   Volunteer: Wolf Klimiuk
3. **Regulatory Strategies in Private Real Estate, room 206**
   Volunteer: Sara Hoopingarner
4. **What the Future Holds for Real Estate, room 201**
   Volunteer: Abe Herzig

Milnet Hall—Second Floor
Floor Plan

Room 201	Room 203 (Registration)	Great Hall (Breakfast)		Room 205	Room 207
Hallway					
Room 202 (Volunteer Room)	Room 204	Washrooms	Elevator & Stairwell	Room 206	Room 208

191. Why did Mr. Lacasse write the e-mail to Ms. Hoopingarner?

(A) To invite her to a conference
(B) To give her directions to a school
(C) To thank her for her presentation
(D) To give her scheduling information

192. What does the e-mail suggest about Ms. Hoopingarner?

(A) She designed volunteer T-shirts.
(B) She is a colleague of Mr. Lacasse.
(C) She specializes in real estate law.
(D) She has already been to the school's campus.

193. What volunteer shifts does the schedule cover?

(A) Shifts one and two
(B) Shifts two and three
(C) Shifts three and four
(D) All four shifts

194. What does the schedule indicate about the volunteers?

(A) They will be divided into three groups.
(B) They will be assigned clean-up duty.
(C) They will get a break at 9:30 A.M.
(D) They will serve a meal at 12:00 noon.

195. Where will Ms. Hoopingarner most likely be at 9:00 A.M. on March 3 ?

(A) In the Volunteer Room
(B) In Room 203
(C) In the Great Hall
(D) In Room 206

GO ON TO THE NEXT PAGE

Questions 196-200 refer to the following e-mails and chart.

To: Lola Macey <lola@lakecountrydesigns.co.uk>
From: Ashlyn Symonds <ashlyn@lakecountrydesigns.co.uk>
Date: Tuesday 12 June
Re: Autumn sweater line

Hi Lola,

The market research that I have been conducting the past few months on the new sweater styles is complete. Many of the focus group participants indicated that they liked the appearance and softness of the natural yarn that we use in all our sweaters. They expressed the most enthusiasm for the Turner style. Based on the focus group reaction as per your request, I have priced it the highest.

I have attached a chart with the proposed suggested retail prices. Please do keep me updated on sales figures and let me know the results after the season ends.

Ashlyn

Autumn Sweater Line
Proposed Pricing

Name	Style	Suggested Retail Price
Corbyn	Crewneck	£100.00
Morris	Turtleneck	£80.00
Turner	Cardigan	£110.00
Wood	V-neck	£90.00

Note: Prices are for the U.K. domestic market. We will determine pricing for other countries and currencies as needed.

To:	Ashlyn Symonds<ashlyn@lakecountrydesigns.co.uk>
From:	Lola Macey <lola@lakecountrydesigns.co.uk>
Date:	Thursday 20 December
Re:	Autumn sweater sales

Hi Ashlyn,

I want to share some of the sales results for the autumn sweater line. Although the Turner was the most popular style among last spring's focus group participants, the Wood style has sold the most and has been extremely profitable. In fact, we have completely sold out our inventory of that style for this year. So I believe we should bring it back next year. Please let me know when you begin your research on the jeans and lightweight jackets for the spring. I am interested in hearing the feedback on the new shades we used for the jeans.

Sincerely,

Lola

196. According to the first e-mail, what is true about the new sweaters?

(A) They have received positive feedback from a group.
(B) They have been on sale for several months.
(C) They are being sold at a high profit.
(D) They are sold through a catalogue.

197. What style sweater was priced in response to the focus group reaction?

(A) Crewneck
(B) Turtleneck
(C) Cardigan
(D) V-neck

198. What is indicated in the chart?

(A) Each style of sweater is available in various colors.
(B) The sweaters are priced based on the material they are made of.
(C) The sweaters are priced lower than they were last season.
(D) The prices may change based on where the sweaters are sold.

199. What is the price of the best-selling style?

(A) £80.00
(B) £90.00
(C) £100.00
(D) £110.00

200. What is indicated in the second e-mail?

(A) Sweaters outsold the rest of the company's products.
(B) One style of sweater is no longer available.
(C) Jeans are more profitable than cardigan sweaters.
(D) Lightweight jackets will go on sale in December.

Stop! This is the end of the test. If you finish before time is called, you may go back to Parts 5, 6, and 7 and check your work.

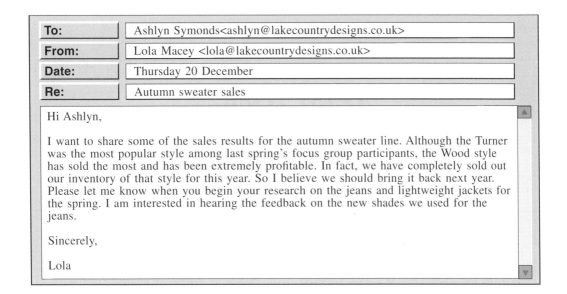

ETS® TOEIC®

General Directions

This test is designed to measure your English language ability. The test is divided into two sections: Listening and Reading.

You must mark all of your answers on the separate answer sheet. For each question, you should select the best answer from the answer choices given. Then, on your answer sheet, you should find the number of the question and fill in the space that corresponds to the letter of the answer that you have selected. If you decide to change an answer, completely erase your old answer and then mark your new answer.

実際のテストでは問題用紙の裏側に、上記のようなテスト全体についての指示が印刷されています。この指示を念頭に置いてテストに取り組みましょう。

訳 **全体についての指示**

このテストはあなたの英語言語能力を測定するよう設計されています。テストはリスニングとリーディングという２つのセクションに分けられています。

答えは全て別紙の解答用紙にマークしてください。それぞれの設問について、与えられた選択肢から最も適切な答えを選びます。そして解答用紙の該当する問題番号に、選択した答えを塗りつぶしてください。答えを修正する場合は、元の答えを完全に消してから新しい答えをマークしてください。

3

解答と解説

Section 3　正解一覧

参考スコア範囲の換算表

解答と解説

Section 3 正解一覧

リスニングセクション

問題番号	正解
Part 1	
1	A
2	C
3	C
4	B
5	B
6	D
Part 2	
7	C
8	A
9	C
10	C
11	A
12	C
13	C
14	A
15	B
16	C
17	B
18	A
19	B
20	C
21	B
22	A
23	B
24	A
25	C
26	C
27	C
28	A
29	B
30	B
31	C
Part 3	
32	A
33	B
34	B
35	A
36	C
37	C
38	B
39	D
40	C
41	A
42	C
43	B
44	A
45	A
46	A
47	C
48	D
49	C
50	D

問題番号	正解
51	A
52	A
53	D
54	D
55	A
56	D
57	A
58	D
59	C
60	B
61	A
62	A
63	C
64	B
65	C
66	D
67	C
68	A
69	B
70	D
Part 4	
71	B
72	D
73	C
74	B
75	A
76	D
77	A
78	B
79	A
80	A
81	C
82	B
83	D
84	A
85	C
86	B
87	A
88	B
89	D
90	C
91	A
92	C
93	B
94	A
95	C
96	A
97	C
98	B
99	A
100	A

リーディングセクション

問題番号	正解
Part 5	
101	C
102	D
103	B
104	C
105	B
106	B
107	A
108	B
109	D
110	B
111	C
112	D
113	A
114	A
115	A
116	B
117	D
118	B
119	B
120	A
121	D
122	A
123	A
124	B
125	A
126	D
127	B
128	B
129	C
130	C
Part 6	
131	B
132	A
133	D
134	A
135	A
136	A
137	B
138	D
139	D
140	A
141	A
142	C
143	C
144	B
145	C
146	D
Part 7	
147	C
148	A
149	B
150	D

問題番号	正解
151	D
152	B
153	D
154	D
155	A
156	B
157	C
158	C
159	D
160	B
161	D
162	C
163	A
164	C
165	D
166	C
167	B
168	C
169	B
170	C
171	C
172	B
173	A
174	C
175	D
176	D
177	C
178	D
179	C
180	B
181	A
182	B
183	C
184	D
185	D
186	C
187	B
188	D
189	C
190	C
191	D
192	D
193	A
194	C
195	B
196	A
197	C
198	D
199	B
200	B

参考スコア範囲の換算表

以下の手順に従って、本番形式テストの正答数から「参考スコア範囲」を確認することができます。

1. 本番形式テストを解き終わったら、左ページの「正解一覧」を参照し、正答数を数えてください。
   各セクションの正答数がそれぞれの素点となります。
2. 「参考スコア範囲の換算表」であなたの素点に対応する換算点範囲を見つけます。
   例 リスニングセクションの素点が 45 であれば、あなたの換算点範囲は「160 ～ 230 点」です。
   各セクションの換算点範囲の合計が、あなたのトータルスコア（参考スコア範囲）になります。

あなたの参考スコア範囲　必要に応じて複数回問題を解きましょう。

	素点		換算点範囲
1 回目	＿＿＿＿＿＿	▶	＿＿＿＿＿＿
2 回目	＿＿＿＿＿＿	▶	＿＿＿＿＿＿

参考スコア範囲の換算表

リスニングセクション		リーディングセクション	
素点	換算点範囲	素点	換算点範囲
96 — 100	475 — 495	96 — 100	460 — 495
91 — 95	435 — 495	91 — 95	425 — 490
86 — 90	405 — 470	86 — 90	400 — 465
81 — 85	370 — 450	81 — 85	375 — 440
76 — 80	345 — 420	76 — 80	340 — 415
71 — 75	320 — 390	71 — 75	310 — 390
66 — 70	290 — 360	66 — 70	285 — 370
61 — 65	265 — 335	61 — 65	255 — 340
56 — 60	240 — 310	56 — 60	230 — 310
51 — 55	215 — 280	51 — 55	200 — 275
46 — 50	190 — 255	46 — 50	170 — 245
例 ▶ 41 — 45	160 — 230	41 — 45	140 — 215
36 — 40	130 — 205	36 — 40	115 — 180
31 — 35	105 — 175	31 — 35	95 — 150
26 — 30	85 — 145	26 — 30	75 — 120
21 — 25	60 — 115	21 — 25	60 — 95
16 — 20	30 — 90	16 — 20	45 — 75
11 — 15	5 — 70	11 — 15	30 — 55
6 — 10	5 — 60	6 — 10	10 — 40
1 — 5	5 — 50	1 — 5	5 — 30
0	5 — 35	0	5 — 15

048-049

1

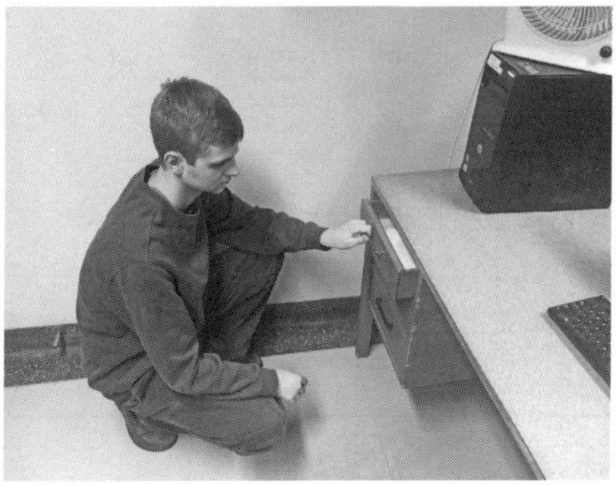

2

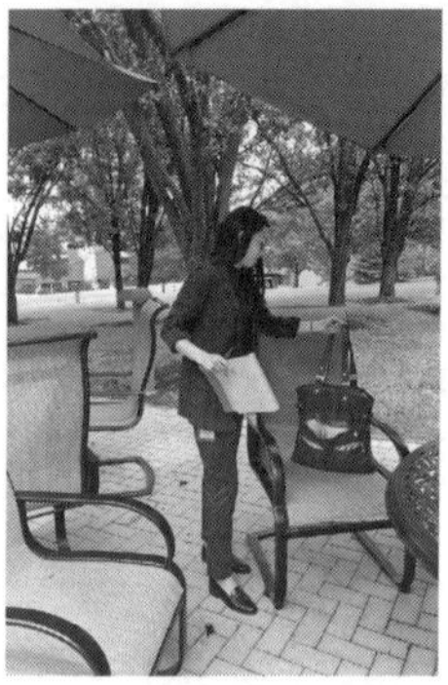

1 W

(A) A man is opening a desk drawer.
(B) A man is typing on a keyboard.
(C) A man is plugging in a power cord.
(D) A man is lifting a computer off the floor.

(A) 男性が机の引き出しを開けている。
(B) 男性がキーボードを打っている。
(C) 男性が電源コードを差し込んでいる。
(D) 男性がコンピューターを床から持ち上げている。

正解 A 写真は「1人の人物写真」です。写真の説明文（選択肢の英文）はいずれも A man is ～ing.「男性が～している」で、この男性が現在行っている動作を問う問題です。男性は机の引き出しを開けているように見えるので、A man の後に is opening a desk drawer を続けている (A) が正解です。
(B) 写真の右側にキーボードは見えますが、打っているところではありません。
(C) 男性は手で何かを押し込んでいるようにも見えますが、電源コードは見当たりません。
(D) 机の上にコンピューターはありますが、床には置かれていません。

---

2 M

(A) She's carrying her bag on her shoulder.
(B) She's arranging the chairs in a circle.
(C) She's placing her bag on a chair.
(D) She's drawing a picture of the trees.

(A) 彼女はバッグを肩にかけて持ち歩いている。
(B) 彼女は椅子を円形に並べている。
(C) 彼女はバッグを椅子に置いているところである。
(D) 彼女は木の絵を描いている。

正解 C 「1人の人物写真」で、説明文はいずれも、She's ～ing.「彼女は～している」となっているので、女性が現在行っている動作を問う問題です。女性はバッグを椅子の上に置いているように見えるので、She's の後に placing her bag on a chair を続けている (C) が正解です。
(A) バッグは写真にありますが、carry ～ on *one's* shoulder「～を肩にかけて持ち歩く」が写真と合いません。
(B) 女性は椅子を並べているところではありません。
(D) 複数の木は見えますが、女性はその絵を描いているところではありません。

※ Part 1 のスクリプトでは “Look at the picture marked number x in your test book.” の指示文を省略しています。

3

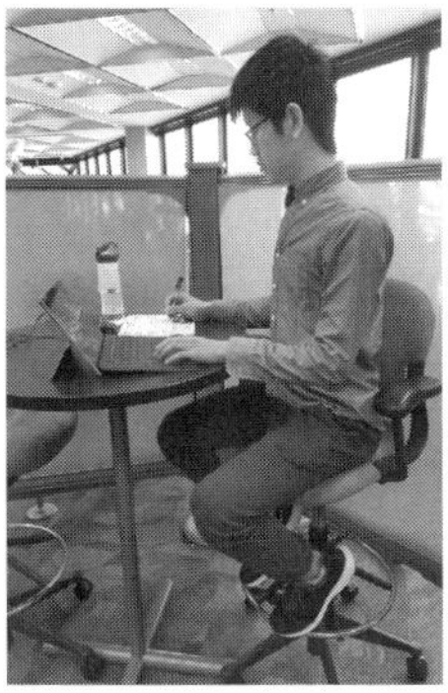

3 W

(A) He's sitting in a vehicle.
(B) He's reading a street sign.
(C) He's taking some notes.
(D) He's writing on a wall.

(A) 彼は車の中で座っている。
(B) 彼は道路標識を読んでいる。
(C) 彼はメモをしている。
(D) 彼は壁に文字を書いている。

正解 C 「1人の人物写真」で、説明文はいずれも、He's ～ing.「彼は～している」となっているので、男性が現在行っている動作を問う問題です。男性は紙にメモをしているように見えるので、He's の後に taking some notes を続けている (C) が正解です。

(A) 男性は座っていますが、車の中には見えません。
(B) 写真には道路標識が見当たりません。
(D) この write は「文字を書く」という意味。男性は文字を書いているように見えますが、壁に書いてはいません。

【語注】

1 drawer 引き出し／type タイプライターで打つ、～（情報など）を打ち込む／plug in ～ ～を差し込む／power cord 電源コード／lift ～ off … ～を…から持ち上げる
2 arrange ～をきちんと並べる ／in a circle 円形に／place ～を置く／draw （鉛筆やペンで）～を描く
3 vehicle 車、乗り物／street sign 道路標識／take a note メモする

051-052

4

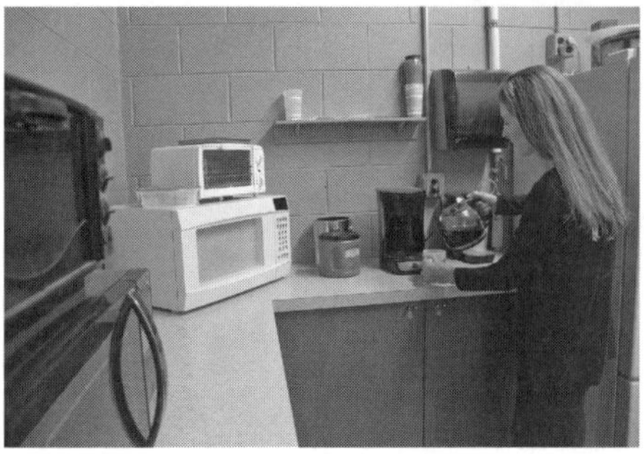

5

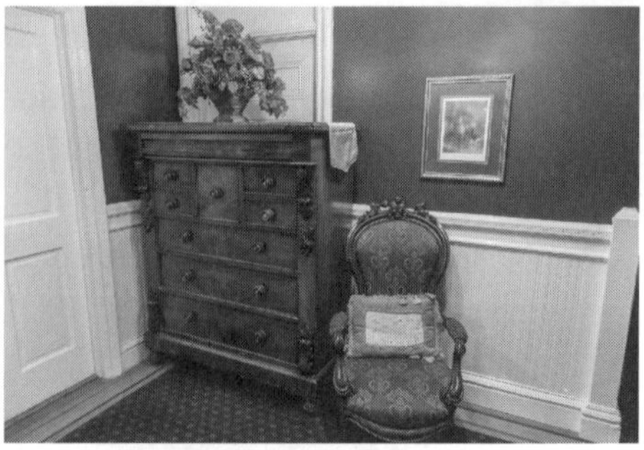

4 M

(A) Some cups are stacked in a sink.
(B) Some appliances are on a counter.
(C) The woman is operating a toaster.
(D) The woman is placing a container in a cabinet.

(A) カップが流しの中に積み重ねられている。
(B) 家電製品がカウンターの上にある。
(C) 女性がトースターを操作している。
(D) 女性が容器を戸棚の中に置いているところである。

正解 B 「1 人の人物写真」ですが、「物」が目立っており、説明文の主語も「物」と「人物」が半々です。(C)、(D) はこれまでの問題と同様に The woman is ～ing.「女性が～している」で女性の動作を示していますが、(A) では Some cups「カップ」、(B) では Some appliances「家電製品」を主語にして物の状態を示しています。写真中央のカウンターの上に電子レンジやトースターのような家電製品が載っているので、(B) が正解です。
(A) 写真には流しが見当たらず、積み重ねられたカップもありません。
(C) 女性はトースターを操作していません。
(D) 容器のようなものが幾つか写っていますが、女性はそれらを戸棚の中に置いていません。

---

5 W

(A) There are some cushions piled high on a sofa.
(B) There's a floral arrangement on a chest of drawers.
(C) There's a row of framed pictures displayed on a wall.
(D) There are some clothes hanging from a doorknob.

(A) ソファーの上に高く積み重ねられたクッションが幾つかある。
(B) 整理だんすの上に生け花がある。
(C) 額に入った絵が壁に 1 列に飾られている。
(D) 衣類がドアノブからつり下がっている。

正解 B 「物の写真」です。写真に人物の姿がなく、説明文は全て There is/are ～.「～がある」という構文が使われています。この構文では、物が 1 つだけの場合は is を、複数あるときには are を使います。写真には整理だんすの上に生け花が 1 つあるので、正解は (B) です。
(A) 写真中央にあるのは chair「(一人用) の椅子」であり、ソファーではありません。また、クッションも 1 つしか見当たりません。
(C) 壁には額に入れられた絵が飾られていますが、1 つしかありません。
(D) 写真にドアは見えますが、ドアノブや衣類は見えません。

6

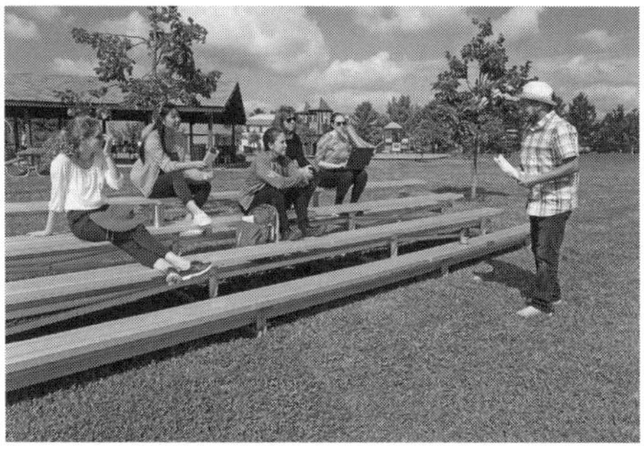

6 M

(A) Some people are having a picnic in a park.

(B) Some people are taking a walk.

(C) A man is setting up benches outdoors.

(D) A man is addressing a group of people.

(A) 人々が公園でピクニックをしている。
(B) 人々が散歩をしている。
(C) 男性が屋外でベンチを組み立てている。
(D) 男性が人々の一団に話し掛けている。

正解 D 「複数の人物写真」と言えますが、「風景写真」の要素もあります。(A)、(B) は Some people を主語にして複数の人物の動作を表現し、(C)、(D) は A man を主語にして 1 人の男性の動作を表現しています。写真右手の男性は左側にいる人たちに話し掛けているように、また、左側の人たちはそれを聞いているように見えるので、(D) が正解です。この文の address は「～に話し掛ける」という意味の動詞です。やや難しい動詞ですが覚えておきましょう。

(A) picnic は携帯した食事を屋外で食べることですが、写真の人々は食事をしていません。
(B) 人々は全員止まっていて、散歩している様子ではありません。
(C) 複数のベンチが見えますが、男性はそれらを組み立ててはいません。

【語注】

4 stack ～を積み重ねる／sink シンク、流し／appliance 家電製品／operate ～を操作する／toaster トースター／container 容器／cabinet 戸棚
5 cushion クッション／pile ～を積み重ねる／high 高く／floral arrangement 生け花／chest of drawers 整理だんす／a row of ～ 1列になった～／framed 額に入った／hang from ～ ～からぶら下がる、～に掛かる／doorknob ドアノブ
6 have a picnic ピクニックをする／take a walk 散歩をする／set up ～ ～を組み立てる／outdoors 屋外で／a group of ～ ～の一団、一群の～

055-058

7 M When is the building inspection?

M (A) At the conference center.
(B) Reviewing the blueprints.
(C) Tomorrow afternoon.

建物の立入検査はいつですか。
(A) 会議場でです。
(B) 設計図を見直すことです。
(C) 明日の午後です。

正解 C When ～? は「いつ」と時を尋ねる疑問文です。建物の立入検査はいつかという質問に、「明日の午後だ」と時を答えている (C) が適切な応答です。
(A) 場所を伝えており、応答がかみ合っていません。
(B) 作業内容を伝えており、応答になっていません。

---

8 W Who prescribed this medicine for you?

W (A) Dr. Wong did.
(B) On the third shelf from the top.
(C) How are you feeling today?

誰があなたにこの薬を処方したのですか。
(A) Wong 先生がしました。
(B) 上から 3 段目の棚の上です。
(C) 今日の気分はいかがですか。

正解 A Who ～? は「誰が」と尋ねる疑問文。ここでは Who の後に主語がないので、Who が主語の文になっています。この質問に「Wong 先生がした」と具体的な人物を答えている (A) が正解です。
(B) 場所は尋ねられていません。
(C) 質問に対し別の質問をしていますが、内容がかみ合っていません。

---

9 M How many people should we invite to do product testing?

W (A) Sure, I can give you the access code.
(B) Starting next month.
(C) At least 200.

製品テストを行うために何人来てもらえばいいですか。
(A) もちろん、私がアクセスコードをお渡しできます。
(B) 来月からです。
(C) 少なくとも 200 人です。

正解 C How many ～? は「数」を尋ねる疑問文。ここでは How many の後に people を続けて人数を尋ねているので、具体的な数字を答えている (C) が自然な応答です。
(A) アクセスコードの授受については尋ねられていません。
(B) テストの開始時期は尋ねられていません。

---

10 W Why is the office so quiet?

M (A) Yes, I have a stapler.
(B) Take the stairs to the left.
(C) Because most people are at lunch.

なぜオフィスはこんなに静かなのですか。
(A) はい、私がホチキスを持っています。
(B) 左側の階段を使ってください。
(C) ほとんどの人が昼食中だからです。

正解 C Why ～? は「なぜ」と理由を尋ねる疑問文です。これに対し、Because「なぜなら」で応答を始め、「ほとんどの人が昼食中だから」と、静かである理由を続けている (C) が自然な応答です。
(A) 理由を尋ねられているので、Yes や No では答えません。
(B) 行き方は尋ねられていません。

059-061

11 M What should I do with these brochures for the trade show?

W (A) James is in charge of that.
(B) It's a fair trade.
(C) From eleven to three.

見本市用のこのパンフレットをどうすればよいですか。

(A) James がその件を担当しています。
(B) それは公正な取引です。
(C) 11 時から 3 時までです。

正解 A What should I do with ～? は「私は～をどうすればよいか」という疑問文で、手元にあるパンフレットの扱いを尋ねています。これに対し、(A) は that「その件」は James が担当していると答え、彼に尋ねるように暗に伝えており、応答として自然です。
(B) 質問にある trade show「見本市」と関連のある trade「取引」が含まれていますが、応答になっていません。
(C) 時は尋ねられていません。

---

12 W Where are the expense reports kept?

M (A) No, it wasn't expensive.
(B) Ten additional copies.
(C) They're in the finance office.

経費報告書はどこに保管されていますか。

(A) いいえ、それは高価ではありませんでした。
(B) 追加で 10 部です。
(C) 財務部のオフィスにあります。

正解 C Where ～? は「どこ」と場所を尋ねる疑問文で、経費報告書の保管場所を尋ねています。それに対し「財務部のオフィスにある」と場所を答えている (C) が正解です。
(A) 場所を尋ねられているので、Yes や No では答えません。
(B) 質問にある expense reports と関連のありそうな copies を含んでいますが、数を答えており、場所を答えていません。

---

13 M Should we advertise in magazines or run a radio ad?

W (A) Kitchen appliances.
(B) He's going running later.
(C) Let's do the radio ad.

雑誌に広告を出すべきですか、それともラジオ広告を流すべきですか。

(A) 台所用の家電製品です。
(B) 彼は後でランニングをするつもりです。
(C) ラジオ広告をやりましょう。

正解 C or を使った選択疑問文。Should we *do*? は「～する方がいいか」と尋ねる表現です。ここでは選択疑問文の形で、広告の媒体として雑誌がいいかラジオがいいかを尋ねています。それに対し、「ラジオ広告をやろう」と、一方を選んで答えている (C) が自然な応答です。
(A) 広告する商品は尋ねられていません。
(B) 質問にある run の ing 形が使われていますが動詞の意味が異なり、He が誰を指すかが不明で、応答が全くかみ合っていません。

【語注】

7 inspection　立入検査／conference center　会議場／review　～を見直す／blueprint　設計図
8 prescribe　～（薬など）を処方する／the third ～ from the top　上から 3 番目の～
9 invite ～ to *do*　…するよう～を招く、…するよう～に要請する／product testing　製品テスト／starting　～から／at least　少なくとも
10 so　こんなに／stapler　ホチキス／take　～を利用する／stairs　階段／to the left　左手の／at lunch　昼食中で
11 do with ～　～を処理する、～を扱う／brochure　パンフレット／trade show　見本市／in charge of ～　～の担当で／fair　公正な／trade　取引
12 expense report　経費報告書／keep　～を保管する／expensive　高価な／additional　追加の／copy　1 部、1 冊／finance　財務部
13 advertise in ～　～に広告を出す／run　～（情報など）を流す、～（広告など）を掲載する／ad　広告 ★advertisement の略語／go running　ランニングをしに行く／later　後で

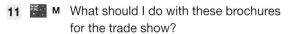

062-064

14 W Can you assist the customers while I'm on the phone?

M (A) Of course, I'd be happy to.
(B) It's 555-0163.
(C) Do you have one in a medium?

私が電話に出ている間、顧客の応対をしてもらえますか。

(A) もちろん、喜んで。
(B) 555-0163です。
(C) Mサイズのものはありますか。

正解 A Can you *do*? は「～してもらえるか」という疑問文で、自分の電話中に客の応対をしてもらえるかと依頼しています。それに対し「もちろん」と肯定し、「私は喜んでする」と続けている (A) が正解です。
(B) 質問にある phone と関連のありそうな番号を含んでいますが、応答になっていません。
(C) 質問にある assist the customers「顧客の応対をする」と関連のある文ですが、この文は通常顧客側の発言で、質問とかみ合いません。

---

15 M Is the art museum open at night?

W (A) By a famous artist.
(B) No, it closes at 6:00 P.M.
(C) They were beautiful, thanks.

美術館は、夜は開いていますか。

(A) 有名なアーティストによってです。
(B) いいえ、午後6時に閉館します。
(C) それらは美しかったです、ありがとう。

正解 B be 動詞で始まる Yes/No 疑問文です。これに対して No と答え、動詞 close「閉館する」を使って午後6時に閉まると続け、夜は開いていないことを伝えている (B) が自然な応答です。
(A) 作品の作者は尋ねられていません。
(C) 感想は尋ねられていません。

---

16 W David shipped the package yesterday.

M (A) No, I've never been on a ship.
(B) Park next to the post office.
(C) It'll probably arrive tomorrow then.

David が昨日、その小包を発送しました。

(A) いいえ、私は一度も船に乗ったことがありません。
(B) 郵便局の隣に駐車してください。
(C) それなら、たぶん明日着きますね。

正解 C 質問文ではなく、「David は昨日、その小包を発送した」という発言に対し、ship「～を発送する」に呼応する arrive を使い、「それなら、たぶん明日着く」と答えている (C) が自然な応答です。
(A) 発言にある ship と同じ語を含んでいますが、こちらは a が前にあるので「船」という名詞で、応答になっていません。
(B) ship the package に関連のありそうな post office を含んでいますが、応答になっていません。

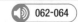

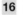

17 W Would you like to see the headphones I bought?

W (A) They liked it a lot.
(B) Yes, please show me.
(C) I'm heading there now.

私が買ったヘッドホンを見たいですか。

(A) 彼らはそれをとても気に入りました。
(B) はい、見せてください。
(C) 私は今そこに向かっているところです。

正解 B Would you like to *do*?「あなたは～したいですか」という質問に対する自然な応答は、Yes と答え、「見せてください」と続けている (B) です。

(A) 質問にある like の過去形を含んでいますが、they が誰を指すか不明です。

(C) 質問にある headphones のつづりに含まれる head が動詞として使われていますが、応答になっていません。

---

18 W Why don't we hold an information session for the sales team?

M (A) OK, I'll put it on the schedule.
(B) The information desk.
(C) He played in the last game.

販売チームのための説明会を開きませんか。

(A) 分かりました、予定に入れます。
(B) 案内所です。
(C) 彼はこの前の試合に出場しました。

正解 A Why don't we *do*?「～しませんか」という提案に対し、「分かりました」と答え、予定に入れると付け加えている (A) が正解です。

(B) 質問にある information を含んでいますが、場所を答えており、応答になっていません。

(C) 質問にある team と関連のある文ですが、He が誰を指すか不明です。

---

19 M Why is the door to the library still locked?

W (A) Yes, I'll look for her there.
(B) Because it doesn't open for another hour.
(C) Just some books and magazines.

図書室に通じるドアは、なぜまだ鍵がかかっているのですか。

(A) はい、彼女をそこで探します。
(B) あと1時間は開館しないからです。
(C) 何冊かの本と雑誌だけです。

正解 B 理由を尋ねる Why ～? に対して自然な応答は、Because で始め、まだドアに鍵がかかっている理由を答えている (B) です。

(A) 理由を尋ねられているので、Yes や No では答えません。

(C) 質問にある library と関連のある books や magazines を含んでいますが、応答になっていません。

【語注】

14 assist ～を手助けする、～の応対をする／customer 客、顧客／while ～している間に／on the phone 電話中で／I'd be happy to. 喜んでします。★to に続く assist (the customers) などが省略されている／in a medium Mサイズの
15 *be* open 開いている／close 閉まる
16 ship ～を発送する／package 小包／*be* on a ship 船に乗る／park 駐車する／probably おそらく／then それなら
17 a lot 大いに／head 向かう
18 Why don't we *do*? ～しませんか。／hold ～を開催する／information session 説明会／sales 販売、営業／put ～ on the schedule ～を予定に入れる／play 競技する／last この前の、前回の
19 locked 鍵がかかった、ロックされた／for another hour あと1時間

068-070

20 W Ms. Yamada has almost finished updating the software program.

M (A) No, but I'll let you know when I do.
(B) They're updating the lobby.
(C) How long has she been working on it?

Yamada さんはソフトウエアプログラムをほぼ更新し終えています。

(A) いいえ、でも私がいつするかをあなたにお知らせします。
(B) 彼らはロビーを新しくしています。
(C) どれくらいの時間、彼女はそれに取り組んでいますか。

正解 C 「Yamada さんはソフトウエアプログラムをほぼ更新し終えている」という発言に対して、(C) はその更新作業に取り組んでいる時間を尋ねており、自然な応答です。How long ～? は時間や物の長さを尋ねるときに使います。
(A) 何に対して No と言っているかが不明で、応答がかみ合っていません。
(B) They が誰を指すか不明で、ロビーを新しくする話は発言とかみ合いません。

---

21 M Would you prefer to buy a large dining table or a smaller one?

W (A) At the new French restaurant.
(B) We don't have much space in that room.
(C) Yes, he was referred for the job.

大きな食卓か小さめの食卓か、どちらをご購入になりたいですか。

(A) 新しいフランス料理のレストランでです。
(B) あの部屋にはそんなにスペースがありません。
(C) はい、彼はその勤め口に紹介されました。

正解 B prefer to *do* A or B という形の選択疑問文。ここでは、買いたいのは大小どちらの食卓かと尋ねています。これに対し、置く予定の部屋にはそんなにスペースがないと答え、暗に小さめの食卓の方がいいと伝えている (B) が自然な応答です。
(A) 使用場所は尋ねられていません。
(C) 質問にある prefer と発音の似ている refer を含んでいますが、応答になっていません。

---

22 M Where did all this dirt on the lobby floor come from?

M (A) I've already called the maintenance office.
(B) No, they're coming tomorrow.
(C) He grew up in Vancouver.

ロビーの床の上のこの泥はいったいどこから入ってきたのですか。

(A) 私が管理事務所にすでに電話をしました。
(B) いいえ、彼らは明日来ることになっています。
(C) 彼はバンクーバーで育ちました。

正解 A Where ～? は「場所」を尋ねる疑問文。ここでは、ロビーの床の泥がどこから入ってきたのかを尋ねていますが、この問い掛けの本意は、これは好ましくない状態だと示唆することにあると考えられます。それに対して (A) は、出どころや原因ではなく、対応策として管理事務所にすでに処理を頼んであるということを暗に述べており、自然な応答です。
(B) they が誰を指すか不明です。
(C) 質問にある Where や come from に関連のある答えですが、応答がかみ合っていません。

23 M Have the staff been trained to use this machine?

W (A) An article in a magazine.
(B) It was just installed yesterday.
(C) Here's an extra ticket.

スタッフはこの機械を使う訓練を受けましたか。

(A) 雑誌の記事です。
(B) それは昨日設置されたばかりです。
(C) ここに余分なチケットが 1 枚あります。

正解 B 現在完了形の受け身を使った疑問文で、スタッフは機械の使い方の訓練をすでに受けたかと尋ねています。それに対し、「それ（＝機械）は昨日設置されたばかりだ」と答えて、訓練をまだ受けていないことを暗に伝えている (B) の応答が自然です。
(A) (C) どちらも話がかみ合っていません。

---

24 W The editor liked our book manuscript, right?

M (A) She'll send her comments next week.
(B) We need to turn left here.
(C) The hotel room is booked.

編集者は私たちの本の原稿を気に入りましたよね？

(A) 彼女は来週コメントを送ってくる予定です。
(B) ここで左に曲がる必要があります。
(C) ホテルのその部屋は予約済みです。

正解 A 平叙文の文末に right? を付けて、編集者が原稿を気に入ったことを確認しているのに対し、「彼女（＝編集者）は来週コメントを送ってくる」と答え、気に入ったかどうかはまだ分からないことを暗に伝えている (A) が正解です。
(B) 質問にある right の別の意味「右(に)」と関連のある left「左(に)」を含んでいますが、応答になっていません。
(C) 質問にある book は名詞ですが、この文の book は「～を予約する」という動詞で、発言と関係のない応答です。

---

25 M Don't you still live in Osaka?

W (A) No, he isn't here today.
(B) I like the furniture in your living room.
(C) My company moved to Singapore.

あなたは今も大阪に住んでいるのではないのですか。

(A) いいえ、彼は今日ここにいません。
(B) あなたの居間の家具はいいですね。
(C) 私の会社はシンガポールへ移転しました。

正解 C Don't you *do*? という否定疑問文で、以前住んでいた大阪に今も住んでいるのではないのかと尋ねているのに対し、自分の会社がシンガポールに移転したことを伝え、もう住んでいないことを暗に伝えている (C) が自然な応答です。
(A) he が誰を指すか不明で、かみ合っていません。
(B) 質問にある live に関連のある living を含んでいますが、応答になっていません。

【語 注】

20 almost ほぼ／finish *doing* ～し終える／update ～を更新する、～を新しくする／let ～ know ～に知らせる／work on ～ ～に取り組む
21 prefer to *do* ～する方を好む／much 多くの ★不可算名詞に使う／space 場所、空間／refer ～（人）を（…に）差し向ける、～を（…に）照会させる
22 all this ～ こんなにある～／maintenance 管理、保守／grow up 育つ
23 train ～を訓練する／article 記事／install ～を設置する／extra 余りの
24 editor 編集者／manuscript 原稿／~, right? ～ですよね？／comment コメント、批評／booked 予約された
25 furniture 家具、調度品／move to ～ ～へ移る

074-076

26 M How quickly can your factory produce 100 bottles?

W (A) Yes, I'm sure it is.
(B) There are a lot of pot holes in the road.
(C) Our machines are very efficient.

御社の工場はどれくらい速く、瓶100本を製造することができますか。
(A) はい、そうであると確信しています。
(B) 道路にたくさんの穴があります。
(C) 当社の機械は非常に効率がよいです。

正解 C How quickly can ～? で、瓶をどのくらい速く製造できるかを尋ねています。それに対し、具体的な時間数などの代わりに機械の効率のよさを答え、速く製造できることを暗に伝えている (C) が自然な応答です。
(A) How ～? に対して Yes や No では答えません。また、it が何を指すのかも不明です。
(B) 質問にある bottles に発音が似ている pot holes を含んでいますが、応答になっていません。

---

27 W Should we review the budget or discuss job candidates first?

M (A) Yes, that sounds great.
(B) Thanks for your help.
(C) We should discuss job candidates first.

私たちは予算を再検討した方がいいですか、それとも先に求職者について話し合った方がいいですか。
(A) はい、それはとてもよさそうです。
(B) 力を貸してくれてありがとう。
(C) まず求職者について話し合うのがよいでしょう。

正解 C Should we *do* or *do*? という形の選択疑問文。予算を再検討すべきか、先に求職者について話し合うべきかを尋ねているのに対し、後者を先にすべきだと明確に答えている (C) が正解です。
(A) (B) どちらも、A か B かという二者択一の質問に対する答えとして不適切です。

---

28 M Who's responsible for ordering the flowers for the reception area?

W (A) That was cut out of the budget.
(B) Preferably yellow and red ones.
(C) That cake recipe requires a lot of flour.

受付のエリアの花を注文するのは誰の担当ですか。
(A) それは予算から削除されました。
(B) できれば黄色と赤のもので。
(C) そのケーキのレシピにはたくさんの小麦粉が必要です。

正解 A Who ～? で、受付用の花を注文する担当者は誰か尋ねています。それに対して、花の注文 (That) は予算から削除され、注文自体が中止されたことを暗に伝えている (A) が自然な応答です。
(B) 注文する花の色の希望は尋ねられていません。
(C) 質問にある flower と発音が同じ flour を含んでいますが、応答になっていません。

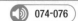

29 W Why wasn't this survey sent out yet?

M (A) Yes, I turned the lights out.
(B) We have plenty of time to get responses.
(C) The corner of Sixth Avenue and Elm Street.

このアンケートは、なぜまだ送られていなかったのですか。

(A) はい、私が照明を消しました。
(B) 回答をもらうための時間はたっぷりあります。
(C) 6番街とエルム通りの角です。

正解 B Why ～? で、アンケートがまだ送られていない理由を尋ねています。(B) は、「回答をもらうための時間はたっぷりある」、だから急ぐ必要はない、と暗に伝えており、自然な応答になります。
(A) 理由を尋ねる質問に、Yes や No では答えません。
(C) 場所は尋ねられていません。

---

30 W What did they talk about at the staff meeting yesterday?

M (A) With the department head.
(B) Last month's sales figures.
(C) From two to three o'clock.

彼らは昨日、スタッフミーティングで何を話し合いましたか。

(A) 部門長と一緒にです。
(B) 先月の売上高です。
(C) 2時から3時までです。

正解 B What ～? で、ミーティングで話し合ったことは何かと尋ねています。(B) は「先月の売上高」という、会議にあり得そうな具体的な議題を述べており、自然な応答です。
(A) staff meeting に関連のある department head が使われていますが、ミーティングの参加者については尋ねられていません。
(C) ミーティングが行われた時刻は尋ねられていません。

---

31 M When are you giving your conference presentation in Seoul?

W (A) It was a gift.
(B) At the ticket office.
(C) Nancy got that assignment.

あなたはいつ、ソウルで会議発表をするのですか。

(A) それは贈り物でした。
(B) チケット売り場でです。
(C) Nancy がその仕事を受けました。

正解 C When ～? で、発表予定はいつかを尋ねています。それに対し、その発表をする業務は Nancy が引き受けたと述べ、自分は発表しないことを暗に伝えている (C) が自然な応答です。
(A) 質問にある give から連想される gift が使われていたりしますが、応答になっていません。
(B) 場所は尋ねられていません。

【語注】

26 produce ～を製造する／*be* sure (that) ～ ～(であること)を確信している／pot hole 道路の穴 ★車の走行などで舗装道路にできたでこぼこ／efficient 効率がよい
27 budget 予算(額)／discuss ～について話し合う／job candidate 求職者
28 *be* responsible for ～ ～を担当している／reception 受付／area 場所／cut ～を削除する／out of ～ ～から／preferably できれば／recipe レシピ／require ～を必要とする／flour 小麦粉
29 survey 調査、アンケート／send out ～ ～を発送する／turn out ～ ～を消す／plenty of ～ たくさんの～／response 回答／avenue ～通り、～街／street ～通り、～街
30 department 部署／head (部署などの)長／sales figures 売上高
31 *be doing* ～することになっている ★近未来の確定した予定を表す現在進行形／conference 会議、協議会／presentation 発表／ticket office チケット売り場／assignment 仕事、任務

081

Questions 32 through 34 refer to the following conversation.

問題 32-34 は次の会話に関するものです。

W　Pierre, I just wanted to check in with you now that ❶you've finished your first week here at the accounting firm. I hope everything is going all right.

Pierre、あなたがこの会計事務所で最初の 1 週間を終えたので、ちょっと様子をお聞きしたいと思いました。万事うまく行っているといいのですが。

M　It is, but ❷I do have one question. So, at my last job, there was a lot of camaraderie among coworkers. ❸Are there social activities that encourage the employees to get to know each other better outside of work?

うまく行っていますが、質問が 1 つあります。その、前職では同僚間に強い仲間意識がありました。社員が仕事以外でお互いにもっと親しくなれるような親睦活動はありますか。

W　Yes! Once a month, the company organizes an outing to a sporting event. ❹You should talk to Rita for more details. She's in office 177, and she organizes the events.

ありますよ！月に 1 度、この事務所ではスポーツイベントに出掛けることを企画しています。詳細については Rita と話すとよいでしょう。彼女は 177 番執務室にいて、このイベントを取りまとめています。

32 What did the man recently do?

(A) He started a new job.
(B) He traveled internationally.
(C) He completed a certification course.
(D) He began a fitness routine.

男性は最近何をしましたか。

(A) 新しい仕事を始めた。
(B) 外国へ旅行した。
(C) 資格コースを修了した。
(D) フィットネスの日課を始めた。

正解 A 女性は冒頭で男性に Pierre と呼び掛けてから、❶「あなたがこの会計事務所で最初の 1 週間を終えた」と述べています。設問は「男性 (=Pierre) は最近何をしたか」なので、❶の内容を、「彼は新しい仕事を始めた」と表現した (A) が正解です。
(B)(C) いずれも述べられていません。
(D) 女性は 2 回目の発言で、会社の親睦活動として sporting event を挙げていますが、男性がフィットネスを始めたとは述べられていません。

---

33 What does the man ask about?

(A) Business hours
(B) Social activities
(C) Community service opportunities
(D) Different work locations

男性は何について尋ねていますか。

(A) 営業時間
(B) 親睦活動
(C) 地域奉仕活動の機会
(D) 別の勤務地

正解 B 女性の最初の発言に対し、男性は❷で「質問が 1 つある」と言っています。続いて前職での社内の雰囲気を述べた後で、❸「社員が仕事以外でお互いにもっと親しくなれるような親睦活動はあるか」と女性に尋ねています。よって (B) が正解です。
(A) 営業時間の話題は出てきていません。
(C) ❸にある social は「社交の、親睦を深める」という意味で、community「地域社会」を意味するものではありません。
(D) 以前の職場のことを話題にしてはいますが、今の仕事の別の勤務地について尋ねてはいません。

---

34 What does the woman suggest the man do?

(A) Make a reservation
(B) Speak to a coworker
(C) Attend a meeting
(D) Read a brochure

女性は男性が何をした方がよいと提案していますか。

(A) 予約をする
(B) 同僚と話す
(C) 会議に参加する
(D) パンフレットを読む

正解 B 男性の「親睦活動」に関する質問に対し、女性は 2 回目の発言で、月 1 回、スポーツイベントに出掛ける企画があることを伝え、❹で「詳細については Rita と話すとよい」とアドバイスしています。Rita は 177 番執務室にいる社内イベントのまとめ役なので、「同僚と話す」と表現した (B) が正解です。
(A) (D) いずれもイベントへの参加から連想されそうな行動ですが、会話内では話題に上っていません。
(C) 参加するのはスポーツイベントであり、meeting「会議」ではありません。

【語注】
check in with ～　～の様子を尋ねる／now that ～　今や～なので／accounting firm　会計事務所／
everything is going all right　全てがうまく行っている／
It is　★Everything is (going all right) の (　) 内を省略し、Everything を It に置き換えた形／
do　★後に続く動詞を強調する語／so　それで ★相手の注意を引く表現／last job　前職／camaraderie　仲間意識／
coworker　同僚／social activities　親睦活動／encourage ～ to *do*　～が…するのを促す／get to know　～を知る／
each other　お互い／outside of ～　～以外で／organize　～を企画する、～を取りまとめる／outing to ～　～へ出掛けること／
sporting　スポーツの／details　＜しばしば複数形で＞詳細／office　執務室
32 recently　最近／internationally　国際的に、国をまたいで／complete　～を修了する／
certification course　認定コース ★米国で、大学の単位認定団体が認定した課程／routine　日課
33 community service　地域への奉仕／work location　勤務地
34 suggest the man do　★= suggest that the man should do。動詞 suggest に続く that 節の that と should は省略されることがある／make a reservation　予約をする／attend　～に出席する

083

Questions 35 through 37 refer to the following conversation.

問題 35-37 は次の会話に関するものです。

M　Hello, this is Paul speaking.

もしもし、Paul です。

W　Hello, Paul. My name's Mary Sullivan, and I'm calling from Evandale Airlines.

こんにちは、Paul。私の名前は Mary Sullivan です。Evandale 航空からお電話を差し上げております。

M　Oh, ❶is this about the suit jacket I left on the plane?

あ、このお電話は私が飛行機に置き忘れたスーツの上着の件でしょうか。

W　Yes. After we got your call, a flight attendant found it in the overhead bin above your seat.

はい。お電話を頂いた後で、客室乗務員がお客さまの座席上の荷物入れの中で見つけました。

M　Wonderful! Can you send it to me express? ❷I have a job interview on Thursday, and I'd like to wear it that day.

素晴らしい！ 速達便で私に送ってもらえますか。木曜日に就職面接があるので、その日にそれを着たいのです。

W　Oh, I see. Well, we can ship it to you overnight. ❸But since this wasn't the airline's fault, we'll have to charge you. Is that alright?

そうなんですね、分かりました。それでしたら、翌日配達便でお送りできます。でも、これは航空会社の過失ではなかったので、お客さまに代金をご請求しなければなりません。よろしいでしょうか。

M　❹Yes, that's fine.

はい、それで結構です。

35 Why is the woman calling the man?

(A) To report that a clothing item was found
(B) To confirm that a résumé was received
(C) To give an update on a travel itinerary
(D) To discuss a membership program

なぜ女性は男性に電話をしていますか。

(A) 衣料品が見つかったことを知らせるため
(B) 履歴書が受領されたことを確認するため
(C) 旅行日程の最新情報を伝えるため
(D) 会員プログラムについて話し合うため

正解 A 女性が最初に自分の名前と所属を伝えると、男性は❶で「この電話は私が飛行機に置き忘れたスーツの上着の件か」と尋ねています。それに対して女性はYes.と答え、上着が見つかった経緯や送付方法などを続けています。よって、女性が電話をしている理由を「衣料品が見つかったことを知らせるため」と表現した(A)が正解です。

(B) (D) 履歴書や会員プログラムについては話題に上っていません。

(C) 航空会社からの電話ですが、旅行日程の話はしていません。

---

36 What does the man say he will do on Thursday?

(A) Apply for a credit card
(B) Shop for a suit
(C) Interview for a job
(D) Speak at a conference

男性は木曜日に何をすると言っていますか。

(A) クレジットカードを申し込む
(B) スーツを買いに行く
(C) 就職面接を受ける
(D) 会議で講演する

正解 C 男性は3回目の発言で、見つかったスーツの上着を速達便で送ってもらえるかと尋ねた後、❷で「木曜日に就職面接がある」と続けています。よって、それを「就職面接を受ける」と言い換えた(C)が正解です。

(A) 男性に送料を請求する話をしていますが、クレジットカードの話題は出ていません。

(B) スーツを買いに行く話は出ていません。

(D) 会議での講演は話題に上っていません。

---

37 What does the man agree to pay for?

(A) A special meal
(B) A seat in first class
(C) Overnight shipping
(D) Internet service

男性は何に対して代金を支払うことに同意していますか。

(A) 特別な食事
(B) ファーストクラスの席
(C) 翌日配達便の配送
(D) インターネットサービス

正解 C 女性は、翌日配達便で上着を男性に送ることを伝えた後、❸で、「これは航空会社の過失ではなかったので、あなたに代金を請求しなければならない」と言っています。それに対して男性は❹で「それで結構だ」と答え、配送に対して代金を支払うことに同意しています。よって(C)が正解です。

(A) (B) 航空会社と関連のある事柄ですが、いずれも述べられていません。

(D) 話題に上っていません。

【語注】

suit jacket　スーツの上着／leave　～を置き忘れる／overhead bin　頭上の手荷物入れ ★飛行機の座席の上にある荷物入れ／express　速達便で／job interview　就職面接／that day　その日に／ship　（船便・航空便で）～を発送する／overnight　翌日配達便で（の）／since　～なので／fault　過失／charge　～に代金・支払いを請求する／fine　結構な、構わない

35 report　～を知らせる／clothing　衣類／item　品物／confirm that ～　～であることを確認する／résumé　履歴書／give　～（意見・情報など）を伝える／update　最新情報／on　～に関する／itinerary　旅程（表）／membership　会員

36 apply for ～　～を申し込む／shop for ～　～を買い求める、～を買いに行く／interview for a job　就職面接を受ける／speak　講演をする、演説をする／conference　（大規模な）会議、協議会

37 agree to *do*　～することに同意する／pay for ～　～に対して代金を支払う／meal　食事／shipping　配送（料）

085

Questions 38 through 40 refer to the following conversation.

問題 38-40 は次の会話に関するものです。

W ❶Somerville Community Pool. This is Sunita. How can I help you?

Somerville 市民プールの Sunita です。ご用件は何でしょうか。

M Hi. ❷I'm interested in signing up so I can use your pool this summer. Would I be able to do that over the phone?

こんにちは。この夏にそちらのプールを使えるよう会員登録をしたいと思っています。電話で登録することはできるでしょうか。

W Sure. In fact, once we finish the registration process, you'll be a full member and can start using the pool right away.

もちろんです。しかも、登録手続が済めばあなたは正会員になり、すぐにプールを使い始めることができます。

M OK. ❸Are there any swim classes I can take this afternoon?

分かりました。今日の午後に受けられる水泳のクラスはありますか。

W ❹Yes. We have an aqua aerobics class that you're welcome to attend from 3:00 to 4:15 today.

はい。今日の 3 時から 4 時 15 分まで自由に参加できる水中エアロビクスのクラスがありますよ。

M ❺Perfect!

完璧です！

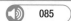

086

38 Where does the woman work?

(A) At a pet store
(B) At a community pool
(C) At a public library
(D) At a city garden

女性はどこで働いていますか。

(A) ペットショップ
(B) 市民プール
(C) 公共図書館
(D) 市立庭園

正解 B 女性は冒頭の❶で「Somerville市民プールのSunitaです。ご用件は何でしょうか」と言っています。その後も、男性にプール使用の手続きや水泳のクラスの説明をしているので、(B) が正解です。
(A) 女性が❶で言っているHow can I help you? には、店員の使う「いらっしゃいませ」という意味もありますが、女性の職場はペットショップではありません。
(C) (D) 女性は公営の施設で働いていますが、図書館や庭園ではありません。

---

39 Why is the man calling?

(A) To ask about an opening time
(B) To pay an overdue bill
(C) To find a lost item
(D) To become a member

なぜ男性は電話をしていますか。

(A) 開館時刻を尋ねるため
(B) 期日を過ぎた請求書の支払いをするため
(C) 遺失物を見つけるため
(D) 会員になるため

正解 D 男性は❷で、プールを使用するための登録をしたいが電話でできるかと、用件を述べています。男性の発言にあるsign upはある団体の会員として登録することなので、それをbecome a memberと言い換えた (D) が正解です。
(A) プールが開く時刻を尋ねてはいません。
(B)(C) いずれも話題に上っていません。

---

40 What will the man most likely do this afternoon?

(A) Apply for a job
(B) Check an account balance
(C) Take a class
(D) Volunteer for a project

男性は今日の午後、何をすると考えられますか。

(A) 職に応募する
(B) 口座の残高を調べる
(C) クラスを受講する
(D) プロジェクトに志願する

正解 C 男性は❸で「今日の午後に受けられる水泳のクラスはあるか」と尋ねています。それに対し、女性が❹で「今日の3時から4時15分まで自由に参加できる水中エアロビクスのクラスがある」と答えると、男性は❺で「完璧だ」と喜んでいます。従って男性はこのクラスを受けると考えられるので、(C) が正解です。
(A)(B)(D) いずれも話題に上っていません。

【語注】

community 市町村、地域社会／How can I help you? ご用件は何でしょうか。／*be* interested in *doing* ～したいと思う／sign up （会員として）登録する／Would I be able to *do*? ～することができるでしょうか。／over the phone 電話で／in fact 実のところ／once ひとたび～したら／registration process 登録手続／full member 正会員／right away すぐに／take ～を受ける／aqua 水／*be* welcome to *do* 自由に～してよい
38 public 公営の／city 市の、公共の
39 overdue 支払期限の過ぎた／bill 請求書／lost item 遺失物
40 most likely おそらく／apply for ～ ～に応募する／account balance 口座残高／volunteer for ～ ～に志願する、～を進んで引き受ける

087

Questions 41 through 43 refer to the following conversation.

問題 41-43 は次の会話に関するものです。

M　Karen, ❶I've been meaning to speak to you about our production targets. Are you free?

Karen、生産目標についてあなたに相談しようと思っていました。時間がありますか。

W　I've just finished my report.

ちょうど報告書を終えたところです。

M　Oh, good. So… ❷we're still not producing enough of the XPJ printers. We're supposed to have 3,000 out by next week, and right now we barely have 2,000 finished units.

ああ、よかったです。では…われわれはまだ、十分な台数の XPJ プリンターを生産していません。来週までに 3,000 台を市場に出すはずですが、現在、かろうじて 2,000 台の完成品があるだけです。

W　❸I think we can fix this by asking some of our workers if they'll be available to work overtime for a few days. Why don't you talk to the shift manager and have him make the arrangements?

当社の作業員の何人かに数日間残業できるかどうかを頼めば、この問題を解決できると思います。シフト責任者と相談して、彼に手はずを整えてもらってはどうですか。

41 What does the woman mean when she says, "I've just finished my report"?

(A) She is available to talk.
(B) She thought an assignment was easy.
(C) It is too late to make a change.
(D) No one has read the report yet.

女性の言う "I've just finished my report" はどういう意味ですか。

(A) 彼女は話をする時間がある。
(B) 彼女は、与えられた仕事が簡単だと思った。
(C) 変更するには遅過ぎる。
(D) まだ誰も報告書を読んでいない。

正解 A 女性の下線部の発言は、男性の❶「生産目標についてあなたに相談しようと思っていた。時間があるか」に対する応答です。その直後に男性は「よかった」と言い、相談をし始めています。よって、「彼女は手が空いていて相談に応じられる状態である」という意味の (A) が正解です。
(B) 与えられた仕事が報告書を指すとしても、会話の流れと合いません。
(C) 男性は変更の依頼はしていません。
(D) 彼女が書いた報告書を誰かが読んだかどうかは、会話の流れと関係がありません。

---

42 What problem does the man mention?

(A) A product is not very popular.
(B) A department is spending too much.
(C) A production goal is not being reached.
(D) A shipment went to the wrong address.

男性はどのような問題について述べていますか。

(A) ある製品があまり人気がない。
(B) ある部門がお金を使い過ぎている。
(C) 生産目標が達成されていない。
(D) 出荷したものが間違った住所に届いた。

正解 C 男性は❷で、「われわれはまだ、十分な台数の XPJ プリンターを生産していない」という問題点を述べています。続けて、その状況を具体的な数字を出して説明しているので、正解は (C) です。男性の 1 回目の発言にある targets が a goal に言い換えられています。
(A) 製品の人気には言及がありません。
(B)(D) いずれも話題に上っていません。

---

43 What solution does the woman propose?

(A) Using a different supplier
(B) Scheduling overtime work shifts
(C) Conducting more frequent audits
(D) Changing some item specifications

女性はどんな解決策を提案していますか。

(A) 別の納入業者を使う
(B) 残業シフトの予定を組む
(C) より頻繁な監査を行う
(D) 商品の仕様を変更する

正解 B 女性は❸で、生産の遅れは何人か作業員に残業できるかどうか尋ねれば解決できると述べ、シフトの責任者にその準備をさせるという解決策を提案しています。それを「残業シフトの予定を組む」と表現した (B) が正解です。
(A)(C)(D) いずれも話題に上っていません。

【語注】

mean to *do* ～しようと思う ★ have been meaning to *do* は現在完了進行形で、「ずっと～しようと思っていた」という意味／speak to ～ ～に相談する／production 生産、製造／target 達成目標（額）／produce ～を生産する、～を製造する／enough of ～ 十分な数量の～／*be* supposed to *do* ～することになっている／have ～ out ～を市場に出す ★この have は「～の状態にする」、out は「（市場に）出て」の意味／by ～までに／barely かろうじて／finished unit 完成品／fix ～を解決する／by *doing* ～することにより／ask ～ if … ～に…かどうかを尋ねる／*be* available to *do* （手が空いていて）～することができる／work overtime 残業する／Why don't you *do*? ～してはどうですか。／shift シフト、交代勤務／manager 責任者／have ～ *do* ～に…してもらう、～に…させる／make arrangements 手はずを整える、準備をする
41 mean ～を意味する／*be* too ～ to *do* …するにはあまりに～過ぎる／no one ～ 誰も～ない
42 mention ～について述べる／product 製品／goal 目標／reach ～を達成する／wrong 間違った
43 solution 解決策／propose ～を提案する／supplier 納入業者、供給会社／schedule ～の予定を組む／overtime work 残業／conduct ～を行う／frequent 頻繁な／audit 監査／item 商品、製品／specifications ＜複数形で＞仕様、スペック

089

Questions 44 through 46 refer to the following conversation with three speakers.

問題 44-46 は 3 人の話し手による次の会話に関するものです。

W　Hi, Salma and Vladimir... ❶I just found out the restaurant canceled our reservation for the office's end-of-year celebration. They accidentally booked their event room for another party on the same day.

こんにちは、Salma に Vladimir…。例のレストランがうちの職場忘年会の予約を取り消したことが、今分かりました。店が誤って、同じ日にイベントルームに別の団体の予約を入れてしまったのです。

W　Oh no! That's not good. The party is next Friday. We should call some other restaurants to see if we can make a reservation.

そんな！ それはまずいですね。パーティーは次の金曜日です。他のレストランに電話して予約できるかどうかを確認しないと。

M　❷Sorry, I won't be able to help with that. I have a meeting with an important client at one o'clock, and I don't want to be late.

すみません、その件に関して私はお手伝いできそうにありません。1 時に大切な顧客との会議があり、遅刻したくないのです。

W　Well, actually, we could host the celebration here at the office instead.

あの、意外と、代わりにこのオフィスで忘年会を開いてもいいのではありませんか。

W　Oh, that's a good idea! ❸The café down the street delivers food. I'll go to their Web site and place an order now.

あ、それはいい考えですね！ 通りの先のカフェが食べ物の配達をしてくれます。私がその店のサイトを見て、すぐ注文しますよ。

W　Thanks, Salma.

ありがとう、Salma。

44 Why has a restaurant canceled a reservation?

(A) A room was double-booked.
(B) A food shipment was delayed.
(C) A shift is understaffed.
(D) A building is being renovated.

なぜレストランは予約を取り消したのですか。

(A) 部屋が重複して予約された。
(B) 食材の配送が遅れた。
(C) シフトに人手が足りない。
(D) 建物が改装中である。

正解 A 女性2人と男性1人の3人による会話です。1人目の女性は❶で、忘年会の予約をしていたレストランにキャンセルされたことを伝え、その理由を「店が誤って、同じ日にイベントルームに別の団体の予約を入れてしまった」と説明しています。これを「部屋が重複して予約された」と表現した(A)が正解です。
(B)(C)(D) いずれも述べられていません。

---

45 Why is the man unable to complete a task?

(A) He has a meeting.
(B) He has a limited budget.
(C) He does not have a car.
(D) He is missing some files.

なぜ男性は仕事をやり終えることができないのですか。

(A) 会議がある。
(B) 予算が限られている。
(C) 車を持っていない。
(D) ファイルが見当たらない。

正解 A キャンセルの話を受け、2人目の女性が他のレストランを予約しようと提案すると、男性は❷で「その件に関して私は手伝えそうにない」と述べ、その理由を、顧客との会議があり遅刻したくないと伝えています。よって(A)が正解です。設問では、予約の手配のことをa taskと表現しています。
(B)(C)(D) いずれも述べられていません。

---

46 What does Salma say she will do?

(A) Place an order online
(B) Decorate an office
(C) Reschedule an event
(D) Speak with a manager

Salmaは何をすると言っていますか。

(A) オンラインで注文する
(B) オフィスを飾り付ける
(C) イベントの日程変更をする
(D) 部長に相談する

正解 A Salmaは2番目と5番目に発言している2人目の女性です。忘年会をオフィスで開くという1人目の女性の提案に対し、Salmaは賛成して、❸で、食べ物を配達してくれるカフェに、サイトを見て注文すると言っています。それを「オンラインで注文する」と表現した(A)が正解です。
(B) オフィスで忘年会を行うという計画ですが、飾り付けの話は出ていません。
(C) 会場は変更しますが、日程変更については言及されていません。
(D) 会話中で述べられていません。

【語注】

find out ～　～だと分かる／reservation for ～　～の予約／end-of-year celebration　忘年会／accidentally　誤って、偶然／book ～ for …　～を…のために予約する／party　団体 ★2番目の発言にあるpartyは「会、集まり」の意味／see if ～　～かどうかを確認する／help with ～　～を手伝う／*be* late　遅刻をする／actually　実のところ、むしろ、意外に／host　～を催す／instead　代わりに／down the street　通りを先に行ったところの／deliver　～を配達する／place an order　注文をする
44 double-book　二重に予約を受ける／*be* delayed　遅れる／*be* understaffed　人手が足りない／renovate　～を改装する
45 *be* unable to *do*　～することができない／complete　～を終える／task　任務、課題／limited　わずかな、限られた／miss　～を見失う
46 place an order　注文する／online　オンラインで／decorate　～を飾り付ける／reschedule　～の予定を変更する／speak with ～　～に相談する

091

Questions 47 through 49 refer to the following conversation.	問題 47-49 は次の会話に関するものです。
W　Hi. My name's Emiko Sato. ❶I'm calling because I purchased a pair of glasses from you a few months ago, and I have a problem with them.	もしもし。Emiko Sato と申します。数カ月前にそちらで眼鏡を購入したのですが、その眼鏡に問題があるのでお電話しています。
M　I'm sorry to hear that. What happened?	それは申し訳ございません。どうされましたか。
W　As I was putting them on, ❷they snapped in half. I'd like to get them fixed.	眼鏡をかけようとしたら、ぽっきり半分に折れてしまいました。直してもらいたいのですが。
M　Of course... Let me look up your account in our system... OK, your frames are still under warranty, so the replacement is free. ❸Can you come in tomorrow morning?	もちろんです…。こちらのシステムにあるお客さまのアカウントをお調べしましょう…。分かりました、お客さまのフレームはまだ保証期間中ですので、交換は無料です。明日の午前中はご来店いただけますか。
W　Sure, tomorrow morning is fine.	ええ、明日の午前中は都合がつきます。

092

47 Where does the man most likely work?

(A) At a clothing store
(B) At a hair salon
(C) At an eyeglasses shop
(D) At a jewelry store

男性はどこで働いていると考えられますか。

(A) 衣料品店
(B) 美容院
(C) 眼鏡店
(D) 貴金属店

正解 C 女性は❶で「数カ月前にそちらで眼鏡を購入したが、その眼鏡に問題があるので電話している」と電話の用件を伝えています。それに対し男性はすぐに謝罪をし、状況を聞こうとしています。その後も眼鏡のフレーム（frames）や交換などについて話しているので、男性は眼鏡店で働いていると考えられます。(C) が正解。

(A)(B)(D) いずれに関係する話題も述べられていません。

---

48 What problem does the woman have?

(A) A product is unavailable.
(B) A product is expensive.
(C) An item has been lost.
(D) An item has broken.

女性にはどんな問題がありますか。

(A) 製品が入手できない。
(B) 製品が高額である。
(C) 品物をなくした。
(D) 品物が壊れた。

正解 D 女性は❷で、男性の店で購入した眼鏡が半分に折れてしまったので、直してほしいと問題点を伝えているので、(D) の「品物が壊れた」が正解です。女性が❷で言っている snapped が has broken と言い換えられています。

(A) 眼鏡は男性の店で購入済みです。
(B) 値段は話題に上っていません。
(C) 女性は破損した眼鏡の修理を依頼しており、眼鏡をなくしてはいません。

---

49 What does the man ask the woman to do?

(A) Fill out a form
(B) Make a payment
(C) Return to a store
(D) E-mail a photograph

男性は女性に何をするよう依頼していますか。

(A) 用紙に記入する
(B) 支払いをする
(C) また店に来る
(D) 写真を E メールで送る

正解 C 女性の購買歴を確認して、その眼鏡が保証期間中で交換無料だと伝えた男性は❸で、「明日の午前中は来店してもらえるか」と依頼しています。よって、それを return to a store「また店に来る」と表現した (C) が正解です。

(A)(D) 言及されていません。
(B) 男性は、保証期間中なので交換は無料だと言っています。

【語注】

purchase　～を購入する／a pair of glasses　1本の眼鏡／have a problem with ～　～に問題がある／I'm sorry to *do*　～して申し訳なく思う／put on ～　～をかける、～を身に着ける／snap　ぽっきり折れる／in half　2つに、半分に／get ～ fixed　～を直してもらう／Let me *do*.　私に～させてください。私が～します。／look up ～　～を調べる／account　アカウント、取引口座／under warranty　保証期間中で／replacement　交換（品）／come in　（店などに）来る

47 clothing　衣料品／eyeglasses　＜複数形で＞眼鏡／jewelry　貴金属類

48 unavailable　入手できない／lost　なくなった、見当たらない／broken　壊れた

49 ask ～ to *do*　～に…するように頼む／fill out ～　～に記入する／form　（申込）用紙／e-mail　～を E メールで送る

093

Questions 50 through 52 refer to the following conversation.

問題 50-52 は次の会話に関するものです。

M　Anya, are you able to connect to the office Internet this morning?

Anya、今朝はオフィスのインターネットに接続できていますか。

W　Yes, I'm connected. ❶Are you having trouble?

はい、接続されていますよ。問題があるのですか。

M　❷I am. I can't access the wireless Internet at all… and I really need to check my e-mail—I'm expecting an important message from a client. I think something's wrong with the settings on my laptop.

そうなんです。無線インターネットに全く接続できません…でも、どうしてもＥメールをチェックする必要があるんです——顧客からの大事なメールが来るはずなので。私のノートパソコンの設定に何か問題があるのだと思います。

W　Hmm... ❸You could go to the conference room. It has a cable you could plug into your laptop to get connected.

ふーむ…。会議室に行ったらどうですか。会議室には、ノートパソコンに差し込んで接続できそうなケーブルがありますよ。

M　Oh, right! I'll do that while I wait for Tech Help to return my call.

あ、そうですね！　技術サポート部が折り返し電話してくるのを待つ間、そうすることにします。

W　But don't forget, ❹a workshop is starting there soon.

でも、忘れないでくださいね、研修会が間もなくそこで始まることになっています。

094

50 What is the man having a problem with?

(A) Updating some software
(B) Using a mobile phone
(C) Printing a document
(D) Connecting to the Internet

男性は何についての問題を抱えていますか。

(A) ソフトウエアの更新
(B) 携帯電話の使用
(C) 文書の印刷
(D) インターネットへの接続

正解 D 冒頭で男性からインターネットの接続状態を尋ねられた女性は、つながっていると答え、❶で男性に「問題があるのか」と聞き返しています。男性はそれに対し❷で「そうだ」と答え、「無線インターネットに全く接続できない」と説明しているので、(D)が正解です。
(A) 接続に問題がありますが、ソフトウエアの更新は話題に上っていません。
(B) 携帯電話には言及がありません。
(C) パソコンに関連する事柄ですが、述べられていません。

---

51 What does the woman suggest the man do?

(A) Go to another room
(B) Contact a technician
(C) Check a calendar
(D) Consult a manual

女性は男性が何をした方がよいと提案していますか。

(A) 別の部屋へ行く
(B) 技術者に連絡する
(C) スケジュール帳をチェックする
(D) マニュアルを参照する

正解 A 男性の問題を聞いた女性は❸で、会議室へ行くことを提案し、その理由として「会議室には、ノートパソコンに差し込んで接続できそうなケーブルがある」と教えています。女性のこの提案を「別の部屋へ行く」と表現した(A)が正解です。
(B) 男性の最後の発言から、男性はすでに技術サポート部に連絡済みです。
(C) 述べられていません。
(D) パソコンの問題解決と関連がありそうですが、マニュアル参照は話題に上っていません。

---

52 According to the woman, what will take place soon?

(A) A workshop
(B) A luncheon
(C) A job interview
(D) A safety drill

女性によると、間もなく何が行われますか。

(A) 研修会
(B) 昼食会
(C) 就職面接
(D) 避難訓練

正解 A 女性は、自分の提案に従って会議室に行くことにした男性に対し、❹で、研修会が間もなくそこで始まることになっているのを忘れないように、と伝えています。よって正解は(A)です。
(B)(C)(D) いずれも述べられていません。

【語注】

connect to the Internet インターネットに接続する／
be having ～ ～を抱えている ★所有を表す have の進行形は一時的な状態を表す／not ～ at all 全く～ない／
access ～に接続する、～にアクセスする／expect ～を予期する、～を待つ／*be* wrong with ～ ～について具合が悪い／
settings ＜複数形で＞設定／laptop ノートパソコン／get (～の状態に) なる／wait for ～ to *do* ～が…するのを待つ／
return *one's* call ～からの電話に折り返す／workshop 研修会
50 mobile phone 携帯電話／document 文書
51 suggest that ～ (should) *do* ～が…した方がよいと提案する／contact ～に連絡を取る／technician 技術者／
consult ～を参照する／manual マニュアル、取扱説明書
52 according to ～ ～によると／take place 行われる、起きる／luncheon 昼食会／safety drill 避難訓練

095

Questions 53 through 55 refer to the following conversation.

問題 53-55 は次の会話に関するものです。

W It's great to have you on board, James. ❶Since it's your first day on the factory floor, I'd like to start by walking you the whole length of the assembly line—which shows how we manufacture our automobiles from start to finish. But before that, do you have any questions for me?

あなたをわが社にお迎えできてとてもうれしいですよ、James。工場の現場での初日ですから、あなたを連れて組立ライン全体を回ることから始めたいと思います——そうすれば、わが社の自動車の製造工程の一部始終が分かります。でも、その前に何か質問はありますか。

M Yes, ❷I haven't been issued any safety gear yet. Don't I need it for the tour?

はい、私はまだ安全装備を何も支給されていません。見学には必要ないですか。

W You'll just need to wear this hard hat. You'll receive the rest before your first shift. After the tour, I'll introduce you to the safety compliance officer who'll explain those requirements to you. ❸OK, let's get started.

このヘルメットを着用するだけでいいです。その他は最初の勤務までに受け取ることになります。見学の後、それらの必需品について説明してくれる安全順守係員を紹介します。では、始めましょう。

096

53 Where do the speakers work?

(A) At a call center
(B) At a furniture warehouse
(C) At a clothing company
(D) At a car manufacturer

話し手たちはどこで働いていますか。

(A) コールセンター
(B) 家具の倉庫
(C) 衣料品会社
(D) 自動車工場

正解 D 新入社員の男性を歓迎する女性の❶から、2人がいるのは何かの工場であることと、これから組立ラインを見学することが分かります。女性はさらに❶の3～5行目で「そうすれば、わが社の自動車製造工程の一部始終が分かる」と見学の目的を説明しているので、正解は(D)です。
(A)(B)(C)いずれも人が働く場所ですが、話題に上っていません。

---

54 What does the man ask about?

(A) Some paperwork
(B) A computer password
(C) A daily schedule
(D) Safety equipment

男性は何について尋ねていますか。

(A) 事務仕事
(B) コンピューターのパスワード
(C) 日課表
(D) 安全装備

正解 D 何か質問はあるかと問われた男性は❷で、安全装備を支給されてないことを伝え、「見学には必要ないか」と尋ねています。会話中のsafety gearをSafety equipmentと言い換えた(D)が正解です。
(A)(B)(C)いずれも述べられていません。

---

55 What will the speakers do next?

(A) Take a facility tour
(B) Write a product review
(C) Watch a training video
(D) Drive to a project site

話し手たちは次に何をしますか。

(A) 施設の見学をする
(B) 製品の評価を書く
(C) 研修ビデオを見る
(D) 事業の現場へ車で行く

正解 A 男性の安全装備に関する質問に対して、女性は、ヘルメット以外は最初の勤務までに受け取ることなどを説明し、❸で「では、始めましょう」と言っています。女性は❶で工場の組立ライン全体を見て回ることから始めると言っているので、会話内のfactoryをfacility「施設」と言い換えた(A)が正解です。
(B)(C)いずれも話題に上っていません。
(D) 2人は工場内で工場見学について話していると考えられ、車で別の場所に移動するとは述べられていません。

【語注】

have ～ on board　～(人)を社員・メンバーとして迎える／since　～なので／factory floor　工場の現場・作業場／walk　～を連れて歩く／whole　全ての、全体の／length　全長／assembly line　組立ライン／which　(前文の内容を受けて)そうすることが／show　～を明らかにする／manufacture　～を製造する／automobile　自動車／from start to finish　一部始終／issue　～を支給する／safety gear　安全装備／tour　見学、ツアー／hard hat　ヘルメット／the rest　残りのもの、その他のもの／shift　シフト、(交代勤務制での)勤務／introduce ～ to …　～を…に紹介する／safety compliance　安全順守／officer　係員／explain　～について説明する／requirements　＜複数形で＞必需品／Let's get started.　始めよう。
53 warehouse　倉庫／manufacturer　メーカー
54 paperwork　事務仕事／equipment　装備
55 facility　施設／review　批評／training　研修／drive to ～　～へ車で行く／site　現場、場所

097

Questions 56 through 58 refer to the following conversation.

問題 56-58 は次の会話に関するものです。

M Hey Min-Ah. I'm about to order some supplies for the office. It's actually my first time. ❶I've got the order ready, but I can't find the company credit card.

ねえ、Min-Ah。僕はこれからオフィス用の備品を注文するところです。実は初めてなんです。注文の準備はもうできていますが、会社のクレジットカードが見つかりません。

W Oh, OK. ❷It's somewhere in that top drawer over there.

ああ、分かりました。あそこの一番上の引き出しの中のどこかにあります。

M Also, uh… there are lots of different shipping options.

それと、ええと…さまざまな配送方法がありますね。

W Well, ❸we always use express shipping.

そうですね、いつも速達配送を使っています。

M ❹That's good to know. Thanks.

教えてもらってよかったです。ありがとう。

W If you'd like, I can go over the order with you after lunch. ❺But right now, I've got to finish planning the agenda for the engineering conference.

もしよければ、昼食の後で一緒に注文を確認してもいいですよ。でも今は、技術会議の議題立案を終わらせなければなりません。

56 What is the man looking for?

(A) An order form
(B) A phone number
(C) A pen
(D) A credit card

男性は何を探していますか。

(A) 注文書
(B) 電話番号
(C) ペン
(D) クレジットカード

正解 D オフィスの備品の注文を初めてしようとしている男性は❶で、注文の準備はできたが「会社のクレジットカードが見つからない」と言っています。それに対して女性は❷で、カードがある場所を教えているので、(D) が正解です。
(A) 注文の準備はできたと言っており、注文書を探してはいません。
(B)(C) 話題に上っていません。

---

57 Why does the man say, "there are lots of different shipping options"?

(A) To ask for a recommendation
(B) To make a comparison
(C) To advertise a service
(D) To explain a procedure

男性はなぜ "there are lots of different shipping options" と言っていますか。

(A) 助言を求めるため
(B) 比較するため
(C) サービスの宣伝をするため
(D) 手順について説明するため

正解 A 初めて注文する男性が下線部のように言うと、女性は❸で「いつも速達配送を使っている」と教えています。それに対して男性は❹で「教えてもらってよかった」と言い、礼を述べています。従って、男性は助言を求めるために下線部のように言ったことが分かるので、(A) が正解です。
(B) 男性は、比較の対象を述べておらず、女性の❸の発言に対して比較検討の意向を示していません。
(C) 言及されていません。
(D) 男性が女性に配送手順を説明しているわけではありません。

---

58 What will the woman do next?

(A) Present some sales results
(B) Meet with an important client
(C) Complete a budget report
(D) Plan a conference agenda

女性は次に何をしますか。

(A) 販売実績を発表する
(B) 重要な顧客と会談する
(C) 予算報告書を完成させる
(D) 会議の議題を立案する

正解 D 女性の最後の発言から、彼女は昼食前であることが分かりますが、❺で「でも今は、技術会議の議題立案を終わらせなければならない」と付け加えています。これが、彼女が次にすることに当たるので、(D) が正解です。
(A)(B) いずれも述べられていません。
(C) 完成させるのは技術会議の議題です。

【語注】
be about to do これから～するところだ／supplies ＜複数形で＞備品、用品／
one's first time ～(人)にとって初めての経験／I've got ★＝I have got。I have と同じ意味／
order 注文(品)／ready 準備できた状態で／drawer 引き出し／option 選択項目／express shipping 速達便、速達発送／
If you'd like もしよろしければ／go over ～ ～を詳しく調べる、～を見直す／
have got to *do* ～しなければならない ★have to *do* と同じ意味／plan ～を立案する／agenda 議題
56 order form 注文書
57 ask for ～ ～を求める／recommendation 推薦、助言／make a comparison 比較する
58 present ～を発表する／sales results 販売実績、売上実績／meet with ～ ～と会って話す

099

Questions 59 through 61 refer to the following conversation with three speakers.	問題 59-61 は 3 人の話し手による次の会話に関するものです。
M ❶Let's start our marketing meeting by discussing the negative feedback about our new line of backpacks. Apparently, the bags' zippers often get stuck. Marisol from the design team is here—Marisol, do you have an update?	マーケティングの部署会議は、当社のリュックサックの新商品ラインに対する否定的な意見について話し合うことから始めましょう。どうやら、バッグのファスナーがよく動かなくなるようです。デザインチームの Marisol が来ています——Marisol、最新情報はありますか。
W It's a manufacturing problem—❷our factory replaced its sewing machines and they aren't stitching the fabric around the zippers as tightly. As a result, threads keep getting caught in the zippers.	それは製造過程での問題です——工場がミシンを入れ替えましたが、そのミシンがファスナーの周りの布を以前ほどしっかり縫い付けていません。その結果、いつも縫い糸がファスナーに挟まるのです。
M I see. What can be done?	なるほど。なんとかできますか。
W We're going to upgrade the machines again—it'll take about a month.	もう一度ミシンをより性能の良いものに替えるつもりです——約 1 カ月かかる見通しです。
M OK. In the meantime, ❸we'll need to issue a press release, apologizing to our customers. Carlos, would you have time to write one?	分かりました。その間、私たちはプレスリリースを出し、お客さまに謝罪をしなければなりません。Carlos、それを書く時間がありますか。
M ❹Sure—I'll get you a draft today.	はい——今日中に草案をお持ちします。

59 What are the speakers mainly discussing?

(A) A budgeting error
(B) A scheduling issue
(C) A defective product
(D) A branch closure

話し手たちは主に何を話し合っていますか。

(A) 予算作成のミス
(B) 日程作成の問題
(C) 欠陥のある製品
(D) 支店の閉鎖

正解 C 男性２人、女性１人の３人による会話です。１人目の男性は❶で、「マーケティングの部署会議は、当社のリュックサックの新商品ラインに対する否定的な意見について話し合うことから始める」と切り出し、具体的な問題点（ファスナーの欠陥）を述べています。それに対し、女性は❷で問題発生の原因（ミシン）を特定し、対応策を述べています。会話の最後で発言している２人目の男性も、この問題の対応策の一つについて発言しているので、正解は (C) です。
(A) ミスは製造工程に関するものです。
(B)(D) いずれも述べられていません。

---

60 According to the woman, what caused a problem?

(A) Some software was not installed properly.
(B) Some new machines are not working well.
(C) A competitor is selling a similar item.
(D) A staff member left the organization.

女性によると、何が問題を引き起こしましたか。

(A) ソフトウエアが正しくインストールされていなかった。
(B) 新しいミシンがうまく作動していない。
(C) 競合会社が類似商品を販売している。
(D) スタッフが１人、その組織を辞めた。

正解 B 女性は❷で、「工場がミシンを入れ替えたこと」「そのミシンの縫い付けに問題があること」「その結果、いつも縫い糸がファスナーに挟まること」と、問題の原因を報告しています。これを「新しいミシンがうまく作動していない」と表現した (B) が正解です。
(A)(C)(D) いずれも話題に上っていません。

---

61 What does Carlos agree to do?

(A) Write a press release
(B) Talk to an employee
(C) Update an address
(D) Visit a client

Carlos は何をすることに同意していますか。

(A) プレスリリースを書く
(B) 従業員と話す
(C) アドレスを更新する
(D) 顧客を訪ねる

正解 A １人目の男性の３回目の発言にある名前の呼び掛けから、Carlos は最後に発言している男性だと分かります。１人目の男性は❸で Carlos に、「私たちはプレスリリースを出し、お客さまに謝罪をしなければならない」と言い、それ（＝プレスリリース）を書く時間があるかと尋ねています。それに対し Carlos は❹で Sure と肯定し、今日中に草案を提出すると答えています。よって (A) が正解です。
(B)(C)(D) いずれも話題に上っていません。

【語注】

start ～ by *doing*　～を…することで始める／negative　否定的な／feedback　感想、意見／
line　商品ライン、商品の種類・型／apparently　どうやら～らしい、見たところ～のようだ／get stuck　動かなくなる／
update　最新情報／manufacturing　製造過程の／replace　～を交換する／sewing machine　ミシン／
stitch　～を縫い合わせる／fabric　生地／as tightly　★後ろに as before などが省略されている／as a result　その結果／
thread　縫い糸／keep *doing*　～し続ける、繰り返し～する／get caught　挟まる／
upgrade　～（の等級・性能など）を良くする ★ここではより良いものに更新（入れ替え）することを指す／
in the meantime　その間に／issue　～を発表する／press release　報道機関発表、プレスリリース／apologize　謝罪する／
have time to *do*　～する時間がある／get ～ …　～に…を届ける／draft　草案
59 budgeting　予算作成／error　ミス、誤り／issue　問題／defective　欠陥のある／branch　支店／closure　閉鎖
60 cause　～の原因になる、～を引き起こす／install　～をインストールする／properly　適切に、正しく／work　作動する／
competitor　競合会社、競争相手／similar　類似の／leave　～を辞める、～を退社する／organization　組織

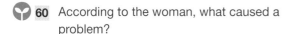

101

Questions 62 through 64 refer to the following conversation and gift list.

問題 62-64 は次の会話と景品のリストに関するものです。

M　Heidi, ❶it's good the store's moving to a bigger building, but I'm worried about losing business when we leave the neighborhood. We'll need a way to promote our new location.

Heidi、店がもっと大きい建物に移転するのはいいのですが、この地域を離れて売り上げが落ちるのが心配です。新しい場所を宣伝する方法が必要です。

W　❷I agree. Maybe we should offer a promotional gift to encourage customers to come in.

私も同意見です。お客さまの来店を促すために販促用の景品を進呈した方がいいかもしれません。

M　We did that once before, remember? We mailed out coupons, good for a different gift every month.

以前にも一度やりましたよね、覚えていますか。毎月違う景品がもらえるクーポン券を一斉に郵送しました。

W　Right. Actually, I still have the list of items. Lots of people redeemed the coupons, but ❸the gift in June was the most popular.

そうですね。実は、その品目のリストをまだ持っているんです。多くの人がクーポン券を品物と引き換えましたが、6 月の景品が最も人気がありました。

M　Then that's the one we should offer customers when we move. ❹I'll call the company that supplies them and see if they're still available.

それなら、移転時にお客さまに提供すべきものはそれですね。私がその品物の供給元の会社に電話して、まだそれが入手可能か確認します。

Promotional Gifts	
Month	**Item**
April	Coffee mug
May	T-shirt
June	Water bottle
July	Tote bag

販促用の景品	
月	**品物**
4月	コーヒー用マグカップ
5月	Tシャツ
6月	水筒
7月	トートバッグ

102

62 Why are the speakers concerned about losing business?

(A) The store is moving to a new location.
(B) A road is going to be closed.
(C) Some products are no longer available.
(D) A new competitor has opened nearby.

話し手たちはなぜ売り上げが落ちるのを心配していますか。

(A) 店が新しい場所へ移転する予定である。
(B) 道路が閉鎖される予定である。
(C) 一部の製品がもう入手できない。
(D) 新しい競合店が近所に開店した。

正解 A 男性は❶で、店の移転はいいが、「この地域を離れて売り上げが落ちるのが心配だ」と述べ、新しい場所の宣伝を提案しています。女性は❷でそれに同意し、客が来るよう販促用の景品を進呈することを提案しています。2人とも移転による売り上げ減を心配しているので、正解は(A)です。
(B)(D) いずれも述べられていません。
(C) 話題に上っている景品がもう入手できないかどうかは、まだ分かっていません。

---

63 Look at the graphic. Which promotional item was most popular?

(A) The coffee mug
(B) The T-shirt
(C) The water bottle
(D) The tote bag

図を見てください。どの販促用品が最も人気がありましたか。

(A) コーヒー用マグカップ
(B) Tシャツ
(C) 水筒
(D) トートバッグ

正解 C 男性が2回目の発言で、以前にも実施したことのあるクーポン券の配布の話を持ち出すと、女性はそのときの品目のリストをまだ持っていると言い、❸で「6月の景品が最も人気があった」と述べています。図を見ると、6月の景品はWater bottleなので、(C)が正解です。
(A) 4月の景品。
(B) 5月の景品。
(D) 7月の景品。

---

64 What does the man offer to do?

(A) Update a Web site
(B) Call a supplier
(C) Post some signs
(D) Make some copies

男性は何をすると申し出ていますか。

(A) ウェブサイトを更新する
(B) 供給会社に電話をする
(C) 看板を出す
(D) 何部かコピーする

正解 B 男性は最後の発言で景品を6月のものにすることに賛同し、❹で「私がその品物の供給元の会社に電話して、まだそれが入手可能か確認する」と言っています。よって、正解は(B)です。
(A)(C)(D) いずれも述べられていません。

【語注】

gift 景品／store's ★store isの短縮形／*be* worried about *doing* ～することを心配している／lose business 売り上げが落ちる／leave ～を離れる／neighborhood 地域、近隣／a way to *do* ～する方法／promote ～を宣伝する／location 場所、立地／offer ～を進呈する／promotional 販促用の／encourage ～ to *do* ～が…をするのを促す／come in 来店する／once before 前に一度／mail out ～ ～を一斉に郵送する／coupon クーポン券／good for ～ ～に有効な／redeem ～を商品と引き換える、～を換金する／that's the one (that) ～ ～（であるの）はそれである ★oneはgiftを指す。(that) ～はoneの先行詞（目的語）とする関係詞節／supply ～を供給する／available 対応できる
図表 mug マグカップ／water bottle 水筒／tote bag トートバッグ、手提げ袋
62 *be* concerned about *doing* ～するのを心配している／no longer もう～ない／available 入手できる／competitor 競合相手／nearby 近くに
63 graphic 図表
64 offer to *do* ～しようと申し出る／post ～を掲げる／sign 看板／make a copy コピーを取る

103

Questions 65 through 67 refer to the following conversation and timeline.

問題 65-67 は次の会話と工程表に関するものです。

W Stefan—the new product development committee met yesterday, and they were very impressed with the prototype of your solar-powered scooter. In fact, ❶the vote was unanimous! They approved your proposal!

Stefan、昨日、新製品開発委員会が開かれ、委員たちはあなたの太陽電池式スクーターの試作品に非常に感銘を受けました。実のところ、採決は満場一致でした！ 彼らはあなたの提案を承認しましたよ！

M That's great news! But… ❷I've actually come up with an improvement to the motor that should make it run much quieter than other electric motors. Does the board need an updated prototype?

それは素晴らしい知らせです！ でも…実は私は、他の電動モーターよりずっと静かにスクーターを走らせてくれるはずの、モーターの改良点を思い付いたんです。委員会は新しい試作モデルが必要ですか。

W Well, that depends on the design change. Will it affect your projected cost per unit? The directors were concerned about keeping the retail price of the scooter below our competitors'.

そうですね、設計の変更点によります。その変更は 1 台当たりの原価見積もりに影響を及ぼしますか。経営陣は、スクーターの小売価格を競合他社より低く抑えたがっています。

M Hmm… I'm not sure about that yet. I haven't adjusted the cost analysis report. ❸I'll get that revised by tomorrow morning.

ふーむ…。それはまだ分かりません。コスト分析報告書をまだ修正していないので、明朝までにそれを改訂しておきます。

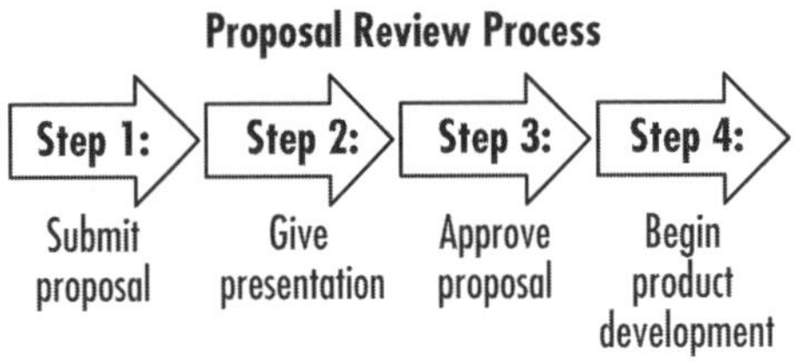

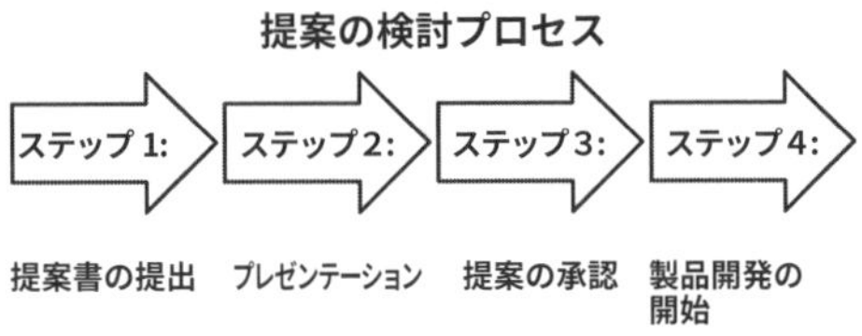

65 Look at the graphic. What step of the review process was recently completed?

(A) Step 1
(B) Step 2
(C) Step 3
(D) Step 4

図を見てください。検討プロセスのどの段階がつい先頃完了しましたか。

(A) ステップ1
(B) ステップ2
(C) ステップ3
(D) ステップ4

正解 C 女性は冒頭で、昨日、Stefanが製作した太陽電池式スクーターの試作品に新製品開発委員会の委員が感銘を受けたことを伝え、続けて❶で「採決は満場一致だった。彼らはあなたの提案を承認した」と言っています。図を見ると、Approve proposal「提案の承認」はStep 3なので、(C)が正解です。

(A) (B) 冒頭に「提案を承認した」とあることから、「提案書の提出」と「プレゼンテーション」のプロセスはすでに終わっていると考えられます。

(D)「製品開発の開始」はこれから起きることなので不適切です。

---

66 What improvement does the man plan to make to the scooter?

(A) Increasing its top speed
(B) Increasing its motor size
(C) Reducing its charging time
(D) Reducing its noise level

男性はスクーターにどんな改良を施す予定ですか。

(A) 最高速度を上げる
(B) モーターのサイズを大きくする
(C) 充電時間を短縮する
(D) 騒音を減少させる

正解 D 女性の知らせに対し男性は、まずは喜びましたが、続く❷で、「実は私は、他の電動モーターよりずっと静かにスクーターを走らせてくれるはずの、モーターの改良点を思い付いた」と述べ、その試作モデルを再度委員会に出す必要があるかと尋ねています。「より静かにスクーターを走らせる」という改良の内容を「騒音を減少させる」と表現した(D)が正解です。

(A)(B)(C) いずれも述べられていません。

---

67 What will the man do by tomorrow morning?

(A) Schedule an inspection
(B) Copyright a design
(C) Update a report
(D) Research a competitor

男性は明朝までに何をしますか。

(A) 立入検査の予定を立てる
(B) 意匠の著作権を取得する
(C) 報告書を更新する
(D) 競合企業を研究する

正解 C 女性は2回目の発言で、男性が行う改良で製造コストがどれだけ上がるかを気に掛けています。男性はそれに対し、まだコスト分析報告書を修正していないと述べ、❸で「明朝までにそれを改訂しておく」と続けています。このことを「報告書を更新する」と表現した(C)が正解です。

(A)(B) いずれも述べられていません。

(D) スクーターの小売価格を競合他社より低くしたいという経営陣の意向については述べられていますが、競合他社の研究には言及がありません。

【語注】

timeline 工程表、進行表／product development 製品開発／committee 委員会／meet (会が)開かれる、会合する／*be* impressed with ～ ～に感銘を受ける／prototype 試作品／solar-powered 太陽電池で動く／scooter スクーター／vote 採決、投票／unanimous 満場一致の／approve ～を承認する／proposal 提案／come up with ～ ～を思い付く／improvement <可算名詞で>改良点／should *do* きっと～するはずだ／
make it *do* それを～させる ★itはここではscooterを指す／much quieter ★口語的用法。much more quietlyとも言う／quieter ★quiet「静かな」の比較級／electric motor 電動モーター／board 委員会／depend on ～ ～による／affect ～に影響を与える／projected 見積もられた／cost 原価／per unit 1台あたり／director 取締役／*be* concerned about *doing* ～することに関心がある／keep ～ below … ～を…以下にしておく／adjust ～を調整する、～を修正する／analysis 分析／get ～ … ～を…(の状態)にする／revise ～を改訂する
図表 submit ～を提出する／proposal 提案書、計画書／give a presentation 発表をする、プレゼンテーションをする
65 review process 検討プロセス
66 plan to *do* ～する予定だ／make an improvement to ～ ～に改良を施す／increase ～を増やす／reduce ～を減らす、～を下げる／charging 充電／noise 音、騒音
67 inspection 立入検査／copyright ～の著作権を取得する／design 設計、意匠／research ～を研究する

105

Questions 68 through 70 refer to the following conversation and menu.

問題68-70は次の会話とメニューに関するものです。

W ❶I just received the menus we ordered from you, and some of the entrée prices were printed incorrectly. Can you reprint them?

たった今、そちらに注文したメニュー表を受け取りましたが、メインディッシュの値段が幾つか誤って印刷されていました。刷り直してもらえますか。

M Yes, of course. So sorry about that. ❷If you like, I can have them shipped to the restaurant overnight at no extra cost. ❸Can you tell me which entrées have the wrong price?

はい、もちろんです。大変申し訳ありません。よろしければ、追加料金なしでレストランに翌日配送を手配できます。どのメインディッシュが間違った値段になっているか教えていただけますか。

W ❹All of them, except for the roasted chicken. That one was correct. I can confirm the prices for the rest of the menu items with you now.

ローストチキン以外の全てです。それは合っていました。今、残りのメニュー品目の値段を一緒に確認してもいいですよ。

Entrées

Pizza	$17.00
Lasagna	$18.00
Grilled Fish	$21.00
Roasted Chicken	$23.00

メインディッシュ

ピザ	17ドル
ラザニア	18ドル
焼き魚	21ドル
ローストチキン	23ドル

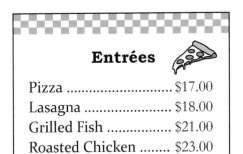

106

68 Where does the man most likely work?

(A) At a print shop
(B) At a conference center
(C) At a bookstore
(D) At a movie theater

男性はどこで働いていると考えられますか。

(A) プリントショップ
(B) 会議場
(C) 書店
(D) 映画館

正解 A 女性は❶で、注文したメニュー表に値段の誤りがあったので刷り直してもらえるかと依頼しています。それに対して男性は「もちろん」と言って刷り直しを了承しているので、(A) が正解です。
(B)(C)(D) いずれも述べられていません。

---

69 What does the man offer to do for the woman?

(A) Give her a gift card
(B) Provide overnight delivery
(C) Reserve a booth
(D) Display an advertisement

男性は女性のために何をすると申し出ていますか。

(A) ギフトカードを渡す
(B) 翌日配達を行う
(C) ボックス席の予約をする
(D) 広告を掲示する

正解 B 男性は発言の冒頭で謝罪した後、❷で刷り直したメニュー表を「追加料金なしでレストランに翌日配送を手配できる」と申し出ているので、これを「翌日配達を行う」と言い換えた (B) が正解です。
(A)(C)(D) いずれも述べられていません。

---

70 Look at the graphic. According to the woman, which menu price is correct?

(A) $17.00
(B) $18.00
(C) $21.00
(D) $23.00

図を見てください。女性によると、メニューのどの値段が正しいですか。

(A) 17 ドル
(B) 18 ドル
(C) 21 ドル
(D) 23 ドル

正解 D 男性が❸で、「どのメインディッシュが間違った値段になっているか教えてもらえるか」と尋ねると、女性は❹で「ローストチキン以外の全てだ」と答え、That one「それ (=ローストチキン)」は合っていると続けています。図を見ると、ローストチキンの値段は 23 ドルなので、(D) が正解です。
(A) ピザの値段。
(B) ラザニアの値段。
(C) 焼き魚の値段。

【語注】
order from ～ ～に注文する／entrée メインディッシュ、主菜／incorrectly 間違って／reprint ～を印刷し直す／
sorry about ～ ～に対し申し訳なく思う／have ～ *done* ～を…させる、～を…してもらう／
ship (船便・航空便で) ～を発送する／overnight 翌日配達で／at no extra cost 追加料金なしで／
except for ～ ～を除いて／confirm ～を確認する／the rest of ～ 残りの～、その他の～
図表 grilled 網焼きの／roasted じか火焼きの
69 provide ～を提供する／delivery 配送／booth (レストランなどの) ボックス席

108

Questions 71 through 73 refer to the following announcement.

問題 71-73 は次のお知らせに関するものです。

W

❶Attention, club members! Want to see how your training is paying off? If so, participate in our annual fitness assessment! Throughout October, ❷we're offering all members a complimentary physical screening that includes measurements of your heart rate, flexibility, and strength, all free of charge. It's easy to do, and you'll get your results immediately—a great way to keep track of your progress. ❸Talk to one of our staff members today to schedule a time for your test.

クラブ会員の皆さまにお知らせいたします！ ご自分のトレーニングがどれくらい成果を上げているかをお知りになりたいですか。それなら、当クラブの年 1 回の体力評価にご参加ください！　10 月中は全ての会員様に、心拍数、柔軟性、体力の測定を含む身体検査サービスを、全て無料で提供しております。簡単に行え、すぐに結果が分かります——進歩の経過を追うのにとても良い方法です。今すぐスタッフにご相談いただき、検査の日程をお決めください。

71 Where is the announcement being made?

(A) At a department store
(B) At a fitness center
(C) At a train station
(D) At a hospital

お知らせはどこでされていますか。

(A) デパート
(B) フィットネスセンター
(C) 駅
(D) 病院

正解 B ❶で話し手は「クラブ会員の皆さまにお知らせします」と述べ、続けて、トレーニングの成果を評価するよう勧めています。設問は、このお知らせが行われている場所を尋ねているので、club members、training、fitness assessment、physical screening などから、(B) が正解だと分かります。

(D)「体力評価」という語句が述べられていますが、「クラブ会員の皆さま」「トレーニング」「成果」から、病院でのお知らせではないと判断できます。

---

72 What is being announced?

(A) A construction project
(B) A sports competition
(C) An annual sale
(D) A free service

何が告知されていますか。

(A) 建設計画
(B) スポーツ競技会
(C) 年１回のセール
(D) 無料のサービス

正解 D 設問文はお知らせの具体的な内容を尋ねています。話し手は❷で、「年１回の体力評価」の詳細を述べています。complimentary は「無料サービスの」という形容詞で、文末にも all free of charge「全て無料で」とあります。この内容を、A free service と表現した (D) が正解です。

(B) 告知内容はスポーツに関連していますが、競技会ではありません。

(C) 話題となっているサービスは年１回ですが、セールではありません。

---

73 Why should the listeners contact a staff member?

(A) To locate a specific room
(B) To receive a brochure
(C) To make an appointment
(D) To request a parking pass

聞き手はなぜスタッフに連絡を取るべきですか。

(A) 特定の部屋の場所を見つけるため
(B) パンフレットを受け取るため
(C) 予約をするため
(D) 駐車券を要請するため

正解 C 設問文の listeners は、このお知らせを聞いていると想定される人たちを指します。Why should ～? は「なぜ～すべきか」という意味。話し手は❸で、「今すぐスタッフに相談し、検査の日程を決めてください」と勧めているので、この内容を「予約をするため」と言い換えた (C) が正解です。設問文では、❸にある Talk to が contact に、one of our staff members が a staff member と言い換えられています。

(A)(B)(D) いずれも話題に上っていません。

【語注】

announcement お知らせ／Attention, ～. ～にご案内申し上げます。／
Want ...? ★疑問文の文頭の Do you などが省かれている／pay off 効果を上げる、(努力が) 報われる／
participate in ～ ～に参加する／annual 年に１度の／fitness 健康 (状態)、体力／assessment 評価、査定／
throughout ～の間中ずっと／offer ～ … ～に…を提供する／complimentary 無料サービスの、優待の／
screening 検診、審査／measurement 測定／heart rate 心拍数／flexibility 柔軟性／strength 体力／
free of charge 料金無料で／immediately すぐに／keep track of ～ ～の経過を追う、～を記録する／progress 進歩／
today 今すぐ／schedule ～ (日時・会合など) を予定する
71 make an announcement お知らせをする
72 announce ～を知らせる／construction 建設／project 計画、事業／competition 競技会
73 locate ～ (の場所) を探し出す／specific 特定の／make an appointment 予約する／request ～を要請する／
parking pass 駐車券

110

Questions 74 through 76 refer to the following telephone message.

問題 74-76 は次の電話のメッセージに関するものです。

M

❶Hello, my name is James Wilson. Last week I bought a ticket for the express train from Centerville to New York through your agency. ❷I'd like to change my reservation because the client meeting I was going to was rescheduled. I'll need a ticket for next month instead. Oh, by the way, ❸I also wanted to ask you about hotels in New York. I'm unfamiliar with that city, so ❹I was hoping that you might have a recommendation for a place to stay. My number is 555-0122.

もしもし、James Wilson といいます。先週そちらの代理店を通じて、Centerville からニューヨークまでの急行列車の切符を買いました。向かう予定だった顧客との会合が日程変更となったので、予約を変更したいと思います。代わりに来月のチケットが必要です。ああ、ところで、ニューヨークのホテルについても尋ねたいと思っていました。あの街のことには詳しくないので、お薦めの宿泊場所があればと思いまして。私の電話番号は 555-0122 です。

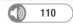

74 Who is the speaker calling?

(A) An event planner
(B) A travel agent
(C) A newspaper journalist
(D) An investment banker

話し手は誰に電話をしていますか。

(A) イベント企画者
(B) 旅行代理店の店員
(C) 新聞記者
(D) 投資銀行の行員

正解 B このトークは電話に残されたメッセージです。男性は❶で名前を名乗り、続けて、「先週そちらの代理店を通じて Centerville からニューヨークまでの急行列車の切符を買った」と述べています。また、男性は❸で「ニューヨークのホテルについても尋ねたい」と言っているので、(B) が正解です。
(A)(C)(D) いずれも言及されていません。

---

75 Why is the speaker going to New York?

(A) For a business meeting
(B) For a job interview
(C) For a conference
(D) For a vacation

話し手はなぜニューヨークへ行く予定ですか。

(A) 仕事の会合のため
(B) 就職面接のため
(C) 協議会のため
(D) 休暇のため

正解 A 男性は❷で、「向かう予定だった顧客との会合が日程変更となったので、予約を変更したい」と伝えていますが、続けて、「代わりに来月のチケットが必要だ」と述べています。日程は変更になっても、話し手がニューヨークへ行くことに変わりはありません。the client meeting を a business meeting と言い換えた (A) が正解です。
(B)(D) いずれも述べられていません。
(C) 男性がニューヨークで行うのは meeting であり、conference「協議会、会議」ではありません。conference は、大人数が参加する規模の大きい会議を指します。

---

76 What information does the speaker request?

(A) The time of a presentation
(B) The location of a train station
(C) The address of an office building
(D) The name of a hotel

話し手はどんな情報を求めていますか。

(A) プレゼンテーションの時刻
(B) 駅の場所
(C) オフィスビルの住所
(D) ホテルの名前

正解 D チケットの話を終えた男性は❸で、「ニューヨークのホテルについても尋ねたいと思っていた」と述べ、❹でお薦めの宿泊場所の情報を求めています。よって、それを「ホテルの名前」と表現した (D) が正解です。
(A)(B)(C) いずれも話題に上っていません。

【語注】

telephone message 電話のメッセージ／through ～を通じて／agency 代理店／reschedule ～の予定を変更する／instead 代わりに／by the way ところで／*be* unfamiliar with ～ ～ついてよく知らない、～に不慣れな／I was hoping that ～. ～と思いまして。★丁寧な依頼の表現／recommendation お薦め（の物・場所）／
74 planner 計画者、立案者／agent 代行業者、代理店（の社員）／investment banker 投資銀行家、投資銀行の行員
75 conference （大規模な）会議、協議会

112

Questions 77 through 79 refer to the following announcement.

問題 77-79 は次のお知らせに関するものです。

M

Hi, everybody. ❶I have a few announcements to make before you start your serving shifts tonight. First of all, ❷we've hired a new chef, named Bernard. This was an easy decision. As you know, we're going to be offering more seafood dishes on our menu. Well, that's Bernard's specialty. Also, I wanted to remind you that we expect the restaurant to be busy on the holiday. ❸We'd like everyone to come in a little early on that day, say at five o'clock, to help prepare the dining room.

こんにちは、皆さん。今夜の給仕のシフトを始める前に幾つかお知らせしておくことがあります。最初に、Bernard という名前の新しいシェフを雇いました。これは簡単な決断でした。ご存じの通り、当店のメニューにもっとシーフード料理を出すことになっています。つまり、それこそが Bernard の得意料理です。それと、レストランが今度の休日に忙しくなる見込みであることをあらためてお知らせしたいと思っていました。皆さんには、ダイニングルームの準備を手伝ってもらうために、その日は少し早く、例えば5時に出勤していただきたいと思います。

113

77 Where is the announcement most likely taking place?

(A) At a restaurant
(B) At a food market
(C) At a shipping company
(D) At a home improvement store

お知らせはどこで行われていると考えられますか。

(A) レストランで
(B) 食品市場で
(C) 運送会社で
(D) ホームセンターで

正解 A 話し手は❶で「今夜の給仕のシフトを始める前にお知らせがある」と述べています。その後の new chef、seafood dishes、our menu などから、(A) の「レストランで」が正解です。
(B) 食べ物に関連のある場所ですが、市場ではありません。
(C)(D) いずれも述べられていません。

---

78 Why does the speaker say, "that's Bernard's specialty"?

(A) To correct a misunderstanding
(B) To explain a decision
(C) To delegate a task
(D) To request assistance

話し手はなぜ "that's Bernard's specialty" と言っていますか。

(A) 誤解を正すため
(B) 決定の理由を説明するため
(C) 仕事を委任するため
(D) 援助を要請するため

正解 B 話し手は❷で、Bernard という新しいシェフを雇ったことを知らせ、それは簡単な決断だったと述べています。続いて、店のメニューにシーフード料理を増やすことを聞き手に思い出させた上で、「それこそがBernard の得意料理だ」と言っています。よって、(B) の「決定の理由を説明するため」が正解です。
(A) 誤解があったとは述べられていません。
(C) 新任のシェフにシーフード料理の仕事を任せる趣旨の発言をしていますが、聞き手（給仕係）に対してその仕事を委託しているわけではありません。
(D) 話し手は最後の文で聞き手に手伝いを求めていますが、この発言は援助要請のためではありません。

---

79 What does the speaker ask the listeners to do?

(A) Start a work shift early
(B) Review an advertisement
(C) Rearrange some displays
(D) Tell customers about an offer

話し手は聞き手に何をするように頼んでいますか。

(A) 仕事のシフトを早く始める
(B) 広告を見直す
(C) 展示物を並べ直す
(D) 値引きについて客に伝える

正解 A 話し手は6～8行目で、今度の休日は忙しくなる見込みだと述べ、❸で「ダイニングルームの準備を手伝ってもらうために、その日は少し早く、例えば5時に出勤してほしい」と頼んでいます。これを「仕事のシフトを早く始める」と表現した (A) が正解です。
(B)(C)(D) いずれも述べられていません。

【語注】

serve 飲食物を出す、給仕をする／first of all 最初に／hire ～を雇う／named ～ ～という名前の／decision 決定、決断／*be* going to be *doing* ～することになっている／dish 料理／specialty 得意分野、得意料理／remind ～ that … ～に…であることを気付かせる／expect to *do* ～が…するだろうと思う／the holiday 今度の休日 ★直近の休日を指す／we'd ★we would の短縮形／would like ～ to *do* ～に…してもらいたい／come in 出勤する／say 例えば／help *do* ～するのを手伝う／prepare ～の準備をする
77 home improvement store ホームセンター ★ home improvement は「家の修繕、リフォーム」の意味
78 correct ～を訂正する、～を正す／explain ～（の理由）を説明する／delegate ～を任せる、～を委託する／assistance 援助
79 rearrange ～を並べ直す／display 展示（物）、飾り付け／tell ～ about … ～に…について伝える／offer 値引き、（売品としての特別）提供

114

Questions 80 through 82 refer to the following excerpt from a meeting.

問題 80-82 は次の会議の抜粋に関するものです。

W

Thank you all for coming to the factory early today for this meeting— ❶I have some good news to share with you: we just signed a contract with Belgian Commercial Investments. They own many airport gift shops across Europe and ❷they've placed an initial order for 20,000 engraved key chains for their stores. The first shipment is due in two months, so ❸my goal is to increase our production rate by fifteen percent. Otherwise, we won't be able to fill the order in time.

今日はこのミーティングのために早く工場に来てくれてありがとう、皆さん――皆さんにお伝えしたい良いニュースがあります。当社はベルギー商業投資社と契約を結んだところです。彼らはヨーロッパ全域で多くの空港内ギフトショップを所有しており、その店舗用に、刻印入りキーホルダー２万個を初回注文してきました。最初の出荷期日は２カ月後なので、私の目標は生産率を15%上げることです。そうしないと、期日までに注文に応えることができません。

115

80 What news does the speaker share?

(A) A contract has been signed.
(B) An employee has been promoted.
(C) A request for new hires has been approved.
(D) A broken machine has been replaced.

話し手はどんなニュースを伝えていますか。

(A) 契約が結ばれた。
(B) 従業員が昇進した。
(C) 新規社員の雇用要請が承認された。
(D) 故障した機械が交換された。

正解 A 話し手は冒頭で、ミーティングのために早く出社した聞き手に対して良いニュースがあると述べ、「当社はベルギー商業投資社と契約を結んだところだ」と伝えています。よって(A)が正解です。
(B)(C)(D) いずれも述べられていません。

---

81 What product does the speaker mention?

(A) Pens
(B) T-shirts
(C) Key chains
(D) Calendars

話し手はどんな製品のことを述べていますか。

(A) ペン
(B) Tシャツ
(C) キーホルダー
(D) カレンダー

正解 C 話し手は4～5行目で、契約を結んだ相手企業について、ヨーロッパ全域で空港内ギフトショップをたくさん所有していると言い、❷で「その店舗用に、刻印入りキーホルダー2万個を初回注文してきた」と述べています。よって(C)が正解です。
(A)(B)(D) いずれも述べられていません。

---

82 What does the speaker say her goal is?

(A) To finish some machinery tests
(B) To increase production
(C) To complete some training
(D) To find a reliable vendor

話し手は彼女の目標は何だと言っていますか。

(A) 機械の検査を終えること
(B) 生産量を上げること
(C) 研修を修了すること
(D) 信頼できる販売会社を見つけること

正解 B 話し手は7～8行目で、出荷期日が2カ月後であることを伝え、❸で「私の目標は生産率を15% 上げることだ」と述べています。これを「生産量を上げること」と言い換えた(B)が正解です。
(A)(C)(D) いずれも述べられていません。

【語注】

excerpt　抜粋、引用／share with ～　～に伝える、～と共有する／just　ちょうど、今しがた／
sign a contract with ～　～との契約書に署名する、～と契約する ★contract は「契約（書）」の意味／Belgian　ベルギーの／
commercial　商業の／investment　投資／own　～を所有している／across　～中に、～の全域にわたって／
place an order　注文をする／initial　最初の／engrave　刻印を入れる／key chain　キーホルダー／
be due ～　期限は～である／in　～後に／production rate　生産率、生産速度／
by ～　～だけ、～の差で ★～には数量が入り、変動幅を表す／otherwise　そうしないと／
fill　～（需要・要求など）を満たす、～に応じる／in time　期日内に、間に合って
80 share　～を伝える／promote　～を昇進させる／request for ～　～の要請／hire　社員、雇用 ★主にアメリカ英語／
replace　交換する
82 machinery　機械／production　生産量／complete　～を完了する、～を終える／reliable　信頼できる／vendor　販売会社

116

Questions 83 through 85 refer to the following announcement.

問題 83-85 は次のお知らせに関するものです。

M

❶Attention all Speedy Bus Lines passengers. Please be advised that prices in the bus station's parking garage have recently gone up. ❷The fee is now 15 dollars for 24 hours, payable upon departure from the garage. One-week parking permits are now 100 dollars. If you have questions about parking, please ask a ticketing officer. ❸Frequent travelers may apply for our loyalty program and receive a twenty percent discount. This can be done online at www.speedybuslines.com. Thank you.

Speedy バスラインにご乗車の皆さま。バス発着所の立体駐車場の料金が最近値上げになりましたことをお知らせいたします。現在、料金は 24 時間で 15 ドル、駐車場から出庫の際にお支払いとなっております。1 週間の駐車許可証は現在 100 ドルとなっております。駐車に関してご質問がある場合は、チケット係員にお尋ねください。頻繁に利用される方は当社のロイヤルティープログラムにお申し込みいただき、20% の割引をお受けになることができます。お申し込みは www.speedybuslines.com にてオンラインで行えます。ご利用をお待ちしております。

83 Where is the announcement being made?

(A) At a train station
(B) At a shopping mall
(C) At a convention center
(D) At a bus terminal

お知らせはどこでされていますか。

(A) 鉄道の駅
(B) ショッピングモール
(C) コンベンションセンター
(D) バスターミナル

正解 D 話し手は❶で、「Speedy バスラインにご乗車の皆さま」と呼び掛け、バス発着所の立体駐車場料金が最近値上げになった」と述べています。よって(D)が正解です。
(A) バスターミナルであり、列車の駅ではありません。
(B)(C) いずれも言及されていません。

---

84 What change has recently taken place?

(A) The cost of parking has increased.
(B) New express routes have been introduced.
(C) A snack bar has opened.
(D) A customer lounge has been renovated.

最近どんな変更が行われましたか。

(A) 駐車料金が値上がりした。
(B) 新しい急行路線が敷かれた。
(C) 軽食コーナーが開店した。
(D) 利用客の待合室が改装された。

正解 A 話し手は❶で立体駐車場の料金が最近値上がりしたことを伝え、❷で「現在、料金は24時間で15ドル」と値上げ後の具体的な料金を述べています。(A)が正解です。
(B)(C)(D) いずれも述べられていません。

---

85 How can customers get a discount?

(A) By using a coupon
(B) By making a group reservation
(C) By joining a loyalty program
(D) By arriving early

利用客はどのようにして値引きを受けられますか。

(A) クーポン券を使用することによって
(B) 団体予約をすることによって
(C) ロイヤルティープログラムに入会することによって
(D) 早く到着することによって

正解 C 話し手は❸で、「頻繁に利用する方は当社のロイヤルティープログラムに申し込み、20%の割引を受けることができる」と紹介しています。よって(C)が正解です。
(A)(B)(D) いずれも述べられていません。

【語注】
passenger 乗客／Please be advised that ～ ～をお知らせいたします。／
bus station バス乗り場 ★bus stop「バス停」より大きい施設を指す／parking garage 立体駐車場 ★アメリカ英語／
go up (価格が)高くなる／fee 料金／payable 支払いが必要(可能)で／upon departure from ～ ～から出発するときに／
parking permit 駐車許可証／ticketing officer チケット係員／frequent 頻繁な／apply for ～ ～に申し込む／
loyalty program ロイヤルティープログラム ★優良顧客に対して企業が特典などを提供する仕組み。loyalty は「忠誠、誠実」の意味
83 convention center コンベンションセンター ★大規模な会議や見本市などを行う複合施設／bus terminal バスターミナル
84 take place 起こる、発生する／route 路線／introduce ～を導入する／lounge (空港、駅、ホテルなどの)待合室／
renovate ～を改築する
85 get a discount 割引を受ける／group 団体

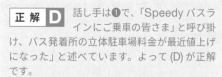

118

Questions 86 through 88 refer to the following talk.

問題 86-88 は次のトークに関するものです。

M

Congratulations, everyone! You have all completed your training program. ❶You are now certified to start your new jobs repairing copy machines. ❷Normally, your supervisor, Claudine Travers, would monitor your work closely during your first week, but she's gone on vacation. So, you'll be seeing a lot of me this week. Now, ❸it's time for you to practice what you've learned. Our lead repair technician, Hans Gupta, has prepared some copy machines with a variety of problems. ❹Each of you will perform inspections on some of the machines and try to determine why they're not functioning correctly.

おめでとう、皆さん！ 皆さんは全員、研修プログラムを修了しました。皆さんは今、コピー機を修理する新しい仕事を始める資格を有しています。通常は、皆さんの監督者である Claudine Travers が最初の 1 週間、皆さんの作業を細かくチェックしますが､彼女は休暇で不在です。ですので､皆さんは今週、私とたびたび顔を合わせることになるでしょう。いよいよ、皆さんが学んだことを実践する時です。主任修理技術者の Hans Gupta が、さまざまな問題のあるコピー機を用意しました。各自がそのコピー機の何台かで点検を行い、正しく機能していない理由を特定するようにしてください。

86 Who are the listeners?

(A) Administrative professionals
(B) Repair technicians
(C) Security guards
(D) Software engineers

聞き手は誰ですか。

(A) 経営の専門家
(B) 修理技術者
(C) 警備員
(D) ソフトウエアのエンジニア

正解 B 話し手は冒頭で、研修プログラムを終えた聞き手に祝意を述べ、❶で「皆さんは今、コピー機を修理する新しい仕事を始める資格を持っている」と続けています。よって正解は(B)です。
(A)(C)(D) いずれも述べられていません。

---

87 What does the speaker mean when he says, "you'll be seeing a lot of me this week"?

(A) He will be acting as the listeners' supervisor.
(B) He will join the listeners for lunch.
(C) The listeners will watch his training video.
(D) The listeners will work near his office.

話し手は"you'll be seeing a lot of me this week"という発言で、何を意味していますか。

(A) 彼が聞き手の監督者の役割を果たす予定である。
(B) 彼は聞き手の昼食に加わる。
(C) 聞き手は彼の研修ビデオを見る。
(D) 聞き手は彼の仕事場の近くで作業をする。

正解 A 話し手は❷で研修が終わった後、「通常は、皆さんの監督者であるClaudine Traversが最初の1週間、皆さんの作業を細かくチェックするが、彼女は休暇で不在だ」と述べ、直後に下線部の発言を続けています。seeing a lot of me this weekは「今週、私とたびたび顔を合わせる」で、つまり、彼自身が代わりに研修生たちを見ると言っていることになるので、(A)が正解です。
(B)(D) いずれも、この発言の意図ではありません。
(C) 研修はすでに終了しています。

---

88 According to the speaker, what will the listeners do next?

(A) Review a meeting agenda
(B) Perform some inspections
(C) Try on some uniforms
(D) Meet a human resources representative

話し手によると、聞き手は次に何をしますか。

(A) 会議の議題を見直す
(B) 点検を行う
(C) 制服を試着する
(D) 人事部の代表者に会う

正解 B 話し手は❸で、「皆さんが学んだことを実践する時だ」と言い、❹で、問題のあるコピー機の点検を行い、正しく機能していない理由を特定するよう指示しています。従って、(B)の「点検を行う」が正解です。
(A)(C)(D) いずれも述べられていません。

【語注】

Congratulations. おめでとう。／complete ～を完了する／be certified to *do* ～する資格がある／repair ～を修理する／normally 通常は／supervisor 監督者／monitor ～をチェックする、～を観察する／closely 綿密に、細かく／gone ＜形容詞で＞去った、不在の／on vacation 休暇で／see a lot of ～ ～とよく顔を合わせる／it's time for ～ to *do* ～が…する時である／lead 先導する、最も重要な／technician （専門）技術者／prepare ～を準備する／a variety of ～ さまざまな～／perform ～を行う／inspection 点検、立入検査／try to *do* ～しようとする／determine ～を特定する／function 機能する／correctly 正しく
86 administrative 経営の、管理の／professional 専門家／security guard 警備員
87 act as ～ ～の役割を果たす
88 review ～を見直す、～を検討する／try on ～ ～を試着する／human resources 人事部／representative 代表者

120

Questions 89 through 91 refer to the following broadcast.

問題 89-91 は次の放送に関するものです。

W

And in business news, ❶candy maker Honey Treats announced that it plans to start using honey instead of artificial sweeteners in its candy. ❷The company said the change was the result of customer feedback. Many people expressed health concerns about the use of artificial ingredients and requested that the candy be made with natural sweeteners. This change would make Honey Treats unique in the industry. Other candy companies have expressed concerns about the higher production costs. However, ❸the president of Honey Treats reported there are no plans to increase the price of products.

続いてビジネス関連のニュースでは、菓子メーカー Honey Treats 社が、自社の菓子に人工甘味料ではなく蜂蜜を使い始める予定であると発表しました。同社は、この変更が顧客の意見によるものであると述べています。多くの人が、人工の原材料を使用することについて健康上の懸念を表明し、菓子が天然甘味料で作られることを要望しました。この変更は Honey Treats 社を業界で唯一無二の存在にするでしょう。他の菓子メーカーは、生産コスト増加に対する懸念を表明しています。しかし、Honey Treats 社の代表取締役は、製品の価格を上げる予定はないと発表しました。

89 What is the company planning to change?

(A) Its logo
(B) Its administration
(C) Its corporate headquarters
(D) Its product ingredients

この会社は何を変えることを計画していますか。

(A) ロゴ
(B) 経営陣
(C) 本社
(D) 製品の材料

正解 D 話し手はビジネス関連のニュースとして、❶で「菓子メーカーHoney Treats社が、自社の菓子に人工甘味料ではなく蜂蜜を使い始める予定だと発表した」と述べています。これが設問にある「変えること」に当たり、「人工甘味料」や「蜂蜜」などをまとめて「製品の材料」と表現した(D)が正解です。
(A)(B)(C) いずれも述べられていません。

---

90 Why did the company decide to make a change?

(A) To improve efficiency
(B) To increase product sales
(C) To address customer feedback
(D) To compete in an international market

この会社はなぜ変更を行うことにしましたか。

(A) 効率を良くするため
(B) 製品の売上高を伸ばすため
(C) 顧客の意見に対処するため
(D) 国際市場で競争するため

正解 C 変更する理由について、話し手は❷で、変更が顧客の意見によるものだと述べ、彼らの多くが健康上の懸念から天然甘味料の使用を要望したと添えています。よって(C)が正解です。
(A)(B)(D) 効率や売上高、国際市場での競争力については述べられていません。

---

91 What did the company president report?

(A) Prices will not increase.
(B) A change may be temporary.
(C) The company Web site will be redesigned.
(D) A new advertising campaign will launch next year.

同社の代表取締役は何を公表しましたか。

(A) 価格は上がらない。
(B) 変更は一時的なものかもしれない。
(C) 会社のウェブサイトが新しいデザインになる。
(D) 新しい広告キャンペーンが来年始まる。

正解 A 話し手はトークの最後の❸で、代表取締役が「製品の価格を上げる予定はない」と発表したことを伝えています。これを、pricesを主語にして「価格は上がらない」と言い換えた(A)が正解です。
(B) 一時的な変更であるかどうかは述べられていません。
(C) ウェブサイトについては述べられていません。
(D) 広告キャンペーンには言及されていません。

【語注】

broadcast 放送／candy 砂糖菓子 ★日本でいうキャンディーの他、チョコレート、マシュマロなども含む／plan to *do* ～することを計画する／instead of ～ ～ではなく／artificial sweetener 人工甘味料 ★artificialは「人工的な」、sweetenerは「甘味料」の意味／feedback 反応、意見、感想／express ～を表明する／concern about ～ ～に関する懸念（事項）／ingredient （料理・食品の）原材料／request that ～ ～であることを要請する ★requestに続くthat節の動詞は<（should＋）原形動詞>を使う。／unique 他にない、唯一無二の／industry 業界／production cost 製造コスト／report (that) ～ ～（であること）を発表する

89 logo ロゴ、（商品名や社名の）意匠文字／administration 経営陣、執行部／corporate 法人の、企業の／headquarters ＜複数形で＞本社

90 improve ～を向上させる、～を改良する／efficiency 効率／sales ＜複数形で＞売上高／address ～に対処する／compete 競争する

91 increase 増える／temporary 一時的な／redesign ～のデザインをし直す／advertising campaign 広告キャンペーン／launch 開始する

122

Questions 92 through 94 refer to the following telephone message.

問題 92-94 は次の電話のメッセージに関するものです。

M

Hello, Ms. Travers, this is Antonio from Millen Advertising. I'm calling to follow up on our conversation from yesterday. ❶We talked about putting your clothing store's logo on the side of your car. And you said, ❷you'd like to stick with your current logo, since you drew it yourself. Well, I've thought about it some more and the logo design is quite detailed. Your store sells clothing that's modern and simple, and your logo should reflect that. So, I've had one of our graphic designers sketch out some ideas that I'll send to you later by courier service. ❸Could you call me when you get it so I know it arrived? Thanks!

もしもし、Travers さん、Millen 広告社の Antonio です。昨日の話し合いに付け加えたいことがあり、お電話を差し上げております。私たちは、車の側面にあなたの衣料品店のロゴを付けることについて話し合いました。そしてあなたは、ご自身で描かれたので現在のロゴを使い続けたいとおっしゃいました。それで、私はそれについてもう少し考えてみたのですが、そのロゴのデザインはかなり装飾的なものです。現代的でシンプルな衣類を販売しているお店ですから、ロゴはそれを反映した方がいいと思います。そこで、私は当社のグラフィックデザイナーの一人に、宅配便で追ってお送りする幾つかの素案を描かせました。受け取られたら、到着したことが私に分かるようにお電話を頂けますか。よろしく！

92 What type of business does Ms. Travers own?

(A) A restaurant
(B) A computer repair shop
(C) A clothing store
(D) An auto dealership

Travers さんはどんな業種の店を所有していますか。

(A) レストラン
(B) コンピューターの修理店
(C) 衣料品店
(D) 自動車販売代理店

正解 C Travers さんはこの電話のメッセージの受け手です。話し手はまず、これまでの経緯として、❶で「私たちは、車の側面にあなたの衣料品店のロゴを付けることについて話し合った」と述べています。your clothing store は Travers さんの衣料品店のことなので、(C) が正解です。
(A)(B)(D) いずれも述べられていません。

---

93 Why does the speaker say, "the logo design is quite detailed"?

(A) To offer a compliment
(B) To disagree with an idea
(C) To apologize for a mistake
(D) To correct a misunderstanding

話し手はなぜ "the logo design is quite detailed" と言っていますか。

(A) 賛辞を送るため
(B) 考えに異議を唱えるため
(C) 間違いを謝罪するため
(D) 誤解を正すため

正解 B 下線部の発言にある the logo「そのロゴ」は、直前で話し手が述べた、your current logo「(お店の) 現在のロゴ」を指します。話し手は下線部の発言の前で相手 (Travers さん) が「現在のロゴを使い続けたい」と言っていたことに触れ、この発言の後、「現代的でシンプルな衣類を販売している店なので、ロゴはそれを反映した方がいい」と続けています。つまり、現在のロゴを引き続き使うことに異議を唱えているので、(B) が正解です。
(A) 装飾的であることは賛辞の対象になりますが、話の流れと合いません。
(C) 話し手がなんらかの間違いを犯したとは述べられていません。
(D) 誤解があったと分かるような内容は述べられていません。

---

94 What does the speaker ask Ms. Travers to do?

(A) Confirm a delivery
(B) Update some contact information
(C) Print an invoice
(D) Meet at a different location

話し手は Travers さんに何をするよう頼んでいますか。

(A) 配達物を確認する
(B) 連絡先を更新する
(C) 請求書を印刷する
(D) 別の場所で会う

正解 A 話し手は 10 ～ 12 行目で、販売している衣類に合ったイメージのロゴの素案を Travers さんに宅配便で送ることを知らせ、❸で、それを受け取ったら電話をくれるよう頼んでいます。それを「配達物を確認する」と表現した (A) が正解です。
(B)(C)(D) いずれも述べられていません。

【語注】
follow up on ～　～について続きや詳細を述べる／from yesterday　昨日の／logo　ロゴ、(商品名や社名の) 意匠文字／stick with ～　～を貫く、～に忠実である／current　現在の／*do* ～ *oneself*　自分自身で～する／detailed　装飾的な、精密な／that's　★関係代名詞 that と is の短縮形／modern　現代的な／reflect　～を反映する／have ～ *do*　～に…させる、～に…してもらう／graphic designer　グラフィックデザイナー／sketch out ～　～の下絵を描く／courier service　宅配便
92 business　店、会社／repair　修理、修繕／auto　自動車／dealership　販売代理店
93 compliment　賛辞／disagree with ～　～に異議を唱える／apologize for ～　～を謝罪する／correct　～を正す／misunderstanding　誤解、意見の相違
94 confirm　～を確認する／delivery　<可算名詞で>配達物／update　～を最新のものにする、～を更新する／contact information　連絡先／invoice　請求書、送り状

124

Questions 95 through 97 refer to the following excerpt from a meeting and survey results.

問題 95-97 は次の会議の抜粋と調査結果に関するものです。

W

❶I'd like to talk about sales of our video game system. At the beginning of the year, in order to increase sales, we began spending heavily on television advertising during the most popular night-time shows. But, ❷as you can see from this recent survey, about 70 percent of our target customers pick up their mobile phones while commercials are running. That means they're missing our ads. So, ❸I think we'd be better off advertising where our target market spends most of its time—on social media applications.

当社のテレビゲーム機の売上高について話したいと思います。今年の初め、売上高を伸ばすために、当社は最も人気のある夜の番組の間に流れるテレビコマーシャルにたくさんのお金を使い始めました。しかし、最近のこの調査から分かる通り、当社のターゲット顧客層の約 70% は、コマーシャルが流れている間、携帯電話を手に取ります。つまり、彼らは当社の広告に気付いていないのです。ですから私は、当社のターゲット層が広告の流れている時間のほとんどを費やすところ、つまりソーシャルメディアのアプリ上で広告する方がいいのではないかと思います。

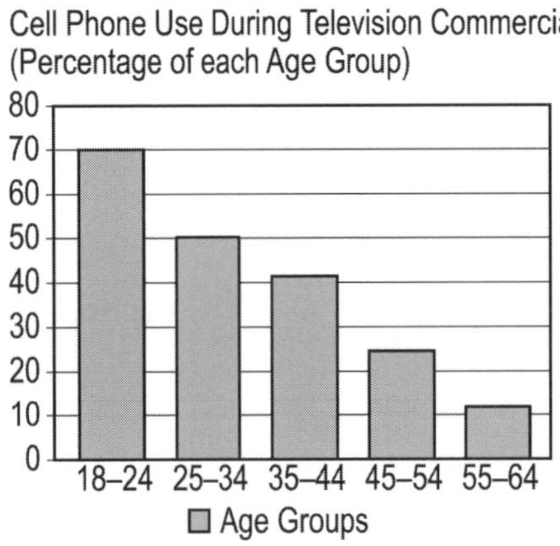

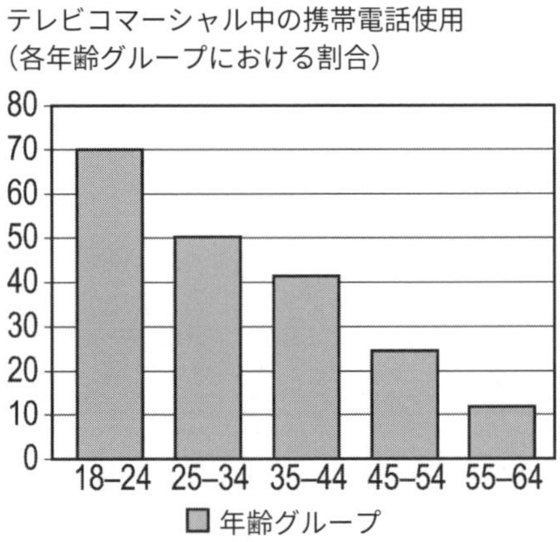

125

95 Where does the speaker most likely work?

(A) At a social media Web site
(B) At a mobile phone service provider
(C) At a video game manufacturer
(D) At a television studio

話し手はどこで働いていると考えられますか。

(A) ソーシャルメディアのウェブサイト
(B) 携帯電話サービスのプロバイダー
(C) テレビゲームのメーカー
(D) テレビスタジオ

正解 C 話し手は❶で、「当社のテレビゲーム機の売上高について話したい」と述べています。その後も、テレビゲーム機を宣伝する媒体についての話が続いているので、(C) が正解です。

(A) 話し手は後半にソーシャルメディアのアプリを使うことを提案していますが、話し手自身がソーシャルメディアのウェブサイトで働いているとは述べられていません。

(B)(D) いずれも述べられていません。

---

96 Look at the graphic. Which age group does the speaker refer to?

(A) Ages 18-24
(B) Ages 25-34
(C) Ages 35-44
(D) Ages 45-54

図を見てください。話し手はどの年齢グループについて述べていますか。

(A) 18 歳～ 24 歳
(B) 25 歳～ 34 歳
(C) 35 歳～ 44 歳
(D) 45 歳～ 54 歳

正解 A 話し手は図にある最近の調査結果を紹介し、❷で「当社のターゲット顧客層の約 70% は、コマーシャルが流れている間、携帯電話を手に取る」と述べています。図を見ると 70% の数値を示しているのは 18 歳～ 24 歳の年齢グループなので、(A) が正解です。

(B)(C)(D) いずれも数値が 70%に達していません。

---

97 What does the speaker recommend doing?

(A) Lowering the price of a product
(B) Creating a mobile application
(C) Changing an advertising strategy
(D) Distributing a customer survey

話し手は何をすることを推していますか。

(A) 製品の価格を引き下げる
(B) 携帯電話アプリを開発する
(C) 広告戦略を変更する
(D) 顧客アンケートを配布する

正解 C 調査の結果から、話し手は❸で、従来のテレビコマーシャルではなく、「当社のターゲット層が広告の流れている時間のほとんどを費やすところ、つまりソーシャルメディアのアプリ上で広告する方がいい」と提案しています。このことを「広告戦略を変更する」と表現した (C) が正解です。

(A) 価格については述べられていません。

(B) ソーシャルメディアのアプリ上で広告することが述べられていますが、携帯電話アプリの開発には言及されていません。

(D) 顧客アンケートの結果は図のようにすでに発表されており、それ以外の調査は述べられていません。

【語注】

survey 調査、アンケート／at the beginning of ～ ～の始めに／begin *doing* ～し始める／heavily 大量に、非常に／night-time 夜間の／show 番組／survey 調査／target 対象／pick up ～ ～を手に取る／mobile phone 携帯電話／run （番組などが）流れる、放映される／That means (that) ～. つまり～（ということ）である。／miss ～を聞き逃す、～を見落とす／ad 広告 ★advertisement の略語／*be* better off *doing* ～ ～する方がいい／where ～であるところで／market 購買者層、市場／most of ～ ～のほとんど／social media ソーシャルメディア、SNS／application アプリケーション

図表 cell phone 携帯電話／use 使用 ★名詞では [júːs] と発音する

95 provider プロバイダー、提供業者

96 refer to ～ ～について述べる

97 recommend *doing* ～するように勧める／lower ～を引き下げる／create ～を開発する／strategy 戦略／distribute ～を配布する／customer survey 顧客調査、顧客アンケート

126

Questions 98 through 100 refer to the following telephone message and floor plan.

問題 98-100 は次の電話のメッセージと見取り図に関するものです。

W

Hey Umesh, I wanted to talk to you about the vendor booths in Area A of the convention center. ❶I just got a cancellation from Clark Rose Gifts. So, their booth space is now open. ❷Instead of finding a new vendor, though, I suggest we remove that booth and use the space for some additional seating. People are always complaining about the lack of chairs in Area A. Let me know what you think. ❸I'm off to meet with the convention center staff now. We're going to review the new safety regulations for events that the city council just passed.

こんにちは、Umesh。コンベンションセンターの A エリアの出店ブースについてあなたと話したかったんです。Clark Rose Gifts 社が先ほどキャンセルしてきました。ですので、彼らのブースのスペースが現在空いています。でも、新たな出店者を見つけるのではなく、そのブースを撤去し、そのスペースを追加の座席に使うことを提案します。A エリアの椅子不足には始終不満が出ています。あなたはどう思うか教えてください。私はコンベンションセンターのスタッフと打ち合わせをするために出掛けます。市議会が可決したばかりの、イベントの新しい安全基準を検討する予定です。

Area A Vendor Booths

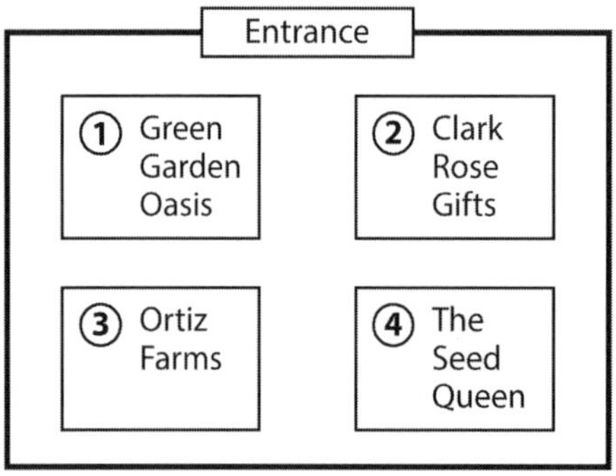

A エリアの出店ブース

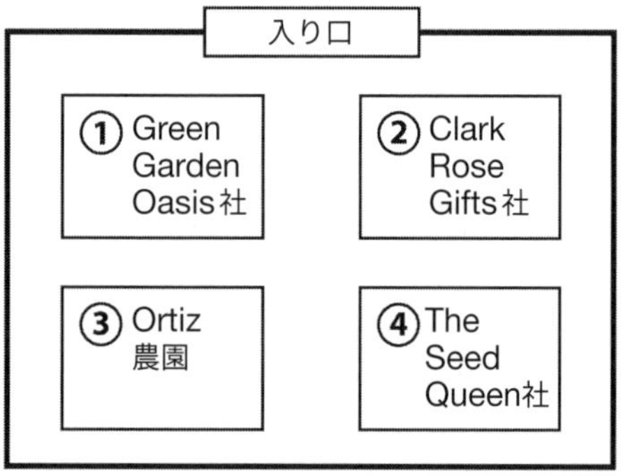

98 Look at the graphic. Which booth will now be unused?

(A) Booth 1
(B) Booth 2
(C) Booth 3
(D) Booth 4

図を見てください。現在、どのブースが使われない予定ですか。

(A) ブース1
(B) ブース2
(C) ブース3
(D) ブース4

正解 B 冒頭で出店ブースについての話がしたいと言った話し手は、❶で電話の受け手のUmeshさんに「Clark Rose Gifts社が先ほどキャンセルしてきたので、彼らのブースのスペースが現在空いている」と述べています。図を見ると、Clark Rose Gifts社に割り当てられているのは②のブースなので、(B)が正解です。
(A) Green Garden Oasis社のブース。
(C) Ortiz農園のブース。
(D) The Seed Queen社のブース。

---

99 What does the speaker suggest doing?

(A) Replacing a booth with some chairs
(B) Expanding the size of a booth
(C) Inviting another vendor
(D) Creating an information desk

話し手は何をすることを提案していますか。

(A) ブースの代わりに何脚か椅子を置くこと
(B) ブースの大きさを広げること
(C) 別の出店者を招くこと
(D) 案内所を設置すること

正解 A 話し手は❷で、空いてしまった②のブースについて、「新たな出店者を見つけるのではなく、そのブースを撤去し、そのスペースを追加の座席に使うことを提案する」と述べています。この提案内容を「ブースの代わりに何脚か椅子を置くこと」と表現した(A)が正解です。
(B) ブースの大きさの変更は述べられていません。
(C) ❷に「新たな出店者を見つけるのではなく」とあるので、話し手が否定した対応策です。
(D) 案内所については話題に上っていません。

---

100 What will the speaker discuss at a meeting?

(A) Safety regulations
(B) Ticket prices
(C) Hiring staff
(D) Event advertising

話し手は会合で何を話し合う予定ですか。

(A) 安全基準
(B) チケットの価格
(C) スタッフの雇用
(D) イベントの広告

正解 A 話し手は❸で、「コンベンションセンターのスタッフと打ち合わせをするために出掛ける」と伝えています。そして、その会合では、「市議会が可決したばかりの、イベントの新しい安全基準を検討する予定だ」と述べているので、(A)が正解です。
(B)(C)(D) いずれも述べられていません。

【語注】

floor plan　見取り図、間取り図／vendor　供給業者、販売業者 ★ここでは出展者を指す／
booth　（展示場などの）ブース、小さく仕切られた空間／cancellation　取り消し、キャンセル／
instead of *doing*　～するのではなく／
suggest (that) ～ *do*　～が…することを提案する ★suggestに続くthat節の動詞は<(should +) 原形動詞>を使う／
remove　～を撤去する／additional　追加の／seating　座席／complain about ～　～に不満を言う／lack of ～　～不足／
be off　出掛ける／review　～を見直す、～を（再）検討する／safety regulations　安全基準／
that　★関係代名詞。先行詞はsafety regulations／city council　市議会／pass　～を可決する
98 unused　未使用で
99 suggest *doing*　～するよう提案する／replace ～ with …　～を…と入れ換える／expand　～を広げる
100 hire　～を雇う／advertising　広告

101 Karina Twain ------- that motivated employees are critical to the success of her company.

(A) believable
(B) believing
(C) believes
(D) belief

Karina Twain は、意欲のある社員が自社の成功にとって極めて重要だと信じています。

(A) 信じられる
(B) 信じること
(C) 信じる
(D) 信念

正解 C 選択肢は全て動詞 believe「～を信じる、～と思う」の派生語や活用形です。主語は Karina Twain で、空所の後に that があります。さらにその後に述語動詞の are があるので、that 以下は motivated employees「意欲のある社員」を主語とする文が続いていることが分かります。また、Karina Twain を受ける述語動詞がないので、空所に (C) believes を入れると、「Karina Twain は～ということを信じている」という文が完成します。よって正解は (C)。
(A) 形容詞。
(B) 動名詞または現在分詞。単独で述語動詞になりません。
(D) 名詞。

---

102 Tanaka Associates seeks a new advertising director to begin work -------.

(A) together
(B) instead
(C) thereafter
(D) immediately

Tanaka Associates 社は、すぐに仕事を始められる新たな広告ディレクターを 1 名探しています。

(A) 一緒に
(B) その代わりに
(C) その後に
(D) すぐに

正解 D 主語は社名の Tanaka Associates、述語動詞は seek「～を探し求める」の三人称単数現在形。同社が探しているのは a new advertising director「新たな広告ディレクター」で、どんなディレクターかを述べている部分が to begin work ------- です。begin work「仕事を始める」を説明する副詞として適切なのは (D) です。
(A) begin ～ together で「(人同士が) 一緒に～を始める」を意味しますが、ここでは「一緒に始める」主体が人ではなく企業なので不適切です。
(B)(C) いずれも副詞ですが、文意に合いません。

---

103 Nguvu Electronics, formerly ------- as Nguvu Computer Supply, is headquartered in Kenya.

(A) know
(B) known
(C) knowing
(D) knew

以前は Nguvu Computer Supply 社として知られていた Nguvu Electronics 社は、ケニアに本社を置いています。

(A) 知っている
(B) 知られている
(C) 知っていそうな
(D) 知っていた

正解 B 主語は社名の Nguvu Electronics、述語動詞は is headquartered「本社を置いている」です。空所を含む formerly「以前は」から Supply までは主語 Nguvu Electronics を説明しています。選択肢はどれも動詞 know の活用形や派生語ですが、as を伴って「～として知られていた」という意味になる (B) が適切です。
(A) 動詞の原形。
(C) 形容詞、動名詞または現在分詞。
(D) 動詞の過去形。

104 -------, Ms. Tiano was unable to download the newest version of the accounting software.

(A) Accidentally
(B) Urgently
(C) Unfortunately
(D) Decidedly

残念ながら、Tiano さんはその会計ソフトの最新バージョンをダウンロードできませんでした。

(A) 偶然に
(B) 緊急に
(C) 残念ながら
(D) 明確に

正解 C 文頭が空所で直後にカンマがあり、選択肢には副詞が並んでいるので、空所に入る副詞は文全体を修飾するものと考えられます。主語は Ms. Tiano、述語動詞は was unable to *do*「～することができなかった」。「会計ソフトの最新バージョンをダウンロードできなかった」という文全体を修飾するには、文意から (C) が最も適切です。
(A)(B)(D) 文全体を修飾する副詞は、通常、文の内容に対する話し手の判断や気持ちを表すので、いずれも不適切です。

---

105 The increased body length makes this year's SL7 sedan a bit ------- than previous models.

(A) heavy
(B) heavier
(C) heaviest
(D) heavily

車体が長くなったことにより、今年の SL7 セダンは前のモデルより少し重量が増しています。

(A) 重い
(B) より重い
(C) 最も重い
(D) 重く

正解 B 主語は The increased body length「増えた車体の長さ」、述語動詞は makes、そして、makes の目的語は this year's SL7 sedan「今年の SL7 セダン」です。選択肢を見ると形容詞 heavy の活用形や派生語が並んでいるので、<make A＋形容詞>「A を～にする」の形が予測できます。さらに、空所の直後には比較級とともに使われる than「～より」があるので、(B) heavier を入れると意味が通ります。
(A) 形容詞の原級。
(C) 形容詞の最上級。
(D) 副詞。

---

106 The CEO of Koric Bank made ------- remarks before the annual shareholders' meeting.

(A) briefly
(B) brief
(C) in brief
(D) brevity

Koric 銀行の CEO は、年次株主総会の前に短い所見を述べました。

(A) 短く
(B) 短い
(C) 簡単に
(D) 短さ

正解 B 主語は The CEO of Koric Bank「Koric 銀行の CEO」、述語動詞は made です。remarks は「所見、意見」という名詞 remark の複数形。名詞の前に空所には、その名詞を説明する形容詞が入ると予測できます。選択肢の中の形容詞 (B) を入れ、「短い所見を述べた」とすると意味が通ります。make a remark は「所見を述べる」という意味。
(A) 副詞。
(C) 熟語で「簡単に」。
(D) brief の名詞形。

【語注】
101 motivated 意欲のある／employee 社員／critical to ～ ～にとって極めて重要な **102** seek ～を探し求める／**103** formerly 以前は／*be* headquartered in ～ ～に本社を置いている **104** *be* unable to *do* ～することができない／accounting 会計 **105** increased 増加した／body 車体、本体／length 長さ／a bit 少し／previous 以前の、これまでの **106** CEO 最高経営責任者 ★＝ chief executive officer ／annual 年次の／shareholders' meeting 株主総会

Section 3 Part 5

107 The article in this week's *Workplace Dispatch* stated that fostering ------- in the workplace increases productivity.

(A) diversity
(B) diverse
(C) diversified
(D) diversely

今週の『職場派遣』誌の記事は、職場における多様性を促進することが生産性を高めると述べていました。

(A) 多様性
(B) 多様な
(C) 多様化された
(D) さまざまに

正解 A 主語は The article in this week's *Workplace Dispatch*「今週の『職場派遣』誌の記事」です。述語動詞は stated「～と述べた」で、that 以下はその目的語です。that 節の中の主語は fostering ------- in the workplace「職場における -------を促進すること」。foster は他動詞で目的語を必要とします。目的語になるのは名詞なので、(A) の「多様性」が適切です。
(B) 形容詞。
(C) 動詞 diversify の過去形、過去分詞。
(D) 副詞。

---

108 At the end of the presentation, the audience was given the ------- to ask questions.

(A) connection
(B) opportunity
(C) vision
(D) creation

プレゼンテーションの最後に、聴衆は質問をする機会を与えられました。

(A) 接続
(B) 機会
(C) 見通し
(D) 創造

正解 B 適切な意味の名詞を選ぶ問題。at the end of ～「～の最後に」で文が始まっていますが、文の主語は the audience「聴衆」です。述語動詞は was given「～を与えられた」。何を与えられたかに当たるのが the ------- to ask questions「質問をするための -------」の部分です。文意から (B) が適切です。
(A)(C)(D) プレゼンテーションの最後に聴衆に与えられるものとして、いずれも不適切です。

---

109 Including community volunteer work on a résumé is viewed ------- by most prospective employers.

(A) favorite
(B) favor
(C) favored
(D) favorably

履歴書に地域でのボランティア活動を入れておくと、大半の雇用主候補から好意的に見られます。

(A) お気に入りの
(B) 好意
(C) 好意を持たれている
(D) 好意的に

正解 D Including から résumé までがこの文の主語で、「履歴書に地域でのボランティア活動を入れること」という意味です。それを受ける述語動詞は *be* viewed「(～と) 見なされる」。直後の空所には、この述語動詞を説明する副詞が入ると考えられます。よって (D) が適切です。
(A) 形容詞。
(B) 名詞で「好意、支持」、動詞で「～の方を好む、～を支持する」。
(C) 形容詞。

110 The Mumbai Modern Art Museum will ------- a smartphone application that enables self-guided tours.

(A) hire
(B) launch
(C) express
(D) reverse

ムンバイ近代美術館は、ガイドなしの見学を可能にするスマートフォンアプリを立ち上げます。

(A) ～を雇う
(B) ～を立ち上げる
(C) ～を表明する
(D) ～を反転する

正解 B 主語は The Mumbai Modern Art Museum「ムンバイ近代美術館」。述語動詞が will ------- と空所になっているので、文意に合う動詞を選びます。ここに入る動詞の目的語は a smartphone application「スマートフォンアプリ」なので、意味的に (B) が適切。that 以降の「ガイドなしの見学を可能にする」はこのアプリを説明しています。
(A)(C)(D) いずれも意味が通りません。

---

111 Allo Clothing is extending its hours ------- of an increase in holiday shoppers.

(A) while
(B) despite
(C) because
(D) yet

Allo 衣料品店は、休日の買物客の増加を理由に営業時間を延ばすことになっています。

(A) ～の間
(B) ～にもかかわらず
(C) ～だから
(D) まだ

正解 C 主語は Allo Clothing、述語動詞は is extending、動詞の目的語は hours「営業時間」です。of 以降は「休日の買物客の増加」という意味で、「客の増加」は「営業時間を延ばすこと」の理由に当たるので、because of ～「～を理由に」となる (C) が適切です。～には名詞(句) が入ります。is extending という現在進行形はここでは確定的な近い未来の予定を表し、「～を延長することにしている」という意味になります。
(A)(D) 空所の後の of とつながりません。
(B) despite は通常 of とともには使わず、despite an increase ... という形になります。また意味も「～にもかかわらず」なので、文脈に合いません。

---

112 Please be ------- that Parking Area A will be reserved for visiting staff on Monday and Tuesday.

(A) early
(B) temporary
(C) marked
(D) aware

駐車場の A エリアは、月曜日と火曜日は客員スタッフのために取っておかれることをご承知おきください。

(A) 早い
(B) 一時的な
(C) 印の付いた
(D) ～を知っている

正解 D that 節の中の主語は Parking Area A で、述語動詞は will be reserved「取り置かれているだろう」です。誰のために取り置かれているかは for visiting staff「客員スタッフのために」と述べられています。that 以下のこの内容と、that より前の部分を結び付けるには、空所に (D) を入れて Please be aware that ～「～ということをご承知おきください」とすると意味が通ります。
(A)(B)(C) いずれも意味が通りません。

【語注】

107 article 記事／workplace 職場／dispatch 特報／state ～と述べる、～と記述する／foster ～を促進する／increase ～を高める／productivity 生産性 **108** audience 聴衆 **109** include ～を含める、～を盛り込む／community 地域社会／résumé 履歴書／view ～を（…と）見なす／most 大多数の／prospective 見込まれる、将来の／employer 雇用主 **110** enable ～を可能にする／self-guided tour ガイドなしの見学 **111** clothing 衣料品／extend ～を延ばす／hours ＜複数形で＞営業時間／increase 増加 **112** reserve ～を予約する、～を確保しておく／visiting staff 客員スタッフ・職員 ★大学や医療施設などで、通常は別の場所を拠点にしているが時々来訪して手伝うスタッフのこと

113 Thank you for your ------- in the sales associate position at Zamfyn Enterprises.

(A) interest
(B) interestingly
(C) interesting
(D) interested

Zamfyn Enterprises 社の販売員の職に興味を持っていただき、ありがとうございます。

(A) 興味
(B) 興味深いことに
(C) 興味深い
(D) 興味のある

正解 A Thank you for your ～「～してくれてありがとう」は、相手がしてくれたことへの感謝を伝える表現で、～の部分には名詞もしくは動名詞が続きます。選択肢の中で名詞は (A) のみです。interest in ～は「～への興味」という意味。
(B) 副詞。
(C) 形容詞で「(物事や人物が) 面白い、興味深い」の意味。
(D) 形容詞で「(人が、物事や人物に) 興味を持っている」の意味。

---

114 The book signing scheduled for this evening has been ------- due to the author's illness.

(A) postponed
(B) completed
(C) developed
(D) arranged

本日夕方に予定されていた本のサイン会は、著者の病気のために延期されました。

(A) 延期された
(B) 完了した
(C) 発展した
(D) 準備された

正解 A 主語は The book signing「本のサイン会」ですが、直後の動詞 scheduled「予定された」を述語動詞と考えてしまうと、has been ------- の部分の主語がなくなってしまいます。scheduled から evening までは book signing を説明している語句で、has been ------- がこの文の述語動詞です。due to ～は「～が原因で、～のために」の意味。ここでは「著者の病気のために」となっているので、「サイン会は延期された」という意味の文になる (A) が適切です。
(B)(C)(D) いずれも意味が通りません。

---

115 Our manager, Sasha McKay, reminded us at the staff meeting that we could go to her anytime for -------.

(A) guidance
(B) guide
(C) guider
(D) guided

部長の Sasha McKay はスタッフ会議で、いつでも彼女に指導を求めに行っていいということを私たちにあらためて伝えました。

(A) 指導
(B) ～を導く
(C) 案内人
(D) ガイド付きの

正解 A 主語は Our manager, Sasha McKay「部長の Sasha McKay」、述語動詞は reminded「思い出させた」です。この動詞は remind ～ that …「～に…であることを思い出させる、～に…であることをあらためて言う」という形を取り、「部長が会議で、いつでも彼女のところに行けることを私たちにあらためて伝えた」という内容になっています。for のような前置詞には名詞が続くので、文意の通る名詞の (A) が適切です。
(B) 動詞。名詞で「ガイド、案内人」の意味もありますが、文意に合いません。
(C) 名詞ですが、文意に合いません。
(D) 形容詞、動詞の過去形・過去分詞。

116 A permit must be obtained from the municipal office ------- pouring your building's foundation.

許可証は、貴社のビルの基礎注入に先立って市役所から取得されなければなりません。

(A) out of
(B) prior to
(C) such as
(D) according to

(A) ～から
(B) ～に先立って
(C) 例えば
(D) ～によれば

正解 B 主語はA permit。aが付いているので、permitは動詞ではなく名詞で「許可証」という意味です。述語動詞はmust be obtained「取得されなければならない」で、from the municipal officeはどこから取得するかを述べています。空所の後は「貴社のビルの基礎を注入すること」。ここから、ビル基礎工事の許可証取得の話だと分かるので、「注入に先立って」という意味になる(B)が適切です。
(A)(C)(D) いずれも意味が通りません。

---

117 The bank was closed ------- Mr. Ito went to open an account, so he will return later.

Itoさんが口座を開設しに行ったら銀行は閉まっていたので、彼は後でまた行くつもりです。

(A) thus
(B) if
(C) following
(D) when

(A) それゆえに
(B) もし～ならば
(C) ～の後で
(D) ～するとき

正解 D カンマの後のsoは2つの文をつなぐ接続詞で、「～だから…」という意味になります。カンマより前の部分の主語はThe bank、述語動詞はwas closed。空所の後にもMr. Itoが主語でwentが述語動詞の文の形が続いているので、空所にも前後をつなぐ接続詞が必要になります。選択肢の中で意味の通る接続詞の(D) whenが適切です。
(A) 副詞。
(B) 接続詞ですが、意味が通りません。
(C) 前置詞。後ろには名詞や動名詞が続き、Mr. Ito went ... のような文は続きません。

---

118 ------- the desktop computers were replaced with smaller laptops, employee productivity increased by 15 percent.

デスクトップ型コンピューターがより小型のノートパソコンに置き換えられた後、社員の生産性は15%上がりました。

(A) Past
(B) After
(C) Over
(D) Through

(A) 過去の
(B) ～の後で
(C) ～の上に
(D) ～を通り抜けて

正解 B カンマの前には主語the desktop computersと述語動詞were replacedがあり、カンマの後にも主語employee productivity、述語動詞increasedがあるので、空所にはその2つの部分をつなぐ接続詞が必要です。選択肢の中で接続詞はafterのみ。文意にも合うので(B)が適切です。
(A) 形容詞。名詞で「過去」の意味もあります。
(C) 前置詞。副詞で「越えて」の意味もあります。
(D) 前置詞。形容詞で「直通の」の意味もあります。

【語注】

113 sales associate 販売員 **114** schedule for ～ ～に予定する
115 remind ～ that … ～に…であることを思い出させる、～に…であることをあらためて言う／go to ～ for … …を求めて～のところへ行く **116** permit 許可証／obtain ～を取得する／municipal office 市役所／pour ～を注入する／foundation 基礎 **117** account 口座 **118** replace ～ with … ～を…と交換する／laptop ノートパソコン

119 According to the foundation's ------- annual report, 10 percent of revenue is dedicated to fund-raising.

(A) before
(B) latest
(C) ever
(D) then

財団の最新の年次報告書によると、収益の 10% が資金調達に充てられています。

(A) ～の前に
(B) 最新の
(C) 今までに
(D) そのときに

正解 B according to ～「～によると」は後ろに名詞や名詞句が続くので、the foundation's ------- annual report 全体が 1 つの名詞句になります。空所の後ろは annual report「年次報告書」という名詞句なので、空所にはそれを修飾する形容詞が入ると考えられます。よって、「最新の」という意味の (B) が適切です。
(A) 前置詞、接続詞。
(C) 副詞。
(D) 副詞。形容詞「その時の」、名詞「その時」の用法もありますが、文意に合いません。

---

120 Next week, Chadwick Plumbing will work ------- the leaky faucet in the restroom.

(A) on
(B) for
(C) to
(D) at

来週、Chadwick 配管工事会社が化粧室の水漏れする蛇口を修理します。

(A) ～に対して
(B) ～のために
(C) ～へ
(D) ～で

正解 A 主語は Chadwick Plumbing「Chadwick 配管工事会社」で、述語動詞は will work です。空所の後ろに続く the leaky faucet in the restroom「化粧室の水漏れする蛇口」は、その会社が作業する対象を表しているので、work on ～「～に対して作業をする」、つまり「～を修理する」という意味になる (A) が適切です。
(B)(C)(D) いずれも「～を修理する」という意味になりません。

---

121 The new medical records system works ------- than the previous version.

(A) efficient
(B) most efficient
(C) efficiently
(D) more efficiently

新しい医療用記録システムは、以前のバージョンより効率よく機能します。

(A) 効率のよい
(B) 最も効率のよい
(C) 効率よく
(D) もっと効率よく

正解 D 主語は The new medical records system「新しい医療用記録システム」で、述語動詞は works です。その直後が空所で、その後に than が続いているので、空所には動詞 works を修飾する副詞の比較級が入ると予測できます。選択肢の中で副詞の比較級は (D) more efficiently のみです。
(A) 形容詞の原級。
(B) 形容詞の最上級。
(C) 副詞の原級。

122 When he retires from Escobi Associates, Mr. Lavie will sign an agreement not to ------- any confidential company information.

(A) disclose
(B) propose
(C) revise
(D) consider

Escobi Associates 社を退職する際、Lavie さんは会社のいかなる機密情報も明かさないという同意書に署名することになるでしょう。

(A) ～を公開する
(B) ～を提案する
(C) ～を訂正する
(D) ～を熟考する

正解 A カンマの前は「彼（＝Lavie さん）は Escobi Associates 社を退職する際」という意味。カンマの後の主語は Mr. Lavie、述語動詞は will sign なので、文全体は退社時の取り決めに関するものと考えられます。空所の後ろは「会社のいかなる機密情報も」なので、(A) disclose を入れると、「～を公開しないという同意書に署名する」という、意味の通る文になります。
(B)(C)(D) いずれも文意に合いません。

---

123 We wish to make clear to ------- who wishes to work with us that we often work long hours.

(A) anyone
(B) they
(C) those
(D) all

当社で働くことを希望されるどなたに対しても、当社では長時間勤務がしばしばあることを明らかにしておきたいと思います。

(A) 誰でも
(B) 彼らは〔が〕
(C) 人々
(D) 全員

正解 A 空所の前の部分の主語は We、述語動詞は wish。空所の前には前置詞 to があるので、空所には to の目的語となり得る (B) 以外の語が入ると考えられます。さらに、続く who は関係代名詞であり、空所に入る名詞はその先行詞になることが分かります。who に続く動詞が wishes と三人称単数現在形になっているので、単数扱いの (A) が適切です。
(B) 代名詞（三人称複数）の主格。
(C)(D) いずれも複数扱いの名詞。

---

124 To return an item for a refund, an original receipt must be -------.

(A) to present
(B) presented
(C) presenting
(D) presents

払い戻しを求めて商品を返品するには、領収書の原本が提示されなくてはなりません。

(A) 提示すること
(B) 提示されて
(C) 提示している
(D) 提示する

正解 B 不定詞で始まるカンマの前の部分は「払い戻しを求めて商品を返品するには」という意味。文の主語はカンマの直後の an original receipt「領収書の原本」で、述語動詞が空所を含む must be ------- です。通例、商品を返品して払い戻しを受けるには購入時の領収書を提示しますが、カンマの後半は領収書が主語なので、must の後は受け身にしなければなりません。よって (B) が適切です。
(A) 不定詞。
(C) 動名詞または現在分詞。
(D) 三人称単数現在形、名詞「贈り物」の複数形。

【語注】

119 according to ～　～によれば／foundation　財団／annual　年次の／revenue　収益／*be* dedicated to ～　～に充てられる／fund-raising　資金調達　**120** plumbing　配管工事／leaky　水漏れのする／faucet　蛇口　**121** work　機能する／previous　以前の
122 retire from ～　～を退職する／sign　～に署名する／agreement　同意書、契約書／confidential　機密の
123 make clear to ～　～に明確にする　**124** refund　払い戻し／receipt　レシート、領収書

125 Toh Investments has enjoyed favorable ------- from *Saxena Business News*.

(A) coverage
(B) history
(C) attempts
(D) critics

Toh 投資会社は、『Saxena ビジネスニュース』誌の好意的な報道を享受しました。

(A) 報道
(B) 歴史
(C) 試み
(D) 批評家

正解 A 主語は Toh Investments「Toh 投資会社」、述語動詞は has enjoyed「～を享受した、～の恩恵に浴した」です。favorable「好意的な」は形容詞なので空所には名詞が入りますが、選択肢はいずれも名詞です。空所の直後の、何かの出所を表す from「～からの」には『Saxena ビジネスニュース』誌という雑誌（もしくは新聞など）の名前が続いているので、(A) が文意に合います。
(B)(C) いずれも意味が通りません。
(D) 空所の前にある favorable は人を直接修飾しないため、「批評家」は不適切です。

---

126 Ms. Kraska ------- the position of assistant director at the Minton City Water Company.

(A) accept
(B) accepting
(C) was accepted
(D) has accepted

Kraska さんは、Minton市水道会社の副部長の職を引き受けました。

(A) 引き受ける
(B) 引き受けている
(C) 引き受けられた
(D) 引き受けた

正解 D 主語は Ms. Kraska ですが、述語動詞が見当たらないので、選択肢の中から適切な述語動詞を選びます。主語は三人称単数であり、文意は「Kraska さんは副部長の職を -------」なので、能動態で has を用いた現在完了形の (D) が適切です。
(A) 動詞の原形。
(B) 動名詞または現在分詞。単独で述語動詞になりません。
(C) 受け身の過去形。

---

127 Top Beat Percussion Company's customer service department ------- for a 98 percent satisfaction rate.

(A) succeeds
(B) strives
(C) encourages
(D) reviews

Top Beat Percussion 社のカスタマーサービス部は、満足度 98% を目指して努力しています。

(A) 成功する
(B) 努力する
(C) ～を勇気づける
(D) 論評する

正解 B Top から department までが長い主語になっている文ですが、述語動詞が抜けています。空所の後の for とともに使え、for の目的語の「満足度 98%」とも文意が合うのは、「～を目指して努力する」という意味になる (B) です。
(A) succeed for では意味が通りません。
(C) 他動詞なので、目的語の前に for は不要です。
(D) review for ～は「～について論評する」で、文意に合いません。

128 The author of two books on economics, Dr. Khan has also contributed to various -------.

(A) the other
(B) others
(C) another
(D) each other

経済学に関する２冊の本の著者であるKhan博士は、他のさまざまなものにも寄稿しています。

(A) もう一方
(B) 他のもの
(C) もう一つ
(D) お互い

正解 B 主語はDr. Khanで、カンマの前のThe author of two books on economicsはDr. Khanを説明しています。述語動詞はhas contributed「寄稿してきた」。どこに寄稿してきたかを述べているのがto various -------の部分です。variousは形容詞なので空所には名詞が入ります。また、alsoから、２冊の著書以外にも新聞・雑誌などに寄稿してきたことが分かるので、「他のもの（複数）」という意味になる(B)が適切です。
(A)「２つのうちの一方を除いた他方」という意味です。
(C) 複数を示すvariousとつながりません。形容詞で「もう一つの」の意味もあります。
(D) 名詞ですが意味が通りません。

---

129 In order to remain -------, Kansukai Systems had to cut prices on its video game consoles.

(A) alert
(B) neutral
(C) competitive
(D) continuous

競争力を維持するために、Kansukai Systems社は自社のテレビゲーム機を値下げしなければなりませんでした。

(A) 警戒した
(B) 中立の
(C) 競争力のある
(D) 連続した

正解 C in order to *do*は「～するために」。不定詞の部分がto remain -------です。選択肢は全て形容詞の働きを持ち、<remain＋形容詞>は「～のままでいる」という意味です。カンマの後の「Kansukai Systems社は値下げしなければならなかった」という内容から、(C)を入れて「競争力のあるままでいるため」とすると、意味が通ります。
(A)(B)(D) いずれも文意に合いません。

---

130 Ms. Calle's speech at the Lieu Museum was about the ------- photography and visual culture influence society.

(A) customs
(B) uses
(C) ways
(D) costs

CalleさんのLieu博物館でのスピーチは、写真技術と視覚文化が社会にどう影響を与えるかに関するものでした。

(A) 習慣
(B) 使用
(C) 仕方
(D) 費用

正解 C 主語はMs. Calle's speech、述語動詞はwas。aboutが続いているので「スピーチは～に関するものだった」というのが文意で、空所にはaboutの目的語となる名詞が入ると考えられます。選択肢は全て名詞なので、意味が合うものを選びます。空所の後はphotography and visual cultureが主語、influenceが述語動詞で、「写真技術と視覚文化が社会に影響を与える」という意味になり、それが空所を修飾している形になります。空所に入れて意味が通る(C) waysが適切です。意味の取り方としては、photographyの前に関係副詞のhowが省略されたthe ways how ～という構文を想定し、「（どのように）社会に影響を与えてきたかという方法」と考えると分かりやすいでしょう。
(A)(B)(D) いずれも文意に合いません。

【語注】
125 investment　投資／favorable　好意的な　**127** percussion　打楽器／department　部／satisfaction rate　満足度
128 economics　経済学／contribute to ～　～に寄稿する／various　さまざまな　**129** remain　～のままである

Questions 131-134 refer to the following information.

Parking for Artech Proxima

❶ Visitors to Artech Proxima headquarters may use the car park located on the north side of the campus. -------. (131.) To park a vehicle in the designated visitor zone, a special permit is required. These single-use decals ------- (132.) on the inside of the vehicle's windshield. They are available from the security guard at the main gate.

❷ After a permit expires, it can be removed easily, but it will peel off in pieces. This makes it unfit for ------- (133.). The parking permit expires by midnight on the date it was ------- (134.).

問題 131-134 は次のお知らせに関するものです。

Artech Proxima 社の駐車スペース

Artech Proxima 本社へお越しの方は、敷地の北側にある駐車場をご利用になれます。*そこへは Harrison 通りから入ることができます。来訪者専用区域に車両を駐車するには特別の許可証が必要です。1 回のみ使用可能なこのステッカーは車両のフロントガラスの内側に貼り付けてください。ステッカーは正門で警備員から入手できます。

許可証は、期限切れになった後は簡単に剥がせますが、ばらばらになって剥がれます。これで再利用ができなくなります。駐車許可証は発行日の夜 12 時で期限切れとなります。

*Q131 の挿入文の訳

【語注】

parking　駐車スペース
❶ headquarters　＜複数形で＞本社／car park　駐車場 ★イギリス英語。アメリカ英語では parking lot／(*be*) located in ～　～に位置する／campus　（大学などの）敷地／park　～を駐車する／vehicle　乗り物、輸送手段／designated　指定された／zone　区域／permit　許可証／*be* required　～が必要である／single-use　1 回だけ使える、使い捨ての／decal　ステッカー、シール／windshield　（車の）フロントガラス／*be* available from ～　～から入手できる／security guard　警備員
❷ expire　期限切れになる、失効する／remove　～を除去する／peel off　剥がれる／in pieces　ばらばらに／unfit for ～　～に不適当な、～できない／by　～までに／midnight　真夜中、深夜 12 時／on the date　その日付の
131 landscape　～を造園する、～の景観を整える／access　～に入る、～に進入する／*be* closed　閉鎖される
132 place　～を置く、～を取り付ける
133 reuse　再利用
134 issue　～を発行する／copy　～をコピーする、～を複写する／design　～を設計する／describe　～を記述する

131 (A) This area is beautifully landscaped.
(B) It can be accessed from Harrison Street.
(C) The parking area was recently closed.
(D) We hope that you enjoyed your stay.

(A) この地域は美しく造園されています。
(B) そこへは Harrison 通りから入ることができます。
(C) 駐車スペースは最近閉鎖されました。
(D) ご滞在を満喫されたことと思います。

正解 B ❶1～2行目で、本社への来訪者は敷地の北側にある駐車場を使えると案内しています。ピリオドの付いた空所の後では、駐車許可証について述べています。前後の内容をつなぐ文としてふさわしい選択肢を探すと、前文の car park「駐車場」を代名詞 It で受け、「そこへは Harrison 通りから入ることができる」と進入方法を説明している (B) が適切です。
(A) This area が car park を指しているとも考えられますが、「造園されて景観が美しく整えられている」は car park の説明として不適切です。
(C) ❶の説明内容と矛盾する内容です。
(D) stay「滞在」への言及はないので、不適切です。

---

132 (A) must be placed
(B) will place
(C) have placed
(D) to be placed

(A) 貼り付けられなければならない
(B) 貼り付けるだろう
(C) 貼り付けた
(D) 貼り付けられるために

正解 A ❶2～3行目では、駐車するには許可証が必要だと述べています。空所を含む文の主語 These single-use decals「1回のみ使用可能なこのステッカー」はその許可証のことですが、この主語を受ける述語動詞が抜けています。空所の後ろの on the inside of ... でステッカーの貼り付け位置を伝えているので、受動態の (A) の「貼り付けられなければならない」が文意に合います。
(B) (C) 主語のステッカーは「貼り付けられる」ものなので、能動態は述語動詞として不適切です。
(D) 不定詞は単独で述語動詞にはなりません。

---

133 (A) review
(B) training
(C) service
(D) reuse

(A) 再調査
(B) 訓練
(C) サービス
(D) 再利用

正解 D 文意に合う名詞を選ぶ問題。❷1行目には、許可証が期限切れになると、ばらばらの状態で剥がれるとあります。空所を含む文の This は「このように剥がれること」を指し、この文の主語になっています。makes it unfit for ～は「それ（ステッカー）を～に不適当にする」という意味。このステッカーは1回しか使用できないこと（single-use）が❶3行目に述べられているので、(D) を入れて「再利用できなくする」とすると意味が通ります。
(A)(B) いずれも文意に合いません。
(C) ステッカーがばらばらになって剥がれるのは、駐車場利用のサービスを受けられなくするためではなく、ステッカー自体の再利用をできなくするためです。

---

134 (A) issued
(B) copied
(C) designed
(D) described

(A) 発行された
(B) コピーされた
(C) 設計された
(D) 記述された

正解 A 空所の前までは、今まで触れていなかった許可証の有効期限について、「駐車許可証は ------- 日の夜12時で期限切れとなる」と述べられています。it は駐車許可証を指し、it was ------- は直前の date を説明しているので、(A) を入れると、the date it was issued「それが発行された日」となり文意に合います。ここでは the date の後に関係副詞 when が省略されています。
(B)(C)(D) 文意に合いません。

Section 3 Part 6

Questions 135-138 refer to the following article.

What is a "smart" thermostat?

The latest thermostats do more than -------- (135.) your home's heating and cooling system automatically. These new computer-enabled devices make it -------- (136.) to raise or lower your thermostat even while you are at work, at the gym, or away on vacation. You can modify the temperature from any location, as long as your phone is connected to a cellular or wireless network. Some smart thermostats have sensors that determine whether you are -------- (137.) at home or away from home. -------- (138.).

問題 135-138 は次の記事に関するものです。

「スマート」サーモスタットとは？

最新のサーモスタットは、ご家庭の冷暖房システムを自動的に調節する以上の仕事をします。この新しいコンピューター対応の装置は、あなたが仕事、ジム、あるいは休暇で留守にしている間でさえ、サーモスタットの上げ下げを可能にします。携帯電話がセルラーネットワークか無線ネットワークにつながっていれば、どんな場所からでも温度を調節することができます。一部のスマートサーモスタットは、あなたが現在、自宅にいるか外出しているかを見極めるセンサーを備えています。*さらに、それらは状況に応じてあなたの家の温度調節をします。

*Q138 の挿入文の訳

【語注】

smart　コンピューター制御の、高性能の／thermostat　サーモスタット、自動温度調節器／do　働く、仕事をする／heating and cooling system　冷暖房システム／automatically　自動的に／computer-enabled　コンピューター制御の／device　装置／make ～ …　～を…にする／raise　～を上げる／lower　～を下げる／at work　勤務先で、職場で／away　留守で、不在で／on vacation　休暇で／modify　～を調節する／temperature　温度／as long as ～　～している限り／*be* connected to ～　～につながっている／cellular network　セルラーネットワーク、携帯回線／wireless network　無線ネットワーク／sensor　センサー、感知装置／determine　～を見極める／whether　～かどうか／away from home　家を離れて、外出して

138 central heating system　セントラルヒーティング・システム／this way　このように／edition　（雑誌などの）号、版／available　入手できる／then　それから、さらにまた／regulate　～を調節する／accordingly　それに従って、適切に

135 (A) adjust
(B) adjustment
(C) adjusted
(D) adjusts

(A) ～を調節する
(B) 調節
(C) ～を調節した
(D) ～を調節する

正解 A この文の主語は The latest thermostats、述語動詞は do。この do は目的語が続いていないので、「仕事をする、働く」という意味です。空所の後は「あなたの家の冷暖房システムを自動的に～」。文末の副詞 automatically は空所に入る動詞を説明していると考えられるので、空所に動詞の (A) を入れると「自動的に調節する以上の仕事をする」となります。more than は名詞の前だけでなく動詞の前に置いて、「～をする以上に」を表します。
(B) 名詞。
(C) 過去形、過去分詞。意味が通りません。
(D) 三人称単数現在形。主語の thermostats が複数形なので不適切です。

---

136 (A) possible
(B) general
(C) advisable
(D) difficult

(A) 可能な
(B) 全般的な
(C) 賢明な
(D) 難しい

正解 A この文の主語はThese new computer-enabled devices で、述語動詞が make。it がその目的語ですが、この it は真の目的語が長いときなどに使われる形式目的語と呼ばれるものです。空所には it の目的格補語（目的語 it とイコールの関係になるもの）が入ると考えられます。空所の後は it の真の目的語に当たる to raise or lower your thermostat「サーモスタットを上げ下げすること」なので、(A) possible を入れて「サーモスタットを上げ下げすることを可能にする」とすれば、自然な流れになります。
(B)(C)(D) いずれも文意に合いません。

---

137 (A) productive
(B) currently
(C) rather
(D) recently

(A) 生産的な
(B) 現在は
(C) むしろ
(D) 最近は

正解 B この文の主語はSome smart thermostats で、述語動詞は have。その目的語が sensors で、関係代名詞 that 以降が sensors を説明しています。that 節の中の動詞は determine で、目的語は whether A or B「A か B かどちらかを」。ここでの A は at home「家にいて」、B は away from home「外出していて」。それぞれを修飾して意味が通るのは、副詞の (B) です。
(A) 形容詞。
(C)(D) いずれも副詞ですが、文意に合いません。

---

138 (A) Some homes do not have a central heating system.
(B) This way you are never without a wireless signal.
(C) The newest edition will be available in bookstores next week.
(D) Then they regulate your home's temperature accordingly.

(A) セントラルヒーティングのシステムがない家もあります。
(B) このように、あなたは決して無線信号がない状態にはなりません。
(C) 最新号は来週、書店で入手可能です。
(D) さらに、それらは状況に応じてあなたの家の温度調節をします。

正解 D ピリオドを含む空所の前文では、人が在宅中か外出中かを見極めるセンサー付きのサーモスタットがあると述べています。それに続く文として適切なのは、その前文に続けて Then「さらには」、they「それら（＝サーモスタット）」が家の温度調節をすると述べている (D) を続けると、自然な流れになります。
(A) セントラルヒーティングの話題は出ていません。
(B) This way に続く内容が前文までの内容とつながりません。
(C) The newest edition がこの記事を掲載している雑誌を指すとしても、前文とのつながりが不自然です。

Questions 139-142 refer to the following letter.

❶ Brightstown, Inc.
816 Stanley Road
Durban 4025

16 April

❷ Abigail Peterson
2377 Diesel Street
Glenwood 4001

Dear Ms. Peterson,

❸ Welcome to the Brightstown, Inc., onboarding program. Before your first day of -------(139.), please read the enclosed documents. In doing so, you will become more -------(140.) with Brightstown, Inc., policies and procedures before your scheduled orientation session.

When you arrive at the office on 14 May, you will be required to present identification and given the opportunity to select direct deposit in our payroll system. -------(141.). Our expectations for all employees can be found at www.brightstowninc.org/employees.

We are -------(142.) to creating a smooth and easy transition for incoming staff. Welcome!

The Human Resources Team

問題 139-142 は次の手紙に関するものです。

Brightstown 社
Stanley 通り 816 番地
Durban 4025

4 月 16 日

Abigail Peterson 様
Diesel 通り 2377 番地
Glenwood 4001

Peterson 様

Brightstown 社の新人研修プログラムへようこそ。初勤務日の前に、同封の書類をお読みください。そうすることで、予定されているオリエンテーションの前に、Brightstown 社の方針と諸手続きにより詳しくなれます。5 月 14 日に出社の際には身分証明書の提示が必要となり、給与支払システムで銀行振込を選ぶ機会があります。*これはあなたが自動的に給与の支払いを受けることを確実にするものです。当社が全社員に期待することは、www.brightstowninc.org/employees でご覧ください。新入社員の方々にとって円滑で不安のない移行を実現することを私たちはお約束します。ようこそ！

人事部一同

*Q141 の挿入文の訳

【語注】
❸ onboarding　新人研修／enclosed　同封された／procedure　手続き／scheduled　予定されている／session　会合／*be* required to *do*　～することを求められる／present　～を提示する／identification　身分証明書／give an opportunity to *do*　～する機会を与える／direct deposit　銀行振込／payroll　給与支払／transition　移行、推移／incoming　新入りの／Human Resources　人事部　**140** become familiar with ～　～に詳しくなる
141 ensure that ～　～であることを確実にする／via　～を通じて／notify about ～　～について知らせる

139 (A) enrollment
(B) vacation
(C) competition
(D) employment

(A) 登録
(B) 休暇
(C) 競争
(D) 勤務

正解 D ❶❷および❸1行目から、手紙の差出人はBrightstown社、受取人はAbigail Petersonで、内容はBrightstown社の新人研修の案内であることが分かります。つまり、Petersonさんは同社の新入社員です。空所を含む文のカンマの前は「あなたの～の初日の前に」。(D)のemployment「勤務」を入れると、新入社員への手紙として自然な流れになります。
(A) 学校や講座などへの「登録」を意味する語です。
(B)(C) いずれも意味が通りません。

---

140 (A) familiar
(B) associated
(C) active
(D) patient

(A) 詳しい
(B) 関連した
(C) 活発な
(D) 我慢強い

正解 A ❸2行目のdoing soは、前文にある「同封の書類を読むこと」を指します。カンマ以降の主語はyou、述語動詞はwill become「～になる」です。この部分は、同封の書類を読んだ結果を表していることと、空所の後のwithとのつながりから、(A) familiarを入れてbecome more familiar with ～とすると、「Brightstown社の方針と諸手続きにより詳しくなる」という自然な流れになります。
(B) associate ～ with … は「～と…を結び付ける」という意味なので、文意に合いません。
(C) 意味が通りません。
(D) become patient with ～ は「～に対して我慢強くなる」という意味なので、文意に合いません。

---

141 (A) This will ensure that you are paid automatically.
(B) This will provide access to important documents.
(C) Your schedule will be sent via e-mail.
(D) You will be notified about the delay.

(A) これはあなたが自動的に給与の支払いを受けることを確実にするものです。
(B) これは、重要な文書へのアクセス権を提供します。
(C) あなたのスケジュールはEメールで送られます。
(D) あなたは遅延についての通知を受けます。

正解 A 前後の文脈から、自然な流れを作る1文を選びます。空所の前文では、5月14日の初勤務日に「給与支払システムで銀行振込を選ぶ機会がある」と述べられています。それを選べば、給与は自動的に口座に振り込まれることになるので、(A)が適切です。ensure that ～は「～であることを確実にする」の意味。
(B) Thisが口座振込の選択を指すとしても、意味がつながりません。
(C)(D) いずれも文脈に合いません。

---

142 (A) commit
(B) commitment
(C) committed
(D) commits

(A) 約束する
(B) 約束
(C) 約束された
(D) 約束する

正解 C 空所を含む文の主語はWe。手紙の末尾にはThe Human Resources Team「人事部一同」とあるので、このWeは新人研修を担当する「人事部のメンバーたち」を指しています。そして、述語動詞はareです。be動詞に続けることができ、空所の後のtoと意味がつながる(C) committedが正解。*be* committed to *doing*は「～することを約束する」の意味。
(A) 動詞の原形。
(B) 名詞。
(D) 動詞の三人称単数現在形。

Questions 143-146 refer to the following memo.

❶ To: All Henbridge Publishing Staff
From: Gaston Ramos, Training Director
Date: 5 October
Subject: New guidelines

❷ Next Thursday, 14 October, a required training session will be held to outline new Henbridge Publishing guidelines on ------- (143.) official e-mail correspondence. The session will start at 3 P.M. in Room 34 and is scheduled to last about two hours. ------- (144.) .

❸ To ensure that the training is cost-effective, the session will be based on my team's evaluation of employee performance as well as your needs and requests. ------- (145.) should be communicated to me by the end of the week. Your ------- (146.) will greatly improve the quality of the training session.

Thank you.

問題 143-146 は次のメモに関するものです。

宛先：Henbridge 出版の全従業員
差出人：Gaston Ramos、研修部長
日付：10 月 5 日
件名：新しいガイドライン

次の木曜日の 10 月 14 日に、公的な E メール文書の取り扱いに関する Henbridge 出版の新しいガイドラインの要点を説明するため、出席必須の研修会が開催されます。研修会は 34 号室で午後 3 時に始まり、およそ 2 時間行われる予定です。*出席者には、その時間に対して報酬が全額支払われます。

研修が確実に費用対効果の大きいものになるように、研修会は研修部の人事評価および皆さんのニーズや要望に基づいて行われます。これらを今週末までに私に伝えてください。皆さんの参加によって、研修会の質は非常に高いものになるでしょう。

よろしくお願いします。

*Q144 の挿入文の訳

【語注】
❶ publishing 出版社／training 研修部／director 部長／guidelines ＜複数形で＞ガイドライン
❷ required 必須の／training session 研修会／outline ～の要点を説明する／official 公的な／correspondence 通信文／session 会合／*be* scheduled to *do* ～する予定である／last 続く／
cost-effective 費用対効果の大きい／*be* based on ～ ～に基づく／evaluation 評価／
A as well as B A だけでなく B も、A および B／need 必要なこと、ニーズ／communicate to ～ ～に伝える／by ～までに／the end of the week 今週末／greatly 大いに／improve ～を向上させる
144 freely 自由に／informal 打ち解けた／attendee 出席者／fully 完全に／compensate ～に報酬を支払う／apologize for ～ ～について謝罪をする／unexpected 予期しない／expenses ＜複数形で＞経費、必要経費／attend 出席する

143 (A) handle
(B) handles
(C) handling
(D) handler

(A) ～を取り扱う
(B) ～を取り扱う
(C) 取り扱うこと
(D) 取り扱う人

正解 C ❶から、このメモはHenbridge出版の研修部長から全社員に向けて配信された、新しいガイドラインに関するメモだと分かります。❷1～2行目では、出席必須の研修会でそのガイドラインを説明するとありますが、何のガイドラインかを述べているのが空所を含む on ------- official e-mail correspondence「公的なEメール文書の -------に関する」です。onのような前置詞には名詞、動名詞などが続きます。選択肢の動名詞(C)を入れると「文書を取り扱うことに関する（ガイドライン）」となり、自然な文の流れになります。
(A) 動詞の原形。
(B) 動詞の三人称単数現在形。
(D) 名詞ですが、文意に合いません。

---

144 (A) You will use e-mails freely to build informal friendships.
(B) Attendees will be fully compensated for their time.
(C) We apologize for these unexpected expenses.
(D) Staff who did not attend may join us on Thursday.

(A) あなたたちは打ち解けた友情を築くために自由にEメールを使うでしょう。
(B) 出席者には、その時間に対して報酬が全額支払われます。
(C) これらの想定外の経費について謝罪します。
(D) 出席しなかった従業員は木曜日に参加できます。

正解 B ❷の最後に入る文を選びます。空所の前文では、研修会の開始時刻と会場、所要時間が述べられています。これに続く文として、「2時間」をtheir time「出席者たちの時間」と表現し、それに対しては全額の報酬が支払われると述べた(B)を入れると、空所の後に続く❸1行目の「研修が費用対効果の大きいものになるように」ともつながり、自然な流れです。
(A) Eメールの使い方に関する内容ですが、文意と合いません。
(C) these unexpected expensesが何を指しているのか不明です。
(D) ❷1行目に「出席必須の研修会」と書かれているので不適切です。

---

145 (A) It
(B) Another
(C) These
(D) Everybody

(A) それ
(B) もう一つ
(C) これら
(D) 全員

正解 C 空所に続くshould be communicatedが述語動詞で、空所には主語となる名詞が入ります。❸1～2行目の文は、主語がthe session、述語動詞がwill be based on。文末のas well asはA as well as Bの形を取り、「AおよびB」を表します。ここではA = my team's evaluation of employee performance、B = your needs and requestsです。これに続く文は、your needs and requestsをTheseで受け、「これらを今週末までに私に伝えてほしい」とすると自然な流れになるので、(C)が適切です。
(A) 単数名詞を受ける代名詞なので不適切です。
(B)(D) いずれも意味が通りません。

---

146 (A) donation
(B) research
(C) suspense
(D) participation

(A) 寄付
(B) 調査
(C) 緊張感
(D) 参加

正解 D 空所を含む文の主語はYour -------、述語動詞はwill improveです。improveの目的語はthe quality of the training session「研修会の質」。研修会の質を向上させるものとして適切な主語は、空所に(D)を入れたYour participation「あなたたちの参加」です。
(A)(C) いずれも述べられていません。
(B) ニーズや要望を知ることが調査だとしても、その調査は研修部が行うので、Your「あなたたちの」に続けるのは不適切です。

Questions 147-148 refer to the following e-mail.

❶ **To:**	Celia Parkle <cparkle@mesmermail.net>
From:	Mel's Art Supplies <customerservice@melsartsupplies.com>
Date:	4 February
Subject:	Defective item
Attachment:	Return shipping label

Dear Ms. Parkle,

❷ We have received your request to return a defective product that was included in your recent order. Please let us know whether you would like to receive a full refund or have a replacement item shipped to you at no extra cost. First, though, we ask that you return the item, preferably in its original packaging. If the original packaging is not available, please pack the item securely in a sturdy box, using packing paper or bubble wrap. Please find a prepaid return shipping label attached with this e-mail. Simply print it out and attach it to the box.

We sincerely apologize for the inconvenience. If you have any questions, you can contact us directly at 617-555-0101.

Sincerely,

The Customer Relations Team at Mel's Art Supplies

問題 147-148 は次の E メールに関するものです。

受信者：	Celia Parkle <cparkle@mesmermail.net>
送信者：	Mel 画材店 <customerservice@melsartsupplies.com>
日付：	2月4日
件名：	不良品
添付ファイル：	返送用ラベル

Parkle 様

Parkle 様の先日のご注文に含まれておりました不良品の返却のご要望をお受けいたしました。全額のご返金をお受け取りになるか、追加料金なしで交換品の配送をお受けになるか、どうぞご希望をお知らせください。しかしながらまず、できましたら元のパッケージで商品のご返却をお願いしたく存じます。元のパッケージがお手元にない場合は、梱包用紙や気泡緩衝材を使用して、商品を頑丈な箱にしっかり梱包してください。この E メールに添付いたしました料金支払済みの返送用ラベルをご確認ください。それをそのまま印刷し、箱に貼り付けてください。

ご迷惑をおかけし、心よりおわびいたします。ご質問がございましたら、617-555-0101 まで直接ご連絡ください。

敬具

Mel 画材店、顧客担当係

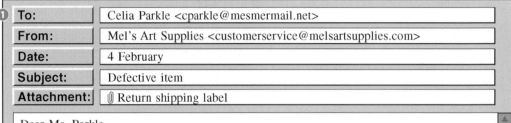

147 What is one purpose of the e-mail?

(A) To confirm that an item has been shipped
(B) To recommend a brand of packing materials
(C) To provide instructions for returning an item
(D) To provide notification of a shipping date

Eメールの1つの目的は何ですか。

(A) 商品が配送されたことを確認すること
(B) 梱包用資材の銘柄を薦めること
(C) 商品の返却に関する指示を与えること
(D) 配送日の通知を行うこと

正解 C ❶ Subject「件名」の項に Defective item「不良品」、Attachment「添付ファイル」の項に Return shipping label「返送用ラベル」とあるので、このメールは不良品とその返送方法に関するものだと予測できます。❷ 1行目で、送信者の Mel 画材店は受信者の Parkle さんから不良品の返却希望の連絡を受けたことを述べ、2～3行目 Please let us know ... extra cost. では、全額返金か交換品配送かの希望を尋ね、さらに、4行目の If the original packaging ... から7行目の ... the box. までの3文では、返送の際の梱包方法と送付方法を伝えています。よって、メールの目的は (C) の「商品の返却に関する指示を与えること」であることが分かります。

(A) (D) このメールでは、商品配送完了の確認や今後の配送予定は述べられていません。

(B) 梱包用資材は話題に上っていますが、銘柄は言及されていません。

---

148 What is suggested about Ms. Parkle?

(A) She purchased art supplies.
(B) She will receive a full refund.
(C) She would like a replacement item.
(D) She discarded the original packaging.

Parkle さんについて何が分かりますか。

(A) 画材を購入した。
(B) 全額の返金を受ける。
(C) 交換品を希望している。
(D) 元のパッケージは廃棄した。

正解 A ❷ 1行目に ... a defective product that was included in your recent order「Parkle 様の先日の注文に含まれていた不良品」と書かれています。ここから、Parkle さんは Mel 画材店からなんらかの画材を購入したことが分かるので、(A) が正解です。

(B) (C) ❷ 2～3行目で、どちらも画材店から提示されている対応策ですが、Parkle さんがどちらを選ぶかはまだ決まっていません。

(D) 画材店から「できれば元のパッケージで」と依頼されていますが、それを Parkle さんがすでに廃棄したか手元にまだ残しているかは分かりません。

【語注】

❶ supplies ＜複数形で＞用品、備品／defective 欠陥のある／item 商品、品物／attachment 添付ファイル／return shipping 返送／label ラベル、荷札

❷ request 要望／product 製品／*be* included in ～ ～に含まれている／recent 先日の、最近の／order 注文（品）／whether A or B AかまたはBか／refund 返金、払い戻し／replacement 交換品、代用品／ship to ～ ～に配送する／at no cost 無料で／preferably できれば／original 元の、最初の／packaging 梱包（こんぽう）、パッケージ／available 入手可能な、対応できる／pack ～を梱包する／securely 安全に、しっかりと／sturdy 頑丈な／bubble wrap 気泡緩衝材／Please find ～. ～をご確認ください。／prepaid 前納の、支払済みの／attached with ～ ～に添付された／simply 単に／attach ～ to … ～を…に貼り付ける／sincerely 心から／apologize for ～ ～に対しておわびをする／inconvenience 迷惑／contact ～に連絡する／Sincerely, 敬具／Customer Relations 顧客窓口、顧客関係

147 confirm ～を確認する／recommend ～を推薦する／brand 銘柄／materials ＜複数形で＞用具／provide ～を提供する／instructions ＜複数形で＞指示／notification 通知／shipping 出荷、配送

148 purchase ～を購入する／discard ～を廃棄する

Questions 149-150 refer to the following text-message chain.

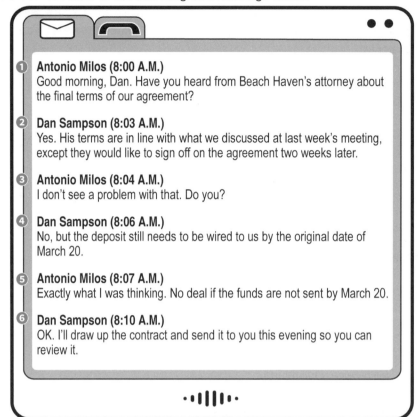

① **Antonio Milos (8:00 A.M.)**
Good morning, Dan. Have you heard from Beach Haven's attorney about the final terms of our agreement?

② **Dan Sampson (8:03 A.M.)**
Yes. His terms are in line with what we discussed at last week's meeting, except they would like to sign off on the agreement two weeks later.

③ **Antonio Milos (8:04 A.M.)**
I don't see a problem with that. Do you?

④ **Dan Sampson (8:06 A.M.)**
No, but the deposit still needs to be wired to us by the original date of March 20.

⑤ **Antonio Milos (8:07 A.M.)**
Exactly what I was thinking. No deal if the funds are not sent by March 20.

⑥ **Dan Sampson (8:10 A.M.)**
OK. I'll draw up the contract and send it to you this evening so you can review it.

問題 149-150 は次のテキストメッセージのやりとりに関するものです。

Antonio Milos（午前 8 時 00 分）
おはようございます、Dan。契約の最終条項について、Beach Haven 社の弁護士から連絡がありましたか。

Dan Sampson（午前 8 時 03 分）
はい。先方が 2 週間遅く契約書に署名することを希望していることを除けば、彼の条件は先週の会合で話し合ったことと一致しています。

Antonio Milos（午前 8 時 04 分）
私はそれについては問題がないと思います。あなたは？

Dan Sampson（午前 8 時 06 分）
ないと思いますが、手付金は当初の日付の 3 月 20 日までに当社へ電信送金される必要があります。

Antonio Milos（午前 8 時 07 分）
まさに私が考えていたことと同じです。手付金が 3 月 20 日までに送金されない場合は合意できません。

Dan Sampson（午前 8 時 10 分）
分かりました。契約書を作成し、あなたが確認できるよう、今晩お送りします。

149 Who most likely is Mr. Sampson?

(A) An engineer
(B) A lawyer
(C) A travel agent
(D) A graphic designer

Sampson さんとは誰だと考えられますか。

(A) エンジニア
(B) 弁護士
(C) 旅行代理店の店員
(D) グラフィックデザイナー

正解 B Sampson さんは❷の発言者です。❶の Milos さんは彼に対し、「契約の最終条項について、Beach Haven 社の弁護士から連絡があったか」と尋ねています。attorney は「弁護士」という意味です。それに対し Sampson さんは、Beach Haven 社の弁護士からの連絡内容を答え、その後も、Milos さんの質問に返答したり、アドバイスをしたりしています。Sampson さんは Milos さん側の弁護士と考えられるので、attorney の同義語 (B) が正解です。
(A)(C)(D) いずれも、やりとりの内容と合いません。

---

150 At 8:07 A.M., what does Mr. Milos most likely mean when he writes, "Exactly what I was thinking"?

(A) He will send an e-mail to Mr. Sampson.
(B) A contract should be canceled.
(C) He will attend a meeting on March 20.
(D) A payment deadline should not be changed.

午前 8 時 7 分に "Exactly what I was thinking" と書くことで、Milos さんは何を意図していると考えられますか。

(A) 彼は Sampson さんに E メールを送る。
(B) 契約は取り消されなければならない。
(C) 彼は 3 月 20 日に会議に出席する。
(D) 支払期限は変更されるべきではない。

正解 D Milos さんのこの発言の直前で、Sampson さんは契約に関する問題点として、「手付金は当初の日付の 3 月 20 日までに当社へ電信送金される必要がある」と述べています。これに続けて Milos さんは、下線部の通り「まさに私が考えていたことと同じだ」と答え、続けて「手付金が 3 月 20 日までに送金されない場合は合意できない」と書いています。つまり、手付金の支払いが契約の必須条件なので、それを「支払期限は変更されるべきではない」と表現した (D) が正解です。
(A) メールを送る話は出ていません。
(B) Milos さんは❺で、手付金が期日までに送金されなければ合意しないと述べているのであって、無条件で契約の取り消しを考えているわけではありません。
(C) 3 月 20 日は Beach Haven 社からの送金期日で、会議出席に関する言及はありません。

【語注】

text-message chain　テキストメッセージのやりとり ★ text message「携帯電話のメッセージ」の意味
❶ hear from ～　～から連絡がある／attorney　弁護士／terms　＜複数形で＞（契約などの）条件、条項／agreement　契約、取り決め
❷ *be* in line with ～　～と一致している／discuss　～について話し合う、～について討論する／except　＜接続詞で＞～であることを除けば／sign off ～　～を承認して契約をする
❸ Do you?　★ここでは you の後に see a problem with that などが省略されている
❹ deposit　手付金、内金／still　そうであっても／wire ～ to …　～を…に電信送金する
❺ exactly　まさに／no deal　合意できない／funds　＜複数形で＞資金
❻ draw up ～　～を作成する／contract　契約書／review　～を見直す、～を再検討する
150 cancel　～（注文・契約など）を取り消す／attend　～に出席する／payment　支払い／deadline　期限

Questions 151-153 refer to the following article.

Pressure for Parts Suppliers
By Navya Mittal

❶ Demand for farm and factory machinery has been on the rise, but many parts suppliers have not been able to keep up with the boom. — [1] —. Farm machinery manufacturer Pawan Equipment has hundreds of partially finished tractors under a temporary tent while it waits for engine components. "We have orders stacked up that we just can't fill right now," said owner Pawan Patel. "Without the parts, we are at a standstill." — [2] —.

❷ Arjun Anand, owner of Anand Manufacturing, which makes parts for heavy machinery, admits that his company is struggling to meet manufacturers' demand. — [3] —. He notes that it has been difficult to find skilled workers. To increase production, Mr. Anand has been paying his workers more in overtime hours. In addition to offering overtime pay, many manufacturers are paying for job training courses for new employees. According to Richard Blaise of Advanced Manufacturing Training Center, enrollment is up at his institution by 30 percent compared to this time last year. — [4] —. Despite the stress that increased demand can bring about, Mr. Blaise says, "It is a good problem to have. Demand creates more opportunities for workers and greater profit for businesses."

問題 151-153 は次の記事に関するものです。

部品供給会社への重圧

Navya Mittal 記

農業用および工業用の機械類の需要は上向いているが、多くの部品供給会社はこの急な好況に追い付けずにいる。農業機器メーカーの Pawan 機材社は、エンジン部品を待ちつつ、仮設テントの下に何百台もの未完成のトラクターを抱えている。オーナーの Pawan Patel は、「すぐにはとうてい対応できない注文が山積みになっています。部品がなくては、当社は立ち往生です」と語った。

重機部品を製造する Anand 製造社のオーナー、Arjun Anand は、自社がメーカーの需要に応じるのに四苦八苦していると認める。彼は、熟練した作業員を見つけるのが難しくなっていると指摘する。生産量を上げるため、Anand 氏は作業員たちに残業代としてより多くの報酬を支払っている。残業代の支払いに加え、多くのメーカーは、新入社員のための職業訓練講座に出資している。上級製造訓練センターの Richard Blaise によると、同センターの在籍者数は、昨年の同時期と比較して 30% 上昇している。*「私たちは、訓練を受けた数百名の機械工を今度の 5 月までに地元メーカーへ送り出すことができると見込んでいます」。需要増加がもたらす重圧にもかかわらず、Blaise 氏は「それはうれしい課題です。需要は働き手にとってはより多くの機会を、企業にとってはより大きな利益を生み出します」と語っている。

*Q153 の挿入文の訳

151 What is indicated about Pawan Equipment?

(A) It has recently changed suppliers.
(B) It is planning to hire more workers.
(C) It cannot find buyers for its products.
(D) It cannot finish assembling its products.

Pawan 機材社について何が示されていますか。

(A) 最近、供給会社を変えた。
(B) もっと多くの作業員を雇う予定である。
(C) 自社製品の買い手を見つけることができない。
(D) 自社製品の組み立てを完了できない。

正解 D 筆者は❶の段落の冒頭で、農工業用の機械類の需要に部品供給会社が対応できない現状を伝え、4～7行目で、Pawan 機材社がエンジン部品の入荷を待ちながら、仮設テントに多数の未完成のトラクターを抱えていると述べています。この状況を「(Pawan 機材社は) 自社製品の組み立てを完了できない」と表現した (D) が正解です。
(A) 供給品の入荷がないだけで、供給会社を変えたとは述べられていません。
(B) 雇用については述べられていません。
(C) ❶7～9行目に「対応できない注文が山積みになっている」と述べられています。

---

152 What does Mr. Anand suggest about his company?

(A) Its profits rose by 30 percent in recent months.
(B) It does not have enough employees.
(C) It has been unable to boost production capacity.
(D) It sells parts to Pawan Equipment.

Anand さんは自社について何を述べていますか。

(A) 利益がここ数カ月で 30% 伸びた。
(B) 十分な数の従業員がいない。
(C) 生産量を高めることができずにいる。
(D) Pawan 機材社に部品を売っている。

正解 B Anand さんは❷の段落に登場する重機部品メーカーのオーナーです。❷4～6行目に、He notes that ... skilled workers.「彼 (= Anand さん) は、熟練した作業員を見つけるのが難しくなっていると指摘する」と書かれています。自社のこの状態を「十分な数の従業員がいない」と表現した (B) が正解です。
(A) 30%上がったのは❷11～14行目にある、上級製造訓練センターの在籍者数です。
(C) 生産量については、それを上げるために残業代を支払い続けていると述べられているだけです。
(D) 記述がありません。

153 In which of the positions marked [1], [2], [3], and [4] does the following sentence best belong?

"We expect to supply local manufacturers with hundreds of trained machinists by next May."

(A) [1]
(B) [2]
(C) [3]
(D) [4]

[1]、[2]、[3]、[4] と記載された箇所のうち、次の文が入るのに最もふさわしいのはどれですか。

「私たちは、訓練を受けた数百名の機械工を今度の5月までに地元メーカーへ送り出すことができると見込んでいます」

(A) [1]
(B) [2]
(C) [3]
(D) [4]

正解 D 挿入文の主語はWeで、述語動詞はexpect「～を予期する」。その予期内容は「訓練を受けた数百名の機械工を今度の5月までに地元メーカーへ送り出すこと」なので、Weが指しているのは❷11～12行目に出てくるAdvanced Manufacturing Training Centerだと分かります。その文で同センターのBlaiseさんは、職業訓練を受ける在籍者数が、昨年の同時期と比較して30%上昇していると述べているので、この文の次に挿入文を入れると、「在籍者数が増えている」→「訓練を受けた機械工を送り出せる」という自然な流れになります。よって正解は(D)です。

【語注】

❶ pressure　圧力、重圧／part　部品／supplier　供給会社／demand for ～　～に対する需要／machinery　機械類 ★集合的に用い、単数扱い／on the rise　上向いて／keep up with ～　～に追い付いていく／boom　にわか景気、好況／manufacturer　メーカー／equipment　機材、装備／hundreds of ～　数百もの～、たくさんの～／partially　不完全に／tractor　トラクター、けん引車／temporary　仮の、一時的な／while　～している間、～しながら／component　部品／have ～ *done*　～を…させる／order　注文(品)／stack up ～　～を積み上げる／fill　～(需要など)に応じる、～を満たす／at a standstill　行き詰まって、足踏み状態で

❷ manufacturing　製造／heavy machinery　重機／admit that ～　～であると認める／struggle to *do*　～するのに苦闘する／meet　～に応じる／note that ～　～であることを指摘する／skilled　熟練した／production　生産量／overtime hours　残業時間／in addition to ～　～に加えて／offer　～を提供する／overtime pay　残業代／pay for ～　～にお金を払う／job training　職業訓練／employee　従業員／according to ～　～によると／advanced　上級の／enrollment　入学者数、在籍者数、登録者数／*be* up　増加している／institution　教育機関／by ～　～だけ ★～には数量が入り、変動幅を示す／compared to ～　～と比較して／despite　～にもかかわらず／stress　圧迫／bring about ～　～を引き起こす／create　～を生み出す／opportunity　機会／profit　利益

151 indicate　～を示す／recently　最近／plan to *do*　～する予定である／hire　～を雇う／assemble　～を組み立てる

152 profit　利益／rise　伸びる／recent　最近の／*be* unable to *do*　～することができない／boost　～を増大させる／capacity　(最大)生産能力／sell　～を売る

153 expect to *do*　～すると予期する／supply ～ with …　～に…を供給する／local　地元の／machinist　機械工

Questions 154-157 refer to the following memo.

MEMO

❶ To: All Sales Associates at Oaklea Storage
From: Hisako Tanaka
Date: February 17
Subject: Update

❷ This memo is intended to clarify how we handle customer requests for price quotes. — [1] —. When a customer submits a request for a price quote through our Web site, please follow the procedure as outlined below. — [2] —.

❸ First, if not already provided by the customer, request the following information: unit size needed; desired lease duration (monthly or annual); whether a climate-controlled unit is needed; and whether we need to pick up their belongings. — [3] —. Use the quote estimator spreadsheet to find the relevant costs, and then enter those in the quote template document.

❹ When the document is complete, forward it to me for approval. And remember that all of this needs to be done within 24 hours of receiving the customer's information so that we can fulfill our One-Day Turnaround promise. — [4] —.

問題 154-157 は次のメモに関するものです。

メモ

受信者： Oaklea 保管会社の全営業担当者
送信者： Hisako Tanaka
日付： 2月17日
件名： 最新情報

このメモは、お客さまからの料金見積依頼にどう対処するかを明確にすることを目的としています。お客さまが当社ウェブサイトを通じて料金の見積もりを依頼されたときは、以下にまとめた手順に従ってください。

最初に、お客さまからまだご提供いただいていない場合は、以下の情報を依頼してください。必要な保管庫のサイズ、希望リース期間（月単位もしくは年単位）、温度・湿度管理された保管庫が必要かどうか、そして当社から所有物を取りに行く必要があるかどうか、です。*一つ一つの細目を必ず確認してください。妥当な費用を出すには見積もり用の表計算ソフトを利用し、その後、その費用を見積もり用の文書テンプレートに入力してください。

文書が完成したら、承認のため私宛てに送ってください。また、当社の「1日で対応」という約束を果たすため、この全てが、お客さまの情報を受け取ってから24時間以内になされなければならないことを忘れないでください。

*Q157 の挿入文の訳

154 Why was the memo sent?

(A) To provide requested feedback to employees
(B) To explain an updated computer system
(C) To request information about a delayed quote
(D) To give instructions regarding customer requests

メモはなぜ送られましたか。

(A) 依頼されていた従業員へのフィードバックを提供するため
(B) 更新されたコンピューターシステムについて説明するため
(C) 遅れている見積書についての情報を求めるため
(D) 顧客の依頼に関する指示を与えるため

正解 D　❶より、このメモはHisako TanakaからOaklea保管会社の全営業担当者に送られたものだと分かります。❷の冒頭でTanakaさんは、「このメモは、お客さまからの料金見積依頼にどう対処するかを明確にすることを目的としている」と、メモの主旨を伝えています。そして続く文では、料金の見積依頼への対応には以下の手順に従うようにと述べているので、(D)が正解です。
(A) このメモが、誰かに依頼されて出されたかどうかは不明です。
(B) 件名にUpdateとありますが、コンピューターシステムの更新は話題に上っていません。
(C) 見積書が遅れているという記述はありません。

---

155 According to the memo, when should employees consult a spreadsheet?

(A) Before using the quote template
(B) After contacting Ms. Tanaka
(C) When requesting customer information
(D) When a quote has been approved

メモによると、従業員はいつ表計算ソフトを参照利用すればいいですか。

(A) 見積書のテンプレートを使用する前
(B) Tanakaさんに連絡した後
(C) 客の情報を依頼するとき
(D) 見積書が承認されたとき

正解 A　設問文中のconsultは「～を参照する」という意味で、ここでは「表計算ソフトを利用して計算する」ということ。spreadsheet「表計算ソフト」は❸4行目に登場します。Useで始まるこの文は、Use ～, and then ...「～を利用し、その後…」という形になっています。「妥当な費用を出すには見積もり用の表計算ソフトを利用し、その後、その費用を見積もり用の文書テンプレートに入力する」とあるので、表計算ソフトを利用するのは、見積書のテンプレートを使用する前になります。よって(A)が正解です。
(B) ❹1行目より、Tanakaさんに連絡をするのは、表計算ソフトを利用した後です。
(C) 客への情報の依頼は❸にありますが、この作業に表計算ソフトを利用するとは述べられていません。
(D) ❹より、承認はTanakaさんに文書を送った後に行われます。

---

156 What does Oaklea Storage guarantee to customers?

(A) Free pickup of items for storage
(B) Timely delivery of requested information
(C) Low monthly rates
(D) Free climate-control for all units

Oaklea保管会社は客に何を確約しますか。

(A) 保管用の荷物の無料集荷
(B) 求められた情報の適時提供
(C) 安い月額料金
(D) 全保管庫での無料の温度・湿度管理

正解 B　❹1～2行目のAnd remember以降には、客への対応について、「当社の『1日で対応』という約束を果たすため、この全てが、お客さまからの情報を受け取ってから24時間以内になされなければならない」とあります。つまり、Oaklea保管会社が客に確約しているのは料金見積書の所定時間内での提供なので、(B)が正解です。
(A) ❸3、4行目に確認事項として「所有物を取りに行く必要があるかどうか」が挙げられていますが、無料で集荷をするとは書かれていません。
(C) ❸2行目にリース期間の確認が書かれていますが、料金には触れていません。
(D) ❸3行目に「温度・湿度管理された保管庫が必要かどうか」という確認事項がありますが、全保管庫でそれが無料であるとは書かれていません。

157 In which of the positions marked [1], [2], [3], and [4] does the following sentence best belong?

"Each detail must be verified."

(A) [1]
(B) [2]
(C) [3]
(D) [4]

[1]、[2]、[3]、[4] と記載された箇所のうち、次の文が入るのに最もふさわしいのはどれですか。

「一つ一つの細目を必ず確認してください」

(A) [1]
(B) [2]
(C) [3]
(D) [4]

正解 C detail は「情報の細目、詳細」と言う意味です。挿入文の each detail が指す内容としてふさわしいのは、❸の前半で述べられている、客への確認事項の一つ一つです。これらの情報の後に入れると自然な流れになるので、(C) が正解です。

【語注】

❶ sales associate 営業担当者／storage 保管／update 最新情報

❷ *be* intended to *do* ～することを目的とする／clarify ～を明らかにする／handle ～に対処する／request 依頼、要望／quote 見積もり、見積書／submit ～を提出する／follow ～に従う／procedure 手順／outline ～の概略を述べる

❸ request ～を求める／unit 1個 ★ここでは収納庫1つを指す／desired 希望の／lease リース、賃貸借／duration 期間／monthly 月単位の／annual 年単位の／climate-controlled 温度・湿度管理された／pick up ～ ～を取りに行く／belongings ＜複数形で＞所持品、所有物／estimator 測定するもの／spreadsheet 表計算ソフト、スプレッドシート／relevant ふさわしい、妥当な／enter ～を入力する／template テンプレート

❹ complete 完了した、完成した／forward ～ to … ～を…へ送る／approval 承認／within ～以内に／fulfill ～を果たす／turnaround 対応時間 ★ビジネスで、顧客から注文・依頼を受けてから対応するまでにかかる時間を指す

154 feedback 意見、フィードバック／updated 更新された／delayed 遅れた／give instructions 指示を与える／regarding ～に関しての

155 consult ～を参照する／contact ～に連絡する／approve ～を承認する

156 guarantee ～ to … ～を…に確約する／free 無料の／pickup 集荷／timely 適時の、タイムリーな／delivery 提供、納品／rate 金額、料金

157 verify ～を確認する

Questions 158-159 refer to the following advertisement.

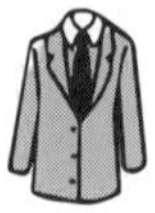

❶ **Attention** *Best Style* magazine readers: FURIO'S APPAREL has a special promotion for you! Through March 31, our premium Italian dress shirts, usually priced at $65 each, are currently **two** for **$99**! This exclusive sale is available only to *Best Style* subscribers.

❷ In order to take advantage of this **limited-time offer**, visit our Web site at **www.furios.com** to confirm your subscription information. Once verified, you will be sent an e-mail with your discount code. Present the code as often as you wish at any of our retail stores or apply it while shopping online. Shipping is free and products typically arrive within five business days. Upgrade your wardrobe with Furio's finest quality business attire!

問題 158-159 は次の広告に関するものです。

『Best Style』誌をご購読の皆さまにお知らせします。Furio 衣料品店では皆さまのための特別な販促キャンペーンを開催しています！ 3 月 31 日まで、当店のイタリア製高級ビジネスワイシャツが、通常 1 点 65 ドルのところ、ただいま 2 点で 99 ドルとなっております！ この限定セールは『ベスト・スタイル』誌を定期購読されているお客さまだけがご利用可能です。

この期間限定セールをご利用になるには、当店のウェブサイト www.furios.com にアクセスして、お客さまの定期購読情報をご確認ください。認証されると、お客さまの割引用コードを添付した E メールが送付されます。当店の各小売店で購入される際にも、オンラインでのお買い物に使われる際にも、何度でもお好きなだけ、そのコードをご提示ください。配送は無料で、商品は通常 5 営業日以内にお届けします。Furio の最高品質のビジネスウエアで、ご自分のワードローブをグレードアップしてください！

158 What is indicated about the promotion?
(A) It is valid until the end of the year.
(B) It can be used only at stores in Italy.
(C) It applies only to specific clothing.
(D) It expires after one use.

販促キャンペーンについて何が示されていますか。
(A) 今年の年末まで有効である。
(B) イタリアにある店舗でのみ使える。
(C) 特定の衣類だけに適用される。
(D) 1回利用した後に失効する。

正解 C ❶の冒頭の文から、この広告は、Furio 衣料品店が『ベスト・スタイル』誌の購読者向けの販促キャンペーンを知らせるものだと分かります。それに続く文では、「3月31日まで、当店のイタリア製高級ビジネスワイシャツが、通常1点65ドルのところ、ただいま2点で99ドルになっている」と、セールの対象品目とセール価格が記されています。以後の文ではこのビジネスシャツ以外の品目には触れていないので、キャンペーンの対象商品はイタリア製高級ビジネスワイシャツのみということになります。よって、それを「特定の衣類だけに適用される」と表現した(C)が正解です。
(A) ❶2行目から、販促キャンペーンは3月31日まででであることが分かります。
(B) イタリアは、ビジネスシャツが作られた国として名前が出ているだけです。
(D) ❷3～4行目に、この販促キャンペーンでは、小売店でもオンラインでも、望むだけの回数、割引用コードを提示するよう書かれているので、1回だけでなく何回も利用可能です。

---

159 What are customers asked to do?
(A) Upgrade their online account
(B) Pay their invoice balance
(C) Update their shipping address
(D) Provide their subscription details

客は何をするよう求められていますか。
(A) オンラインアカウントをアップグレードする
(B) 請求残高を支払う
(C) 送り先の住所を最新のものにする
(D) 定期購読の個人情報を提供する

正解 D ❷1～4行目には販促キャンペーンを利用するための条件が書かれており、1～2行目に「当店のウェブサイト www.furios.com にアクセスして、お客さまの定期購読情報を確認してほしい」とあります。続く文では「認証されると、お客さまの割引用コードを添付したEメールが送付される」と書かれているので、subscription information「定期購読情報」を subscription details「定期購読の個人情報」と言い換えた(D)が正解です。
(A)(B)(C) いずれも述べられていません。

【語注】
advertisement　広告
❶ Attention ～.　～の皆さまにお知らせします。／apparel　衣料／promotion　販売促進キャンペーン／premium　高級な／two for ～　～で2つ／dress shirt　ビジネス用ワイシャツ／priced at ～　～の値段が付いた／currently　現在は／exclusive　限定の、専用の／available to ～　～（人）が利用できる／subscriber　定期購読者
❷ take advantage of ～　～を利用する／limited-time　期間限定の／offer　売り出し、値引き、（売品としての特別）提供／confirm　～を（間違いないと）確認する／subscription　定期購読／once verified　いったん（それが）認証されたら ★＝ once it is verified ／verify　～を認証する／discount　割引／code　コード、番号／present　～を提示する／wish　望む／retail store　小売店／apply　～を用いる／shipping　出荷、発送／typically　一般に、概して／upgrade　～を格上げする、～の性能を高める／wardrobe　持ち衣装、ワードローブ／finest　★形容詞 fine「上等な」の最上級／attire　衣服
158 valid　有効な／apply to ～　～に適用される／specific　特定の／expire　失効する
159 ask ～ to *do*　～に…するよう頼む／account　アカウント、登録／invoice　請求書／balance　残額／update　～を最新のものにする、～を更新する／details　＜複数形で＞個人情報

Questions 160-162 refer to the following Web page.

https://www.nel.com/awards

❶ **National Entrepreneur League**
NEL Awards

❷ Each year, the National Entrepreneur League (NEL) grants awards to ten members who have shown courage in pursuing daring and unconventional business projects. We believe that such projects are necessary for the long-term success of a company.

❸ Nominations must be submitted in writing by NEL members who have been in the society for at least ten years; no self-nominations are accepted. A five-person committee selected by the NEL Board of Directors reviews the nominations and makes its final decisions.

❹ All nominations for awards must be submitted by April 30. The awards committee will meet sometime in May, with deliberations being concluded on or before May 31. The winners will be announced online in the June 15 issue of the NEL newsletter. All award recipients will be honored publicly at the annual NEL convention on August 5.

問題 160-162 は次のウェブページに関するものです。

https://www.nel.com/awards

全国起業家連盟
NEL賞

全国起業家連盟（NEL）は毎年、斬新で型にはまらないビジネスプロジェクトの追求において勇気を示した10人の会員に賞を授与しています。当連盟は、企業の長期にわたる成功にはそのようなプロジェクトが必要だと考えております。

候補者は、最低10年間当連盟に在籍しているNEL会員によって、書面で提出されなければなりません。自己推薦は受け付けません。NEL理事会によって選出された5名による委員会が、候補者を精査して最終決定をいたします。

賞の全候補者は、4月30日までに提出されなければなりません。授賞委員会は5月中のどこかの時点で開かれ、審議は5月31日あるいはそれ以前に完了されます。受賞者はNELの会報の6月15日号で、オンラインにて発表されます。全受賞者は、8月5日のNEL年次総会にて公式に表彰される予定です。

【語注】

❶ entrepreneur　起業家／league　連盟／award　賞　❷ grant ～ to …　～を…に授与する／pursue　～を追求する／daring　斬新な／unconventional　型にはまらない／long-term　長期にわたる　❸ nomination　候補者、推薦／submit　～を提出する／in writing　書面で／society　協会／self-nomination　自薦／five-person　5人から成る／committee　委員会／board of directors　理事会／review　～を検討する、～を精査する／make a decision　決定をする
❹ with ～ being *done*　～が…されている状態で／deliberation　審議／conclude　～を終える、～を完結する／announce　～を発表する／issue　（雑誌などの）号／newsletter　会報／recipient　受賞者／honor　～を表彰する／publicly　公的に／annual　年次の／convention　大会
160 recognize　～を表彰する、～を評価する／networking　（仕事上の）ネットワーク作り／original　独創的な／service　勤務、雇用／sales　<複数形で>売上高
161 mention　～に言及する／application　応募、申請／requirement　要件／fee　手数料、料金／speak before ～　～の前でスピーチをする／publish　～を発表する／nominate　～を推薦する
162 publicize　～を公表する

160 What do the awards recognize?

(A) Networking skills
(B) Original ideas
(C) Long-term service
(D) Increased sales

賞は何を表彰しますか。

(A) 人的ネットワーク作りのスキル
(B) 独創的な計画
(C) 長期間の勤務
(D) 売り上げの増加

正解 B ❶の見出しから、このウェブページは「全国起業家連盟　NEL賞」のページだと分かります。❷の冒頭では「全国起業家連盟（NEL）は毎年、斬新で型にはまらないビジネスプロジェクトの追求において勇気を示した10人の会員に賞を授与している」と述べられています。設問は「何を表彰するか」なので、「斬新で型にはまらないビジネスプロジェクト」を「独創的な計画」と言い換えた(B)が正解です。
(A) 話題に上っていません。
(C) (D) ❷3行目に long-term success「長期にわたる成功」とありますが、「長期間の勤務」や売り上げの増加には触れていません。

---

161 What is mentioned as an application requirement for an NEL award?

(A) Submitting an application fee
(B) Speaking before the NEL Board
(C) Publishing of an article in the NEL newsletter
(D) Being nominated by a member

NEL賞への応募要件として何が述べられていますか。

(A) 応募費用を出すこと
(B) NEL理事会でスピーチをすること
(C) NEL会報に記事を発表すること
(D) メンバーに推薦されること

正解 D 設問文の application requirement は「応募要件」という意味。その話題は❸に出てきます。1～2行目の Nominations must be ... are accepted. には、「候補者は、最低10年間当連盟に在籍しているNEL会員によって、書面で提出されなければならない」とあり、続く文に「自己推薦は受け付けない」と応募要件を説明しています。よって正解は(D)です。
(A) 話題に上っていません。
(B) Board of Directors「理事会」は❸3行目に登場しますが、その会合でのスピーチには言及されていません。
(C) newsletter は❹3行目にありますが、受賞者が発表される媒体として紹介されているだけです。

---

162 When will the award winners first be publicized?

(A) On April 30
(B) On May 31
(C) On June 15
(D) On August 5

受賞者が最初に公表されるのはいつですか。

(A) 4月30日
(B) 5月31日
(C) 6月15日
(D) 8月5日

正解 C ❹にはNEL賞の全日程が書かれています。2～3行目の The winners will be announced ... に「受賞者はNELの会報の6月15日号で、オンラインにて発表される」とあります。発表についてはこれが一番早い日付なので、(C)が正解です。
(A) 候補者のノミネート期限。
(B) 授賞委員会が受賞者を決める期限。
(D) NEL年次総会で受賞者の表彰が行われる日。

Questions 163-166 refer to the following article.

Festa Fashions Comes to Newport

❶ Mari Festa, President of Festa Fashions, sat down with *Newport Business* reporter Pat Goldman to discuss the relocation of Festa's distribution center to Newport. Here's an excerpt from that interview.

❷ ***NB:*** Your flagship retail store is in Westville, but you recently opened a 46,000-square-meter distribution center in Newport, 130 kilometers away. Why?

Festa: When our distribution facility became too small, we searched for a bigger one. It was not easy to find. We heard Baird Products had opened a warehouse in Newport, so we checked it out.

NB: You obviously liked what you saw.

❸ **Festa:** Newport has an edge. It's within an hour's drive of 30 percent of the region's population, given the easy access to three major highways. We can reach Topper Airport within an hour. This is not only convenient for transport but also for attracting prospective employees. We have everything we need to get products to customers.

❹ ***NB:*** The warehousing and distribution segment of Newport's economy has grown by 18 percent in just the past two years. Did you have trouble locating a site to build on?

Festa: In fact, this type of growth is happening around the country due to the rise in online retailing. So, yes, we had a competitor, a dry goods company, that was attracted to the site we wanted for our warehouse. Fortunately, they eventually found a suitable site elsewhere in Newport.

NB: We wholeheartedly welcome all of you to Newport!

問題 163-166 は次の記事に関するものです。

Festa Fashions 社、ニューポートに来る

Festa Fashions 社の社長 Mari Festa は、『ニューポート・ビジネス』誌の記者 Pat Goldman と、Festa 社の配送センターのニューポートへの移転について、膝を交えて話し合った。これはそのインタビューの抜粋である。

NB：御社の旗艦店はウエストビルにありますが、最近、130 キロ離れたニューポートに 4 万 6,000 平方メートルの配送センターを開設されました。なぜですか。

Festa：当社の配送施設があまりに手狭になったので、より広い施設を探しました。見つけるのは簡単ではありませんでした。Baird Products 社がニューポートに倉庫を開設したと聞いたので、そこを調べてみました。

NB：当然、ご覧になったものが気に入ったわけですね。

Festa：ニューポートには強みがあります。3 本の主要幹線道路へ簡単にアクセスできますから、地域住民の 30% にとってニューポートは車で 1 時間以内の距離なんです。Topper 空港へも 1 時間以内で着けます。これは輸送だけでなく、将来の従業員を集めるのにも好都合です。当社にとって、商品をお客さまへお届けするのに必要な全てがここにあるのです。

NB：ニューポート経済の倉庫業と配送業の分野は、わずかこの 2 年間で 18% 成長しました。新たな建設予定地を探すのに苦労されましたか。

Festa：実のところ、オンライン小売りの増大により、こうした成長は全国で起きています。ですので、はい、苦労しました。私たちには生地会社の競合相手があり、当社が倉庫用に欲しかった用地に、その会社も魅力を感じていました。幸いにも、彼らは結局ニューポートの別の場所にふさわしい用地を見つけました。

NB：ニューポートに皆さんを心から歓迎いたします！

163 What was the problem with Festa Fashions' previous distribution center?

(A) It did not have enough space.
(B) It did not have modern equipment.
(C) It was in an inconvenient location.
(D) It was too expensive to maintain.

Festa Fashions 社の以前の配送センターは何が問題でしたか。

(A) 十分なスペースがなかった。
(B) 最新の機材がなかった。
(C) 不便な場所にあった。
(D) 維持費が高過ぎた。

正解 A 記事のタイトルと❶から、Festa Fashions 社の配送センターのニューポートへの移転に関する記事であることが分かります。❷ 1 ～ 4 行目で *NB*（=『ニューポート・ビジネス』誌）の記者が、旗艦店から遠く離れた場所に配送センターを移転した理由を尋ねると、Festa Fashions 社の社長は続く 5 ～ 7 行目で、When our distribution facility became too small, we searched for a bigger one「当社の配送施設があまりに手狭になったので、より広い施設を探した」と答え、他社が倉庫を開設したニューポートを調べたと続けています。よって、以前の倉庫について「十分なスペースがなかった」と表現した (A) が正解です。
(B)(C)(D) いずれも話題に上っていません。

---

164 What is NOT mentioned as an advantage of the Newport location?

(A) It is near an airport.
(B) It will help attract new employees.
(C) Rental prices are reasonable.
(D) Major roads can easily be accessed.

ニューポートの立地の利点として述べられていないものは何ですか。

(A) 空港に近い。
(B) 新入社員を集めるのに役立つ。
(C) 賃貸価格が手頃である。
(D) 幹線道路に簡単にアクセスできる。

正解 C 設問文には NOT mentioned とあるので、記事の中で述べられていないものを選びます。❸ 1 行目で Festa 社長は、Newport has an edge.「ニューポートには強みがある」述べ、続けて「主要幹線道路へ簡単にアクセス」「Topper 空港へも 1 時間以内」「輸送に便利」「将来の従業員を集めるのにも好都合」と 4 点の優位性を列挙しています。選択肢の中で、「賃貸価格が手頃」は、ここで列挙された項目の中にないので、(C) が正解です。

---

165 What do Festa Fashions and Baird Products have in common?

(A) They are planning a merger.
(B) They opened new retail stores.
(C) They sell products mainly overseas.
(D) They operate warehouses in Newport.

Festa Fashions 社と Baird Products 社の共通点は何ですか。

(A) 合併を計画している。
(B) 新しい小売店を開いた。
(C) 主に海外で製品を販売している。
(D) ニューポートに倉庫を持っている。

正解 D Baird Products 社の名前は❷ 8 行目に登場し、We heard Baird Products had opened a warehouse in Newport, so we checked it out.「Baird Products 社がニューポートに倉庫を開設したと聞いたので、そこを調べてみた」と書かれています。また、❹ 8 ～ 11 行目で Festa 社長は、the site we wanted for our warehouse「当社が倉庫用に欲しかった用地」に別の会社も魅力を感じていたと述べています。このことから、Festa 社が今回ニューポートに新設した配送センターは倉庫としての機能もあることが分かるので、どちらの会社もニューポートで倉庫を持っていることになります。(D) が正解です。
(A)(B)(C) いずれも話題に上っていません。

166 According to Ms. Festa, what has increased?
(A) Shipping fees
(B) Product selections
(C) Online sales
(D) Transportation options

Festa さんによると、何が増えていますか。
(A) 配送料金
(B) 品ぞろえ
(C) オンライン販売
(D) 輸送手段

正解 C ❹1～4行目で記者は、「ニューポート経済の倉庫業と配送業はわずか2年で18%成長した」と述べています。これに対し Festa 社長は6～8行目で、In fact, this type of growth is happening around the country due to the rise in online retailing「実のところ、オンライン小売りの増大により、こうした成長は全国で起きている」と応じています。よって (C) が正解です。
(A)(B)(D) いずれも話題に上っていません。

【語注】

❶ sit down with ～ to *do*　～と同席して…する、～と膝を交えて…する／discuss　～について話し合う／relocation　移転／distribution　配送、(商品の) 販売、流通／Here's ～.　こちらが～です。／excerpt　抜粋、引用
❷ flagship retail store　旗艦店 ★ある会社の複数ある店舗の中の中核となる店／away　離れて、離れた所で／facility　施設／search for ～　～を探し求める／warehouse　倉庫／check out ～　～を調べる／obviously　当然、言うまでもなく
❸ edge　強み、優位性／an hour's drive of ～　★この of は誰が「車で1時間以内なのか」という行為の主体を表す／given　～を考慮に入れると／highway　幹線道路 ★「高速道路」は expressway ／convenient　便利な、都合のよい／transport　輸送／attract　～を集める／prospective　将来の、見込みのある／get ～ to …　～を…に届ける
❹ warehousing　倉庫業務／segment　分野／have trouble *doing*　～するのに苦労する／site　用地、場所／build on　建て増す／in fact　実は／growth　成長／due to ～　～が原因で／rise　上昇、増加／retailing　小売り (業) ／competitor　競争相手、競合他社／dry goods　布製品、生地／fortunately　幸い／eventually　結局／suitable　ふさわしい／elsewhere　他の場所に／wholeheartedly　心から
163 previous　以前の／inconvenient　不便な／maintain　～を維持する
164 advantage　強み／help *do*　～するのに役立つ／rental　賃貸の／reasonable　手頃な
165 have ～ in common　～を共通に持つ／merger　合併／overseas　海外で／operate　～を運営する
166 transportation　輸送、運送

Questions 167-168 refer to the following job posting.

Mobile Auto Mechanic

Lee Autobody Ltd., a small automotive body shop in Luton, is looking for a responsible mechanic who will be dispatched to repair cars on location. The ability to make on-the-spot repairs, such as installing new tyres, shocks, and brakes, is required. Applicant must be comfortable operating a tow truck and be willing to wear a high-visibility vest. Geographical knowledge of the region is necessary. No certifications are required, but applicant must have relevant experience, a valid driver's license, and excellent interpersonal skills. To apply, send résumé and three references to hr@leeautobody.co.uk.

問題 167-168 は次の求人票に関するものです。

出張自動車整備士

Luton にある小さな自動車車体工場 Lee Autobody 社は、現地で自動車を修理するために派遣される、信頼できる整備士を探しています。新しいタイヤ、ショックアブソーバー、ブレーキの取り付けなど、現場での修理ができる能力が必要です。応募者は、レッカー車の操作に慣れていて、反射ベストの着用をいとわないことが必須です。Luton の地理に関する知識が必要です。応募者には資格は必須ではありませんが、関連する経験、有効な運転免許証、また優れた対人能力が必須です。応募するには、hr@leeautobody.co.uk まで、履歴書と 3 通の推薦状をお送りください。

167 What qualification is NOT required for applicants?

(A) Familiarity with the Luton area
(B) A technical certification
(C) Similar prior experience
(D) An ability to relate well to customers

応募者に必須ではないのはどんな資質ですか。

(A) Luton地域に精通していること
(B) 技術上の認定資格
(C) 類似した過去の経験
(D) 顧客とうまく付き合う能力

正解 B 設問文にはNOT requiredとあるので、求人票で必要条件とされていないものを選びます。選択肢(A)は求人票の5行目にGeographical knowledge of the region is necessary.「Lutonの地理に関する知識が必要」とあり、(C)は6行目にapplicant must have relevant experience「応募者には関連する経験が必須」、(D)は7行目に(applicant must have) excellent interpersonal skills「優れた対人能力」が挙げられています。(B)の資格については5～6行目に、No certifications are required「資格は必須ではない」と書かれているので、正解は(B)です。

---

168 What will the mobile auto mechanic be expected to do?

(A) Deliver fuel to stranded drivers
(B) Provide inspection reports
(C) Use towing equipment
(D) Repair cars at the body shop

出張自動車整備士は何をすることが見込まれていますか。

(A) 足止めされた運転手に燃料を届ける
(B) 点検報告書を提出する
(C) レッカー機材を使う
(D) 車体工場で車を修理する

正解 C 求人票の4行目にApplicant must be comfortable operating a tow truck「応募者は、レッカー車の操作に慣れていることが必須」と述べられているので、(C)が正解です。
(A)(B) いずれも述べられていません。
(D) 車体工場ではなく現地で車の修理をすることが求められています。

【語注】

job posting 求人票／mobile 移動できる／auto 自動車／mechanic 整備士／Ltd. ～社／automotive 自動車の／body shop 自動車修理工場、車体工場／responsible 信頼できる／dispatch ～を派遣する／repair ～を修理する／on location 現地で ★「野外ロケで」の意味もある／make a repair 修理をする／on-the-spot 現場での／install ～を取り付ける／tyre タイヤ ★米国つづりはtire／shock ショックアブソーバー ★＝shock absorber／brakes ＜しばしば複数形で＞ブレーキ／require ～を必要とする／applicant 応募者／comfortable *doing* ～するのが容易な、たやすく～することができる／operate ～を操作する／tow truck レッカー車／*be* willing to *do* 進んで～する／high-visibility vest 反射ベスト ★反射材付きの視認性の高いベスト／geographical 地理的な／certification 資格、認定証／relevant 関連する／valid 有効な／driver's license 運転免許証／excellent 優れた／interpersonal skills 対人能力／apply ～に応募する／résumé 履歴書／reference 推薦状
167 qualification 資格、資質、能力／familiarity 精通、熟知／technical 技術的な、専門的な／similar 類似の／prior 前の／relate well to ～ ～とうまく付き合う
168 *be* expected to *do* ～することを期待される、～することが見込まれる／deliver ～ to … ～を…へ届ける／fuel 燃料／strand ～を足止めさせる／inspection 点検／report 報告書／tow ～をレッカー車で撤去する

Questions 169-171 refer to the following Web site information.

https://www.varinga-express.com

Home	Free Estimate	Reviews	Contact Us

❶ Varinga Express offers reliable transportation for all occasions, including service to and from the airport or sports events. Our vehicles and trained professionals are ideally suited to serving the needs of individuals and groups. And nothing is more important to us than getting our passengers to their destinations safely and comfortably.

❷ Contact Varinga Express to request a free estimate. Provide us with the details on our estimate page, and we will schedule a trip for you that is both convenient and enjoyable. We respond to requests within one business day.

❸ To ensure that we can arrange a suitable vehicle for your needs, we require advance notice: at least one week for individuals or groups up to ten and at least two weeks for groups larger than ten.

問題 169-171 は次のウェブサイトの情報に関するものです。

https://www.varinga-express.com

ホーム	無料お見積もり	レビュー	お問い合わせ

Varinga Express 社は、空港やスポーツイベントへの往復など、あらゆる場面に応じた信頼できる交通手段をご提供します。当社の車両と熟練したプロフェッショナルたちは、個人および団体のお客さまのニーズを満たすのにまさにぴったりです。そして当社は、ご乗車の方々を安全で快適に目的地までお運びすることを何よりも大切にしております。

無料のお見積もりのご依頼は Varinga Express 社までご連絡ください。お見積もりのページから詳細をご提供いただければ、ご都合に合った楽しい移動の予定表をお作りいたします。当社ではご要望に 1 営業日以内に返答いたしております。

お客さまのご要望にかなった最適な車両を確実に配車できるよう、当社では事前のお知らせをお願いしております。個人あるいは 10 名様までの団体は少なくとも 1 週間前、10 名様を超える団体は少なくとも 2 週間前にお願いいたします。

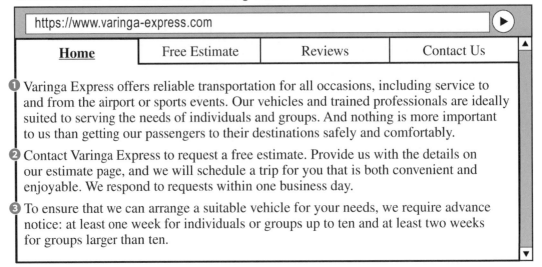

169 What kind of business is Varinga Express?

(A) A bicycle rental store
(B) A limousine service
(C) A train company
(D) An airline

Varinga Express はどんな会社ですか。

(A) 自転車のレンタルショップ
(B) 大型乗用車による送迎サービス
(C) 鉄道会社
(D) 航空会社

正解 B ❶の冒頭から、Varinga Express 社は空港やスポーツイベントへの往復の交通手段を提供する会社であること、また、❸から「10 人を超える団体」にも対応していることが分かります。❶ 2 行目に Our vehicles「当社の車両」とありますが、vehicle は自動車、バス、トラックなどの車両を表す言葉なので、正解は (B) です。
(A)(C)(D) いずれも vehicle ではない乗り物と関連している事業です。

---

170 What guarantee is mentioned?

(A) Representatives are available day and night.
(B) Reservations may be canceled at any time.
(C) All inquiries will be answered promptly.
(D) Update notifications will be sent.

どんな確約が述べられていますか。

(A) 営業担当者は昼夜とも対応可能である。
(B) 予約はいつでも取り消して構わない。
(C) 全ての問い合わせはすぐに回答される。
(D) 最新の告知が送られてくる。

正解 C 無料の見積もりについて書かれた❷ 1 ～ 2 行目に、「見積もりのページから詳細をもらえれば、都合に合った楽しい移動の予定表を作成する」とあり、その文に続けて We respond to requests within one business day.「当社では要望に 1 営業日以内に返答をしている」と述べています。これを「全ての問い合わせはすぐに回答される」と表現した (C) が、会社の確約として適切です。
(A)(B)(D) いずれも述べられていません。

---

171 The word "notice" in paragraph 3, line 2, is closest in meaning to

(A) observation
(B) attitude
(C) information
(D) direction

第 3 段落・2 行目にある "notice" に最も意味が近いのは

(A) 観察
(B) 態度
(C) 通知
(D) 方向

正解 C ❸ 1 行目の冒頭から your needs までは「お客さまのご要望にかなった最適な車両を確実に配車できるよう」という意味。notice に続くコロン (:) は、その前で述べたことの具体例などを付け加えるときに使います。ここではコロンの後に「少なくとも 1 週間前」「少なくとも 2 週間前」のような語句が具体例として挙げられています。notice の前の形容詞 advance「事前の」に形容されるのにふさわしいのは「(情報の) 通知」を表す (C) です。

【語注】

free　無料の／estimate　見積もり／review　評価
❶ offer　～を提供する／reliable　信頼できる／transportation　交通手段／occasion　場面／service　（列車・バスなどの）便、運行／to and from　往復の／vehicle　車両／ideally　理想的に、申し分なく／*be* suited to *doing*　～するのに適している／serve　～（要求など）を満たす、～に応える／individual　個人／nothing is more ～ than …　…より～なものはない／get ～ to …　～を…へ届ける／passenger　乗客／destination　目的地／comfortably　快適に
❷ contact　～に連絡する／request　～を依頼する／provide ～ with …　～に…を提供する／schedule　～の予定表を作る／convenient　都合がよい／respond to ～　～に返答する／business day　営業日
❸ ensure that ～　確実に～であるようにする／arrange　～を手配する／require　～を要求する／advance　事前の／notice　通知／up to ～　～までの
169 business　企業／limousine　リムジン ★特に空港・駅の旅客送迎用の大型車やバスを指す
170 guarantee　確約、保証／representative　（営業）担当者／available　対応できる／day and night　昼も夜も／at any time　いつでも／inquiry　問い合わせ／promptly　迅速に／update　最新情報／notification　知らせ

Questions 172-175 refer to the following text-message chain.

① **Arne Levitt [9:31 A.M.]** I'm in the conference room on the fourth floor, going through that slideshow I'll be presenting at the recruitment fair. There are a few video clips in it, but when I play them there's no sound.

② **John Sydney [9:32 A.M.]** You've turned up the volume on your computer, right? And connected your laptop to the projector?

Arne Levitt [9:33 A.M.] Of course.

③ **John Sydney [9:41 A.M.]** I'm at a loss. Diana, you met with some clients there last Friday, right?

④ **Diana Diaz [9:43 A.M.]** Yes, I did, and I think I know what the problem is. Arne, what version of Deltalux is on your computer?

⑤ **Arne Levitt [9:44 A.M.]** You mean the projection software? Let me check.

Arne Levitt [9:46 A.M.] It's version 8.0.

⑥ **Diana Diaz [9:47 A.M.]** I thought so. There's a new projector in that room that requires the most recent release of Deltalux, version 8.2. Just download it to your laptop. Did so myself right before that meeting.

⑦ **John Sydney [9:48 A.M.]** I can lend a hand if you'd like, Arne. I'm in my office now, which happens to be just a few doors down from the conference room.

⑧ **Arne Levitt [9:50 A.M.]** Thanks for the tip, Diana. Don't worry, John. I'll be OK. I've worked with Deltalux before.

問題 172-175 は次のテキストメッセージのやりとりに関するものです。

Arne Levitt [午前9時31分]　今4階の大会議室にいて、求人説明会で私が見せる予定のスライドショーをチェックしているところです。その中に幾つか短い動画があるのですが、再生しても音が出ません。

John Sydney [午前9時32分]　コンピューターのボリュームは上げましたよね？ それから、ノートパソコンをプロジェクターに接続しましたか？

Arne Levitt [午前9時33分]　もちろんです。

John Sydney [午前9時41分]　困りましたね。Diana、あなたはこの前の金曜日にそこでお客さんと会合しましたよね？

Diana Diaz [午前9時43分]　ええ、しました。それで何が問題なのかが分かったように思います。Arne、あなたのコンピューターに入っている Deltalux はどのバージョンですか。

Arne Levitt [午前9時44分]　映写ソフトのことですか。調べてみます。

Arne Levitt [午前9時46分]　バージョン 8.0 です。

Diana Diaz [午前9時47分]　そうだろうと思いました。その部屋には、Deltalux の最新版であるバージョン 8.2 が必要な新しいプロジェクターがあるんです。あなたのノートパソコンに最新版をダウンロードしてみてください。私もこの前の会議の直前にそうしました。

John Sydney [午前9時48分]　よければ手を貸しましょうか、Arne。今自分の仕事場にいますが、たまたま、大会議室からほんの数部屋先です。

Arne Levitt [午前9時50分]　助言をありがとう、Diana。ご心配なく、John。きっと大丈夫です。私は以前 Deltalux を使って作業したことがありますから。

172 Why did Mr. Levitt contact his colleagues?

(A) To ask them to participate in an event
(B) To get help resolving a technical difficulty
(C) To find out when a presentation is scheduled
(D) To describe an idea for recruiting employees

Levitt さんはなぜ同僚に連絡しましたか。

(A) 彼らにイベントに参加するよう頼むため
(B) 技術的な問題を解決する手助けを得るため
(C) プレゼンテーションがいつ予定されているかを知るため
(D) 従業員採用についての考えを説明するため

正解 B Levitt さんは❶で、自分が見せる予定のスライドショーを大会議室でチェックしていると述べ、そのスライドショーの中にある動画について、3 行目で when I play them there's no sound「再生しても音が出ない」と書いています。同僚たちは❷以降でその原因を探ったり対応策を述べたりしているので、(B) が正解です。
(A)(C)(D) いずれも話題に上っていません。

---

173 What is indicated about Ms. Diaz?

(A) She has Deltalux version 8.2 on her laptop.
(B) She generally meets with clients on Fridays.
(C) She is an expert in the creation of slideshows.
(D) She will be presenting at the recruitment fair.

Diaz さんについて何が示されていますか。

(A) 自分のノートパソコンに Deltalux のバージョン 8.2 が入っている。
(B) 通例、毎週金曜日に顧客と会う。
(C) スライドショー制作の専門家である。
(D) 求人説明会で発表することになっている。

正解 A Diaz さんは❹で、何が問題か分かったと思うと述べ、Levitt さんに「あなたのコンピューターに入っている Deltalux はどのバージョンか」と尋ねています。Levitt さんが 8.0 だと伝えると、Diaz さんは❻で「そうだろうと思った」と言い、そのプロジェクターを使うにはバージョン 8.2 が必要なのでパソコンにダウンロードするように伝え、最後に Did so myself right before that meeting.「自分もこの前の会議の直前にそうした」と書いています。つまり、Diaz さんのパソコンには Deltalux のバージョン 8.2 が入っていると考えられるので、(A) が正解です。
(B) Sydney さんの❸のメッセージと Diaz さんの❹のメッセージから、Diaz さんが先週の金曜日に顧客と会ったことが分かりますが、毎週金曜に会うとは述べられていません。
(C) 述べられていません。
(D) ❶より、求人説明会で話をするのは Levitt さんです。

---

174 What is suggested about Mr. Sydney?

(A) He often downloads software to his computer.
(B) He is Mr. Levitt's supervisor.
(C) He is on the fourth floor.
(D) He is a technician.

Sydney さんについて何が分かりますか。

(A) しばしばコンピューターにソフトウエアをダウンロードする。
(B) Levitt さんの監督者である。
(C) 4 階にいる。
(D) 技術者である。

正解 C Sydney さんは❼で、バージョン 8.2 のダウンロードについて Levitt さんに「よければ手を貸そうか」と伝えた後、今は自分の仕事場にいて、その場所は just a few doors down from the conference room だと書いています。door には部屋を数えるときの「一部屋」という意味があり、「大会議室からわずか数部屋先だ」という意味になります。Levitt さんは❶で、自分は 4 階の大会議室にいると述べているので、Sydney さんも同じ階にいることになり、正解は (C) です。
(A)(B)(D) いずれも述べられていません。

175 At 9:50 A.M., what does Mr. Levitt mean when he writes, "I'll be OK"?

(A) He will add video clips to the slideshow himself.
(B) He is familiar with his laptop's sound system.
(C) He knows how to operate the projector.
(D) He will download the software himself.

午前9時50分に"I'll be OK"と書くことで、Levittさんは何を意図していますか。

(A) 自分で動画をスライドショーに加える。
(B) 自分のノートパソコンの音声システムに詳しい。
(C) プロジェクターの操作方法を知っている。
(D) 自分でソフトウエアをダウンロードする。

正解 D ❼でSydneyさんがLevittさんに、ダウンロードの手助けを申し出たのに対し、Levittさんは❽の1行目で「ご心配なく、John」と言い、I'll be OK. と続けています。さらに、「私は以前Deltaluxを使って作業していたことがある」と付け加え、暗に手助けは必要がないことを伝えています。よって(D)が正解です。
(A) 動画の追加については述べられていません。
(B) Levittさんはパソコンから音声が出ないことについて同僚に質問をしているので不適切です。
(C) 会話の流れから、ここでLevittさんが「大丈夫」と言っているのは、プロジェクターの操作についてではなく、ソフトウエアのダウンロードについてです。

【語注】

❶ conference room 大会議室／go through ～ ～を詳しく調べる、～を一つずつ検討する／present ～を見せる、～を述べる／recruitment fair 求人説明会／video clip 短い動画／play ～（音楽・映像）を再生する
❷ turn up ～ ～（音量・スピードなど）を上げる、～を強める／volume ボリューム、音量／～, right ～ですよね？／connect ～ to … ～を…に接続する／laptop ノートパソコン／projector プロジェクター、映写機
❸ *be* at a loss 困っている／meet with ～ ～と会合を持つ
❺ You mean ～? あなたが言っているのは～のことですか。／projection 映写、投射
❻ release 発売／Did ★主語のIを省略している／right before ～ ～の直前に
❼ lend a hand 手伝う、手を貸す／if you'd like あなたがよければ ★you'd = you would／happen to *do* たまたま～している／door 部屋／down from ～ ～から向こうで、～の先で
❽ tip 助言／work with ～ ～を使って作業する
172 colleague 同僚／participate in ～ ～に参加する／get help *doing* ～する手助けを得る／resolve ～を解決する／difficulty 困ったこと／find out ～ ～を見いだす、～を解明する／*be* scheduled ～に予定されている／describe ～を説明する、～を述べる／recruit ～を新規に採用する
173 expert 専門家／will be *doing* ～することになっている
174 supervisor 監督者、上司／technician 技術者
175 add ～ to … ～を…に追加する／*be* familiar with ～ ～に精通している／operate ～を操作する

Questions 176-180 refer to the following memo and e-mail.

1 メモ

MEMO

❶ **WARTON SYSTEMS**
January 3 Personnel Memo

Here are January's work anniversaries:

❷

Hire Date	Name	Department	Number of Years
01/07	Iris Matuszko	Office of the President	14
01/11	Ted Pagano	Marketing & Customer Relations	1
01/15	Jorge Delgado	Technical Services	23
01/21	Maureen Chu	Research & Development	30
01/25	Michael Zaccara	Buildings & Maintenance	7

❸ Congratulations, everyone! Our January cohort represents a total of 75 years of service. On behalf of President Roberta Bonham and the entire management team, thank you for being a part of Warton Systems' phenomenal growth.

Jennie Armisa
Jennie Armisa
Director of Human Resources

2 Eメール

❶ **To:** Jorge Delgado
From: Kim Tran
Date: January 3
Subject: Today's memo

Hello, Mr. Delgado:

❷ Thank you for your message. As you pointed out, you began working for the company 25 years ago. However, you may recall that your salary during the first two years was paid through a government grant and, as such, was not entered into the company's official payroll records. Your long-term service is commendable, and I'm sorry that today's memo did not properly acknowledge it. If you check your mailbox you will find a 25-year lapel pin. You will also find a gift card, which has been sent as an apology for our oversight.

Congratulations!

❸ Kim Tran
Human Resources Assistant

問題 176-180 は次のメモと E メールに関するものです。

メモ

WARTON SYSTEMS 社

1 月 3 日、人事部メモ

1 月の就業記念日は以下の通りです。

雇用日	名前	部署	年数
1 月 7 日	Iris Matuszko	社長室	14
1 月 11 日	Ted Pagano	マーケティング・顧客担当部	1
1 月 15 日	Jorge Delgado	技術サービス部	23
1 月 21 日	Maureen Chu	研究開発部	30
1 月 25 日	Michael Zaccara	建設・保守管理部	7

おめでとうございます、皆さん！ 当社の 1 月入社の方々の勤務年数の合計は 75 年となります。Roberta Bonham 社長と全経営陣に代わり、皆さんが Warton Systems 社の驚くべき発展の一翼を担ってくださったことに感謝いたします。

Jennie Armisa（署名）
Jennie Armisa
人事部長

受信者： Jorge Delgado
送信者： Kim Tran
日付： 1 月 3 日
件名： 今日のメモ

こんにちは、Delgado さん

メッセージをありがとうございました。ご指摘の通り、Delgado さんは 25 年前に当社で勤務を開始されました。しかし、覚えておられるかもしれませんが、Delgado さんの最初の 2 年間の給与は政府の補助金を通じて支払われており、そのため、会社の正式な給与支払簿に記録されていませんでした。Delgado さんの長期にわたる勤務は称賛に値し、本日のメモがそれを正しく評価していなかったことをおわびいたします。郵便受けをご覧いただけば、就業 25 年のピンバッジがあると思います。ギフトカードもお受け取りください。こちらは当部の見落としに対するおわびとしてお送りいたしました。

おめでとうございます！

Kim Tran
人事部補佐

176 What is suggested by Ms. Armisa's memo?
(A) The Research and Development department has the most employees.
(B) A majority of Warton Systems' employees were hired in January.
(C) The company was founded by Ms. Armisa.
(D) Work anniversaries are announced each month.

Armisa さんのメモによって何が分かりますか。
(A) 研究開発部には最も多くの社員がいる。
(B) Warton Systems 社の社員の過半数は 1 月に雇われた。
(C) 同社は Armisa さんによって創立された。
(D) 就業記念日は毎月発表される。

正解 D 1メモの❶と末尾の署名から、これは Warton Systems 社の人事部長 Jennie Armisa が書いたメモであり、❶3 行目に January's work anniversaries とあるので、1 月に就業記念日を迎える社員をまとめて発表していることが分かります。❷の表の一番左の欄には雇用日、一番右の欄には各自の勤続年数が書かれています。従って、この会社では入社月ごとに社員の就業記念日を祝っていることが分かるので、(D) が正解です。
(A) 部署ごとの社員数はメモに書かれていません。
(B) 1 月に雇われた社員の割合は、メモからは分かりません。
(C) 1の❸の末尾の署名欄から、Armisa さんは人事部長だとが分かりますが、創立者かどうかは分かりません。

---

177 What does the memo suggest about Warton Systems?
(A) Its president is Ms. Matuszko.
(B) It has been in business for 75 years.
(C) It is a successful company.
(D) It outsources product development.

メモは Warton Systems 社について何を示唆していますか。
(A) 社長は Matuszko さんである。
(B) 75 年間事業を続けている。
(C) 成功している会社である。
(D) 製品開発を外注している。

正解 C 1メモの❸ 2～3 行目に、「Roberta Bonham 社長と全経営陣に代わり、皆さんが Warton Systems 社の驚くべき発展の一翼を担ってくれたことに感謝する」と述べられています。「驚くべき発展」があったことを It is a successful company. と表現した (C) が正解です。
(A) 上記の通り、社長は Roberta Bonham さんです。Matuszko さんは1の❷の表の 01/07 の欄から、社長室に所属している社員であることが分かります。
(B) 1の❸ 1 行目に「1 月入社の皆さんの勤務年数の合計は 75 年になる」とありますが、創業して 75 年とは述べられていません。
(D) 1の❷の 01/21 の欄から、この会社に研究開発部があることが分かりますが、製品開発を外注しているかどうかは不明です。

---

178 What did Mr. Delgado most likely do after reading the memo?
(A) Congratulate Mr. Pagano for his service
(B) Submit a revised technical report
(C) Call Ms. Tran to request a letter of recommendation
(D) Send a message about an apparent error

Delgado さんはメモを読んだ後、何をしたと考えられますか。
(A) Pagano さんの勤務を祝福した
(B) 訂正した技術報告書を提出した
(C) Tran さんに、推薦状を要請するために電話をかけた
(D) 間違いに見えるものについてメッセージを送った

正解 D 2Eメールの❶ 1 行目から、このメールの受信者が Delgado さんであり、送信者は❸にもある通り、人事部補佐の Kim Tran であることが分かります。次に、メール本文冒頭の「こんにちは、Delgado さん」と❷ 1 行目の「メッセージをありがとう」より、Delgado さんが先に Tran さんにメッセージを送っていたことが分かります。その内容は、❷の 1～4 行目から、人事部のメモにある Delgado さんの勤続年数の間違いに関するものなので、(D) が正解です。
(A) 1メモにある表の 01/11 の欄に名前がある Pagano さんについては、メールでは触れられていません。
(B) (C) いずれも述べられていません。

179 Who most likely put the lapel pin in the mail?

(A) Mr. Delgado
(B) Mr. Zaccara
(C) Ms. Tran
(D) Ms. Matuszko

ピンバッジを郵便物に入れたのは誰だと考えられますか。

(A) Delgadoさん
(B) Zaccaraさん
(C) Tranさん
(D) Matuszkoさん

正解 C 2 Eメールの❷5～6行目でKim Tranは、「郵便受けを見れば、就業25年のピンバッジがあると思う」、また、同時に送ったギフトカードについて、「当部の見落としに対するおわびとして送った」と書いています。Tranさんは誤りを含むメモを作成した人事部の一員であり、ピンバッジはTranさんが入れたと考えられるので、(C)が正解です。
(A) ピンバッジを受け取った人物です。
(B)(D) いずれもメモの表内に名前のある人物ですが、人事部の人ではありません。

---

180 In what department does Mr. Delgado work?

(A) Marketing & Customer Relations
(B) Technical Services
(C) Research & Development
(D) Buildings & Maintenance

Delgadoさんはどの部門で働いていますか。

(A) マーケティング・顧客担当部
(B) 技術サービス部
(C) 研究開発部
(D) 建設・保守管理部

正解 B 1 メモにある表の01/15の欄にDelgadoさんの名前があり、彼の部署はTechnical Servicesと記載されているので、(B)が正解です。

【語注】

1 メモ ❶ personnel 人事部、人事の／work anniversary 就業記念日／Human Resources 人事部
❷ hire 雇用／department 部署、部門／Marketing マーケティング部／Customers Relations 顧客担当部／Technical Services 技術サービス部／Research & Development 研究開発部／Buildings & Maintenance 建物・保守管理部
❸ Congratulations. おめでとう。／cohort 仲間、一団 ★入学・入社の時期を同じくする者の集団など／represent ～に相当する／service 勤務／on behalf of ～ ～に代わって／entire 全ての／management 経営陣／*be* a part of ～ ～の一部となる／phenomenal 驚くべき／growth 発展、成長
2 Eメール ❷ point out ～ ～を指摘する／recall ～を思い出す／grant 補助金／as such そのため、その結果／payroll 給与支払簿／long-term 長期にわたる／commendable 賞賛に値する／properly きちんと、正しく／acknowledge ～を認識する／lapel pin ピンバッジ、襟章／apology おわび／oversight 見落とし、うっかりミス
176 suggest ～を示唆する／majority 過半数、大多数／founded ★ found「～を創設する」の過去形・過去分詞／announce ～を発表する
177 *be* in business 事業を行っている／successful 成功している／outsource ～を外注する／product development 製品開発
178 congratulate ～ for … …のことで～を祝う／submit ～を提出する／revised 訂正された／letter of recommendation 推薦状／apparent 見掛け上の、～に見える

Section 3 Part 7

Questions 181-185 refer to the following e-mails.

1 Eメール1

From: Viktor Olevsky
To: Sakura Kato
Date: February 18
Subject: Final Paperwork
Attachment: Revised Agreement

Dear Ms. Kato,

1 First of all, let me congratulate you on your decision to rent the commercial property at 422 N. Cedarview Drive—it is a gorgeous building in a great location.

2 I have gone over the paperwork you sent yesterday to my colleague Ted Allen, and it appears that everything is in order. However, I would like to clarify one thing. As I am sure you were told, this property was renovated last fall and fitted with a modern communications network. The lease agreement failed to mention who will be responsible for the high-speed Internet bill, so I added a note to indicate that the tenant is responsible for paying it, as is customary.

3 I have attached an updated copy of the agreement. Please sign it and bring it to our office at your earliest convenience. As soon as we have this form, you will get the keys to your new business. Let me know if you have any other questions.

Best,

Viktor Olevsky
Senior Sales Manager
Falcon Development Partners

2 Eメール2

E-mail

From: Sakura Kato
To: Viktor Olevsky
Date: February 19
Subject: RE: Final Paperwork

Dear Mr. Olevsky,

1 Thanks for pointing out the missing information. I am glad we got everything in order before finalizing the lease. I dropped off the completed paperwork earlier today and received the keys. We plan to start moving into the space tomorrow. Mr. Allen mentioned installing a security alarm as an optional feature, but I have decided to go without this system for the time being. One more thing: my insurance agent requires a copy of the new lease that has been signed by your company. He needs it as soon as possible, so please let me know when I can come by and pick it up.

Sincerely,

Sakura Kato

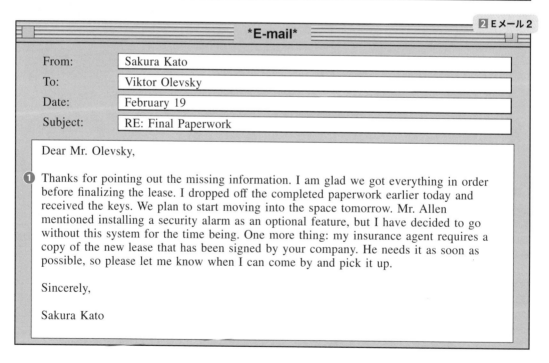

問題 181-185 は次の２通のＥメールに関するものです。

送信者： Viktor Olevsky
受信者： Sakura Kato
日付： 2月18日
件名： 最終書類
添付： 修正契約書

Kato 様

まず初めに、N. Cedarview 通り 422 番地の商業用物件を賃借されるご決断にお祝いを申し上げます――当物件は素晴らしい立地の魅力的な建物です。

Kato 様が昨日、私の同僚 Ted Allen に送ってくださった書類をチェックしましたが、全て整っていると思われます。ですが、1 つだけ明確にしておきたいことがあります。すでにお聞き及びのことと存じますが、当物件は昨年秋に改修され、最新の通信ネットワークが備え付けられました。賃貸借契約書には、高速インターネット料金の支払義務が誰にあるかが記載されていなかったため、慣例により賃借人側に支払義務があることを示す注を付け加えました。

修正した契約書のコピーを添付いたしました。それにご署名の上、ご都合がつき次第、当方のオフィスにご持参ください。当社がこの文書を受け取り次第、Kato 様は新しい貴社事業所の鍵を入手されることになります。他に何かご質問がございましたらお知らせください。

よろしくお願いいたします。

Viktor Olevsky
上級営業部長
Falcon 開発パートナー社

送信者： Sakura Kato
受信者： Viktor Olevsky
日付： 2月19日
件名： RE：最終的な書類

Olevsky 様

不足の情報をご指摘くださり、ありがとうございます。賃貸借契約の最終合意をする前に全てが整い、うれしく思います。記入済みの書類を先ほどお届けし、鍵を受け取りました。当社は明日、この建物への入居を始める予定です。Allen さんがオプション機能として警報機設置のことをおっしゃっていましたが、当面はそのシステムはなしでやっていくことに決めました。さらにもう 1 点ですが、当社の保険代理業者が、貴社署名入りの新しい賃貸借契約書のコピーを必要としています。できるだけ早く必要とのことですので、いつ伺って受け取ることができるかお知らせください。

敬具

Sakura Kato

181 What is one purpose of the first e-mail?

(A) To request a signature on a document
(B) To indicate that a property is no longer available
(C) To promote an upgrade to an Internet service
(D) To suggest that an inspection be scheduled

1 通目の E メールの 1 つの目的は何ですか。

(A) 文書への署名を依頼すること
(B) 物件がもう空いていないことを示すこと
(C) インターネットサービスのアップグレードを勧めること
(D) 点検が予定されていることを示唆すること

正解 A 1 E メール 1 のヘッダーに、送信者は Viktor Olevsky、受信者は Sakura Kato、件名は「修正契約書」とあります。また、❶からは、受信者の Kato さんが物件を借りることにしたことが分かります。❷ 2 行目で送信者の Olevsky さんは、Kato さんが提出した書類について、「1 つだけ明確にしておきたいことがある」と書き、賃貸借契約書に抜けていた高速インターネット料金の支払義務が賃借人側(Kato さん側) にあるという注を書類に付け加えたと伝えています。それが E メール 1 の添付書類に当たり、Olevsky さんは❸ 1 ～ 2 行目で「それに署名の上、都合がつき次第、当方のオフィスに持参してほしい」と書いています。よって (A) が正解です。
(B) ❶より、Kato さんはすでにこの物件を借りることが決まっています。
(C) ❷ 3 ～ 4 行目より、すでに高速インターネットが配備されています。
(D) 点検については述べられていません。

182 In the first e-mail, the word "form" in paragraph 3, line 2, is closest in meaning to

(A) shape
(B) document
(C) condition
(D) method

1 通目の E メールの第 3 段落・2 行目にある "form" に最も意味が近いのは

(A) 形
(B) 文書
(C) 条件
(D) 方法

正解 B 1 E メール 1 の❸ 2 行目で Olevsky さんは Kato さんに、契約書に署名して持参してほしいと伝え、As soon as we have this form「当社がこの form を受け取り次第」と続けています。this form は「契約書」のことだと分かるので、正解は (B) です。

183 What does the first e-mail indicate about the building?

(A) It needs some renovations.
(B) Its location is inconvenient.
(C) It is equipped with new technology.
(D) It has several potential renters.

1 通目の E メールは建物について何を示していますか。

(A) 改修が必要である。
(B) 不便な場所にある。
(C) 新しいテクノロジーを備えている。
(D) 何人か賃借人の候補がいる。

正解 C Kato さんが借りることにした物件について、Olevsky さんは 1 E メール 1 の❶ 2 行目で魅力的な建物だと述べた後、❷の 3 ～ 4 行目で、this property was renovated last fall and fitted with a modern communications network「当物件は昨年秋に改修され、最新の通信ネットワークが備え付けられた」と述べています。これを「新しいテクノロジーを備えている」と表現した (C) が正解です。
(A) 昨年秋に改修済みです。
(B) Olevsky さんがこの物件について❶で、a great location「素晴らしい立地」と述べていることと矛盾します。
(D) 他の賃借人候補者については述べられていません。

184 When will Ms. Kato occupy the space?

(A) On February 17
(B) On February 18
(C) On February 19
(D) On February 20

Kato さんはその場所にいつ入居する予定ですか。

(A) 2 月 17 日
(B) 2 月 18 日
(C) 2 月 19 日
(D) 2 月 20 日

正解 D 2 E メール 2 のヘッダーから、このメールは賃借人の Kato さんから Olevsky さんに送られたもので、送信日は 2 月 19 日となっています。❶ 2～3 行目で Kato さんは、署名済みの書類を届け終わって鍵を受け取ったことを伝え、続く文で We plan to start moving into the space tomorrow.「当社は明日、この建物への入居を始める予定だ」と述べています。「明日」は、メール送信の翌日の 2 月 20 日なので、正解は (D) です。

(A) 2 月 18 日に送信された 1 E メール 1 の ❷ 1 行目より、Kato さんが Olevsky さんの同僚 Ted Allen に書類を送った日です。
(B) 1 E メール 1 の送信日です。
(C) 2 E メール 2 の送信日です。

---

185 With whom did Ms. Kato discuss a security system?

(A) Her insurance agent
(B) Her employer
(C) Mr. Olevsky
(D) Mr. Olevsky's coworker

Kato さんは誰と警備システムについて話し合いましたか。

(A) 彼女の保険代理業者
(B) 彼女の雇い主
(C) Olevsky さん
(D) Olevsky さんの同僚

正解 D Kato さんは 2 E メール 2 の本文 3～4 行目で、Mr. Allen mentioned installing a security alarm as an optional feature「Allen さんがオプション機能として警報機設置のことを言っていた」と書いています。Allen さんは、Olevsky さんが書いた 1 E メール 1 の ❷ 1 行目にある my colleague Ted Allen「私の同僚 Ted Allen」のことだと考えられるので、(D) が正解です。

(A) Kato さんの保険代理業者は、Olevsky さんの会社が署名した新しい賃貸借契約書のコピーを必要としているだけです。
(B) 述べられていません。

【語 注】

1 Eメール1 paperwork 書類／revised 改訂された／agreement 合意書、契約書
❶ first of all まず第一に／Let me *do*. 私に～をさせてください。／congratulate ～ on … ～に…のことで祝意を述べる／commercial 商用の／property 物件／drive ～通り／gorgeous 魅力的な、非常に美しい
❷ go over ～ ～を細かく調べる／colleague 同僚／appear that ～ ～であると思われる／in order 整って／clarify ～を明確にする／renovate ～を改装する／*be* fitted with ～ ～が備え付けられている／modern 最新の／communications network 通信ネットワーク／lease 賃貸、賃貸借契約書／fail to *do* ～し損なう、～しない／mention ～に言及する／*be* responsible for ～ の義務がある／bill 支給金額、請求書／indicate ～を示す／tenant 貸借人、テナント／as is customary 慣例により
❸ attach ～を添付する／updated 更新した、最新の／sign ～に署名をする／at your earliest convenience 都合がつき次第、できるだけ早く／business 会社／Best, 敬具 ★メールなどの結びの言葉
2 Eメール2 ❶ point out ～ ～を指摘する／missing 欠けている／finalize ～に最終合意する／drop off ～を（ついでに）届ける／complete ～を仕上げる／move into ～ ～に入居する／mention *doing* ～すると言う／install ～を取り付ける／security alarm 警報機／optional feature オプション機能／go without ～ ～なしでいく／for the time being 当面、差し当たり／insurance agent 保険代理店／require ～を必要とする／come by 立ち寄る／pick up ～ ～を受け取る
181 signature 署名／no longer もはや～でない／promote ～を勧める、を～売り込む／upgrade アップグレード、格上げ／inspection 点検／*be* scheduled 予定されている
183 renovation 改修／inconvenient 不便な／*be* equipped with ～ ～が備え付けられている／potential 見込みのある、潜在的な／renter 賃借人
184 occupy ～に入居する

Questions 186-190 refer to the following Web site, e-mail, and article.

1 ウェブサイト

Zumala Company

Solar Panel Models

❶ Panel arrangements are available to meet a range of power needs in kilowatts (kW). All four models come with a choice of protective coating, converters for DC/AC current, mounting hardware, and cables.

❷

Model	Number of Panels	System Power	Price (per Watt)
Andromeda	34	10.02 kW	$2.35
Polux	20	6 kW	$1.94
Bellatrix	12	5.5 kW	$1.75
Vega	20	4.5 kW	$1.69

2 Eメール

E-mail

To: gbarajas@mymail.com
From: dpiersal@piersalmanagement.com
Date: March 12
Subject: Update

Dear Ms. Barajas,

❶ I received your e-mail on Wednesday. Overall, plans for the Viviane Werner Annex are moving forward on schedule.

❷ I also considered some options for the solar panels. The Zumala Company seems to have a good reputation in this region. Although all four of their options meet our power needs, I like the one that delivers 4.5 kW because our budget for this project is limited.

❸ One other thing: can you put me in touch with the video artist you mentioned for the first-floor lobby installation? I want to run a few details by her before we finish installing the electrical system.

Best,

Daniel Piersal
Piersal Management

3 記事

SANTA MARIANA (June 24)—The Santa Mariana Fashion Institute announced the opening of its new Viviane Werner Annex this week. The Viviane Werner Annex is located on the grounds of the Fashion Institute. Ms. Gloria Barajas, chief curator, said the Annex will house the Institute's collections, as well as a library of artifacts and records related to the fashion industry. The Annex is open to the public and features private work stations, a café, and lobby displays by the artist Amelie Brisette. The Annex also provides evidence of the Fashion Institute's commitment to green architecture, with a green roof surrounded by solar and wind power arrays. The Viviane Werner Annex is open Monday through Saturday, 9:00 A.M. to 6:00 P.M.

問題 186-190 は次のウェブサイト、E メール、そして記事に関するものです。

Zumala 社

ソーラーパネルの機種

パネルの配列は、キロワット（kW）単位の幅広い電力ニーズに対応可能です。4 つの機種は全て保護コーティングを選べるほか、直流／交流対応のコンバーター、取付用金具、そしてケーブルが付いています。

機種	パネルの数	システムの電力	価格（1 ワット当たり）
アンドロメダ	34	10.02 キロワット	2.35 ドル
ポラックス	20	6 キロワット	1.94 ドル
ベラトリクス	12	5.5 キロワット	1.75 ドル
ベガ	20	4.5 キロワット	1.69 ドル

受信者：　gbarajas@mymail.com
送信者：　dpiersal@piersalmanagement.com
日付：　3月12日
件名：　最新情報

Barajas 様

水曜日にあなたからの E メールを受け取りました。全体として、Viviane Werner 別館の計画は予定通りに進んでいます。

ソーラーパネルの選択肢についても検討しました。この地域では Zumala 社の評判が良さそうです。同社の 4 種類のパネルは、いずれも私たちの必要電力量を満たしますが、本プロジェクトの予算は限られているので、出力 4.5 キロワットのものを希望します。

もう 1 点ですが、1 階ロビーの美術展示の件でおっしゃっていた映像作家と連絡を取らせてもらえますか。電気系統の設置を終える前に、細かなことを少し彼女に話しておきたいのです。

よろしくお願いします。

Daniel Piersal
Piersal マネジメント社

サンタ・マリアナ（6 月 24 日）― Santa Mariana ファッション協会は、同協会の Viviane Werner 別館を今週開館すると発表した。Viviane Werner 別館は同ファッション協会の敷地内にある。主任学芸員 Gloria Barajas 氏は、この別館はファッション産業に関連した古い工芸品や記録のライブラリーであると同時に同協会の収集品も所蔵する、と述べた。同別館は一般公開され、個人向けのワークスペース、カフェ、そして芸術家 Amelie Brisette によるロビーの展示物が特色となっている。同別館にはまた、太陽光および風力発電機の大群に囲まれた緑化された屋上があり、環境に優しい建築物を造ろうという同ファッション協会の姿勢を証明している。Viviane Werner 別館は、月曜日～土曜日の午前 9 時～午後 6 時に開館している。

186 What does Zumala Company provide with the purchase of solar panel models?

(A) A back-up power generator
(B) Storage covers in any color
(C) Installation parts
(D) Cleaning tools

Zumala 社は、ソーラーパネルの機種を購入すると、何を提供しますか。

(A) 予備の発電機
(B) 各色の保管用カバー
(C) 取付用部品
(D) 掃除道具

正解 C ソーラーパネルを宣伝する**1ウェブサイト**の❶1～3行目に、「4つの機種は全て保護コーティングを選べるほか、直流／交流対応のコンバーター、取付用金具、そしてケーブルが付いている」と書かれているので、mounting hardware「取付用金具」を Installation parts「取付用部品」と言い換えた(C)が正解です。2行目の come with ～は「商品には～が付いてくる」、a choice of ～は「～の選択権」という意味です。
(A)(B)(D) いずれも付属品として述べられていません。

---

187 Why was the e-mail written?

(A) To give feedback on a design
(B) To provide a progress report
(C) To request a list of products
(D) To recommend a budget change

Eメールはなぜ書かれましたか。

(A) 設計図についての意見を伝えるため
(B) 経過報告を行うため
(C) 製品リストを要請するため
(D) 予算の修正を勧めるため

正解 B **2Eメール**の末尾の署名から、メールの送信者は Daniel Piersal であり、メール本文冒頭の宛名から、受信者は Barajas さんであることが分かります。Piersal さんは❶の冒頭で、水曜日に Barajas さんからのEメールを受け取ったことを述べ、続く文の Overall, ... on schedule. で「全体として、Viviane Werner 別館の計画は予定通りに進んでいる」と計画の進行状況を書き送っています。❷、❸でも、プロジェクトの今後の進行に関わることを述べているので、(B)が正解です。
(A) プロジェクトは建物に関するものですが、設計図の話題は出ていません。
(C) ❷でソーラーパネルの機種選定について述べていますが、リストは要請していません。
(D) ❷の最後で「予算は限られている」と述べていますが、予算の修正を勧めてはいません。

---

188 Which solar assembly model will most likely be purchased?

(A) The Andromeda
(B) The Polux
(C) The Bellatrix
(D) The Vega

組立式太陽光パネルのどの機種が購入されると考えられますか。

(A) アンドロメダ
(B) ポラックス
(C) ベラトリクス
(D) ベガ

正解 D **2Eメール**の❷で送信者の Piersal さんは、Viviane Werner 別館のプロジェクトに必要なソーラーパネルについて書いています。その1～2行目で Zumala 社の評判が良いことを伝え、3行目で I like the one that delivers 4.5 kW because our budget for this project is limited.「本プロジェクトの予算は限られているので、出力4.5キロワットのものを希望する」と続けています。**1**の Zumala 社ウェブサイトの❷を見ると、4.5キロワットのソーラーパネルは Vega という機種で、これが購入されると考えられます。よって(D)が正解です。

189 What is one function of the Viviane Werner Annex mentioned in the article?

(A) To house a gift shop
(B) To hold surplus art supplies
(C) To store historical items
(D) To provide work space for young artists

記事に書かれているViviane Werner別館の1つの機能は何ですか。

(A) ギフトショップを収容する
(B) 余った画材を取っておく
(C) 歴史的な物を保管する
(D) 若い芸術家たちに作業スペースを提供する

正解 C 近々開館となるViviane Werner別館の情報を伝える**3記事**の1～2行目から、この別館はSanta Marianaファッション協会の施設であること、そして4行目からは、**2Eメール**の受信者であるBarajasさんが同館の主任学芸員であることが分かります。記事は続いて4～6行目で、the Annex will house ... fashion industry「この別館はファッション産業に関連した古い工芸品や記録のライブラリーであると同時に同協会の持つ収集品も所蔵する」という彼女のコメントを掲載しています。よって、これを「歴史的な物を保管する」と表現した(C)が正解です。
(A)(B) いずれも述べられていません。
(D) **3記事**の7～8行目にAmelie Brisetteという芸術家による展示については言及されていますが、芸術家のための作業スペースのことは述べられていません。

---

190 What kind of work is most likely being produced by Ms. Brisette?

(A) A collection of paintings
(B) A dance competition
(C) A film presentation
(D) A live concert

Brisetteさんによって制作されているのは、どんな企画だと考えられますか。

(A) 絵画コレクション
(B) ダンスコンテスト
(C) 映像の上演
(D) ライブコンサート

正解 C **3記事**の8行目に名前があるBrisetteさんは、別館のロビーの展示物を担当する芸術家です。彼女は、**2Eメール**の❸1行目の、the video artist you mentioned for the first-floor lobby installation「1階ロビーの美術展示の件であなた(＝Barajasさん)が言っていた映像作家」と同一人物だと考えられます。よって、映像作家の彼女の企画として考えられる(C)が正解です。
(A) 映像作家が制作するものではありません。
(B)(D) いずれも言及がありません。

【語注】

1ウェブサイト solar panel ソーラーパネル、太陽電池パネル ❶ available 利用できる、対応可能である／meet ～を満たす／a range of ～ さまざまな～／power 電力／come with ～ ～が付いてくる／choice 選択権／protective 保護用の／coating コーティング ★光の反射防止膜／converter コンバーター、変換装置／DC 直流 ★＝direct current／AC 交流 ★＝alternating current／current 電流／mounting 取り付け／hardware 金物類、機器 ❷ per ～ ～当たり

2Eメール update 最新情報 ❶ overall 全体として／annex 別館／move forward 前進する／on schedule 予定通り ❷ consider ～を検討する／option 選択肢／seem to *do* ～するように思える／reputation 評判／region 地域／deliver ～を放出する／budget 予算／limited 限られた ❸ put ～ in touch with … ～に…と連絡を取らせる／installation 美術展示、インスタレーション ★音・光・映像などを利用して作品を空間に展示する芸術／run ～ by … ～を…(人)に伝える／install ～を設置する

3記事 institute 協会／announce ～を発表する／*be* located ～に位置する／ground 敷地、構内／curator 学芸員／house ～を収蔵する、～を収容する／artifact 歴史的工芸品／related to ～ ～に関連した／*be* open to the public 一般公開されている／feature ～を特色とする／work station ワークスペース ★パソコンなどを完備した作業スペース／display 展示物／evidence 証拠、証明／commitment 献身、傾倒／green 環境に配慮した／architecture 建築(物)／green roof 緑化された屋上 ★断熱効果と景観のため植物を植えた屋上／surrounded by ～ ～に囲まれた／wind power 風力発電／array (同じものの)集まり、群

186 purchase 購入／back-up 予備の／power generator 発電機／storage 保管／installation 取り付け
187 feedback 意見、感想／progress 進展、進行／recommend ～を勧める
188 assembly 組み立て
189 surplus 余りの／supplies ＜複数形で＞用品、備品／store ～を保管する
190 work 作品 ★この意味では可算名詞／competition コンテスト、競技／film 映像／presentation 上演、発表

Questions 191-195 refer to the following e-mail, schedule, and floor plan.

1 Eメール

❶ **To:** Sara Hoopingarner <sara.h@whitesky.ca>
From: Hugo Lacasse <hlacasse@legalassociation.ca>
Subject: Real Estate Law Conference at Sudbury Law School
Date: 20 February

Dear Ms. Hoopingarner,

❷ On behalf of the Legal Association, thank you for volunteering to help at the Twelfth Annual Real Estate Law Conference on 3 March. We are excited to have you on board! We have broken down the day into four working shifts. You mentioned that you are available only in the morning, so we have scheduled you to work shift 1, at either registration or breakfast, and shift 2, which involves helping at a morning breakout session.

❸ The conference will take place on Sudbury Law School's campus, which I know you are familiar with, so I have not included directions. Volunteers will meet at Milnet Hall in Room 202. Please be in the room and ready to go at 8:00 A.M., when I will distribute volunteer T-shirts, lead a tour of Milnet Hall, and review assignments and procedures.

Sincerely,

Hugo Lacasse
Assistant Conference Manager

2 スケジュール表

❶ **Real Estate Law Conference**

Sudbury Law School, Milnet Hall, 3 March Volunteer Assignments: Sarah Hoopingarner

❷
8:00 A.M.–8:25 A.M.	**Volunteer arrival and orientation:** All volunteers, Mr. Lacasse
8:30 A.M.–9:30 A.M.	**Registration:** Sara Hoopingarner, Nneka Arinze, Sue Sandon
	Breakfast: Abe Herzig, Wolf Klimiuk, Yasmeen Waama
9:30 A.M.–10:30 A.M.	**Keynote speech** (no volunteers needed)
10:45 A.M.–12:00 noon	**Morning breakout sessions—4 Total**
	1. International Real Estate, room 204 Volunteer: Sue Sandon
	2. New Trends in Global Real Estate, room 208 Volunteer: Wolf Klimiuk
	3. Regulatory Strategies in Private Real Estate, room 206 Volunteer: Sara Hoopingarner
	4. What the Future Holds for Real Estate, room 201 Volunteer: Abe Herzig

3 間取図

Milnet Hall—Second Floor
Floor Plan

<table>
<tr><td>Room 201</td><td>Room 203
(Registration)</td><td colspan="2">Great Hall
(Breakfast)</td><td>Room 205</td><td>Room 207</td></tr>
<tr><td colspan="6">Hallway</td></tr>
<tr><td>Room 202
(Volunteer Room)</td><td>Room 204</td><td>Washrooms</td><td>Elevator
& Stairwell</td><td>Room 206</td><td>Room 208</td></tr>
</table>

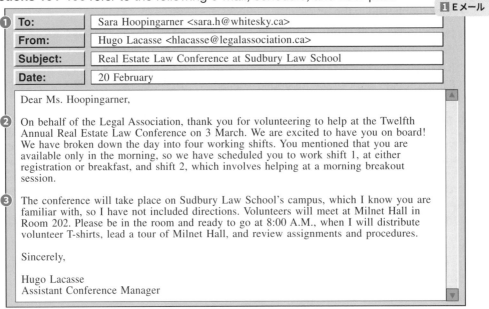

問題 191-195 は次の E メール、スケジュール表、そして間取図に関するものです。

受信者： Sara Hoopingarner<sara.h@whitesky.ca>
送信者： Hugo Lacasse <hlacasse@legalassociation.ca>
件名： Sudbury ロースクールでの不動産法協議会
日付： 2 月 20 日

Hoopingarner 様

弁護士協会を代表し、あなたが 3 月 3 日の第 12 回年次不動産法協議会の手伝いを申し出てくださったことに感謝申し上げます。あなたに加わっていただき、とてもうれしく思っております！ 当日を4つの勤務シフトに分けました。あなたは午前中のみ都合がつくとおっしゃっていたので、シフト 1 の参加登録または朝食のどちらかと、シフト 2 の午前の分科会のお手伝いに入っていただく予定を組みました。

協議会は Sudbury ロースクールのキャンパスで行われますが、そこについてはあなたはよくご存じだと思いますので、道順案内は入れておりません。ボランティアの方たちは Milnet ホール 202 号室に集合します。その部屋にいていただき、午前8時に出られるよう準備しておいてください。その時刻に私がボランティアの T シャツを配り、Milnet ホール内をご案内し、それから業務と手順を再確認いたします。

敬具

Hugo Lacasse
協議会 副マネジャー

不動産法協議会

Sudbury ロースクール、Milnet ホール、3 月 3 日、ボランティアの業務：Sarah Hoopingarner

午前 8 時 00 分―午前 8 時 25 分	ボランティア到着とオリエンテーション：全ボランティア、Lacasse さん
午前 8 時 30 分―午前 9 時 30 分	参加登録：Sara Hoopingarner、Nneka Arinze、Sue Sandon 朝食：Abe Herzig、Wolf Klimiuk、Yasmeen Waama
午前 9 時 30 分―午前 10 時 30 分	基調講演（ボランティア不要）
午前 10 時 45 分―正午 12 時 00 分	午前の分科会 ― 計 4 件 1. 国際不動産、204 号室 ボランティア：Sue Sandon 2. 国際不動産における新潮流、208 号室 ボランティア：Wolf Klimiuk 3. 個人所有不動産における規制戦略、206 号室 ボランティア：Sara Hoopingarner 4. 不動産の未来とは何か、201 号室 ボランティア：Abe Herzig

Milnet ホール – 2 階
間取図

<table>
<tr><td>201 号室</td><td>203 号室
（参加登録）</td><td colspan="2">大広間
（朝食）</td><td>205 号室</td><td>207 号室</td></tr>
<tr><td colspan="6">廊下</td></tr>
<tr><td>202 号室
（ボランティア控え室）</td><td>204 号室</td><td>洗面所</td><td>エレベーター
と階段</td><td>206 号室</td><td>208 号室</td></tr>
</table>

191 Why did Mr. Lacasse write the e-mail to Ms. Hoopingarner?

(A) To invite her to a conference
(B) To give her directions to a school
(C) To thank her for her presentation
(D) To give her scheduling information

Lacasse さんは、なぜ Hoopingarner さんに E メールを書きましたか。

(A) 彼女を会議に招待するため
(B) 彼女に学校までの道案内をするため
(C) 彼女のプレゼンテーションにお礼を言うため
(D) 彼女に日程の情報を伝えるため

正解 D 1 E メールの❶から、メールの送信者は Hugo Lacasse、受信者は Sara Hoopingarner で、件名から、ある協議会に関する連絡であることが分かります。同じく 1 の❷ 1 ～ 2 行目で Lacasse さんは、Hoopingarner さんが 3 月 3 日の不動産法協議会の手伝いを申し出たことに謝意を述べた後、手伝いのシフトが 4 つあり、we have scheduled you ... breakout session「あなたにはシフト 1 の参加登録または朝食のどちらかと、シフト 2 の午前の分科会の手伝いに入ってもらう予定を組んだ」と、Hoopingarner さんの手伝いの日程を知らせています。よって正解は (D) です。
(A) 会議への招待は述べられていません。
(B) 協議会が行われる学校について、❸ 1 ～ 2 行目に「そこについてはあなたはよく知っていると思うので、道順案内は入れていない」とあります。
(C) ❷ 1 行目で述べているお礼は、手伝いの申し出に対してです。

---

192 What does the e-mail suggest about Ms. Hoopingarner?

(A) She designed volunteer T-shirts.
(B) She is a colleague of Mr. Lacasse.
(C) She specializes in real estate law.
(D) She has already been to the school's campus.

E メールは、Hoopingarner さんについて何を示唆していますか。

(A) 彼女はボランティアの T シャツをデザインした。
(B) 彼女は Lacasse さんの同僚である。
(C) 彼女は不動産法を専門としている。
(D) 彼女はすでに学校のキャンパスに行ったことがある。

正解 D Lacasse さんは 1 E メールの❸ 1 ～ 2 行目で、協議会が行われる law school について ,..., which I know you are familiar with「そこ（ロースクール）についてはあなたはよく知っていると思う」と書いています。この文は、Hoopingarner さんがすでに学校のキャンパスに行ったことがあることを示唆しているので、(D) が正解です。
(A) ❸ 3 ～ 4 行目に、Lacasse さんがボランティアの T シャツを配付することが書かれていますが、その T シャツを Hoopingarner がデザインしたとは書かれていません。
(B)(C) いずれも述べられていません。

---

193 What volunteer shifts does the schedule cover?

(A) Shifts one and two
(B) Shifts two and three
(C) Shifts three and four
(D) All four shifts

このスケジュール表では、どのボランティアのシフトを扱っていますか。

(A) シフト 1 と 2
(B) シフト 2 と 3
(C) シフト 3 と 4
(D) 4 つ全てのシフト

正解 A 2 スケジュール表の❶ 2 行目から、これは協議会当日の Hoopingarner さんの仕事（Assignments）をまとめた表だと分かります。Lacasse さんは Hoopingarner さんのシフトについて、1 E メールの❷ 4 ～ 6 行目で、shift 1, at either registration or breakfast, and shift 2, which involves helping at a morning breakout session と書いています。スケジュール表を見ると、シフト 1 に当たる 8:30 A.M.—9:30 A.M. の Registration と Breakfast、シフト 2 に当たる 10:45 A.M.—12:00 noon の Morning breakout sessions の記載がありますが、それ以降のシフトの予定の記載はありません。従って (A) が正解です。Lacasse さんは 1 E メールの❷ 3 行目で当日を 4 つのシフトに分けたと書いているので、残りの 2 つであるシフト 3 とシフト 4 は午後に割り当てられていることになります。

194 What does the schedule indicate about the volunteers?

(A) They will be divided into three groups.
(B) They will be assigned clean-up duty.
(C) They will get a break at 9:30 A.M.
(D) They will serve a meal at 12:00 noon.

スケジュール表は、ボランティアについて何を示していますか。

(A) 3つのグループに分けられる。
(B) 掃除の仕事を割り当てられる。
(C) 午前9時30分に休みを取る。
(D) 正午に食事を出す。

正解 C **2スケジュール表**の9:30 A.M.—10:30 A.M.にKeynote speech「基調講演」とありますが、続く( )内に、no volunteers needed「ボランティア不要」と書かれています。この前後にシフト1と2があるので、ボランティアはこの時間帯は休みを取ると考えられます。よって(C)が正解です。
(A)(B)(D) いずれもスケジュール表に記載がありません。

---

195 Where will Ms. Hoopingarner most likely be at 9:00 A.M. on March 3?

(A) In the Volunteer Room
(B) In Room 203
(C) In the Great Hall
(D) In Room 206

Hoopingarnerさんは、3月3日の午前9時にどこにいると考えられますか。

(A) ボランティア控え室
(B) 203号室
(C) 大広間
(D) 206号室

正解 B **2スケジュール表**にあるように、Hoopingarnerさんは3月3日の午前8時30分から9時30分までは、シフト1のRegistration「参加登録」の手伝いをすることになっています。**3間取図**を見ると、RegistrationはRoom 203で行われることが分かるので、(B)が正解です。
(A) 午前9時にはすでに業務に就いているので、控室にはいません。
(C) 朝食のための部屋ですが、Hoopingarnerさんは担当になっていません。
(D) 間取図に使用目的が書かれていません。

【語注】
floor plan　間取図
1 Eメール ❶ real estate　不動産／law　法律／conference　協議会、会議／law school　ロースクール、法科大学院
❷ on behalf of ～　～を代表して／legal　弁護士の／association　協会／volunteer to *do*　～することを申し出る／annual　年次の／have ～ on board　～(人)を社員・メンバーとして迎える／break down ～ into …　～を…に分ける／working shift　勤務シフト／available　対応できる／schedule ～ to …　～を…の予定に入れる／registration　記名、登録／involve　を含む、～を伴う／breakout　分科会／session　会合 ❸ take place　行われる／*be* familiar with ～　～をよく知っている／directions　<複数形で>道順、道案内／*be* ready to *do*　～する準備をする／distribute　～を配付する／lead　～を引率する／review　～を見直す／assignment　業務、割り当て／procedure　手順
2 スケジュール表 ❷ volunteer　ボランティア(の)、志願者(の)／orientation　オリエンテーション、適応指導／keynote speech　基調講演／regulatory　規制の／strategy　戦略／hold for ～　～のために用意する
3 間取図 hallway　廊下／washroom　洗面所、化粧室／stairwell　階段の吹き抜け
191 invite ～ to …　～を…に招待する／scheduling　日程計画の
192 colleague　同僚／specialize in ～　～を専門にする
193 cover　～を扱う、～を取り上げる
194 divide ～ into …　～を…に分ける／assign ～ …　～(人)に…(業務)を割り当てる／clean-up　(大)掃除の／duty　責務、仕事／break　休憩／serve　～(飲食物)を出す

Questions 196-200 refer to the following e-mails and chart.

1 Eメール1

To:	Lola Macey <lola@lakecountrydesigns.co.uk>
From:	Ashlyn Symonds <ashlyn@lakecountrydesigns.co.uk>
Date:	Tuesday 12 June
Re:	Autumn sweater line

Hi Lola,

❶ The market research that I have been conducting the past few months on the new sweater styles is complete. Many of the focus group participants indicated that they liked the appearance and softness of the natural yarn that we use in all our sweaters. They expressed the most enthusiasm for the Turner style. Based on the focus group reaction as per your request, I have priced it the highest.

❷ I have attached a chart with the proposed suggested retail prices. Please do keep me updated on sales figures and let me know the results after the season ends.

Ashlyn

2 表

Autumn Sweater Line
Proposed Pricing

❶

Name	Style	Suggested Retail Price
Corbyn	Crewneck	£100.00
Morris	Turtleneck	£80.00
Turner	Cardigan	£110.00
Wood	V-neck	£90.00

❷ **Note:** Prices are for the U.K. domestic market. We will determine pricing for other countries and currencies as needed.

3 Eメール2

❶ **To:**	Ashlyn Symonds<ashlyn@lakecountrydesigns.co.uk>
From:	Lola Macey <lola@lakecountrydesigns.co.uk>
Date:	Thursday 20 December
Re:	Autumn sweater sales

Hi Ashlyn,

❷ I want to share some of the sales results for the autumn sweater line. Although the Turner was the most popular style among last spring's focus group participants, the Wood style has sold the most and has been extremely profitable. In fact, we have completely sold out our inventory of that style for this year. So I believe we should bring it back next year. Please let me know when you begin your research on the jeans and lightweight jackets for the spring. I am interested in hearing the feedback on the new shades we used for the jeans.

Sincerely,

Lola

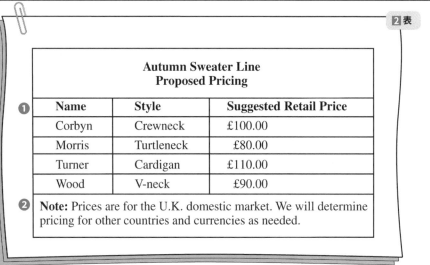

問題 196-200 は次の 2 通の E メールと表に関するものです。

受信者： Lola Macey <lola@lakecountrydesigns.co.uk>
送信者： Ashlyn Symonds <ashlyn@lakecountrydesigns.co.uk>
日付： 6月12日、火曜日
件名： 秋のセーターの商品ライン

こんにちは、Lola

ここ数カ月間私が行ってきたセーターの新デザインに関する市場調査が終わりました。消費者グループの参加者の多くが、当社が全てのセーターに使用している天然糸の見た目と柔らかさが気に入ったと述べました。彼らはターナーのデザインに最も強い関心を示しました。あなたのご要望通りに消費者グループの反応に基づき、ターナーに最も高い価格を付けました。

予定の希望小売価格案の入った表を添付しています。売上高の最新情報を随時私にお知らせいただき、今シーズン終了後に、結果をお知らせください。

Ashlyn

秋物セーターの商品ライン
予定の価格設定

名称	デザイン	希望小売価格
コービン	クルーネック	100.00 ポンド
モリス	タートルネック	80.00 ポンド
ターナー	カーディガン	110.00 ポンド
ウッド	V ネック	90.00 ポンド

注：価格は英国国内市場用です。他国や他通貨での価格については、必要に応じて設定します。

受信者： Ashlyn Symonds <ashlyn@lakecountrydesigns.co.uk>
送信者： Lola Macey <lola@lakecountrydesigns.co.uk>
日付： 12月20日、木曜日
件名： 秋物セーターの売り上げ

こんにちは、Ashlyn

秋物セーターの商品ラインの売上実績の一部を共有しておきたいと思います。この春の消費者グループ参加者の間ではターナーのデザインが最も人気がありましたが、ウッドのデザインが最も売れ、極めて大きな利益を上げています。実のところ、当社は今年用の同シリーズの全在庫を売り尽くしました。従って、来年ウッドを再度販売する方がいいと思います。春シーズンのためのジーンズと軽量ジャケットの調査をいつ開始するのかお知らせください。ジーンズに使った新しい色合いについてのご意見を伺いたいと思っています。

敬具

Lola

196 According to the first e-mail, what is true about the new sweaters?

(A) They have received positive feedback from a group.
(B) They have been on sale for several months.
(C) They are being sold at a high profit.
(D) They are sold through a catalogue.

1通目のEメールによると、新しいセーターについて正しいのはどれですか。

(A) あるグループから好意的な反応を得た。
(B) 数カ月間販売されている。
(C) 販売されて高い利益を出している。
(D) カタログ販売されている。

正解 A　1 Eメール1の送信者であるSymondsさんは❶の冒頭で、自分が行ってきたセーターの新デザインに関する市場調査が完了したことを伝え、2～3行目でMany of the focus group participants indicated ... all our sweaters.「消費者グループの参加者の多くが、当社が全てのセーターに使用している天然糸の見た目と柔らかさが気に入ったと述べた」と書いています。続く文にも、「彼らはターナーのデザインに最も強い関心を示した」とあるので、「あるグループから好意的な反応を得た」と表現した(A)が正解です。
(B)(C)(D) いずれもこのEメールで述べられていません。

---

197 What style sweater was priced in response to the focus group reaction?

(A) Crewneck
(B) Turtleneck
(C) Cardigan
(D) V-neck

消費者グループの反応に応えて値付けされたのは、どのデザインのセーターですか。

(A) クルーネック
(B) タートルネック
(C) カーディガン
(D) Vネック

正解 C　Symondsさんは1 Eメール1の❶4～5行目で、Based on the focus group reaction ... the highest.「消費者グループの反応に基づき、ターナーに最も高い価格を付けた」と書いています。2表の❶で希望小売価格の欄を見ると、最も高い値が付けられているTurnerのデザインはCardiganとあるので、(C)が正解です。

---

198 What is indicated in the chart?

(A) Each style of sweater is available in various colors.
(B) The sweaters are priced based on the material they are made of.
(C) The sweaters are priced lower than they were last season.
(D) The prices may change based on where the sweaters are sold.

表には何が示されていますか。

(A) セーターの各デザインはさまざまな色で買える。
(B) セーターはそれが作られている生地に基づいて値付けされている。
(C) セーターは昨シーズンよりも安く値付けされている。
(D) 価格は、セーターがどこで売られるかによって変わることがある。

正解 D　2表の❷にはNote「注」として2つの文が書かれています。1文目には「(表内の)価格は英国国内市場用である」、2文目には「他国や他通貨での価格については、必要に応じて設定する」とあります。よって、これを「価格は、セーターがどこで売られるかによって変わることがある」と表現した(D)が正解です。
(A)(B)(C) いずれも表では示されていません。

199 What is the price of the best-selling style?

最も売れたデザインの価格はどれですか。

(A) £80.00
(B) £90.00
(C) £100.00
(D) £110.00

(A) 80 ポンド
(B) 90 ポンド
(C) 100 ポンド
(D) 110 ポンド

正解 B 3 Eメール2の送信日（12月20日）は1 Eメール1の送信日（6月12日）の約半年後で、1 Eメール1の❷の最終文にある「…今シーズン（秋のシーズン）終了後に、結果を知らせてほしい」という要望に応えたものと考えられます。3の❷1行目で送信者のMaceyさんは、「秋物セーターの商品ラインの売上実績の一部を共有しておきたいと思う」と書き出し、続く文で、春に行った消費者グループの反応とは異なり、ウッドのデザインが最も売れて極めて大きな利益を上げていると述べています。2表でWoodの項を見ると、価格は90ポンドなので、(B)が正解です。
(A)はMorris、(C)はCorbyn、(D)はTurnerの価格です。

---

200 What is indicated in the second e-mail?

2通目のEメールでは何が示されていますか。

(A) Sweaters outsold the rest of the company's products.
(B) One style of sweater is no longer available.
(C) Jeans are more profitable than cardigan sweaters.
(D) Lightweight jackets will go on sale in December.

(A) セーターは、同社の他の商品よりもよく売れた。
(B) あるデザインのセーターはもう買えない。
(C) ジーンズはカーディガンよりも利益が多い。
(D) 軽量ジャケットは12月に発売される。

正解 B Maceyさんは3の❷2～3行目でウッドのデザインが最も売れたことを述べた後、we have completely sold out our inventory of that style for this year「当社は今年用の同シリーズの全在庫を売り尽くした」と書いています。このことを「あるデザインのセーターはもう買えない」と表現した(B)が正解です。
(A) セーター以外の商品との比較は述べられていません。
(C) 3の❷5行目でジーンズに触れていますが、利益の比較はされていません。
(D) 3の❷5～6行目では軽量ジャケットにも触れていますが、「春のシーズンのための」とあるだけで、発売日は書かれていません。

【語注】

chart 表
1 Eメール1 line 商品ライン、商品の種類・型
❶ market research 市場調査／conduct ～を実施する／complete 完了した、終了した／focus group 消費者グループ ★市場調査用に選ばれた消費者グループ／participant 参加者／indicate ～を示す、～だと述べる／appearance 見た目、外見／natural yarn 天然糸／express ～を表明する／enthusiasm 強い関心、熱意／based on ～ ～に基づいて／reaction 反応／as per your request あなたの要望に応えて／price ～に値付けする
❷ attach ～を添付する／proposed 予定されている、提案されている／suggested retail prices 希望小売価格／do ぜひ ★動詞の前に置いて動詞を強調する／keep ～ updated ～に最新情報を知らせ続ける／sales figures 売上高
2 表 pricing 価格設定／note 注／domestic 国内の／determine ～を決定する／currency 通貨／as needed 必要に応じて
3 Eメール2 ❷ share ～を共有する、～を伝える／extremely 極めて／profitable 利益になる、もうかる／completely 完全に／sell out ～ ～を売り尽くす／inventory 在庫／bring back ～ ～を元に戻す、～を復活させる／lightweight 軽量の／*be* interested in *doing* ～したいと思う／feedback 意見、感想／shade 色合い
196 positive 肯定的な、好意的な／on sale 発売中で／profit 利益
197 in response to ～ ～に応えて／reaction 反応
198 available 入手できる、利用できる／material 素材、生地／*be* made of ～ ～で作られている
200 outsell ～よりもよく売れる／no longer ～ もはや～でない／go on sale 発売される

mp3 音声ファイル一覧表

本誌	
Section 1	
001	Listening Test/Part 1 Directions
002	Part 1 例題 Q1
003	例題 Q2
004	Part 2 Directions
005	例題 Q3
006	例題 Q4
007	例題 Q5
008	例題 Q6
009	例題 Q7
010	例題 Q8
011	Part 3 Directions
012	例題 Q9-11 会話
013	例題 Q9-11 問題
014	Part 4 Directions
015	例題 Q12-14 トーク
016	例題 Q12-14 問題

Section 2	
017	Part 1 Q1
018	Q2
019	Q3
020	Q4
021	Part 2 Q5
022	Q6
023	Q7
024	Q8
025	Q9
026	Q10
027	Q11
028	Q12
029	Q13
030	Q14
031	Q15
032	Q16
033	Q17
034	Q18
035	Part 3 Q19-21 会話
036	Q19-21 問題
037	Q22-24 会話
038	Q22-24 問題
039	Q25-27 会話
040	Q25-27 問題
041	Part 4 Q28-30 トーク
042	Q28-30 問題
043	Q31-33 トーク
044	Q31-33 問題
045	Q34-36 トーク
046	Q34-36 問題

Section 3	
047	Listening Test/Part 1 Directions
048	Part 1 Q1
049	Q2
050	Q3
051	Q4
052	Q5
053	Q6
054	Part 2 Directions
055	Part 2 Q7
056	Q8
057	Q9
058	Q10
059	Q11
060	Q12
061	Q13
062	Q14
063	Q15
064	Q16
065	Q17
066	Q18
067	Q19
068	Q20
069	Q21
070	Q22
071	Q23
072	Q24
073	Q25
074	Q26
075	Q27
076	Q28
077	Q29
078	Q30
079	Q31
080	Part 3 Directions
081	Part 3 Q32-34 会話
082	Q32-34 問題
083	Q35-37 会話
084	Q35-37 問題
085	Q38-40 会話
086	Q38-40 問題

087	Part 3	Q41-43	会話
088		Q41-43	問題
089		Q44-46	会話
090		Q44-46	問題
091		Q47-49	会話
092		Q47-49	問題
093		Q50-52	会話
094		Q50-52	問題
095		Q53-55	会話
096		Q53-55	問題
097		Q56-58	会話
098		Q56-58	問題
099		Q59-61	会話
100		Q59-61	問題
101		Q62-64	会話
102		Q62-64	問題
103		Q65-67	会話
104		Q65-67	問題
105		Q68-70	会話
106		Q68-70	問題
107	Part 4	Directions	
108	Part 4	Q71-73	トーク
109		Q71-73	問題
110		Q74-76	トーク
111		Q74-76	問題
112		Q77-79	トーク
113		Q77-79	問題
114		Q80-82	トーク
115		Q80-82	問題
116		Q83-85	トーク
117		Q83-85	問題
118		Q86-88	トーク
119		Q86-88	問題
120		Q89-91	トーク
121		Q89-91	問題
122		Q92-94	トーク
123		Q92-94	問題
124		Q95-97	トーク
125		Q95-97	問題
126		Q98-100	トーク
127		Q98-100	問題

別冊付録 音ドリル		
128	Set 6	right / light
129		read / lead
130		grass / glass
131		wrong / long
132		Repeat right / light
133		Repeat read / lead
134		Repeat grass / glass
135		Repeat wrong / long
136	Set 7	pass / path
137		pass / past
138		closing / clothing
139		sink / think
140		Repeat pass / path
141		Repeat pass / past
142		Repeat closing / clothing
143		Repeat sink / think
144	Set 8	hold / fold
145		boat / vote
146		copy / coffee
147		car / cart
148		Repeat hold / fold
149		Repeat boat / vote
150		Repeat copy / coffee
151		Repeat car / cart
152	Set 9	walk / work
153		stack / stuck
154		track / truck
155		rain / train
156		Repeat walk / work
157		Repeat stack / stuck
158		Repeat track / truck
159		Repeat rain / train
160	Set 10	by / buy
161		hear / here
162		pour / poor
163		weight / wait
164		Repeat by / buy
165		Repeat hear / here
166		Repeat pour / poor
167		Repeat weight / wait

※ CD-ROMに収録の問題音声は全て、TOEIC® 公式スピーカーによるものです。Section 1 と Section 2 の問題指示文、別冊付録の音声は別に収録したもので、標準的な北米発音を採用しています。

公式 TOEIC® Listening & Reading 500＋

（CD-ROM 1 枚付）

2022 年 8 月 26 日　第 1 版第 1 刷発行
2023 年 1 月 31 日　第 1 版第 2 刷発行

著　　者　　ETS

制作協力　　松岡 昇（獨協大学講師）

編集協力　　株式会社 WIT HOUSE

デザイン　　山崎 聡

発 行 元　　一般財団法人 国際ビジネスコミュニケーション協会
〒 100-0014
東京都千代田区永田町 2-14-2
山王グランドビル
電話　(03) 5521-5935
FAX　(03) 3581-9801

印　　刷　　シナノ印刷株式会社

Printed in Japan
ISBN 978-4-906033-67-6

Test
解答用紙

REGISTRATION No. 受験番号							
フリガナ							
NAME 氏名							

LISTENING SECTION

PART 1		PART 2						PART 3						PART 4					
No.	ANSWER A B C D	No.	ANSWER A B C D	No.	ANSWER A B C D	No.	ANSWER A B C D	No.	ANSWER A B C D	No.	ANSWER A B C D	No.	ANSWER A B C D	No.	ANSWER A B C D	No.	ANSWER A B C D	No.	ANSWER A B C D
1	Ⓐ Ⓑ Ⓒ Ⓓ	11	Ⓐ Ⓑ Ⓒ	21	Ⓐ Ⓑ Ⓒ	31	Ⓐ Ⓑ Ⓒ	41	Ⓐ Ⓑ Ⓒ Ⓓ	51	Ⓐ Ⓑ Ⓒ Ⓓ	61	Ⓐ Ⓑ Ⓒ Ⓓ	71	Ⓐ Ⓑ Ⓒ Ⓓ	81	Ⓐ Ⓑ Ⓒ Ⓓ	91	Ⓐ Ⓑ Ⓒ Ⓓ
2	Ⓐ Ⓑ Ⓒ Ⓓ	12	Ⓐ Ⓑ Ⓒ	22	Ⓐ Ⓑ Ⓒ	32	Ⓐ Ⓑ Ⓒ Ⓓ	42	Ⓐ Ⓑ Ⓒ Ⓓ	52	Ⓐ Ⓑ Ⓒ Ⓓ	62	Ⓐ Ⓑ Ⓒ Ⓓ	72	Ⓐ Ⓑ Ⓒ Ⓓ	82	Ⓐ Ⓑ Ⓒ Ⓓ	92	Ⓐ Ⓑ Ⓒ Ⓓ
3	Ⓐ Ⓑ Ⓒ Ⓓ	13	Ⓐ Ⓑ Ⓒ	23	Ⓐ Ⓑ Ⓒ	33	Ⓐ Ⓑ Ⓒ Ⓓ	43	Ⓐ Ⓑ Ⓒ Ⓓ	53	Ⓐ Ⓑ Ⓒ Ⓓ	63	Ⓐ Ⓑ Ⓒ Ⓓ	73	Ⓐ Ⓑ Ⓒ Ⓓ	83	Ⓐ Ⓑ Ⓒ Ⓓ	93	Ⓐ Ⓑ Ⓒ Ⓓ
4	Ⓐ Ⓑ Ⓒ Ⓓ	14	Ⓐ Ⓑ Ⓒ	24	Ⓐ Ⓑ Ⓒ	34	Ⓐ Ⓑ Ⓒ Ⓓ	44	Ⓐ Ⓑ Ⓒ Ⓓ	54	Ⓐ Ⓑ Ⓒ Ⓓ	64	Ⓐ Ⓑ Ⓒ Ⓓ	74	Ⓐ Ⓑ Ⓒ Ⓓ	84	Ⓐ Ⓑ Ⓒ Ⓓ	94	Ⓐ Ⓑ Ⓒ Ⓓ
5	Ⓐ Ⓑ Ⓒ Ⓓ	15	Ⓐ Ⓑ Ⓒ	25	Ⓐ Ⓑ Ⓒ	35	Ⓐ Ⓑ Ⓒ Ⓓ	45	Ⓐ Ⓑ Ⓒ Ⓓ	55	Ⓐ Ⓑ Ⓒ Ⓓ	65	Ⓐ Ⓑ Ⓒ Ⓓ	75	Ⓐ Ⓑ Ⓒ Ⓓ	85	Ⓐ Ⓑ Ⓒ Ⓓ	95	Ⓐ Ⓑ Ⓒ Ⓓ
6	Ⓐ Ⓑ Ⓒ Ⓓ	16	Ⓐ Ⓑ Ⓒ	26	Ⓐ Ⓑ Ⓒ	36	Ⓐ Ⓑ Ⓒ Ⓓ	46	Ⓐ Ⓑ Ⓒ Ⓓ	56	Ⓐ Ⓑ Ⓒ Ⓓ	66	Ⓐ Ⓑ Ⓒ Ⓓ	76	Ⓐ Ⓑ Ⓒ Ⓓ	86	Ⓐ Ⓑ Ⓒ Ⓓ	96	Ⓐ Ⓑ Ⓒ Ⓓ
7	Ⓐ Ⓑ Ⓒ	17	Ⓐ Ⓑ Ⓒ	27	Ⓐ Ⓑ Ⓒ	37	Ⓐ Ⓑ Ⓒ Ⓓ	47	Ⓐ Ⓑ Ⓒ Ⓓ	57	Ⓐ Ⓑ Ⓒ Ⓓ	67	Ⓐ Ⓑ Ⓒ Ⓓ	77	Ⓐ Ⓑ Ⓒ Ⓓ	87	Ⓐ Ⓑ Ⓒ Ⓓ	97	Ⓐ Ⓑ Ⓒ Ⓓ
8	Ⓐ Ⓑ Ⓒ	18	Ⓐ Ⓑ Ⓒ	28	Ⓐ Ⓑ Ⓒ	38	Ⓐ Ⓑ Ⓒ Ⓓ	48	Ⓐ Ⓑ Ⓒ Ⓓ	58	Ⓐ Ⓑ Ⓒ Ⓓ	68	Ⓐ Ⓑ Ⓒ Ⓓ	78	Ⓐ Ⓑ Ⓒ Ⓓ	88	Ⓐ Ⓑ Ⓒ Ⓓ	98	Ⓐ Ⓑ Ⓒ Ⓓ
9	Ⓐ Ⓑ Ⓒ	19	Ⓐ Ⓑ Ⓒ	29	Ⓐ Ⓑ Ⓒ	39	Ⓐ Ⓑ Ⓒ Ⓓ	49	Ⓐ Ⓑ Ⓒ Ⓓ	59	Ⓐ Ⓑ Ⓒ Ⓓ	69	Ⓐ Ⓑ Ⓒ Ⓓ	79	Ⓐ Ⓑ Ⓒ Ⓓ	89	Ⓐ Ⓑ Ⓒ Ⓓ	99	Ⓐ Ⓑ Ⓒ Ⓓ
10	Ⓐ Ⓑ Ⓒ	20	Ⓐ Ⓑ Ⓒ	30	Ⓐ Ⓑ Ⓒ	40	Ⓐ Ⓑ Ⓒ Ⓓ	50	Ⓐ Ⓑ Ⓒ Ⓓ	60	Ⓐ Ⓑ Ⓒ Ⓓ	70	Ⓐ Ⓑ Ⓒ Ⓓ	80	Ⓐ Ⓑ Ⓒ Ⓓ	90	Ⓐ Ⓑ Ⓒ Ⓓ	100	Ⓐ Ⓑ Ⓒ Ⓓ

READING SECTION

PART 5						PART 6				PART 7									
No.	ANSWER A B C D	No.	ANSWER A B C D	No.	ANSWER A B C D	No.	ANSWER A B C D	No.	ANSWER A B C D	No.	ANSWER A B C D	No.	ANSWER A B C D	No.	ANSWER A B C D	No.	ANSWER A B C D	No.	ANSWER A B C D
101	Ⓐ Ⓑ Ⓒ Ⓓ	111	Ⓐ Ⓑ Ⓒ Ⓓ	121	Ⓐ Ⓑ Ⓒ Ⓓ	131	Ⓐ Ⓑ Ⓒ Ⓓ	141	Ⓐ Ⓑ Ⓒ Ⓓ	151	Ⓐ Ⓑ Ⓒ Ⓓ	161	Ⓐ Ⓑ Ⓒ Ⓓ	171	Ⓐ Ⓑ Ⓒ Ⓓ	181	Ⓐ Ⓑ Ⓒ Ⓓ	191	Ⓐ Ⓑ Ⓒ Ⓓ
102	Ⓐ Ⓑ Ⓒ Ⓓ	112	Ⓐ Ⓑ Ⓒ Ⓓ	122	Ⓐ Ⓑ Ⓒ Ⓓ	132	Ⓐ Ⓑ Ⓒ Ⓓ	142	Ⓐ Ⓑ Ⓒ Ⓓ	152	Ⓐ Ⓑ Ⓒ Ⓓ	162	Ⓐ Ⓑ Ⓒ Ⓓ	172	Ⓐ Ⓑ Ⓒ Ⓓ	182	Ⓐ Ⓑ Ⓒ Ⓓ	192	Ⓐ Ⓑ Ⓒ Ⓓ
103	Ⓐ Ⓑ Ⓒ Ⓓ	113	Ⓐ Ⓑ Ⓒ Ⓓ	123	Ⓐ Ⓑ Ⓒ Ⓓ	133	Ⓐ Ⓑ Ⓒ Ⓓ	143	Ⓐ Ⓑ Ⓒ Ⓓ	153	Ⓐ Ⓑ Ⓒ Ⓓ	163	Ⓐ Ⓑ Ⓒ Ⓓ	173	Ⓐ Ⓑ Ⓒ Ⓓ	183	Ⓐ Ⓑ Ⓒ Ⓓ	193	Ⓐ Ⓑ Ⓒ Ⓓ
104	Ⓐ Ⓑ Ⓒ Ⓓ	114	Ⓐ Ⓑ Ⓒ Ⓓ	124	Ⓐ Ⓑ Ⓒ Ⓓ	134	Ⓐ Ⓑ Ⓒ Ⓓ	144	Ⓐ Ⓑ Ⓒ Ⓓ	154	Ⓐ Ⓑ Ⓒ Ⓓ	164	Ⓐ Ⓑ Ⓒ Ⓓ	174	Ⓐ Ⓑ Ⓒ Ⓓ	184	Ⓐ Ⓑ Ⓒ Ⓓ	194	Ⓐ Ⓑ Ⓒ Ⓓ
105	Ⓐ Ⓑ Ⓒ Ⓓ	115	Ⓐ Ⓑ Ⓒ Ⓓ	125	Ⓐ Ⓑ Ⓒ Ⓓ	135	Ⓐ Ⓑ Ⓒ Ⓓ	145	Ⓐ Ⓑ Ⓒ Ⓓ	155	Ⓐ Ⓑ Ⓒ Ⓓ	165	Ⓐ Ⓑ Ⓒ Ⓓ	175	Ⓐ Ⓑ Ⓒ Ⓓ	185	Ⓐ Ⓑ Ⓒ Ⓓ	195	Ⓐ Ⓑ Ⓒ Ⓓ
106	Ⓐ Ⓑ Ⓒ Ⓓ	116	Ⓐ Ⓑ Ⓒ Ⓓ	126	Ⓐ Ⓑ Ⓒ Ⓓ	136	Ⓐ Ⓑ Ⓒ Ⓓ	146	Ⓐ Ⓑ Ⓒ Ⓓ	156	Ⓐ Ⓑ Ⓒ Ⓓ	166	Ⓐ Ⓑ Ⓒ Ⓓ	176	Ⓐ Ⓑ Ⓒ Ⓓ	186	Ⓐ Ⓑ Ⓒ Ⓓ	196	Ⓐ Ⓑ Ⓒ Ⓓ
107	Ⓐ Ⓑ Ⓒ Ⓓ	117	Ⓐ Ⓑ Ⓒ Ⓓ	127	Ⓐ Ⓑ Ⓒ Ⓓ	137	Ⓐ Ⓑ Ⓒ Ⓓ	147	Ⓐ Ⓑ Ⓒ Ⓓ	157	Ⓐ Ⓑ Ⓒ Ⓓ	167	Ⓐ Ⓑ Ⓒ Ⓓ	177	Ⓐ Ⓑ Ⓒ Ⓓ	187	Ⓐ Ⓑ Ⓒ Ⓓ	197	Ⓐ Ⓑ Ⓒ Ⓓ
108	Ⓐ Ⓑ Ⓒ Ⓓ	118	Ⓐ Ⓑ Ⓒ Ⓓ	128	Ⓐ Ⓑ Ⓒ Ⓓ	138	Ⓐ Ⓑ Ⓒ Ⓓ	148	Ⓐ Ⓑ Ⓒ Ⓓ	158	Ⓐ Ⓑ Ⓒ Ⓓ	168	Ⓐ Ⓑ Ⓒ Ⓓ	178	Ⓐ Ⓑ Ⓒ Ⓓ	188	Ⓐ Ⓑ Ⓒ Ⓓ	198	Ⓐ Ⓑ Ⓒ Ⓓ
109	Ⓐ Ⓑ Ⓒ Ⓓ	119	Ⓐ Ⓑ Ⓒ Ⓓ	129	Ⓐ Ⓑ Ⓒ Ⓓ	139	Ⓐ Ⓑ Ⓒ Ⓓ	149	Ⓐ Ⓑ Ⓒ Ⓓ	159	Ⓐ Ⓑ Ⓒ Ⓓ	169	Ⓐ Ⓑ Ⓒ Ⓓ	179	Ⓐ Ⓑ Ⓒ Ⓓ	189	Ⓐ Ⓑ Ⓒ Ⓓ	199	Ⓐ Ⓑ Ⓒ Ⓓ
110	Ⓐ Ⓑ Ⓒ Ⓓ	120	Ⓐ Ⓑ Ⓒ Ⓓ	130	Ⓐ Ⓑ Ⓒ Ⓓ	140	Ⓐ Ⓑ Ⓒ Ⓓ	150	Ⓐ Ⓑ Ⓒ Ⓓ	160	Ⓐ Ⓑ Ⓒ Ⓓ	170	Ⓐ Ⓑ Ⓒ Ⓓ	180	Ⓐ Ⓑ Ⓒ Ⓓ	190	Ⓐ Ⓑ Ⓒ Ⓓ	200	Ⓐ Ⓑ Ⓒ Ⓓ

Test
解答用紙

REGISTRATION No. 受験番号							

フリガナ	
NAME 氏名	

LISTENING SECTION

PART 1		PART 2						PART 3						PART 4					
No.	ANSWER A B C D	No.	ANSWER A B C D	No.	ANSWER A B C D	No.	ANSWER A B C D	No.	ANSWER A B C D	No.	ANSWER A B C D	No.	ANSWER A B C D	No.	ANSWER A B C D	No.	ANSWER A B C D	No.	ANSWER A B C D
1	Ⓐ Ⓑ Ⓒ Ⓓ	11	Ⓐ Ⓑ Ⓒ	21	Ⓐ Ⓑ Ⓒ	31	Ⓐ Ⓑ Ⓒ	41	Ⓐ Ⓑ Ⓒ Ⓓ	51	Ⓐ Ⓑ Ⓒ Ⓓ	61	Ⓐ Ⓑ Ⓒ Ⓓ	71	Ⓐ Ⓑ Ⓒ Ⓓ	81	Ⓐ Ⓑ Ⓒ Ⓓ	91	Ⓐ Ⓑ Ⓒ Ⓓ
2	Ⓐ Ⓑ Ⓒ Ⓓ	12	Ⓐ Ⓑ Ⓒ	22	Ⓐ Ⓑ Ⓒ	32	Ⓐ Ⓑ Ⓒ Ⓓ	42	Ⓐ Ⓑ Ⓒ Ⓓ	52	Ⓐ Ⓑ Ⓒ Ⓓ	62	Ⓐ Ⓑ Ⓒ Ⓓ	72	Ⓐ Ⓑ Ⓒ Ⓓ	82	Ⓐ Ⓑ Ⓒ Ⓓ	92	Ⓐ Ⓑ Ⓒ Ⓓ
3	Ⓐ Ⓑ Ⓒ Ⓓ	13	Ⓐ Ⓑ Ⓒ	23	Ⓐ Ⓑ Ⓒ	33	Ⓐ Ⓑ Ⓒ Ⓓ	43	Ⓐ Ⓑ Ⓒ Ⓓ	53	Ⓐ Ⓑ Ⓒ Ⓓ	63	Ⓐ Ⓑ Ⓒ Ⓓ	73	Ⓐ Ⓑ Ⓒ Ⓓ	83	Ⓐ Ⓑ Ⓒ Ⓓ	93	Ⓐ Ⓑ Ⓒ Ⓓ
4	Ⓐ Ⓑ Ⓒ Ⓓ	14	Ⓐ Ⓑ Ⓒ	24	Ⓐ Ⓑ Ⓒ	34	Ⓐ Ⓑ Ⓒ Ⓓ	44	Ⓐ Ⓑ Ⓒ Ⓓ	54	Ⓐ Ⓑ Ⓒ Ⓓ	64	Ⓐ Ⓑ Ⓒ Ⓓ	74	Ⓐ Ⓑ Ⓒ Ⓓ	84	Ⓐ Ⓑ Ⓒ Ⓓ	94	Ⓐ Ⓑ Ⓒ Ⓓ
5	Ⓐ Ⓑ Ⓒ Ⓓ	15	Ⓐ Ⓑ Ⓒ	25	Ⓐ Ⓑ Ⓒ	35	Ⓐ Ⓑ Ⓒ Ⓓ	45	Ⓐ Ⓑ Ⓒ Ⓓ	55	Ⓐ Ⓑ Ⓒ Ⓓ	65	Ⓐ Ⓑ Ⓒ Ⓓ	75	Ⓐ Ⓑ Ⓒ Ⓓ	85	Ⓐ Ⓑ Ⓒ Ⓓ	95	Ⓐ Ⓑ Ⓒ Ⓓ
6	Ⓐ Ⓑ Ⓒ Ⓓ	16	Ⓐ Ⓑ Ⓒ	26	Ⓐ Ⓑ Ⓒ	36	Ⓐ Ⓑ Ⓒ Ⓓ	46	Ⓐ Ⓑ Ⓒ Ⓓ	56	Ⓐ Ⓑ Ⓒ Ⓓ	66	Ⓐ Ⓑ Ⓒ Ⓓ	76	Ⓐ Ⓑ Ⓒ Ⓓ	86	Ⓐ Ⓑ Ⓒ Ⓓ	96	Ⓐ Ⓑ Ⓒ Ⓓ
7	Ⓐ Ⓑ Ⓒ	17	Ⓐ Ⓑ Ⓒ	27	Ⓐ Ⓑ Ⓒ	37	Ⓐ Ⓑ Ⓒ Ⓓ	47	Ⓐ Ⓑ Ⓒ Ⓓ	57	Ⓐ Ⓑ Ⓒ Ⓓ	67	Ⓐ Ⓑ Ⓒ Ⓓ	77	Ⓐ Ⓑ Ⓒ Ⓓ	87	Ⓐ Ⓑ Ⓒ Ⓓ	97	Ⓐ Ⓑ Ⓒ Ⓓ
8	Ⓐ Ⓑ Ⓒ	18	Ⓐ Ⓑ Ⓒ	28	Ⓐ Ⓑ Ⓒ	38	Ⓐ Ⓑ Ⓒ Ⓓ	48	Ⓐ Ⓑ Ⓒ Ⓓ	58	Ⓐ Ⓑ Ⓒ Ⓓ	68	Ⓐ Ⓑ Ⓒ Ⓓ	78	Ⓐ Ⓑ Ⓒ Ⓓ	88	Ⓐ Ⓑ Ⓒ Ⓓ	98	Ⓐ Ⓑ Ⓒ Ⓓ
9	Ⓐ Ⓑ Ⓒ	19	Ⓐ Ⓑ Ⓒ	29	Ⓐ Ⓑ Ⓒ	39	Ⓐ Ⓑ Ⓒ Ⓓ	49	Ⓐ Ⓑ Ⓒ Ⓓ	59	Ⓐ Ⓑ Ⓒ Ⓓ	69	Ⓐ Ⓑ Ⓒ Ⓓ	79	Ⓐ Ⓑ Ⓒ Ⓓ	89	Ⓐ Ⓑ Ⓒ Ⓓ	99	Ⓐ Ⓑ Ⓒ Ⓓ
10	Ⓐ Ⓑ Ⓒ	20	Ⓐ Ⓑ Ⓒ	30	Ⓐ Ⓑ Ⓒ	40	Ⓐ Ⓑ Ⓒ Ⓓ	50	Ⓐ Ⓑ Ⓒ Ⓓ	60	Ⓐ Ⓑ Ⓒ Ⓓ	70	Ⓐ Ⓑ Ⓒ Ⓓ	80	Ⓐ Ⓑ Ⓒ Ⓓ	90	Ⓐ Ⓑ Ⓒ Ⓓ	100	Ⓐ Ⓑ Ⓒ Ⓓ

READING SECTION

PART 5						PART 6				PART 7									
No.	ANSWER A B C D	No.	ANSWER A B C D	No.	ANSWER A B C D	No.	ANSWER A B C D	No.	ANSWER A B C D	No.	ANSWER A B C D	No.	ANSWER A B C D	No.	ANSWER A B C D	No.	ANSWER A B C D	No.	ANSWER A B C D
101	Ⓐ Ⓑ Ⓒ Ⓓ	111	Ⓐ Ⓑ Ⓒ Ⓓ	121	Ⓐ Ⓑ Ⓒ Ⓓ	131	Ⓐ Ⓑ Ⓒ Ⓓ	141	Ⓐ Ⓑ Ⓒ Ⓓ	151	Ⓐ Ⓑ Ⓒ Ⓓ	161	Ⓐ Ⓑ Ⓒ Ⓓ	171	Ⓐ Ⓑ Ⓒ Ⓓ	181	Ⓐ Ⓑ Ⓒ Ⓓ	191	Ⓐ Ⓑ Ⓒ Ⓓ
102	Ⓐ Ⓑ Ⓒ Ⓓ	112	Ⓐ Ⓑ Ⓒ Ⓓ	122	Ⓐ Ⓑ Ⓒ Ⓓ	132	Ⓐ Ⓑ Ⓒ Ⓓ	142	Ⓐ Ⓑ Ⓒ Ⓓ	152	Ⓐ Ⓑ Ⓒ Ⓓ	162	Ⓐ Ⓑ Ⓒ Ⓓ	172	Ⓐ Ⓑ Ⓒ Ⓓ	182	Ⓐ Ⓑ Ⓒ Ⓓ	192	Ⓐ Ⓑ Ⓒ Ⓓ
103	Ⓐ Ⓑ Ⓒ Ⓓ	113	Ⓐ Ⓑ Ⓒ Ⓓ	123	Ⓐ Ⓑ Ⓒ Ⓓ	133	Ⓐ Ⓑ Ⓒ Ⓓ	143	Ⓐ Ⓑ Ⓒ Ⓓ	153	Ⓐ Ⓑ Ⓒ Ⓓ	163	Ⓐ Ⓑ Ⓒ Ⓓ	173	Ⓐ Ⓑ Ⓒ Ⓓ	183	Ⓐ Ⓑ Ⓒ Ⓓ	193	Ⓐ Ⓑ Ⓒ Ⓓ
104	Ⓐ Ⓑ Ⓒ Ⓓ	114	Ⓐ Ⓑ Ⓒ Ⓓ	124	Ⓐ Ⓑ Ⓒ Ⓓ	134	Ⓐ Ⓑ Ⓒ Ⓓ	144	Ⓐ Ⓑ Ⓒ Ⓓ	154	Ⓐ Ⓑ Ⓒ Ⓓ	164	Ⓐ Ⓑ Ⓒ Ⓓ	174	Ⓐ Ⓑ Ⓒ Ⓓ	184	Ⓐ Ⓑ Ⓒ Ⓓ	194	Ⓐ Ⓑ Ⓒ Ⓓ
105	Ⓐ Ⓑ Ⓒ Ⓓ	115	Ⓐ Ⓑ Ⓒ Ⓓ	125	Ⓐ Ⓑ Ⓒ Ⓓ	135	Ⓐ Ⓑ Ⓒ Ⓓ	145	Ⓐ Ⓑ Ⓒ Ⓓ	155	Ⓐ Ⓑ Ⓒ Ⓓ	165	Ⓐ Ⓑ Ⓒ Ⓓ	175	Ⓐ Ⓑ Ⓒ Ⓓ	185	Ⓐ Ⓑ Ⓒ Ⓓ	195	Ⓐ Ⓑ Ⓒ Ⓓ
106	Ⓐ Ⓑ Ⓒ Ⓓ	116	Ⓐ Ⓑ Ⓒ Ⓓ	126	Ⓐ Ⓑ Ⓒ Ⓓ	136	Ⓐ Ⓑ Ⓒ Ⓓ	146	Ⓐ Ⓑ Ⓒ Ⓓ	156	Ⓐ Ⓑ Ⓒ Ⓓ	166	Ⓐ Ⓑ Ⓒ Ⓓ	176	Ⓐ Ⓑ Ⓒ Ⓓ	186	Ⓐ Ⓑ Ⓒ Ⓓ	196	Ⓐ Ⓑ Ⓒ Ⓓ
107	Ⓐ Ⓑ Ⓒ Ⓓ	117	Ⓐ Ⓑ Ⓒ Ⓓ	127	Ⓐ Ⓑ Ⓒ Ⓓ	137	Ⓐ Ⓑ Ⓒ Ⓓ	147	Ⓐ Ⓑ Ⓒ Ⓓ	157	Ⓐ Ⓑ Ⓒ Ⓓ	167	Ⓐ Ⓑ Ⓒ Ⓓ	177	Ⓐ Ⓑ Ⓒ Ⓓ	187	Ⓐ Ⓑ Ⓒ Ⓓ	197	Ⓐ Ⓑ Ⓒ Ⓓ
108	Ⓐ Ⓑ Ⓒ Ⓓ	118	Ⓐ Ⓑ Ⓒ Ⓓ	128	Ⓐ Ⓑ Ⓒ Ⓓ	138	Ⓐ Ⓑ Ⓒ Ⓓ	148	Ⓐ Ⓑ Ⓒ Ⓓ	158	Ⓐ Ⓑ Ⓒ Ⓓ	168	Ⓐ Ⓑ Ⓒ Ⓓ	178	Ⓐ Ⓑ Ⓒ Ⓓ	188	Ⓐ Ⓑ Ⓒ Ⓓ	198	Ⓐ Ⓑ Ⓒ Ⓓ
109	Ⓐ Ⓑ Ⓒ Ⓓ	119	Ⓐ Ⓑ Ⓒ Ⓓ	129	Ⓐ Ⓑ Ⓒ Ⓓ	139	Ⓐ Ⓑ Ⓒ Ⓓ	149	Ⓐ Ⓑ Ⓒ Ⓓ	159	Ⓐ Ⓑ Ⓒ Ⓓ	169	Ⓐ Ⓑ Ⓒ Ⓓ	179	Ⓐ Ⓑ Ⓒ Ⓓ	189	Ⓐ Ⓑ Ⓒ Ⓓ	199	Ⓐ Ⓑ Ⓒ Ⓓ
110	Ⓐ Ⓑ Ⓒ Ⓓ	120	Ⓐ Ⓑ Ⓒ Ⓓ	130	Ⓐ Ⓑ Ⓒ Ⓓ	140	Ⓐ Ⓑ Ⓒ Ⓓ	150	Ⓐ Ⓑ Ⓒ Ⓓ	160	Ⓐ Ⓑ Ⓒ Ⓓ	170	Ⓐ Ⓑ Ⓒ Ⓓ	180	Ⓐ Ⓑ Ⓒ Ⓓ	190	Ⓐ Ⓑ Ⓒ Ⓓ	200	Ⓐ Ⓑ Ⓒ Ⓓ